广州中医药大学特色创新教材

中西医结合急救技能教程

主审　张忠德

主编　丁邦晗　杨荣源　李　俊

U0389332

科学出版社

北　京

内容简介

本教材内容分为四篇：第一篇为常见急症处理，简要阐述如何对常见急症进行快速鉴别和急诊特色的院前急救、现场应急处理，列举了每个急症的中医处理方法，突出中西医结合急救措施。第二篇为中医救治技术和急救方药，详细介绍了急诊确切有效的实用中医技术和急诊常用的口服、静脉、外用中成药在急症救治中的切入点与实用优势。第三篇为现代急救技术，详细介绍了急诊救治危重患者的基础技能和前沿技术，如体外膜氧合（ECMO）等，以培养紧急时敢动手、懂抢救的临床医生。第四篇为急诊传染病防控，主要介绍了急诊传染病防控知识与技术，有利于学生掌握必要的传染病学知识。为了更好地应用于临床，教材中以二维码形式配了部分技能操作视频，请扫二维码观看。

本教材适用于中医院校中医学、针灸学、骨伤科学等专业学生和西医院校临床医学、护理学等专业学生。

图书在版编目（CIP）数据

中西医结合急救技能教程 / 丁邦晗，杨荣源，李俊主编. —北京：科学出版社，2022.9

广州中医药大学特色创新教材

ISBN 978-7-03-073205-7

Ⅰ.①中… Ⅱ.①丁… ②杨… ③李… Ⅲ.①急救-中西医结合疗法-中医学院-教材 Ⅳ.①R459.7

中国版本图书馆 CIP 数据核字（2022）第 170715 号

责任编辑：郭海燕 国晶晶 / 责任校对：杨 赛
责任印制：李 彤 / 封面设计：蓝正设计

科学出版社 出版
北京东黄城根北街 16 号
邮政编码：100717
http://www.sciencep.com

北京虎彩文化传播有限公司 印刷
科学出版社发行 各地新华书店经销

*

2022 年 9 月第 一 版 开本：787×1092 1/16
2023 年 8 月第二次印刷 印张：24 1/2
字数：627 000
定价：**88.00 元**
（如有印装质量问题，我社负责调换）

本书编委会

主　审　张忠德

主　编　丁邦晗　杨荣源　李　俊

副主编　叶　烨　奚小土　陈全福　陈　杨

编　委（按姓氏笔画排序）

丁邦晗　王进忠　邓屹琪　叶　烨

刘　昕　刘云涛　刘壮竹　刘荃乐

闫春江　李　芳　李　俊　李志尚

李国炜　杨时鸿　杨荣源　吴晓新

张　俭　陈　杨　陈百坚　陈全福

林黄果　罗思聪　郑丹文　郑民安

胡　聪　徐慧聪　奚小土　黄宏强

黄满花　韩　凡　曾　靖　曾瑞峰

谢平畅　赖　芳　谭展鹏　戴洁琛

秘　书　谭展鹏　郭世俊　彭　喆　李尊江

前　言

　　急救技能是临床医生最重要、最核心的能力。随着医学技术的进步与医学分科越来越细，临床急诊医生的急危重症的救治能力、疑难危重症的早期快速诊断与鉴别诊断的能力越来越重要，培养此方面合格的急诊人才是实现急诊医学任务的前提。中医药学的发展史亦是历代中医救治急症和感染性疾病的医学史，古今中医学临床工作者总结了诸多实用的中医药救治急危重症的方法。随着现代科学技术的发展，结合临床实际，本教材的编写融合了中西医技术，以重点培养中医院校医学生的急诊思维与急救技能。我们组织了长期从事中西医结合急救工作的急诊医务人员组成本教材编委会，编写本教材的目的是让学习者掌握急诊思维并能以此分析急症，掌握中西医急救技术并能真正应用到临床急救，提高急危重症的救治成功率。

　　本教材内容分为四篇。第一篇为常见急症处理，从急诊医疗的实际出发，系统讲述如何对常见急症进行快速鉴别和救治，重视把急诊中特有的降阶梯思维和重症推定原则贯穿于教材的始末；篇章中增加了具有急诊特色的院前急救和现场应急处理内容，列举了针对每个急症的中医处理方法，突出中西医结合急救措施。每个症状内容介绍了诊治技术的新进展，有利于开拓学生的视野。第二篇为中医救治技术和急救方药，详细介绍了急诊中确切有效的实用中医技术，如毫针疗法、刺络敷熨、骨折复位、中药外敷、穴位按摩等，并进行临床应用举例介绍；对于急诊常用的口服药物、静脉给药、外用中成药也专辟章节，介绍了各种药物在急症救治中的切入点与实用优势。第三篇为现代急救技术，详细介绍了急诊救治危重患者的基础技能和前沿技术，如体外膜氧合（ECMO）、连续性肾脏替代治疗（CRRT）、急诊超声、机械通气等，目的让学生掌握必备的急救技能、熟悉现代医学的救治技术，培养紧急时敢动手、懂抢救的临床医生。第四篇为急诊传染病防控，介绍了传染病防控中消毒、隔离、防护等关键要点，讲述经呼吸道、消化道、虫媒、血（体）液传播的急诊科常见传染病知识和中西医结合诊治方法，列举国家传染病相关的法律法规，传授传染病专业理论知识，使学生在今后的临床工作中对传染病保持警惕性，并拥有符合卫生法规合理处理传染病的能力。新型冠状病毒肺炎（COVID-19)在全球流行给人类敲响了警钟，传染病防控是人类和疾病斗争的永恒主题。掌握必要的传染病学知识，是对医学生的基本要求。

　　本教材是中西医结合急救技能教材，希望本教材能满足当前急救医学的教学需求。限于编者水平与经验，诚盼各院校师生在使用教材的过程中，对教材中不足之处予以指正。

　　最后，向主审张忠德教授、广东省中医院（广州中医药大学第二附属医院）和贵州省中医院的各位参编同仁致谢！感谢广州中医药大学学术出版基金立项及广东省中医药学会的支持！感谢科学出版社！

丁邦晗　杨荣源　李　俊

2022 年 4 月

目 录

本书操作视频

第一篇

常见急症处理

第一章　心搏骤停与心肺复苏术

第一节　心　搏　骤　停

一、概述

心搏骤停是指心脏泵血功能突然终止，随后呼吸停止，全身器官缺血、缺氧，导致人体死亡。救治心搏骤停的方法是心肺复苏术（CPR），其关键有两个方面：第一时间胸外心脏按压、第一时间心脏电复律（自动体外除颤器（AED）除颤）。

中国每年约 54 万人发生心搏骤停，救治成功率不到 3%。救治成功率低的主要原因：一是中国尚未建立起面向普通民众的社会急救培训体系，第一目击者没有学习过心肺复苏术而致参与急救的意识不强，或虽然学习过心肺复苏术，但没有第一时间予心搏骤停者心肺复苏；二是我国在易发生心搏骤停的公共场所还未能广泛配置体外自动除颤器，不能有效终止引发心搏骤停的恶性心律失常；三是易致心搏骤停的急性冠状动脉综合征患者在第一时间处置不当，没有第一时间就诊急诊科或胸痛中心门诊，延误了一级预防时间。

二、主要病因与发病机制

1. 病因

（1）心血管疾病：占心搏骤停的 80%，心血管疾病主要有急性心肌梗死、心肌病、心肌炎、恶性心律失常、主动脉夹层、肺动脉栓塞、急性心脏压塞等，表现为原发性心源性心搏骤停者主要病因是心室颤动，少部分为无脉性室性心动过速。

（2）其他：呼吸衰竭、张力性气胸、低容量血症、高钾血症、低钾血症、低镁血症、高镁血症、药物或毒物中毒、触电、严重低温、淹溺等。

2. 发病机制

心搏骤停指由于心室颤动、无脉性室性心动过速、心脏停搏致使心脏无法正常泵血，有效循环停止，可致使全身器官组织供血、供氧中断，无氧代谢，如不能在短期内恢复血供，组织可出现不可逆性坏死。

三、诊断与鉴别诊断

（一）临床表现与诊断

心音消失，大动脉搏动消失，血压为零，瞳孔散大，呼吸停止。心电图表现为无脉性室性心动过速、心室颤动或心电静止。

（二）鉴别诊断

本病需与导致患者昏迷的疾病相鉴别，如癫痫、各种原因引起的深昏迷等。其鉴别要点是心搏骤停无心脏搏动，而其他病证均有心脏搏动。

（三）快速识别

出现以下任意一种情况，提示患者可能出现心搏骤停。

（1）患者突然倒地，没有任何反应。

（2）患者无反应，无呼吸（呼吸时胸廓无正常起伏）。

（3）患者无反应，无大动脉搏动（特指颈动脉）。

判断为心搏骤停，第一时间即要开始心肺复苏，最快速度的有效心肺复苏是提升救治成功率的关键：心搏骤停后，1分钟内进行有效心肺复苏，90%患者可以救活；4分钟内开始心肺复苏，50%患者可以救活；6分钟内开始心肺复苏，10%患者可以救活；10分钟以上才开始心肺复苏，几乎难以救活。

第二节　心肺复苏术

心肺复苏术是心搏骤停时抢救生命最基本的医疗技术和方法；心搏骤停的救治成功率与开始有效心肺复苏的时间密切相关。只要发生心搏骤停，应立即开始现场急救——心肺复苏术。然而，经心肺复苏术后虽能恢复自主循环（ROSC），但脑功能恢复却成为影响预后的严重阻碍，进而提出了心肺脑复苏（CPCR），旨在强调脑保护及脑复苏在抢救心搏骤停中的重要性。心肺脑复苏大致可分为三个阶段：基础生命支持、加强心脏生命支持、复苏后综合治疗。

基础生命支持（BLS）主要指在心搏骤停后，以徒手方法进行复苏抢救，目的是迅速建立有效的人工循环，以使患者心、脑等全身重要脏器获得最低限度的氧合血液灌注。

心搏骤停大多发生于院外。基础生命支持的场景分为院内与院外两种。

一、早期识别心搏骤停

（1）原来清醒者突然倒地，意识突然丧失。

（2）无呼吸（呼吸时胸廓无正常起伏）。

（3）无大动脉搏动（特指颈动脉）。

二、启动急救系统

观察确定周围环境无安全隐患后立即启动应急反应系统：院内者，呼叫其他医护人员尽快拿取除颤仪等复苏用品；院外者，立即拨打急救电话120，告知事件地点，需行心肺复苏救援，如可获得AED，应尽快取用。第一目击者呼救后立即检查患者呼吸和大动脉（颈动脉或股动脉）搏动，如呼吸停止或仅有叹息样呼吸，大动脉无搏动或无法判断，应立即对患者进行早期心肺复苏。以上判断应在 10 秒内完成，对非医务人员来说，判断动脉搏动易出错，会延误复苏，可不必判断大动脉搏动。

三、早期心肺复苏

1. 场景不同，流程要点不同

（1）无 AED 的单人急救（无帮手）：持续胸外心脏按压，直到患者循环恢复或专业急救人员到场或有其他公众帮手。

（2）有 AED 的单人急救（无帮手）：胸外心脏按压 2 分钟，接 AED，电复律；循环进行，直到患者循环恢复或有帮手或医务人员到现场。

（3）无 AED 的双人或多人参与急救：胸外心脏按压或人工呼吸交替进行，争取尽早获得 AED，准备迎接专业急救人员到现场。

（4）有 AED 双人或多人参与急救：一人胸外心脏按压，一人准备 AED；尽快电复律，电复律后继续胸外心脏按压，直到患者循环恢复或专业急救人员到场。

2. 心肺复苏术的要点

心肺复苏术的顺序是 CAB，这三个英文字母分别代表的含义是按压（compression），气道（airway），呼吸（breathing）。

（1）C：胸外心脏按压；其目的是恢复心脏的自主搏动，恢复血液循环。

1）将患者放在坚固而稳定的表面上，如地上或硬板床上。

2）双膝跪于其肩-胸附近。

3）施救者将一只手的掌根放于患者胸部中央（胸骨与两乳头连线的交点），将另一只手放在第一只手的手背上方，手指交叉扣紧。保持肘部伸直，保持肘部伸直，肩关节、肘关节、腕关节的连线垂直于地面，垂直按压。

4）使用上半身（不仅仅是手臂）的力量向下按压，深度 5～6cm；按压的频率 100～120次/分，也即"用力快压"。①如果没有接受过心肺复苏培训，要持续进行胸部按压，直至患者心搏恢复或急救人员到现场接手抢救为止（图 1-1）。②如果接受过心肺复苏培训，请继续以下步骤，打开呼吸道并给予人工呼吸。

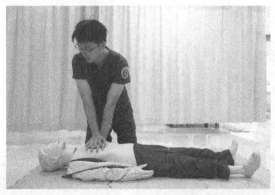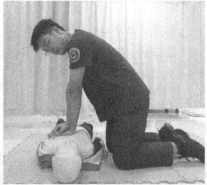

图 1-1　单人胸外心脏按压

（2）A：开通并保持呼吸道通畅。

在双人心肺复苏中，完成 30 个胸外心脏按压后，应评估患者的气道开放情况，并给予 2 次人工呼吸支持。正确开放气道是保证人体气道通畅的关键，舌根后坠和异物阻塞是造成气道阻塞最常见的原因。

1）徒手开放气道（仰头举颏法）：施救者一手的掌根放在患者前额，用力下压使患者头部后仰，另一手的食指与中指并拢置于患者下颏处，向上抬起其下颏。头部后仰的程度是使下颏和耳垂连线与地面垂直，操作时要注意手指不要压迫患者颈前部颏下软组织，以免压迫气管（图 1-2）。

2）清除气道异物：行开放气道手法时，如发现患者口腔内存在异物或呕吐物，应立即清除，有义齿者取下义齿。

（3）B：人工呼吸（或称人工通气，图 1-3）。

人工呼吸可维持肺泡通气，从而减轻组织缺氧和二氧化碳潴留。

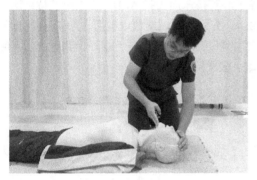 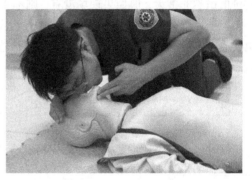

图 1-2　开放气道　　　　　　　　　图 1-3　口对口人工呼吸

1）单人口对口人工呼吸：①保持呼吸道畅通和患者口部张开；②施救者用按于前额一手的拇指和食指捏闭患者鼻孔；③施救者吸一口气，张开口紧贴患者口部，以包裹患者的口周围（婴幼儿可连同鼻一块包住），不使漏气；④匀速向患者口内呼气，注意观察患者胸廓是否上抬；⑤一次呼气完毕，应立即与患者口部脱离，吸入新鲜空气，以便做下一次人工呼吸，同时放松捏患者鼻部的手，此时患者胸部自然回缩，有气流从口鼻呼出。

2）其他方式的单人施救人工呼吸：当患者因口腔外伤或其他原因导致口腔不能打开时，可采用口对鼻吹气。因各种原因不能行口对口和口对鼻人工呼吸时，可采用口对辅助器吹气，常用的辅助器为 S 形管或面罩。

3）球囊面罩通气：双人施救时，一人行胸外按压，另一人行球囊面罩通气。施救者位于患者的头顶侧，使患者头后仰，打开气道，一手中指、无名指、小指置于患者下颌部，食指和拇指置于面罩上，两组手指相向用力，将面罩紧密置于患者面部，即 E-C 技术，另一手挤压球囊；亦可选择一人双手 E-C 手法持面罩，保持气道开放，另一人用双手挤压球囊，如此通气效果更好。

针对成人，不论是单人复苏还是双人复苏，胸外按压与人工呼吸比例均为 30：2。人工呼吸均应持续吹气 1 秒以上，胸廓有明显起伏即证明有效，避免快速和过分加压通气。建立高级气道后，每 6 秒给予一次通气。

四、尽早使用 AED 除颤

心搏骤停的患者大多存在恶性心律失常，这是很多患者不能通过胸外心脏按压抢救成功的原因。此时，需要使用一种被称为"救命神器"的设备，即"体外自动除颤仪"（简称 AED），是由非医务人员和医务人员在抢救心搏骤停患者时使用的设备。只要打开电源，接上电极，AED 可以自动识别恶性心律失常，并提示施救者按下放电键，即可完成除颤，消除恶性心律失常。AED 使用程序简单，且有语音提示：①打开电源；②贴电极，右边在患者右锁骨下，左侧在患者左侧肋下近侧腰部；③等待 AED 自动分析结果，根据提示需要电复律，自己和旁人离开；④按下放电键。

注意事项：①对心搏骤停者的抢救来说，AED 非常必要，需要尽快使用，即有 AED 时，应先使用 AED 除颤，后再胸外心脏按压。如果现场没有 AED，也要尽快找到 AED。②AED 的价值虽然非常大，但如果现场没有，则不要停下心脏按压而去找 AED。给予患者持续胸外心脏按压（配合人工呼吸）仍然可提高救治成功率。③按下 AED 放电键后，AED 会立即放电，故按下放电键前，患者身旁所有人包括施救者均要远离患者，避免意外受到电击。④除颤后，继续胸外心脏按压。⑤如仍有可除颤心律可多次除颤。

五、终止心肺复苏的标准

何时停止心肺复苏呢？有以下两种情况：其一，患者自主心跳、呼吸恢复；其二，抢救无效死亡。

（一）患者恢复自主心跳与呼吸

以下情况之一提示患者自主心跳与呼吸恢复，可以停止心肺复苏，准备转运到医院继续抢救：①患者意识恢复；②患者自主睁眼；③动脉（一般检查颈动脉）搏动恢复；④患者胸部自主起伏，有自主呼吸；⑤面色由晦暗转为红润。

（二）抢救无效

抢救超过 30 分钟，患者没有恢复自主心跳一般不再继续抢救，考虑为抢救无效。此时，一般需要急救的医生到现场，通过心电图检查确认。

六、加强心脏生命支持

加强心脏生命支持（ACLS）主要包括建立人工气道、复苏药物治疗。ACLS 应尽早开始，如条件具备，最好与 BLS 同步进行。

（一）人工气道的建立

1. 咽通气道

咽通气道主要包括口咽通气管和鼻咽通气管，主要适用于由于舌后坠、分泌物、呕吐物、血凝块或其他异物如义齿脱落等机械因素引起的上呼吸道部分梗阻或完全梗阻,但不适宜做气管插管,更无必要做气管切开的患者。喉罩亦为开放上气道的良好工具,可酌情选用。

咽通气道的主要步骤为首先清除口腔异物及分泌物,徒手开放气道,然后放入鼻咽通气管或口咽通气管,恢复生理体位。

2. 喉罩

喉罩在临床上用作面罩通气和气管插管的一种替代选择,它通常易于放置,而且比气管插管的刺激性小,但喉罩不能完全防止误吸,也不能预防喉痉挛。

3. 气管插管

气管插管是最常用的人工气道,对需要进行气管插管者要及早插管。气管插管时应尽量减少或暂停胸外按压的时间。气管插管后可接呼吸机进行机械通气,频率一般为 10 次/分,初始吸入氧浓度可为 100%,尽快根据氧合情况下调氧浓度至病情允许的水平。

(二)复苏药物治疗

应尽快建立复苏用药通路,保证复苏药物的使用。最常用的方法为应用留置针行外周静脉穿刺,优先选择粗直的静脉血管,如肘正中静脉、贵要静脉;必要时进行中心静脉穿刺置管;特殊情况下可考虑经骨髓腔用药或气管内给药。

常用复苏药物:

1. 肾上腺素

肾上腺素是心肺复苏术的首选药物,适用于各种类型的心搏骤停。标准剂量为每次 1mg,静脉或骨髓腔内给药,每 3~5 分钟重复给药。

2. 胺碘酮

胺碘酮用于对胸外按压、电除颤和缩血管药物等治疗无反应的顽固性心室颤动或无脉搏心动过速患者。用法为首剂 300mg,静脉或骨髓腔内快速推注给药,如无效,可追加 150mg。

3. 利多卡因

因心室颤动或无脉室性心动过速导致心搏骤停,恢复自主循环后,可考虑立即开始或继续给予利多卡因 100mg(1~1.5mg/kg)。

4. 硫酸镁

镁剂使用的指征包括:①电击无效的顽固性心室颤动、室性快速心律失常伴有低镁血症;②尖端扭转型室性心动过速;③洋地黄中毒。初始剂量为 2g,1~2 分钟内注射完毕,10~15 分钟后可酌情重复给药。

5. 碳酸氢钠

pH<7.1(碱剩余为 10mmol/L 以下)时可考虑应用碳酸氢钠。在一些特殊情况下,如患者原本就有代谢性酸中毒、高钾血症、三环类抗抑郁药服药过量等情况时使用可能有益。

6. 参附注射液、生脉注射液

两者单用或联用能更好地保护缺血后的心脏功能,维持良好的血液循环,保护心、脑、肾等重要器官功能，提高心肺复苏成功率。心肺复苏开始时给予 50～100ml，静脉推注。

对于心搏骤停的病因可能可逆的患者，有条件时可考虑应用体外膜氧合（ECMO）进行体外心肺复苏。

七、复苏后综合治疗

心肺复苏后由于全身缺血和再灌注损伤而产生的各种病理生理状态，称为心搏骤停后综合征。其严重程度和临床表现因心搏停止的时间、心肺复苏的时长及基础病症等情况而异。2019 年美国心脏协会发表的《2019 美国心脏协会心肺复苏和心血管急救指南—成人基本/高级生命支持和院前急救》（以下简称指南）强调，无论原因如何，心搏骤停和复苏期间发生的缺血、缺氧、再灌注都可能对多器官系统造成损害。各个系统损伤的严重程度可能差异很大。因此，有效的心搏骤停后综合治疗包括多个方面。指南对复苏后治疗分为六部分讨论，分别是心血管治疗、目标体温管理、神经功能保护、呼吸支持、其他重症监护、预后的判断，临床实际情况可能涉及的内容会更多。

（一）心血管治疗

心血管治疗包括急诊冠脉再灌注治疗及纠正血流动力学指标。院外的心搏骤停，如果考虑 ST 段抬高型心肌梗死所致，应行急诊冠脉造影。其同时适用于院外可疑心源性骤停后昏迷的非 ST 段抬高型心肌梗死患者。血流动力学方面，收缩压 90mmHg，平均动脉压 65mmHg 可能是最低目标，复苏后应立即纠正。其他血流动力学指标（如心排血量、混合/中心静脉血氧饱和度和尿量）在心搏骤停后患者中仍未明确。

（二）目标体温管理

目标体温管理（TTM）包括诱导亚低温、院前抢救亚低温、避免体温过高三个方面。复苏后的综合治疗方案，目标体温管理是目前唯一被临床证实能提高复苏后昏迷患者生存率的手段，当前复苏后治疗中，亚低温治疗是器官保护、影响预后的重要措施。对于所有 ROSC 后意识不清的患者，无论初始节律如何，指南均建议诱导亚低温至 32～36℃。同时，考虑到安全性及有效性，不建议院前 ROSC 后行快速输注冷溶液进行亚低温治疗。

对于昏迷的复苏后患者，需积极预防发热。

（三）神经功能保护

神经功能的其他保护措施主要包括控制癫痫发作，如持续的脑电图监测明确诊断及癫痫药物的使用。

（四）呼吸支持

考虑温度校正，建议将 $PaCO_2$ 维持在正常生理范围。氧合方面可使用高浓度氧，从而避免复苏后的缺氧。

（五）其他重症监护

如血糖控制，目前没有明确的指导区间，一般允许略高的血糖，避免低血糖。其他治疗参考脓毒症等标准的重症监护治疗方案。如监护内容包括脉搏、血氧饱和度、连续心电监测、中心静脉压、中心静脉血氧饱和度等，观察体温、尿量、动脉血气分析、血清乳酸盐、血糖、电解质、全血细胞、胸片等的动态变化，有条件者可行动脉导管监测血流动力学，监测脑功能情况。患者生命体征与病情的各种动态变化均是监测内容，并根据变化调整治疗方案。

循环支持包括：①纠正心律失常，维持正常血电解质浓度，根据心律失常类型应用抗心律失常药物或电复律以纠正心律失常。②优化右心充盈压，右心充盈压下降一般表现为低血压，需要给予扩容等对症处理措施。③强心药与升压药，优化前负荷的情况下仍无法达到血流动力学治疗目标时应用。④辅助循环装置，在血管活性药物与强心药不能维持足够的组织器官灌注时应用，包括主动脉内球囊反搏、左心室辅助装置等。⑤体外膜氧合（ECMO），越来越多案例提示复苏后综合征患者应用 ECMO 可提高神经功能完好患者的救治成功率，对于年轻患者应该积极考虑使用。

（六）预后的判断

1. 判断的时间

亚低温治疗的患者判断预后的最早时间应该在复温后的 72 小时。若未接受目标体温管理，第一次判断应该在心搏骤停后 72 小时。这个时间，可能因为镇静剂等因素混杂而推迟。

2. 复苏 72 小时后

瞳孔对光反射消失，脑电图的无反应或者癫痫样活动，可作为预测不良神经预后的独立因素。而运动功能、肌痉挛等不建议作为独立的判断标准。复温或心搏骤停后 24～72 小时，体感诱发电位（SEP）双侧 N20（即刺激上肢腕部神经在 20ms 处出现的正向电位）的缺失则提示预后不佳。

ROSC 后未接受目标体温管理治疗的昏迷患者，骤停后 2 小时内行颅脑计算机断层扫描（CT）检查，如见灰质/白质比显著降低，则提示预后不良。

MR 在 2～6 天后可提示神经功能的预后。神经元特异性烯醇化酶（NSE）水平和血清S-100B 蛋白不应单独用于预测神经功能的预后，除非经常反复地监测及结合其他判断方式。

（七）持续性病理状况的处理

在自主循环恢复后可能还有其他一些潜在病症持续存在，如肺栓塞、脓毒症、低血容量、低氧血症、低钾血症或高钾血症、代谢障碍、高温或低温、张力性气胸、心包积液致心脏压塞，以及中毒、创伤等，在自主循环恢复后，对上述情况应立即或尽快做出判断与处理。

八、中医救治

（一）古文献复习

中医文献很早就有抢救心搏骤停的记载。如东晋名医葛洪在《肘后备急方》中记载："塞两鼻孔，以芦管内其口中至咽，令人嘘之，有倾其腹中奢奢，或者通气也。"南北朝时期的医学著作《集验方》载："仰卧，以物塞两耳……以两竹筒内死人鼻中，使两人痛吹之，塞口傍无令气得出。半日，所死人即嘻嘻，勿复吹也。"

（二）现场急救

当前，中医救治手段仍然应用于临床，配合现代心肺复苏术可用于心搏骤停的现场急救。使用针刺或电针仪，刺激人中、百会、涌泉、内关等穴位，上述穴位单用或联合使用可能有助于提升急救成功率，一般使用针刺快速捻转和强刺激，也可代之以指压方式。膻中穴正对心脏，刺激时对心脏的作用更为直接，但在心肺复苏时，膻中穴是胸外心脏按压时的着力处，不能再加用电针等中医方法，故一般不用。

（三）复苏后综合征

一项多中心的研究表明，复苏后使用参附注射液可改善心搏骤停患者 28 天和 90 天生存率，改善神经系统功能，减少呼吸机使用天数、ICU 住院天数及住院费用。

九、新进展

有关心搏骤停的新进展主要在心搏骤停的预防、体外心肺复苏、腹部提压心肺复苏术等方面。

（一）预防

1. 预防先兆晕厥恶化为心搏骤停

先兆晕厥意识丧失之前可识别的体征和症状可持续数秒钟，之后发生血管迷走神经性先兆晕厥和直立性先兆晕厥。相关体征和症状包括面色苍白、出汗、头晕、视力改变和虚弱。在先兆晕厥阶段，快速实施急救干预措施可以改善症状或防止晕厥发生。如果患者出现了血管迷走神经性或直立性先兆晕厥的症状或体征（包括面色苍白、出汗、头晕、视力改变和虚弱），则首先应使其保持或采取安全体位，如坐下或躺下。患者处于安全体位后，使用物理反压动作以避免晕厥可能是有益的。

物理反压动作指上身或下身（或两者）的肌肉收缩，以升高血压并缓解先兆晕厥症状。物理反压动作包括双腿交叉伴肌肉紧绷、蹲下、手臂紧绷、等量握拳运动，以及颈部屈曲。

如果急救提供者发现患者出现可疑血管迷走神经性或直立性先兆晕厥，则应鼓励其进行物理反压动作，直至症状缓解或发生晕厥。如果 1～2 分钟内无任何改善，或症状恶化，或晕厥再次出现，则提供者应致电寻求更多帮助。在无可缓解症状的情况下，下身物理反压动作优于上身和腹部的物理反压动作。先兆晕厥时如伴有心脏病发作或卒中症状，不建议使用物理反压动作。

2. 植入型心律转复除颤器（ICD）预防猝死

多项临床研究证实 ICD 可以降低高危患者的死亡率，以下两类患者可从中获益：一类是明知有心脏猝死风险，如冠状动脉重建术后、新诊断的急性心肌梗死或缺血性心脏病等，但并未达到 ICD 适应证的患者；第二类是有明确的 ICD 使用指征，但同时也存在植入 ICD 禁忌证的患者，如活动性感染或预后不明等。穿戴式心脏除颤仪（WCD）主要适用于有心脏猝死发生风险、但由于各种原因而未能立即植入 ICD 的患者。

（二）体外心肺复苏

体外心肺复苏（ECPR）指在心搏骤停患者复苏过程中开始体外循环，目的为解决潜在可逆性疾病的同时支持终末器官灌注。有多项观察性研究表明，特定患者人群使用 ECPR 后生存率得到提高，且神经系统功能预后良好。ECPR 是复杂的干预措施，需要训练有素的团队、专业化设备和医院多学科支持。在有熟练医师迅速实施的情况下，如果常规 CPR 努力失败，可考虑将 ECPR 作为某些患者的抢救治疗，目前并无充分证据建议心搏骤停患者常规使用 ECPR。

（三）腹部提压心肺复苏术

腹部提压心肺复苏方法可于实施传统的标准心肺复苏时有胸外按压禁忌证时使用，可以弥补经胸心脏按压时的不足，如并发肋骨或胸骨骨折等，也可与标准经胸心肺复苏协同进行，有提升心肺复苏成功率的可能。

十、其他

心搏骤停急救需要公众积极参与。丁邦晗教授等与国内众多急诊急救医生提倡打造"黄金 4 分钟社会急救圈"，号召社会公众人人学急救，人人会急救。当有人出现心搏骤停时，在 4 分钟内就有志愿者能够为患者进行心肺复苏术；同时，需要在人流密集的公共场所配备 AED，可以更大程度地提升心搏骤停患者急救成功率。

心肺复苏时，仍有很多人纠结一些细节问题：

（1）怕救人反成为被告。对此不必担心，《民法典》等"好人法"已经出台，法律已经明确参与急救的人，不论成功与否，是否有失误，均被免责，不会成为被告。

（2）纠结是否要口对口呼吸。非医务人员急救时可以不必进行人工呼吸，只需要胸外心脏按压即可；如果学会了口对口人工呼吸，最好能与胸外心脏按压同时配合。

（3）担心口对口人工呼吸传播疾病。当前，并无因对心搏骤停患者进行口对口人工呼吸而感染疾病的案例，因与患者并无气体的交换，一般不会传播疾病。

（4）不顾环境是否安全即开始施救，这是错误的。保证救人者自身的安全是第一位的，医学原则反对"舍己救人"，在确保环境安全后再立即开始施救。

成人呼吸球囊的
检测和使用

心电除颤的
技术操作

第二章　异物阻塞气道

一、概述

气道从鼻咽、喉、气管、各级分支气管到肺。异物阻塞气道又称窒息，为异物阻塞喉入口或进入气管造成空气流动受阻。在成年人中，食物往往是罪魁祸首。婴幼儿则是吞下细小玩物导致气道阻塞。因为气道梗阻会影响大脑供氧，严重者可致心搏骤停。

异物阻塞气道的发病率并不清楚。几乎每个人的一生都可能经历一次或数次异物进入气道的情况，尤以1～2岁儿童多见，气道异物情况常见于老人或中风患者，尤其是需要喂养的儿童与老人；异物进入气道并不意味着气道阻塞，只有较大直径的异物进入气道影响到通气才会出现窒息。在慢性咳嗽中极罕见的病例是由于气道异物所致。

二、主要病因与发病机制

1. 病因

（1）咽反射迟钝：老年人因咽部反射不敏感，往往会发生较为严重的异物阻塞气道情况。

（2）进餐时说话或大笑：是咽反射正常者最常见的异物进入气道的原因，尤其是儿童和成年人。

2. 发病机制

气道阻塞的位置一般在喉及气管。

（1）完全阻塞：异物卡住会厌进入气道的开口或进入气管，可完全堵塞气道，不能呼气与吸气，使呼吸中断，继而心脏停搏，导致猝死。

（2）不完全阻塞：如果未完全阻塞气道或阻塞一侧主支气管，使气流进出受限，患者会出现缺氧和二氧化碳潴留，并出现相关并发症，甚至很短时间内出现心搏骤停。

三、诊断与鉴别诊断

（一）临床表现与诊断

如进食或口腔内有异物时出现下述情况要考虑气道异物。

1. 气道完全梗阻

患者瞬间面色灰暗、发绀，不能说话，无咳嗽，无呼吸，随即昏迷倒地，呼吸、心跳停止，心音消失，大动脉搏动消失，血压为零，瞳孔散大。心电图表现为无脉性室性心动过速、心室颤动或心电静止。

气道完全阻塞的诊断需要在现场迅速做出，并立即进行抢救；气道完全阻塞的患者如没有及时救治，则不会有任何机会转入院内进行任何其他检查。

2. 气道部分梗阻

患者表现为剧烈呛咳反射性呕吐，声音嘶哑，呼吸困难，发绀；有些患者可出现特征性表现：由于异物进入气道，患者极度不适，常不由自主地以一手呈 V、Y 形紧贴于颈前喉部，痛苦面容。

（二）鉴别诊断

进食中突发的心搏骤停，要考虑气道异物窒息所致，其特点是因缺氧而面色发绀。

气道部分梗阻因呼吸困难需要与快速过敏反应相鉴别，后者有过敏史，没有异物进入史。缓慢进展的呼吸困难伴有发绀多见于基础疾病，如甲状腺异常肿大而压迫气管，或气管周围其他组织的增生性疾病压迫所致，需要行胸部计算机断层扫描术（CT）和气管镜等检查以明确诊断。

（三）快速识别

气道异物是最危险的急症之一，需要现场快速识别，立即急救。以下情况有助于快速识别：

（1）进食时发生。

（2）先有刺激性咳嗽，呼吸困难，面色由红润迅速转为发绀；或突然不能说话，面色发绀，随即倒地。

（3）面色突然发绀提示体内缺氧，应考虑为气道异物所致。

四、现场急救

异物进入气道是急症，用于异物阻塞气道的急救方法称为"海姆利希手法"，1974 年由美国医生海姆利希（Heimlich）发明。

海姆利希手法的原理：冲击患者腹部及膈肌下软组织，产生向上的压力，压迫两肺下部，从而驱使肺部残留气体形成一股气流，长驱直入气管，将堵塞气管、咽喉部的异物驱除。

根据患者是成年人还是儿童，以及患者是意识清楚还是昏迷，应急方法有所不同。

1. 自救腹部冲击法

本方法适用于意识清楚的成年人在无人帮忙时自救（图 2-1）。

操作要点如下：

（1）患者一手握空心拳，拳眼置于腹部脐上两横指处。

（2）另一手紧握住此拳，双手同时快速向内、向上冲击 5 次，每次冲击动作要明显分开。

（3）还可选择将上腹部压在坚硬物上，如桌边、椅背和栏杆处，连续向内、向上冲击 5 次。

（4）重复操作若干次，直到异物排出。

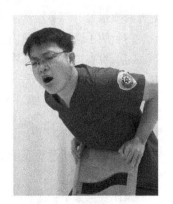

图 2-1　自救腹部冲击法

2. 前倾位腹部冲击法

本方法适用于意识清楚成年人需要急救时由他人帮忙操作（图 2-2）。

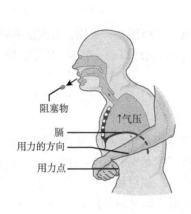
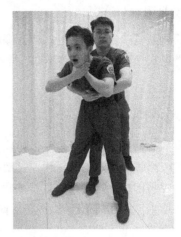

图 2-2　前倾位腹部冲击法

操作要点如下：

（1）救护人员站在窒息者的背后，双臂环绕窒息者腰部，令窒息者弯腰，使其头部前倾。

（2）一手握空心拳，拳眼顶住窒息者腹部正中线脐上方两横指处。

（3）另一手紧握此拳，快速向内、向上冲击 5 次。

（4）窒息者应配合救护人员，低头张口，以便异物排出。

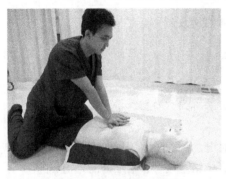

图 2-3　仰卧位腹部冲击法

3. 仰卧位腹部冲击法

本方法适用于意识不清的成年人由他人操作的急救。患者因异物完全阻塞气道，导致呼吸、心跳停止，首先需要畅通气道，逆行排出异物，然后进行胸外心脏按压等心肺复苏手法（图 2-3）。

操作要点如下：

（1）将窒息者置于仰卧位，救护人员骑跨在窒息者髋部两侧。

（2）一只手的掌根置于窒息者腹部正中线、脐上方两横指处，不要触及剑突，另一手直接放在第一只手背上，两手掌根重叠。

（3）两手合力快速向内、向上有节奏冲击窒息者的腹部，连续 5 次，重复操作若干次。

（4）检查口腔，如异物被冲出，迅速用手将异物取出。

（5）检查呼吸、心跳，如无，立即施行心肺复苏。

4. 仰卧位胸部冲击法

本方法适用于意识不清的成年人由他人实施的急救（图 2-4）。

操作要点如下：

（1）救护人员将窒息者置于仰卧位，并骑在窒息

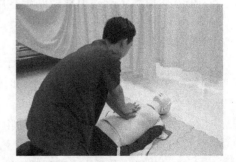

图 2-4　仰卧位胸部冲击法

者髋部两侧。

（2）胸部冲击部位与胸外心脏按压部位相同。

（3）两手的掌根重叠，快速有节奏地冲击 4~6 次。

（4）重复操作若干次，检查异物是否排出。

（5）检查呼吸、心跳，如呼吸、心跳停止，立即行心肺复苏。

5. 背部叩击法

本方法适用于婴儿（图 2-5）。

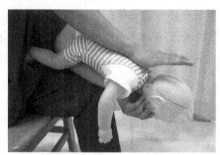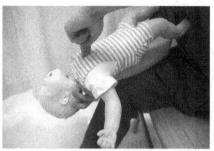

图 2-5　背部叩击法

操作要点如下：

（1）救护人员将婴儿的身体呈俯卧位，置于救助者的一侧前臂上，同时用手掌将婴儿头颈部固定，头部低于躯干。

（2）用另一手固定婴儿下颌角，并使婴儿头部轻度后仰，打开气道。

（3）两前臂将婴儿固定，翻转呈俯卧位。

（4）用手掌根向内、向上叩击婴儿背部两肩胛骨之间 4 次。

（5）两手及前臂将婴儿固定，翻转为仰卧位。

（6）快速冲击性按压婴儿两乳头连线下方胸骨处 4~6 次。

五、气道异物取出术

（一）术前准备

1. 设备

根据患者情况，选择合适型号的备用可弯曲支气管镜、异物钳、球囊、冷冻治疗仪、电外科工作站、激光治疗仪、硬质支气管镜、胸腔镜、喉镜、气管插管、心电监护仪、除颤仪等。

2. 药品

2% 利多卡因，生理盐水（37℃），支气管镜下止血药[凝血酶、巴曲酶、生理盐水（4℃）等]，肾上腺素、垂体后叶素，麻醉药品、强心与利尿药物、镇静药物、氟马西尼，静脉及雾化用糖皮质激素和支气管舒张剂等。

（二）麻醉

气道异物取出术一般在麻醉下进行，术前采用糖皮质激素药物进行针对性治疗，减轻水肿，最大限度降低术后气管支气管梗阻程度，最终达到提升手术治疗效果的目的。具体的麻醉方法此处不再阐述，麻醉相关药物如下。

氨茶碱类药物可松弛支气管平滑肌，抑制致敏细胞非正常性释放变态反应递质，减轻支气管黏膜水肿、充血等情况。局部麻醉药物有利多卡因、丁卡因及普鲁卡因，可抑制气管及咽喉反应，提升手术成功率与安全性。吸入麻醉药物有咪达唑仑联合氯胺酮外加恩氟烷，七氟烷为新型吸入麻醉药物，有较高的麻醉效能，麻醉深浅度易掌控。肌肉松弛类药物简称肌松药，可阻断神经肌肉传导功能，使骨骼肌松弛，可减少发绀、喉痉挛及屏气等情况发生，还能减少置镜次数，缩短手术时间与术后苏醒时间。肌松药常在实施镇静镇痛药物麻醉诱导后使用。常用的肌松药有顺式阿曲库铵、维库溴铵和泮库溴铵等。常用的静脉麻醉药物包括γ-羟丁酸钠、氯胺酮，其镇痛效果较好，对患儿呼吸无抑制，不良反应较小。较常用的阿片类麻醉药物有瑞芬太尼、芬太尼等，但在麻醉过程中易产生呼吸抑制，多采用小剂量芬太尼复合丙泊酚实施麻醉。

（三）具体术式

1. 经支气管镜负压吸引术

经支气管镜负压吸引术适用范围：粉末状、胶冻状、液体类异物，内生性塑形性异物，体积较小的碎块等，利用负压吸引将嵌顿的异物吸引至近端，质地较轻的异物在良好镇静、麻醉状态下亦可尝试直接吸引取出。负压吸引取异物的优势在于操作简便、节省治疗费用。

2. 异物钳取出术及篮形异物钳取出术

异物钳取出术适用范围：固体异物，尤其适合钳取形状扁平、质地较硬的异物，适用于大多数异物的取出。操作简便、节省治疗费用。篮形异物钳取出术适用于气道内固体异物的取出，其优势是对于易碎的异物，篮形异物钳可完整取出，手术耗时少。

3. 球囊介入异物取出术

球囊介入异物取出术适用于结构中含有孔道的异物，如笔帽、串珠等，钳夹和吸引不能取出的深部支气管异物。

4. 冷冻异物取出术

冷冻异物取出术适用于含有一定水分的外源性异物（果肉、活体水蛭等）、内生异物（肉芽、血凝块、坏死物、塑形性栓子等）及外形特殊异物（如顶端不带孔的笔帽）。

5. 硬质支气管镜异物取出术

气管、主支气管异物均可行硬质支气管镜取出，尤其适用于较大、尖锐异物的取出及需高频通气者等。

6. 内科胸腔镜诊疗术

内科胸腔镜诊疗术适用于破入胸膜腔异物的取出，其优势是相对于外科开胸取异物创伤小、操作简便，术后患者恢复快；另与外科胸腔镜相比可以充分探查胸膜腔。

7. 可弯曲支气管镜、硬质支气管镜结合

可弯曲支气管镜、硬质支气管镜结合适用于除破入胸膜腔外所有异物的取出，单独用可

弯曲支气管镜或硬质支气管镜取出困难者。

8. 外科手术

外科手术适用于介入肺科、耳鼻喉科均难以解决的气道异物。

六、注意事项

（1）未能及时识别异物阻塞气道，错失最佳救治时间。

当异物导致气道梗阻时，窒息者不能出声，发出准确的求救信号，如自己反应不及时或他人发现不及时，会错失最佳救治时机。气道为异物所阻，人体开始缺氧，此时第一目击者如未能及时施救，机体重要器官（心脏、大脑、肺脏）即开始缺氧，最终因缺氧导致心搏骤停。

（2）异物阻塞气道禁止给患者拍背。

当发生有人呼吸困难或其他不适时，旁人的通常反应是拍打患者背部。对于有异物进入气道的窒息者而言，这可能是致命的，异物会因为拍打而更快地进入气道深部，甚至会完全阻塞气道，致患者迅速出现呼吸停止。

上气道梗阻的解除

第三章 呼 吸 困 难

一、概述

呼吸困难是常见急症之一，是指患者主观上感到空气不足、呼吸费力，客观上表现为呼吸困难，严重时可出现张口呼吸、鼻翼扇动、端坐呼吸甚至发绀，呼吸肌辅助参与呼吸运动，并可有呼吸频率、深度与节律的改变。

呼吸困难是一种自我感觉，是急诊常见的就诊原因，病因多样。部分患者发病急，病情变化快，死亡风险高，因此就呼吸困难病因快速、准确地做出诊断，及早采取有效治疗措施，对降低患者死亡率、提高治愈率具有重要价值。

二、主要病因与发病机制

基于呼吸困难病理机制的常见病因如下。

（1）通气机械功能障碍：①腹部或胸部巨大肿块；②支气管哮喘、肺气肿、支气管炎；③气管内肿瘤；④肺间质纤维化；⑤脊柱后凸及侧弯；⑥淋巴管性肿瘤；⑦肥胖；⑧中枢及外周气流受限；⑨胸膜肥厚；⑩胸壁及膈肌扩展受限或膈肌麻痹；⑪肺扩张受限；⑫胸壁烧伤后焦痂形成；⑬气管或喉头水肿或狭窄。

（2）呼吸泵功能减退：①重度过度充气；②神经肌肉疾病；③胸腔积液；④气胸；⑤脊髓灰质炎。

（3）呼吸驱动增加：①心排血量减少；②有效血红蛋白减少，如中毒等；③低氧血症；④肾脏疾病；⑤肺内呼吸感受器兴奋增加。

（4）无效通气：①肺毛细血管毁损；②肺大血管阻塞。

（5）心理异常因素：①焦虑；②躯体化障碍；③抑郁；④诈病。

三、诊断与鉴别诊断

（一）临床表现与诊断

呼吸困难是患者的主诉，是一种自我感觉，只要患者主观上感到空气不足、呼吸费力，均可考虑诊断为"呼吸困难"。但呼吸困难只是一个症状，需要进一步检查以明确患者是否存在缺氧，是否存在心肺功能异常，是否存在客观上的呼吸困难，是否有呼吸频率、深度与节律的改变，如有上述变化则应考虑存在器质性疾病。

（二）鉴别诊断

针对呼吸困难医者一定要识别出危险性呼吸困难，即有可能造成患者死亡或器官功能障碍的呼吸困难。危险性呼吸困难需要快速诊断出患者基础疾病如急性心力衰竭、张力性气胸、液气胸、大量胸腔积液、急性心脏压塞、呼吸衰竭等。

1. 分析可能原因

首先处理或排除气道梗阻（异物、肿瘤、喉头水肿）、张力性气胸等危及生命安全的情况，结合病史进行分析：有严重心脏疾病或严重贫血、休克或大出血者，应考虑心源性或低血容量性呼吸困难；有糖尿病或慢性肾炎史，血清生化检查有相应改变，血气分析为代谢性酸中毒者，应考虑酸中毒引起的呼吸困难；有毒物接触史或血清毒物浓度增高者，应考虑中毒性呼吸困难；有神经系统症状和体征或脑脊液有异常者，应考虑神经肌肉疾病引起的呼吸困难。

2. 呼吸困难为主诉要进行的检查

（1）心电图：对于心肌缺血、心肌梗死、心律失常等较为敏感，因此由此类疾病诱发心功能不全导致的呼吸困难，心电图可为诊断提供一定的依据。

（2）胸片：在鉴别心肺疾病引起的呼吸困难中仍是比较简便、快捷的方法，能够清楚地显示心脏大小、形态、肺部及胸部病变情况，尤其在肺淤血、肺水肿、肺炎、气胸、胸腔积液等疾病快速诊断中有重要作用。

（3）血清脑钠肽（BNP）、N 末端 B 型利钠肽原（NT-proBNP）水平：因 BNP/NT-proBNP 水平升高是快速诊断患者发生心源性呼吸困难的标志物。

（4）肌钙蛋白：诊断心肌损害的特异性指标，配合临床症状鉴别急性心肌梗死、心肌炎和心力衰竭具有重要意义。

（5）D-二聚体：是血栓性疾病的监测指标，其敏感性大于特异性，在呼吸困难的鉴别诊断中主要用于鉴别肺栓塞。当 D-二聚体＜0.5mg/L 时，基本可以排除肺栓塞，而当 D-二聚体＞0.5mg/L 时，则要高度怀疑肺栓塞，但是否诊断肺栓塞还要依据患者的病史和其他检查结果综合判定。

（6）心脏多普勒超声：心脏多普勒超声能够对心脏的大小、结构、瓣膜形态、活动度，心脏的收缩、舒张情况，心功能等做出较为准确的评价。建议急诊进行床旁心脏多普勒超声检查。

（7）肺功能检查：可帮助明确呼吸功能障碍的性质和程度；怀疑哮喘者可行支气管扩张试验和气道激发试验等帮助诊断，对于明确肺部疾病的严重程度及预后的判定都具有重要意义。

（8）核素扫描：怀疑肺栓塞、肺梗死时可选用放射性核素通气/血流扫描，梗死的部位可出现相应的稀疏缺损区。心脏的核素扫描可以精确地定位心肌缺血的部位，为明确心脏病因做出诊断，同时可以精确地得出心功能状态，从而辅助判定患者呼吸困难为心源性的。

（9）肺计算机断层扫描术和肺计算机体层血管成像（CTA）：高分辨的 CT 在诊断肺部肿瘤、肺间质纤维化等疾病方面具有不可比拟的优势，有方便、无创、安全性好、可重复性等诸多特点，且可取代肺动脉造影。

（10）心肺运动试验：未必要在急诊时段进行，但该项目检查可以较好地反映人体的心肺功能，能监测呼吸困难的程度，客观估计呼吸困难的原因，有助于鉴别心血管疾病、呼吸疾病或癔症所致的呼吸困难。

（11）其他检查：深大呼吸、呼气有烂苹果味时查血酮体和血气分析；怀疑血液相关疾病，需查血常规及凝血功能、骨髓穿刺检查等；怀疑是尿毒症或化学毒物引起的呼吸困难需查肾功能及相关的毒素检测。怀疑与脑部疾病相关的呼吸困难，需做神经系统检查。

3. 肺源性呼吸困难和心源性呼吸困难的鉴别

肺源性呼吸困难和心源性呼吸困难较为常见，且症状相似，但处理方法不同，需要鉴别。心源性呼吸困难者多有心血管病史，查体示心脏扩大、心脏杂音或奔马律等，X线检查心影扩大或肺水肿，超声心动图检查心脏扩大、室壁增厚或肺动脉压增高等，静脉压可增高，右心导管显示肺毛细血管楔压增高，强心药物和利尿剂一般有效。

肺源性呼吸困难者常有呼吸系统症状，如咳嗽、咳痰或气喘，常有慢性呼吸系统疾病史或吸烟史，X线检查可发现异常，肺功能或动脉血气分析也可见异常。

4. 除外精神性呼吸困难

患者由于焦虑、紧张和恐惧等因素，出现呼吸浅速、过度通气和呼吸性碱中毒，可伴有胸痛和手足搐搦。女性多见，以往可有类似发作，无器质性病变。呼吸快慢和深浅不规则，可有叹息样呼吸，入睡后呼吸转为正常。

（三）快速识别

以下情况有助于识别呼吸困难。

1. 确定有无呼吸困难

正常成人的呼吸频率为 12～18 次/分，呼吸困难患者的呼吸频率加快，每分钟超过 24 次，或呼吸频率减慢，每分钟少于 10 次；呼吸深大或表浅；感觉呼吸困难，尽最大努力呼吸，却始终觉得空气不足。

2. 评估呼吸困难的程度

评估呼吸困难的程度可采取以下三种方式：第一，上 3 层楼是很轻松地上去，还是需要歇一歇，或者需要扶着楼梯上去，以此可判断是否存在呼吸困难；第二，能否独立弯腰系鞋带，弯腰系鞋带过程中消除了膈肌的辅助呼吸作用，能够反映真实的呼吸困难情况；第三，吃饭时是否需要歇息，在进食吞咽时，气道是关闭的，若存在呼吸困难，进食吞咽时加重。

3. 呼吸问卷判断自身呼吸困难程度

患者可采用呼吸困难指数量表（mMRC）来判断自身情况。总共分为 5 级，0 级是只有在剧烈活动时才出现呼吸困难；Ⅰ级是在平地快走，或者爬坡时出现气短，呼吸困难；Ⅱ级是因为气短，在行走时比同龄人要慢，或者在行走的过程中需要停下来休息；Ⅲ级是患者在平地行走 100m 的时候，需要停下来休息；Ⅳ级是患者因为严重的呼吸困难，很难离开屋子，或者做穿脱衣服等小的日常动作，就会导致呼吸困难。从以上分级来看，级别越高，则代表呼吸困难的程度越重，借此可对自身病情进行简单评估，及时就诊。

四、现场急救

有呼吸困难，无论病因如何，即第一时间呼叫 120 到最近医院急诊科救治。在急救人员到来之前，可以进行以下处理。

（1）通风，保暖；如有氧疗装置给予吸氧。

（2）予以平卧位或坐位；保持呼吸道通畅，取出假牙，清理干净分泌物。

（3）或有痰液阻塞气道者，家属可协助叩击患者后背部，将痰液咳出，从而改善通气功能。

（4）安慰患者，尽量让患者保持安静，避免情绪紧张导致气道痉挛，以防加重呼吸困难。

（5）如果不排除一氧化碳中毒（煤气中毒或天然气中毒），应立即将患者移到室外，脱离中毒现场，或关闭气阀并保持空气流通。

（6）有慢性呼吸系统疾病或心血管疾病患者可即刻服用平喘、镇咳或强心药物。

（7）若出现呼吸、心搏骤停，应立即进行心肺复苏，同时呼唤身边的人拨打120急救电话。

（8）如在吃东西时突发呼吸困难，可能是由于食物窒息所致，需紧急清理阻塞的气道。具体内容请见第二章的"海姆利希手法"。

五、急诊救治

（一）总原则

（1）对于危重患者采用"边开枪边瞄准"策略：先稳定生命体征及早期呼吸支持（按需及时开放气道）。

（2）生命体征暂稳定，遵循"重病推导原则"，先除外最危急疾病，如气道梗阻、张力性气胸、中毒、急性大面积肺栓塞、急性心肌梗死合并肺水肿等。

（二）张力性气胸

（1）予中高流量给氧。

（2）紧急时先行胸腔穿刺抽气。

（3）再行胸腔闭式引流术。

（4）存在外科手术指征者，予紧急胸外科手术治疗。

（三）气道梗阻

（1）开放气道，清除气道异物，视情况行气管插管、环甲膜穿刺或气管切开（床边备好环甲膜穿刺包及气管切开用物）。

（2）尽早行纤维支气管镜检查，尽快完善影像学检查。

（3）上气道请耳鼻喉专科会诊，下气道视情况请纤维支气管镜室或胸外科会诊。

（四）重症哮喘

1. 氧疗及机械通气治疗

立即经鼻导管或鼻塞吸入较高浓度的氧气（4～6L/min）。患者出现呼吸肌疲劳，或意识改变，或出现二氧化碳潴留等危重情况，尽早开展机械通气辅助治疗。

2. 解除支气管痉挛

首选短效 β_2 受体激动剂：首剂加倍，必要时每30分钟重复给药。

茶碱类：氨茶碱加入葡萄糖溶液中，缓慢静脉注射[注射速度不宜超过 0.25mg/（kg·min）]或静脉滴注，负荷剂量为 4～6mg/kg，维持剂量为 0.6～0.8mg/（kg·h）。未用过氨茶碱者可先负荷给药，注意给药速度要慢。平时用氨茶碱者，可用维持剂量。

3. 抗炎治疗

（1）糖皮质激素：糖皮质激素的使用原则是早期、足量、短程、静脉用药和（或）雾化吸入。可使用：①琥珀酸氢化可的松 400～1000mg/d；甲泼尼龙 80～160mg/d，静脉注射或静脉滴注；②布地奈德混悬液每次 2～4mg，2～3 次/日雾化吸入。

（2）抗白三烯类药物：适用于运动或阿司匹林诱发的哮喘。孟鲁司特成人每次 10mg，每日 1 次，晚饭时或晚饭后服用。

4. 液体复苏

呼吸困难患者因呼吸频率增快，大量水分丢失，存在容量不足的问题。抢救初期 2 小时内快速补液，以达到及时稀释痰液的目的，一般无明显心功能不全患者以 800～1000ml/h 的速度补液，老年患者及有心肺功能合并症者，输液量应适当减少，增加经口补液量。

5. 抗感染治疗

由感染诱发的，按原则使用抗感染药物。早期感染症状不明显又没有细菌学证据时，可经验性选用大环内酯类或氟喹诺酮类抗生素等。

（五）急性大面积肺栓塞

1. 监护

密切监测患者呼吸、心率、血压、心电及血气等变化，绝对卧床，保持大便通畅。

2. 呼吸支持

给予氧疗，可尽早上无创通气，不能纠正低氧血症时，及时行有创机械通气，避免气管切开。

3. 循环支持

出现休克者，在谨慎补充血容量的基础上给予血管活性药物的使用，如去甲肾上腺素、多巴胺等。

4. 抗凝治疗

抗凝治疗的适应证是不伴肺动脉高压及血流动力学障碍的急性肺栓塞和非近端肢体深静脉血栓形成；对于临床或实验室检查高度疑诊肺栓塞而尚未确诊者，或已经确诊深静脉血栓形成但尚未治疗者，如无抗凝治疗禁忌证，均应立即开始抗凝治疗，同时进行下一步确诊检查。目前抗凝治疗的药物主要有普通肝素、低分子量肝素和华法林。

5. 溶栓治疗

（1）适应证：中高危肺栓塞，如合并血流动力学障碍或心肌功能受损者。

（2）溶栓时间窗：14 天以内，溶栓开始的时间越早治疗效果越好。

（3）禁忌证：包括绝对禁忌证和相对禁忌证。绝对禁忌证：任何时间出血性或不明原因的脑卒中；6 个月内缺血性脑卒中；中枢神经系统损伤或肿瘤；3 周内大创伤、外科手术、头部损伤；近 1 个月内胃肠道出血；已知的活动性出血。相对禁忌证：6 个月内短暂性脑缺血发作；口服抗凝药；妊娠或分娩 1 周内；不能压迫的血管穿刺；创伤性心肺复苏；难治性高血压（收缩压>180mmHg）；晚期肝病；感染性心内膜炎；活动性消化性溃疡。

（4）溶栓药物：常用尿激酶和注射用阿替普酶进行溶栓。

6. 抗凝治疗

（1）普通肝素：首剂负荷量 80 U/kg 静脉推入，随后 18U/（kg·h）维持。根据活化部分凝血活酶时间（APTT）调整普通肝素用量。

（2）低分子量肝素：常用的低分子量肝素包括依诺肝素、亭扎肝素、磺达肝素等。

（3）口服抗凝药：最常用口服药物为华法林，初期应与肝素重叠使用，直到国际标准化比值（INR）达标（2.0～3.0）2 天后再停用肝素。

（六）慢性阻塞性肺疾病急性加重（AECOPD）

1. 控制性氧疗

持续低流量为原则，低流量给氧。

2. 机械通气

符合条件者首先试用无创通气，如疗效不佳则及时改用有创通气，可参照《慢性阻塞性肺疾病急性加重患者机械通气指南》进行。

3. 经验性抗感染治疗

按抗生素使用指导原则及《慢性阻塞性肺疾病急性加重患者机械通气指南》中抗生素使用原则进行。

4. 保持气道通畅

可选用支气管舒张剂及祛痰剂。可选药物如沙丁胺醇、异丙托溴铵雾化吸入；茶碱类静脉输入或口服（注意监测血药浓度）；糜蛋白酶、氨溴索等按治疗常规给药。

5. 予糖皮质激素

慢性阻塞性肺疾病（COPD）加重期住院患者在应用支气管舒张剂的基础上，口服或静脉滴注糖皮质激素，口服泼尼松 30～40mg/d，连续 7～10 天后逐渐减量直至停药。也可以静脉给予甲泼尼龙 40mg，每天 1 次，3～5 天后改为口服并减量，2 周内停用。

（七）重症肺炎/急性呼吸窘迫综合征

1. 病原学诊断及积极抗感染治疗

参照《社区获得性肺炎与医院获得性肺炎指南》及抗生素使用指导原则进行。

2. 积极呼吸支持治疗

（1）氧疗：中高浓度给氧，可采用可调节吸氧浓度的可调式通气面罩（又称文丘里面罩）或带贮氧袋的非重吸式氧气面罩。

（2）无创机械通气：轻度急性呼吸窘迫综合征患者可尝试行无创机械通气，如疗效不佳，及时行有创机械通气，按急性呼吸窘迫综合征相关机械通气原则进行。

3. 液体管理

在保证组织器官灌注前提下，应实施限制性的液体管理，有助于改善急性呼吸窘迫综合征患者的氧合和肺损伤。存在低蛋白血症的急性呼吸窘迫综合征患者，通过补充白蛋白等胶体溶液和应用利尿剂，有助于实现液体负平衡，并改善氧合。

（八）急性左心衰竭

（1）取心力衰竭体位，给予氧疗。

（2）吗啡：3～5mg 稀释后静脉缓慢注射，必要时 15 分钟后重复。

（3）利尿剂：首选呋塞米，20～40mg 静脉注射，或 5～40mg/h 静脉滴注。

（4）扩血管药物（平均血压＞70mmHg）：可以选择重组人利钠肽、硝酸甘油、硝普钠、乌拉地尔等。

（5）正性肌力药物（有外周低灌注的表现或肺水肿者适用，根据平均血压使用）：可选择左西孟旦、多巴酚丁胺、多巴胺等。

（6）洋地黄（适用于伴有心房颤动的左室收缩性心力衰竭）：首选地高辛注射液，0.25～0.5mg 静脉注射，稀释后缓慢注射，以后可用 0.25mg，每隔 4～6 小时按需注射，但每日总量不超过 1mg。维持剂量 0.125～0.5mg，每日 1 次，连续使用 3～5 天。如无地高辛注射液可选择毛花苷丙注射液，0.2～0.4mg 静脉缓慢推注或静脉滴注，2 小时后可重复一次。

（7）呼吸支持：普通氧疗效果不佳时尽早行无创机械通气，首选持续气道正压通气（CPAP）模式。如出现呼吸肌疲劳，可改用双相气道正压通气（BiPAP）模式。如无创通气不能维持，尽量行有创机械通气。

六、中医救治

1. 平衡针

穴位选择：肺病穴；如因过敏所致过敏性哮喘，可选择加用过敏穴。

（1）肺病穴：位于前臂掌侧，腕关节至肘关节连线的上 1/3 处，掌长肌腱之间；以上下提插或一步到位针刺手法平刺，进针 1.5～2 寸[*]；针刺正中神经后出现的局部性、强化性针感以局部酸、麻、胀为主。

（2）过敏穴：位于股骨内侧中点（大腿内侧中点）；直刺，进针 2～2.5 寸；以局部性、强化性针感出现的局部酸、麻、胀为主。

2. 按压穴位或艾贴贴敷

穴位选择：大椎穴、至阳穴。

（1）大椎穴：位于第 7 颈椎棘突下凹陷中，定穴位时使患者正坐低头，该穴位于人体的颈部下端，第 7 颈椎棘突下凹陷处。大椎穴主治热病、咳嗽、喘逆、风疹等，穴位按压、贴敷及针刺均可缓解哮喘症状。

（2）至阳穴：位于第 7 胸椎棘突下凹陷中；至阳穴主治咳嗽、气喘等病症，穴位按压、贴敷及针刺均可缓解哮喘症状。

---

* 寸：指同身寸，后同。

3. 中成药

（1）黑锡丹：由黑锡、硫黄、川楝子、胡卢巴、木香、附子（制）、肉豆蔻、补骨脂、沉香、小茴香、阳起石、肉桂等组成；可升降阴阳，坠痰定喘。用于真元亏惫，上盛下虚，痰壅气喘，胸腹冷痛；用法：用姜汤或淡盐汤送服，一次 1.5g（1 瓶），每日 1~2 次。

（2）其他中成药：根据辨证可使用苏合香丸、安宫牛黄丸、心宝丸、参附注射液、血必净注射液、醒脑静注射液等。

七、新进展

呼吸困难的进展，主要体现在发现新型冠状病毒肺炎等呼吸道传播疾病时，各项检查均受到限制，如何快速有效评估呼吸困难的病因成为亟待解决的问题。肺脏超声在新型冠状病毒肺炎重症患者的诊治中得到运用。

肺脏超声：在鉴别心源性急性呼吸困难和肺源性急性呼吸困难中具有重要意义。这一技术并非直接观察肺部结构，而是以识别和分析声像图为基础。这些声像图由含水结构和含空气结构相互作用形成。当在胸部前外侧处进行肺部扫描时，如果广泛检测到这一声像图，即可诊断为弥散肺间质综合征，则提示即将发展为急性肺水肿。其同时能够排除其他导致急性呼吸困难的主要病因。但由于一些因素可能影响检查和评估的准确性：如患者胸壁皮下脂肪的厚度、胸壁皮下气肿、进行检查的医生的技术等。

八、注意事项

1. 自行服药延误就诊时机

成年人出现呼吸急促的表现，或伴有胸部不适感，切勿自行服药观察而延误就诊时机，应及早前往医疗机构或拨打急救电话 120 就诊。

2. 未识别危急信号，急救方式错误

婴幼儿、儿童或成人进食期间出现了呼吸困难，伴有声音沙哑或无法说话，此时应禁止继续进食（包括固体食物或液体），应考虑气道异物梗阻，立即应用气道异物解除急救法施救。

3. 患者转运注意事项

（1）转运前正确评估病情：患者生命体征是否平稳；各种管道情况；用药情况；途中可能出现的安全隐患等；如果患者生命体征不平稳，但又必须转运，应有主管医生陪同，并做好充分准备，将转运途中风险告知家属，征得家属理解并签字同意，才能实施转运。

（2）转运前充分准备：监测生命体征，通知相关科室并交代需要的特殊准备，如呼吸机、监护仪、吸痰机等；检查各种管道是否通畅，仪器电量是否充足；清除气道内分泌物，如血氧饱和度低则予气管插管，备好呼吸球囊或便携式呼吸机；妥善约束或镇静烦躁患者。

（3）转运中严密观察患者的病情变化，随时观察患者的意识、呼吸、心率、血压、血氧饱和度等生命体征变化；保持患者呼吸道通畅，随时清除呼吸道分泌物；保证各种导管通畅；转运过程注意动作轻稳，协调一致。

第四章 高 热

一、概述

高热（hyperpyrexia）是指机体在致热原（pyrogen）作用下或各种原因引起体温调节中枢功能障碍，致体温升高达到 39.1℃及以上。成年人清晨在安静状态下口测法体温为 36.3～37.2℃，肛测法体温为 36.5～37.7℃，腋测法体温为 36～37℃。口测法及腋测法体温易受外界因素的影响，故一般以肛测法结果较为准确。正常体温在 24 小时内波动范围一般不超过 1℃。发热按热度可分为低热 37.3～38℃；中等度热 38.1～39℃；高热 39.1～41℃；超高热 41℃以上。正常人的体温受体温调节中枢调控，并通过神经、体液因素使产热和散热过程呈动态平衡，保持体温在相对恒定的范围内。

高热的临床过程一般分为以下三个阶段：

1. 体温上升期

体温上升期常有疲乏无力、肌肉酸痛、皮肤苍白、畏寒或寒战等现象，该期产热大于散热使体温上升。体温上升有两种方式：①骤升型，体温在几小时内达 39.1～40℃或以上，常伴有寒战，可见于疟疾、大叶性肺炎、败血症、流行性感冒、急性肾盂肾炎、输液或某些药物反应等。②缓升型，体温逐渐上升，在数日内达高峰，多不伴寒战，可见伤寒、布鲁氏菌病等。

2. 高热期

高热期是指体温上升达高峰之后保持一定时间,持续时间的长短可因病因不同而有差异。如疟疾可持续数小时，大叶性肺炎、流行性感冒可持续数天，伤寒则可为数周。此期寒战消失，皮肤发红并有灼热感，呼吸加快变深，开始出汗并逐渐增多，该期产热和散热过程在较高水平保持相对平衡。

3. 体温下降期

由于病因的消除，致热原的作用逐渐减弱或消失，体温中枢的体温调定点逐渐降至正常水平，散热大于产热，使体温降至正常水平。此期表现为出汗多，皮肤潮湿。体温下降有两种方式：①骤降型，体温于数小时内迅速下降至正常，有时可略低于正常，常伴大汗淋漓。②渐降型，体温在数天内逐渐降至正常。

高热是许多感染性疾病和（或）非感染性疾病的伴发症状。前者如病毒、细菌、支原体、立克次体、螺旋体、真菌、寄生虫等各种病原体的感染。后者如热射病、甲亢危象、癫痫持续状态、毒品中毒、颅内出血、大面积脑梗死等均可表现为高热。高热是急诊患者就诊最常见的症状之一，急诊的重点和关键是尽早明确病因、尽快识别危及生命的以高热为主要临床表现的疾病，如脓毒性休克、甲亢危象等。

二、主要病因与发病机制

（一）主要病因

高热的病因很多，临床上可分为感染性与非感染性两大类，而以前者多见。

1. 感染性高热

各种病原体如病毒、细菌、支原体、立克次体、螺旋体、真菌、寄生虫，不论是急性、亚急性还是慢性，无论是局部性还是全身性，均可出现发热。而高热一般多见于脓毒血症，在感染较重如病原菌毒力较强和（或）机体免疫力低下（缺陷）等的情况下较易发生。临床上可见于大叶性肺炎、伤寒、副伤寒、斑疹伤寒、恙虫病、布鲁氏菌病、脑膜炎等。

2. 非感染性高热

主要有下列几类病因：

（1）血液病：如白血病、淋巴瘤、恶性组织细胞病等。

（2）结缔组织疾病：如系统性红斑狼疮、皮肌炎、风湿病等。

（3）变态反应性疾病：如风湿热、血清病、溶血反应等。

（4）内分泌代谢性疾病：如甲亢危象、痛风等。

（5）血栓及栓塞疾病：心肌梗死、肺梗死等。

（6）脑部疾病：如癫痫持续状态、脑出血、脑挫伤、大面积脑梗死等。

（7）皮肤病变：见于广泛性皮炎、鱼鳞癣等。

（8）恶性肿瘤：各种恶性肿瘤均可出现高热，以肾癌、白血病和淋巴瘤最为多见。

（9）物理及化学性损害：中暑（热射病）、大手术后、骨折、大面积烧伤及重度安眠药中毒等。

（二）发病机制

在正常情况下个人的产热和散热保持动态平衡。由于各种原因导致产热明显增加或散热明显减少，则出现发热，体温达 39.1℃ 则可表现为高热。

1. 致热原性高热

致热原包括外源性和内源性两大类：

（1）外源性致热原：外源性致热原的种类甚多，包括：①各种微生物病原体及其产物，如细菌、病毒、真菌及细胞毒素等；②炎性渗出物及无菌性坏死组织；③抗原抗体复合物；④某些类固醇物质，特别是肾上腺皮质激素的代谢产物本胆烷醇酮；⑤多糖体成分及多核苷酸、淋巴细胞激活因子等。外源性致热原多为大分子物质，特别是细菌内毒素分子量非常大，不能通过血-脑屏障直接作用于体温调节中枢，而是通过激活血液中的中性粒细胞、嗜酸性粒细胞和单核-吞噬细胞系统，使其产生并释放内源性致热原引起发热，体温达 39.1℃ 则可表现为高热。

（2）内源性致热原：又称白细胞致热原，如白细胞介素（IL）、肿瘤坏死因子（TNF）、干扰素（INF）等。通过血-脑脊液屏障直接作用于下丘脑体温调节中枢的体温调定点，使调定点（温阈）上升，并通过垂体内分泌因素使代谢增加或通过运动神经使骨骼肌阵缩（临床表现为寒战），使产热增多；一方面通过交感神经使皮肤血管及竖毛肌收缩，停止排汗、散热减少。这一综合调节作用使产热大于散热，体温升高引起发热，体温达 39.1℃则可表现为高热。

2. 非致热原性高热

最常见于以下几种情况：

（1）体温调节中枢直接受损：如颅脑外伤、脑出血、脑炎等。

（2）引起产热过多的疾病：如癫痫持续状态、甲亢危象等。

（3）引起散热减少的疾病：如广泛性严重皮肤病变。

三、诊断与鉴别诊断

（一）临床表现与诊断

1. 病史

详细询问病史常能为高热的病因诊断提供重要线索。应特别注意询问起病缓急、发病情况、体温变化、治疗经过和反应等。一般而言，急性感染性疾病起病比较急，患者常有受凉、疲劳、外伤或饮食不洁等病史；高热出现前有明显寒战者，多属于化脓性细菌性感染或疟疾等。还应注意询问流行病学史如发病地区、季节、年龄、职业、生活习惯、旅游史、与同样症状患者的接触史、手术史、输血及血制品史、外伤史、动物接触史等，这在诊断上均有重要意义，往往能提供重要的诊断线索。传染病是急性感染性疾病的常见原因，因此对急性感染性高热的患者，应注意发病的季节性、地方性和传染性等。

2. 热型

（1）稽留热：体温恒定地维持在 39～40℃或以上的高水平，达数天或数周，24 小时内体温波动范围不超过 1℃，可见于大叶性肺炎、伤寒、副伤寒、斑疹伤寒、恙虫病等急性传染病的极期。

（2）弛张热：体温在 39℃以上，24 小时内体温波动范围超过 2℃，但都在正常水平以上，可见于重症肺结核病、败血症、局灶化脓性感染、支气管肺炎、渗出性胸膜炎、感染性心内膜炎、风湿热、恶性组织细胞病等。

（3）波状热：体温逐渐上升达 39℃或以上，数天后又逐渐下降至正常水平，持续数天后又逐渐升高，如此反复多次。可见于布鲁氏菌病、恶性淋巴瘤、脑膜炎等。

（4）回归热：体温骤升达 39℃或以上，持续数天后又骤然下降至正常水平。高热期与无热期各持续若干天后规律地交替一次，可见于回归热、霍奇金病、鼠咬热等。

3. 伴随症状

（1）寒战：常见于流行性脑脊髓膜炎、大叶性肺炎、败血症、急性重症胆管炎、急性肾盂肾炎、输血反应等。

（2）咳嗽、胸痛：常见于大叶性肺炎、胸膜炎、肺脓肿等。

（3）头痛、眩晕：常见于流行性脑脊髓膜炎、流行性乙型脑炎等。

（4）腹痛、呕吐：常见于急性重症胆管炎、细菌性痢疾、病毒性肝炎等。

（5）腰痛、尿痛：常见于泌尿系重症感染。

（6）局部红肿疼痛：常见于局部软组织严重感染和（或）化脓。

（7）全身关节疼痛：常见于败血症、猩红热、布鲁氏菌病、风湿热、结缔组织病等。

（8）昏迷：若为先高热后昏迷多见于流行性乙型脑炎、斑疹伤寒、流行性脑脊髓膜炎、中暑等；先昏迷后高热多见于脑出血、中毒等。

4. 体征

（1）生命体征：高热伴呼吸急促、口唇发绀多提示呼吸系统感染性疾病如肺炎；高热伴血压下降、脉速、烦躁等多提示感染性休克如严重脓毒症。

（2）颜面部：一般急性感染多呈急性面容，面部潮红、表情痛苦。高热伴无欲状面容可见于伤寒、副伤寒；高热伴醉酒状面容可见于流行性出血热和斑疹伤寒；高热伴苍白面容可见于感染性休克；高热伴面部蝶形红斑可见于活动性红斑狼疮。高热伴眼结膜充血，常见于麻疹、流行性出血热、斑疹伤寒、钩端螺旋体病等。高热伴口唇单纯疱疹，常见于大叶性肺炎、流行性脑脊髓膜炎、间日疟、流行性感冒等。

（3）皮肤：皮肤的环形红斑和结节性红斑有助于对患者的诊断。高热伴皮下结节可见于风湿热。高热伴皮肤黏膜出血常见于重症感染及某些急性传染病，如流行性出血热、病毒性肝炎、斑疹伤寒、败血症等。也可见于某些血液病，如急性白血病、再生障碍性贫血、恶性组织细胞白血病等。高热伴皮肤皮疹常见于麻疹、猩红热、风疹、水痘、斑疹伤寒、风湿热、结缔组织病、药物热等。高热伴皮肤黄染（黄疸）常见于肝胆疾病、溶血性疾病或中毒性肝损害。

（4）淋巴结：高热伴局部淋巴结肿大常提示局部有急性炎症如淋巴结结核、局灶性化脓性感染；高热伴全身淋巴结肿大常见于传染性单核细胞增多症、风疹、白血病、淋巴瘤等。

（5）心肺：如闻及肺部干湿啰音，且并存肺实变体征，则应该考虑呼吸系统感染。原有器质性心脏病者心脏杂音发生明显改变时，应考虑感染性心内膜炎可能等。

（6）肝脾：高热伴肝脾大常见于传染性单核细胞增多症、肝及胆道感染、布鲁氏菌病、疟疾、结缔组织病、白血病、淋巴瘤、黑热病等。

（7）肾区：高热伴肾区叩击痛，结合泌尿道刺激症状，应考虑肾盂肾炎、肾周围炎或肾周脓肿等。

（8）神经系统体征：高热伴病理征如脑膜刺激征，多提示中枢神经系统疾病如脑炎、脑膜炎等。

5. 辅助检查

常用的辅助检查包括以下几种。

（1）血、尿、粪常规检查。

（2）血清学检查：如伤寒肥达反应、钩端螺旋体病的凝集溶解试验、乙脑的补体结合试验、系统性红斑狼疮的抗核抗体试验等。

（3）血或骨髓培养：对伤寒、副伤寒、脓毒症、细菌性心内膜炎等疾病的病原学诊断均具有决定性意义。

（4）X线、CT与磁共振成像（MRI）检查：CT与MRI检查对诊断骨盆内、膈下与腹腔深部隐蔽性脓肿，尤其对发现腹膜后病灶如淋巴瘤、脓肿、血肿等有重要价值。

（5）超声检查：对疑有急性渗出性心包炎和感染性心内膜炎患者，可行超声心动图检查。腹部超声波检查适用于疑有腹腔内占位性病变、肝脓肿、肝胆道结石及肾脓肿、泌尿系结石等患者。

（6）活体组织检查：如肝穿刺活组织检查、淋巴结及皮损与皮下结节活体组织检查等。骨髓检查对白血病、恶性组织细胞病等具有决定性诊断价值。

（二）鉴别诊断

不同的发热性疾病各具有相应的热型，根据热型的不同有助于发热病因的鉴别诊断，但应注意临床上复杂因素较多，热型常不典型，需要综合考虑、判断。临床上感染性高热占绝大部分，常由各种病原体入侵引起。非感染性高热见于结缔组织疾病、内分泌代谢性疾病，以及一些引起体温调节中枢功能障碍的疾病（如中暑、严重脑外伤、麻醉药中毒等）。感染性高热与非感染性高热的鉴别要点如表 4-1 所示。

表 4-1　感染性高热与非感染性高热的鉴别要点

	感染性高热	非感染性高热
全身中毒症状	较重	一般无
血中白细胞计数	升高（沙门菌和某些病毒感染可不升高）	通常不高（某些结缔组织病也可升高）
炎症指标	常升高	通常不高
原发感染灶	有	无
热程	短程居多	热程可较长

在对感染性高热和非感染性高热进行初步鉴别的基础上，还需要从上文所述的伴随症状、体征、病史和辅助检查等方面对高热性疾病进行鉴别诊断。

（三）快速识别

1. 热射病

热射病是中暑中最严重的一种类型，是由于环境温度过高、湿度过大导致的体温调节中枢发生功能障碍的临床综合征，以高热、严重生理及生化异常为主要临床表现，严重者可造成广泛的组织损伤，出现神经系统异常、横纹肌溶解及弥散性血管内凝血（DIC）等严重并发症。死亡率高达 40%～50%，且存活患者中约 30%可遗留神经系统及其他系统后遗症，1年后还有 28%的患者死亡。

诊断要点：在夏季高温、高湿的天气遇有体温过高（>40.5℃），伴严重中枢神经系统功能障碍体征的患者应首先考虑热射病。诊断时应注意与中枢神经系统出血、脑膜炎、脑炎、甲亢危象、癫痫持续状态、脓毒症、抗精神病药物及抗胆碱能药物中毒等相鉴别，影像学检查、脑脊液检查、甲状腺功能检查、脑电图、血培养、服药史、毒物检测等有助于鉴别诊断。

2. 脓毒症

脓毒症是感染引起宿主反应失调，引发全身炎症反应综合征（SIRS），导致危及生命的器官功能损害的症候群，是一个高病死率的临床综合征，常伴高热、休克等。

诊断要点：对于感染或疑似的患者，急诊可使用床旁脓毒症相关快速序贯器官衰竭评分（qSOFA）标准识别重症患者，如果符合 qSOFA 标准（呼吸频率≥22 次/分；意识改变；收缩压≤100mmHg）中至少 2 项时，应进一步使用 SOFA 评分评估是否存在脏器功能障碍，若 SOFA 评分（详见脓毒症相关指南）较基线上升≥2 分可诊断为脓毒症。若在脓毒症基础上出现持续性低血压，在充分容量复苏后仍需血管活性药来维持平均动脉压（mean arterial pressure，MAP）≥65mmHg 及血乳酸浓度＞2mmol/L 可诊断为感染性休克。通过微生物学培养可进一步鉴别引起感染的病原体。

3. 癫痫（强直-阵挛发作）持续状态

癫痫持续状态中的强直-阵挛发作最为严重，表现为强直-阵挛反复发作、昏迷、高热、代谢性酸中毒、低血糖、休克、电解质紊乱，可发生脑、心、肺等多器官功能衰竭。

诊断要点：①任何年龄均可发病，但多见于青少年。②频繁的癫痫发作，两次发作期间意识状态不恢复，并多在服药间断、感染等情况下诱发。③脑电图检查有节律紊乱，出现阵发性尖波、棘波或棘-慢复合波。癫痫持续状态是原发性癫痫所致，还是继发于其他中枢神经系统疾病如脑出血、脑膜炎、脑炎、中毒等需要结合临床资料进行全面的鉴别诊断，脑电图、影像学检查、脑脊液检查、服毒史、毒物检测等有助于鉴别诊断。

4. 甲亢危象

甲亢危象是甲状腺功能亢进的严重并发症，可危及生命，常由感染、外伤、手术、情绪激动等诱发，大量甲状腺激素释放入血，临床可表现为高热、严重的甲状腺毒症、心血管症状、中枢神经系统功能紊乱及胃肠道症状和体征。

诊断要点：①诱因包括甲亢患者合并感染、手术应激、自行停药、甲状腺手术或放射治疗等，应注意甲亢危象可能。②出现精神症状如躁动、兴奋，甚至谵妄、昏迷；体温升高超过 39℃；心脏症状如心率超过 160 次/分，发生各种心律失常，以阵发性心房颤动多见；消化系统症状如恶心、呕吐、腹泻等，应考虑甲亢危象。③实验室检查如甲状腺素（T_4）和促甲状腺激素（TSH）明显降低或测不到，有助于确诊。在三碘甲状腺原氨酸（T_3）型甲状腺功能亢进的患者中，TSH 明显降低或测不到，游离 T_4 正常或偏低，需测定总 T_3 或游离 T_3 来确定，其浓度明显高于正常时，也应高度怀疑发生甲亢危象。当甲亢危象伴高热、昏迷时应与急性脑血管意外、脑炎等疾病相鉴别；以心力衰竭为首发症状者，应与心血管疾病相鉴别等。

四、急诊救治

（一）一般救治原则

1. 支持治疗

立即实施监护、建立静脉通路、气道管理、补液及吸氧，必要时予以呼吸支持治疗。

2. 对症治疗

（1）物理降温：一般可用冷毛巾湿敷额部，每 5~10 分钟更换 1 次，或用冰袋置于额、枕后、颈、腋和腹股沟处降温，或用 25%～50%乙醇擦浴，或给予冰帽冰毯、冰水灌肠、冷盐水洗胃，或将患者置于空调房内（使室温维持在 27℃左右）等，可根据具体条件选用。

（2）药物降温：视发热程度可采用口服或肌内注射解热镇痛药。常用的退热药有复方阿司匹林、对乙酰氨基酚、布洛芬、复方氨林巴比妥注射液等。氯丙嗪对下丘脑体温调节中枢有很强的抑制作用，且环境温度越低其降温作用越显著，与物理降温同时应用，有协同降温作用。必要时还可根据病情需要短期、少量应用糖皮质激素地塞米松（5～10mg 静脉滴注）或氢化可的松（50～100mg 静脉滴注）。对于严重创伤、感染性休克、高热惊厥、甲亢危象等患者，也可考虑应用冬眠疗法（冬眠合剂Ⅰ号：哌替啶 100mg，氯丙嗪 50mg，异丙嗪 50mg）并可根据病情对剂量做适当调整。

超高热危象（体温≥41℃）可引起永久性脑损害，42～43℃持续数分钟细胞会陷入不可逆的损害，容易造成脑水肿颅内压升高，抽搐、昏迷等多器官功能衰竭。因此一旦出现超高热，降温治疗应更积极、迅速。但体温骤降伴大量出汗时，可导致虚脱或休克，应注意避免。

（二）急诊常见高热性疾病救治原则

1. 热射病

（1）降温治疗：快速降温是治疗的基础，可有效减少并发症和后遗症。对于高热患者，降温的速度决定预后，降温目标是 2 小时内迅速将中心体温降至 38℃以下。现场以物理降温为主，包括给患者通风，脱掉衣物，应用冰帽对头部进行降温等。院内可应用冰毯机亚低温技术；也可予患者浸浴冷水（20～25℃），使直肠温度在初期半小时内降至 40℃，2 小时内降至 38.5℃，4 小时内保持在 34.5～35.5℃，可取得良好的治疗效果。药物降温可考虑给予地塞米松、异丙嗪，但阿司匹林、对乙酰氨基酚对环境所诱导的高温无效，禁忌应用。

（2）其他治疗：①气道管理，保持呼吸道通畅、持续吸氧。对于昏迷的患者给予气管插管，防止误吸。②控制中枢神经系统症状，对怀疑有脑水肿的患者给予甘露醇脱水；对谵妄、躁狂的患者可给予镇静治疗，药物选用地西泮、咪达唑仑和丙泊酚。③纠正水、电解质平衡紊乱和酸中毒，热射病患者常有不同程度的脱水，临床上可参考血压、电解质、血气分析等制定不同的补液方案。④抗炎治疗，热射病所致高体温对血管内皮损伤明显，可引起全身炎症反应综合征，炎症反应一旦失控即可产生级联反应式多器官功能障碍。糖皮质激素、乌司他丁对病理性炎症反应有抑制作用，可根据病情选用。⑤抗凝治疗，热射病所致高体温对血管内皮损伤明显，引起全身炎症反应的同时也激活凝血及纤溶系统，一旦失控即可导致凝血功能障碍，并迅速进展为弥散性血管内凝血。如果临床上出现弥散性血管内凝血，则治疗上强调早期补充大量血浆后予以抗凝治疗。根据患者血小板计数及出血倾向酌情选用肝素、低分子量肝素，危重期禁止实施气管切开等操作。⑥改善肾功能，当患者出现肌肉酸痛、僵硬，伴有酱油色尿，同时血肌酸激酶、血肌红蛋白显著升高时提示并发横纹肌溶解。大量释放的肌红蛋白极易堵塞肾小管，导致急性肾损害和少尿，治疗上应给予大量补液，同时碱化尿液。对于严重脱水、酸中毒和既往有基础肾脏疾病的患者治疗应更积极。不建议给予利尿剂预防急性肾损伤。⑦保护肝脏功能，合并感染时也应避免使用肝毒性较大的抗生素。⑧血液净化治疗，持续血液净化治疗可以有效降温、有效清除肌红蛋白等毒性物质、清除大量炎性介质，从而减轻组织及器官损伤。因热射病患者凝血功能紊乱，进行血液净化治疗时需慎重选择持续抗凝的药物。⑨保护肠黏膜，早期给予肠道营养，保护肠黏膜屏障可以减少菌群移位。

2. 脓毒症

（1）降温治疗：可采用物理降温和药物降温的方法，同时需迅速查找感染源和病原体，积极尽早启动抗感染治疗，经验性使用可能覆盖所有病原体的抗菌药物。

（2）其他治疗：脓毒性休克还应积极进行液体复苏，3 小时内输注至少 30ml/kg 的晶体溶液进行初始复苏，复苏目标为平均动脉压≥65mmHg、乳酸恢复至正常水平。积极液体复苏后平均动脉压＜65mmHg，可考虑应用血管活性物质，首选去甲肾上腺素。若液体复苏及使用血管活性药物后仍持续低灌注，可使用多巴酚丁胺。若液体复苏及使用血管活性药物后，血流动力学仍不稳定，可静脉使用氢化可的松，剂量为 200mg/d。对合并急性肾损伤的患者，必要时可考虑行连续性肾脏替代治疗（CRRT）。对合并氧合指数（PaO_2/FiO_2）＜150mmHg 的急性呼吸窘迫综合征患者可考虑使用俯卧位通气等。

3. 癫痫（强直-阵挛发作）持续状态

（1）降温治疗：可采用物理降温和药物降温的方法。

（2）其他治疗：快速控制发作、稳定病情是治疗的关键。

1）保护患者免遭损伤：可用压舌板或毛巾塞入患者上下磨牙之间，有义齿者应及时取出，防止咬伤舌头或颊部。

2）药物治疗：地西泮为首选，成人 10～20mg，以 3～5mg/min 静脉注射，必要时 20 分钟后可再次应用；也可用 100～200mg 加入 5%葡萄糖注射液中静脉滴注。也可选用丙戊酸钠，首剂为 15mg/kg，以后以 1mg/（kg·h）静脉滴注维持，每日总量 20～30mg/kg 等。

3）防治脑水肿：常用 20%甘露醇 125～250ml 快速静脉滴注，2～4 次/天。

4）维持治疗：发作控制后应使用长效抗癫痫药物维持，常用苯巴比妥钠 0.2g 肌内注射，3～4 次/天，同时根据发作类型选择口服抗癫痫药。

4. 甲亢危象

（1）降温治疗：可采用物理降温和药物降温的方法，同时尽早给予下述药物治疗减轻高热及其他症状，尽快控制甲亢危象。

（2）其他治疗

1）丙硫氧嘧啶，应立即给予口服丙硫氧嘧啶抑制甲状腺过氧化物酶活性，减少甲状腺激素的合成；抑制外周组织的 T_4 转化为 T_3，口服首剂为每次 600mg，以后 200mg 每 8 小时一次，待危象消除后改为常规剂量。

2）碘剂，口服丙硫氧嘧啶 1～2 小时后，给予大剂量碘剂以抑制甲状腺球蛋白（TG）的水解、抑制甲状腺激素的释放；拮抗促甲状腺激素（TSH）促进激素释放的作用。碘剂用法如下：复方碘溶液首剂 30～60 滴/次，以后 5～10 滴，3 次/天；或 5%葡萄糖生理盐水 500～1000ml+碘化钠 0.5～1.0g 静脉滴注 12～24 小时，病情好转、危象消除即停用。

3）β受体阻滞剂，无内在拟交感活性的β受体阻滞剂如普萘洛尔、美托洛尔、阿替洛尔等通过阻断β受体而改善甲亢所致的心率加快、心收缩力增强等交感神经激活症状。危象时可给予普萘洛尔 20～30mg 每 8 小时一次或美托洛尔 50～100mg 每 8 小时一次，危象消除后可改为常规维持量。

4）纠正水、电解质紊乱，5%葡萄糖生理盐水可在 24 小时内输注 2000～3000ml，并适当补钾。

5）镇静，对于精神症状较重的患者，必要时可给予地西泮 10mg 静脉注射。

6）拮抗应激，降低机体反应，减轻甲状腺素的毒性作用，可每日用氢化可的松 100～200mg 或地塞米松 10～20mg，待危象解除后停用或仅用地塞米松 0.75mg，3 次/天，维持数日后逐渐停用。

7）血液净化，必要时可考虑血浆置换、腹膜透析以迅速除去血中过高的甲状腺激素。

8）其他，去除诱因，防治并发症，积极预防和控制感染等。

五、中医救治

中医认为外感六淫、疫毒之邪，情志，劳倦等均可引起发热，而高热常见于各种传染病、时行病、疮疡类疾病、内脏瘅热类疾病等。中医对治疗外感发热性疾病积累了丰富的临床经验，《伤寒论》是有关中医急症的第一部专著，重点论述了外感风寒发热的诊治。清代叶天士、吴鞠通创立的温病学说，则更详尽地论述了发热性疾病的病理机制、辨证治疗原则。清热存阴为高热的基本治疗原则，辨证论治如下：

（一）内治法

1. 卫气同病

证候：壮热、口渴、心烦、汗出，伴有恶寒、身痛，舌苔薄白微黄或黄白相兼。

治法：卫气同治。

代表方：银翘散合白虎汤加减。

2. 气分实热证

证候：高热不恶寒，口渴，汗出，腹胀满，腹痛拒按，大便秘结或腹泻黄臭稀水，面赤，心烦，谵语，抽搐等。舌红苔黄燥或灰黑起刺，脉沉数有力。

治法：清热生津。

代表方：麻杏甘石汤合大柴胡汤加减。

3. 气分湿热证

证候：身热不扬，身重胸闷，腹部胀痛，渴不欲饮，小便不畅，大便不爽，或伴腹泻，舌苔黄白而厚腻，脉濡缓。

治法：清热化湿。

代表方：甘露消毒丹或三石汤加减。

4. 气营两燔证

证候：壮热、烦渴、神志昏迷、斑疹隐约可见，舌绛苔黄燥等。如斑疹较多，或有吐血、衄血、便血，抽搐。

治法：清气凉血。

代表方：清营汤或清瘟败毒饮加减。

以上诸证伴见大便秘结或腹泻黄臭稀水，腹胀满、腹痛拒按、烦躁谵语等症者可加用承气汤类（大承气汤、小承气汤等）通腑泻热。

也可以在内服汤药基础上辨证使用中成药，如清开灵注射液、痰热清注射液等可用于卫气同病、气分实热证；安宫牛黄丸、紫雪丹、醒脑静注射液等均可用于气营两燔证，尤其适用于热入营血伴见神昏谵语者。

（二）外治法

1. 灌肠或结肠滴注

灌肠，是由通腑泻热的药物制成灌肠液，经直肠灌注而产生通便退热效果；结肠滴注，是由清热解毒或通腑泻热的药物制成灌肠液，经直肠缓慢滴注而产生退热的效果。

2. 针刺疗法

清泄气分之高热，可针刺大椎、曲池、商阳、内庭、关冲、十宣等穴。清泄营分之血热，可针刺曲泽、中冲、少冲、血海等穴，神昏谵语者可加刺人中穴，动风抽搐者加刺委中、行间等穴。高热不退者可使用三棱针于大椎穴处放血等。

（三）调摄与预防

增强正气，提高人体防御外邪的能力是预防的关键。主要应注意个人起居的调摄，及时增减衣被，防止感受外邪，保持居室的清洁和通风，注意不可过度劳累，否则可能导致正气虚弱，外邪乘虚而入。采用药物预防，可在室内食醋熏蒸，或用苍术、艾叶、雄黄等燃烟消毒；在流行季节可选贯众、板蓝根、忍冬藤等药煎服。高热时，以流质饮食为主；在恢复期，应少进食肥厚油腻食物。

六、新进展

2019年底暴发的新型冠状病毒肺炎疫情具有高传染性、高致病性的特征。随着疫情的不断扩散，国家启动一级响应，世界卫生组织也将其列为国际关注的突发公共卫生事件。针对传染源、传播途径、易感人群三个环节，采取综合性中西医结合防治措施，达到"四早"（早发现、早报告、早隔离、早治疗），阻断病情进展，降低重症和危重症患者比例，提高救治成功率，此为我国在世界范围内率先取得抗疫阶段性胜利的重要原因之一。

新型冠状病毒肺炎常伴发热症状，重型、危重型患者常伴见高热。在现代医学抗病毒治疗及其他一般对症支持治疗的基础上，中医中药对新型冠状病毒肺炎高热具有较好的退热和治疗作用。根据新型冠状病毒肺炎发病的临床证候特点，本病属中医学"疫病"范畴。病因为感受疫疠之邪。本病病位在肺，涉及脾胃，逆传心包，延及心肾。基本病机为疫毒外侵，正气亏虚，肺脏受邪，渐及他脏。病机特点为"湿、热、瘀、毒、虚"。疫疠之气，从口鼻而入，侵袭肺卫，肺失宣肃，故而高热、咳嗽。新型冠状病毒肺炎高热之疫毒闭肺证，表现为身热不退，气促喘憋，咳嗽，痰黄黏少，大便干结，舌红，苔黄腻，脉滑数。可以通腑泻热、泻肺平喘为法，方选麻杏石甘汤合宣白承气汤加减送服紫雪丹。新型冠状病毒肺炎高热之气营两燔证，表现为大热烦渴，喘憋气促，神昏谵语，舌绛少苔或无苔，脉沉细数，或浮大而数。可以清热泻火、凉血解毒为法，方选清瘟败毒饮加减送服安宫牛黄丸等。

疫情蔓延期间应继续坚持少出门、不聚会不聚餐，出门佩戴口罩（医用外科级），以及勤洗手、勤消毒等未病先防的防疫策略。

第五章 休 克

一、概述

休克（shock）是指机体在严重失血失液、感染、创伤等强烈致病因子的作用下，有效循环血量急剧减少，组织血液灌流量严重不足，引起细胞缺血、缺氧，以致各重要生命器官功能障碍、代谢紊乱或结构损害的全身性危重病理过程。休克按病因分类，可分为失血性休克、烧伤性休克、创伤性休克、脓毒性休克（感染性休克）、过敏性休克、心源性休克、神经源性休克等。休克按始动环节分类，可分为低血容量性休克（血容量减少）、血管源性休克（血管舒缩功能障碍）、心源性休克（心泵功能障碍）。急诊临床较常见急性消化道出血所致的失血性休克、急性心肌梗死所致的心源性休克、严重脓毒症所致的感染性休克、过敏原所致的过敏性休克。虽然休克的病因和始动环节不同，但有效循环血量减少所致的微循环障碍是大多数休克发生的共同病理基础。

二、主要病因与发病机制

1. 病因

（1）失血和失液：失血常见于创伤性大失血、消化性溃疡大出血、肝硬化引起的食管-胃底静脉曲张破裂出血、宫外孕破裂出血、产后大出血等。失液常见于剧烈大量呕吐和（或）腹泻、严重肠梗阻、糖尿病酮症酸中毒等。

（2）烧伤：严重大面积烧伤常伴有血浆大量渗出，可造成有效循环血量减少，使组织灌流量不足引起烧伤性休克。其早期与低血容量和疼痛有关，晚期则常因继发感染而发展为脓毒性休克。

（3）创伤：严重创伤可因剧烈疼痛、失血、失液及组织坏死而引起创伤性休克。其中疼痛可诱发神经血管源性休克，大量失血和失液可引起低血容量性休克，组织坏死伴感染可引起脓毒性休克。

（4）感染：是指微生物侵入正常组织，并在体内定植和产生炎症性病灶的病理过程。若循环血液中存在活体细菌，且血培养呈阳性则称为菌血症；宿主对感染的反应失调，产生危及生命的器官功能障碍，称为脓毒症（sepsis）。脓毒性休克指伴有严重的循环、细胞及代谢异常的脓毒症，表现为充分液体复苏的情况下仍需要缩血管药物才能维持平均动脉压在65mmHg 以上，其血清乳酸水平高于 2mmol/L（18mg/dl）。

（5）过敏：某些过敏体质的人可因注射某些药物如青霉素类抗生素、血清制剂、疫苗等，或进食某些食物、吸入某些物质如花粉后，发生 I 型超敏反应而引起休克，称为过敏性休克。

（6）心脏功能障碍：大面积急性心肌梗死、心室壁瘤破裂、严重心律失常（心室颤动）等心脏病变，以及心脏压塞、大面积肺栓塞、张力性气胸等影响血液回流和心脏射血功能的心外阻塞性病变，均可导致心排血量急剧减少、有效循环血量严重不足而引起休克，称为心源性休克。

（7）强烈的神经刺激：剧烈疼痛、脊髓损伤或高位脊髓麻醉、中枢镇静药使用过量可抑制交感缩血管功能，使阻力血管扩张，血管床容积增大，有效循环血量相对不足而引起休克，称为神经源性休克。这种休克的微循环障碍灌流正常并且预后较好，常无须治疗而自愈。有人称这种状况为低血压状态，并非休克。

2. 发病机制

（1）微循环机制：微循环是指微动脉和微静脉之间微血管内的血液循环，是血液和组织进行物质交换的基本结构和功能单位。微动脉、后微动脉、毛细血管为前阻力血管，决定微循环的灌入血量，并参与全身血压调节和血液分配。真毛细血管又称交换血管，是血管内外物质交换的主要场所。经直捷通路的血液可迅速回到静脉，较少进行物质交换。微静脉又称后阻力血管，决定微循环的流出血量，参与回心血量的调节。休克的微循环学说认为各种类型休克的基本发病环节是微循环血液灌流障碍。以失血性休克为例，休克病程可分为三期：微循环缺血期、微循环淤血期、微循环衰竭期。微循环缺血期的主要机制是有效循环血量减少使微循环血液灌流减少，以及交感-肾上腺髓质系统强烈兴奋和缩血管物质增多进一步加重微循环的缺血、缺氧。微循环淤血期的主要机制是组织细胞长时间缺氧，导致酸中毒、扩血管物质生成增多和白细胞黏附的改变。微循环衰竭期的主要机制是严重的酸中毒和局部代谢产物的释放，以及血管内皮细胞和血管平滑肌的损伤等，均可使微循环衰竭，导致微血管麻痹性扩张或弥散性血管内凝血的形成。

（2）细胞分子机制：微循环障碍并不能完全解释休克的有关问题，休克的发生还与许多细胞分子机制有关，其机制十分复杂，但主要与细胞损伤和炎症反应相关。细胞损伤是休克时各功能障碍的共同基础。休克发生时，细胞损伤首先发生在生物膜（如细胞膜、线粒体膜等），继而细胞器发生功能障碍或结构破坏，直至细胞凋亡或坏死。细胞损伤必定伴有炎症反应，而炎症反应又可以加重细胞损伤。所有休克的原发致病因素或休克发展过程中所出现的内环境和血流动力学的改变等，都可刺激炎症细胞活化产生大量炎症介质，引起全身炎症反应综合征从而加速休克的发生和发展。

三、诊断与鉴别诊断

（一）临床表现与诊断

1. 诊断标准

（1）诱发休克的病因。

（2）意识异常。

（3）脉细速＞100 次/分或不能触知。

（4）四肢湿冷、胸骨部位皮肤指压阳性（指压后再充血时间＞2 秒）、皮肤花纹、黏膜苍白或发绀，尿量＜30ml/h 或尿闭。

（5）收缩压＜80mmHg。

（6）脉压＜20mmHg。

（7）原有高血压者，收缩压较原来水平下降 30mmHg 或以上。

凡符合第（1）项+（5）、（6）、（7）项中的1项，伴见或不伴见（2）、（3）、（4）项即可考虑休克诊断。

2. 分期诊断

（1）早期：意识清楚、精神烦躁、皮肤微绀、手足湿冷，脉速有力，血压正常或稍低，收缩压≤80mmHg，原有高血压者收缩压降低40～80mmHg或以上，脉压<20mmHg。

（2）中期：意识尚清楚、表情淡漠、反应迟钝，口干渴，脉细速，浅静脉萎陷，呼吸浅促，尿量<20ml/h，收缩压60～80mmHg。

（3）晚期：嗜睡昏迷，呼吸急促、潮式呼吸，面唇青灰、手足发绀，皮肤花斑且湿冷，脉细弱不清，收缩压<60mmHg或测不清，脉压极小，尿闭，有弥散性血管内凝血倾向、酸中毒。

（二）鉴别诊断

1. 低血压与休克的鉴别

血压下降是休克的重要临床表现之一，但低血压者并非都发生休克。一般正常成年人肱动脉血压<90/60mmHg为低血压，是一种没有休克病理变化的良性生理状态，与休克有着本质的区别。

（1）体质性低血压：又称原发性低血压，常见于体质瘦弱者，女性居多，可有家族倾向，一般无自觉症状，多在体检中发现，收缩压可仅为80mmHg。少数人可出现疲倦、健忘、头晕、头痛，甚至晕厥；也可有心前区压迫感、心悸等表现。上述症状也可由慢性疾病或营养不良引起，无器质性病变表现，心率不快，微循环充盈良好，无苍白和冷汗，尿量正常。

（2）直立性低血压：是由于体位改变引起的低血压，常由平卧位突然转变为直立位，或长久站立所致。严重的直立性低血压可以引起晕厥。直立性低血压可以是特发性的，也可以为继发性的。前者可能为自主神经功能失调，后者可继发于某些慢性疾病或受某些药物的影响。

2. 各类休克的鉴别

急诊常见各类休克鉴别如下：低血容量性休克指各种原因引起的全血、血浆或体液和电解质丢失导致循环衰竭，存在导致失血、失液的明确病因，如消化性溃疡出血、食管-胃底静脉曲张破裂出血等。感染性休克指由各种病原微生物及其毒素或通过抗原抗体复合物激活补体系统、凝血与纤溶系统等使网状内皮系统功能损害，导致微循环障碍，存在明确的感染灶，同时出现持续性低血压等，血培养可进一步鉴别感染病原体。心源性休克指由心脏功能极度减退、心室射血或充盈障碍所致，存在心脏病变如急性心肌梗死、重症心肌炎等，同时出现血压下降和重要器官灌注不足的临床表现。过敏性休克是由过敏原导致的以急性周围循环灌注不足为主的全身性速发变态反应，有明确的用药史或接触变应原史，伴血压下降及组织器官灌注不足，常可见皮肤瘙痒、皮疹、呼吸困难等。

（三）快速识别

1. 低血容量性休克

低血容量性休克是指各种原因引起的全血、血浆或体液和电解质丢失导致循环衰竭，不能维持正常的机体组织血供及氧和其他物质的供给，此处以急诊常见的消化性溃疡大出血所致的低血容量性休克为例。失血后是否引起休克，取决于失血量和失血速度：一般 15～20 分钟内失血少于全身总血量的 10%～15% 时，机体可通过代偿使血压和组织灌流量基本保持在正常范围内；若在 15 分钟内快速大量失血超过总血量的 20%（约 1000ml），则超出了机体的代偿能力，可引起心排血量和平均动脉压下降而发生失血性休克。

诊断要点如下：

（1）既往有消化性溃疡病史，近期有呕血和（或）黑便且量较多，血红蛋白、血细胞比容明显降低。

（2）收缩期血压低于 80mmHg 或原有高血压低于原基础水平 30mmHg。

（3）有下述一种或多种组织血流灌流不足的现象：①神志异常；②尿量小于 20～30ml/h；③皮肤指压苍白时间延长（>2～3 秒），四肢皮肤湿冷；④代谢性乳酸酸中毒。

2. 感染性休克

脓毒症是指感染引起宿主反应失调，引发全身炎症性反应综合征，导致危及生命的器官功能损害的症候群。脓毒性休克死亡率高达 60% 左右，临床上革兰氏阴性菌感染所致最为常见，细菌内毒素脂多糖（LPS）是其重要的致病因子。此处以急诊常见的各脏器（如大叶性肺炎）严重感染的脓毒症所致的感染性休克为例。

诊断要点如下：

（1）存在明确感染灶。

（2）对于感染或疑似的患者，急诊可使用床旁脓毒症相关快速序贯器官衰竭评分（qSOFA）标准识别重症患者，如果符合 qSOFA 标准（呼吸频率≥22 次/分；意识改变；收缩压≤100mmHg）中至少 2 项时，应进一步使用 SOFA 评分评估是否存在脏器功能障碍，若 SOFA 评分（详见脓毒症相关指南）较基线上升≥2 分可诊断为脓毒症。

（3）若在脓毒症基础上，出现持续性低血压，在充分容量复苏后仍需血管活性药来维持平均动脉压≥65mmHg 及血乳酸浓度>2mmol/L 可诊断为脓毒性休克。通过微生物学培养可进一步鉴别引起感染的病原体。

3. 心源性休克

心源性休克指心脏功能极度减退、心室射血或充盈障碍，导致心排血量锐减，各重要器官和周围组织灌注不足，一旦发生，死亡率高达 80%。此处以急诊常见的急性心肌梗死所致的心源性休克为例。

诊断要点如下：

（1）根据临床表现、心电图、心肌损伤标志物（肌钙蛋白 T 或肌钙蛋白 I）明确为急性心肌梗死。

（2）收缩压<80mmHg，或原有高血压伴收缩压较原来水平下降>30%。

（3）心脏指数（CI）<2.2L/（min·m²），肺动脉楔压（PAWP）≥18mmHg。

（4）伴高乳酸血症和重要器官灌注不足的临床表现：皮肤湿冷、苍白或发绀、脉搏细弱、尿量减少（<20ml/h）。

4. 过敏性休克

过敏性休克是由特异性过敏原作用于过敏患者，导致以急性周围循环灌注不足为主的全身性速发变态反应，常伴喉头水肿、气管痉挛、肺水肿等，如不紧急处理常导致死亡。

诊断要点如下：

（1）明确的用药史或接触变应原史。

（2）喉头或支气管水肿与痉挛引起的呼吸道症状：胸闷、气短、呼吸困难等。

（3）循环衰竭症状：血压下降伴心悸、汗出、脉速而弱、四肢厥冷。

（4）神经系统症状：头晕、乏力、眼花、神志淡漠或烦躁不安，甚至昏迷等。

（5）消化道症状：恶心、呕吐、腹胀、腹泻等。

（6）皮肤黏膜症状：皮肤潮红、周围皮痒，口唇、舌部及四肢末梢麻木感，继之出现各种皮疹，重者可发生血管神经性水肿。

四、急诊救治

（一）一般救治原则

应针对病因和发病学环节，以恢复重要器官的微循环灌流和减轻器官功能障碍为目的，采取综合措施。虽然休克病因各异，但共同的救治原则是：快速启动针对病因的抗休克治疗，就地抢救，不宜搬动。保持呼吸道通畅，防止误吸，吸氧保暖，取休克体位（平卧或下肢抬高30°），消除病因，补液扩容，正确使用血管活性药物，防止水、电解质紊乱和酸碱失衡，支持疗法，防止并发症等综合治疗。

1. 一般处理

镇静、吸氧、禁食、减少搬动；仰卧头低位，下肢抬高20°～30°，如有心力衰竭或肺水肿者取半卧位或端坐位。予心电、血压、脉氧饱和度和呼吸监护，血常规、血气分析及生化检查、12导联心电图、胸片、中心静脉压等检查，留置导尿管，监测尿量，注意保暖。

2. 病因治疗

应按休克的病因予针对性治疗。

3. 液体复苏

除心源性休克外应补充血容量，补液是抗休克的基本治疗手段。尽快建立大静脉通道或双通路补液，先快速补充等渗晶体液（如林格液或生理盐水），相继补充胶体液（低分子右旋糖酐、血浆、白蛋白或代血浆），有输血指征时要进行输血。可根据动脉血压、中心静脉压和血乳酸水平等监护指标，以及不同休克类型的不同病理生理状态，动态评估复苏液体量。

4. 抗感染治疗

感染性休克应尽快在1小时内使用抗生素，并留取血培养。

5. 使用血管活性药物

在给予充分复苏液体量后血压仍不稳定，或休克症状未见缓解，血压仍继续下降的严重休克，应使用血管活性药物。常用药物如下。

（1）去甲肾上腺素：是休克的首选药物，适用于重度、极重度感染性休克患者，可早期运用，4～8μg/min静脉滴注。

（2）多巴胺：5～20μg/（kg·min）静脉滴注，多用于轻、中度休克；重度休克20～50μg/

（kg·min）。多巴酚丁胺：常用于心源性休克，2.5～10μg/（kg·min）静脉滴注。

（3）肾上腺素：应用于过敏性休克，小儿 0.01mg/kg，最大剂量每次 0.5mg，皮下注射，必要时每隔 15 分钟重复 1 次；成人首次 0.3～0.5mg 肌内注射，随后 0.025～0.05mg 静脉注射，酌情重复。

6. 改善低氧血症

保持呼吸道通畅，面罩或无创正压通气给氧，使血氧饱和度保持＞95%，必要时行气管插管和机械通气。

7. 纠正酸碱失衡和水电解质紊乱

当 pH＜7.15 时可给予碳酸氢钠，剂量根据血气分析结果调整，治疗还需结合病史、电解质及阴离子间隙等因素综合考虑，并纠正电解质紊乱。

8. 其他

以下药物也可根据病情用于休克的救治。

（1）阿片受体拮抗药：β-内啡肽为广泛存在于中枢神经系统的内源性吗啡样物质，各种休克发生时其血中含量可增加 5～6 倍，通过中枢阿片受体抑制血管功能，使血压下降。纳洛酮为内源性吗啡样物质的特异性拮抗药，能拮抗 β-内啡肽效应，故有升高血压、使左心室收缩力增加，外周血管阻力降低，改善组织灌注的作用。

（2）血栓素 A_2 合成酶抑制药：血栓素 A_2（TXA_2）可收缩小血管，促使血小板聚集，前列环素（PGI_2）则与之作用相反，休克时 TXA_2/PGI_2 增加，促使弥散性血管内凝血的发生。环氧化酶抑制药吲哚美辛、布洛芬等可抑制合成 TXA_2，有潜在防止休克并发弥散性血管内凝血的作用。

（3）胰蛋白酶抑制剂：是激肽释放酶抑制药，可抑制胰蛋白酶、纤维蛋白酶活性，从而对毛细血管通透性增加、血压下降和心功能降低及弥散性血管内凝血等有抑制作用。

（4）糖皮质激素：可用于严重休克，可抑制病理性炎症反应，减轻过度炎症反应对血管内皮、细胞膜的损伤，具有潜在防止弥散性血管内凝血发生和减轻组织器官损害的作用。

（5）自由基清除药：氧自由基能直接损害细胞膜、细胞器生物膜和 DNA 等，休克发生时缺血缺氧损伤、线粒体功能障碍等导致体内自由基增加，因而有学者提出将超氧化物歧化酶（SOD）、还原型谷胱甘肽、维生素 C、辅酶 Q10、别嘌醇等自由基清除药和抗氧化药用于休克的治疗。

（二）急诊常见休克救治原则

1. 低血容量性休克

以消化性溃疡大出血所致的低血容量性休克为例，急诊急救方法如下：

（1）补液扩容：首先迅速建立 2 条以上静脉通道快速补液，必要时可考虑应用血管活性药物。补液扩容首选晶体溶液如生理盐水、乳酸钠林格注射液等，补液宜先快后慢，第 1.5 小时输入晶体溶液 1500ml，可同时输入少量胶体溶液如羟乙基淀粉、低分子右旋糖酐、全血、血浆等，晶体与胶体比例为 3:1。休克较重如血细胞比容低于 0.25 或血红蛋白＜60g/L 时，宜输注适量全血（600～800ml 或更多）。

（2）抑酸治疗：艾司奥美拉唑 80mg 加生理盐水 20ml 静脉注射，再继以艾司奥美拉唑

80mg 加生理盐水 40ml 以 4ml/h 速度持续静脉泵入。

（3）其他治疗：如活动性出血可给予蛇毒血凝酶 1U 加生理盐水 10ml 静脉注射，再给予 1U 皮下注射；如有门静脉压力增高则可以生长抑素 3mg 先加入灭菌注射用水 10ml 溶解后再加生理盐水 40ml 以 4ml/h 速度持续静脉泵入；酚磺乙胺 0.75g 加生理盐水 100ml 静脉滴注 2～3 次/天、氨甲苯酸 0.3g 加生理盐水 100ml 静脉滴注 2 次/天等，若内科止血效果不理想，可考虑急诊内镜和（或）介入止血，但应注意血压尚未稳定前严禁搬动患者。

（4）监护等：持续心电监护、保持呼吸道通畅、吸氧、指脉氧监测，留置导尿管、记录尿量等。经积极液体复苏后，循环恢复、灌注良好的指标为尿量＞30ml/h，收缩压＞100mmHg，脉压＞30mmHg，血 pH、血乳酸接近或恢复正常，中心静脉压为 5.1～10.2cmH$_2$O 等。

2. 感染性休克

以各脏器（如肺部）严重感染的脓毒症所致的感染性休克为例，急诊急救方法如下。

（1）抗感染：首先需迅速查找感染源和病原体，积极尽早启动抗感染治疗，经验性使用可能覆盖所有病原体的抗菌药物。

（2）液体复苏：针对脓毒性休克还应积极进行液体复苏，3 小时内输注至少 30ml/kg 的晶体溶液进行初始复苏，复苏目标为平均动脉压≥65mmHg、乳酸恢复至正常水平。

（3）血管活性药物的应用：积极液体复苏后平均动脉压＜65mmHg，可考虑应用血管活性物质，首选去甲肾上腺素。若液体复苏及使用血管活性药物后仍持续低灌注，可使用多巴酚丁胺。

（4）减轻炎症反应：若液体复苏及使用血管活性药物后，血流动力学仍不稳定，可静脉使用氢化可的松，剂量为 200mg/d。对合并急性肾损伤的患者，必要时可考虑行连续性肾脏替代治疗。

（5）改善通气：对合并氧合指数（PaO$_2$/FiO$_2$）＜150mmHg 的急性呼吸窘迫综合征患者可考虑使用俯卧位通气等。

3. 心源性休克

以急诊常见的急性心肌梗死所致的心源性休克为例。急诊救治方法如下：

（1）一般治疗：绝对卧床休息、给氧，防止输液过多、过快。剧痛时可使用吗啡镇痛，烦躁时可使用适量地西泮镇静等。

（2）病因治疗：根据病情采取溶栓、急诊冠脉支架植入术等治疗。

（3）血管活性药物的使用：可给予适量多巴酚丁胺改善、提高心肌收缩力，同时给予适量多巴胺升压以保证全身重要组织器官血供。急性心肌梗死 24 小时内不主张给予强心药，以免增加心肌耗氧量加重心肌损害。

（4）保护心肌：可给予适量能量合剂、极化液、果糖-1,6-二磷酸（FDP）对心肌提供营养支持，同时防止发生严重快速心律失常。

（5）机械辅助循环：药物治疗无效时，应考虑使用机械辅助循环，以减轻左心室负荷及工作量，同时改善冠状动脉及其他重要器官的血液灌注，其方法有多种，包括部分心肺转流术、人工心脏、主动脉内气囊反搏术，尤其是左心室机械辅助装置，为心源性休克救治开辟了另一途径。

4. 过敏性休克

急诊救治原则如下：一旦出现过敏性休克应立即就地抢救。

（1）一般处理：若休克发生于药物注射过程中，应立即停止注射；若属其他变应原所致，应将患者撤离致敏环境或移去可疑变应原。即刻使患者取平卧位，松解领、裤等扣带，持续心电监护。

（2）肾上腺素的使用：立即肌内或皮下注射 0.1%肾上腺素 0.5～1ml，可每隔 5～10 分钟重复 1 次。

（3）糖皮质激素的使用：立即建双通道，可先静脉注射地塞米松 5～10ml 后，继以地塞米松 10～20mg 或氢化可的松 300～500mg 加入 5%～10%葡萄糖溶液 500ml 中静脉滴注。

（4）补充血容量：可选用平衡盐液、血浆、右旋糖酐 40 等，一般先输入 500～1000ml，以后酌情补液。

（5）保持呼吸道通畅：清除口腔分泌物，开放气道，防止误吸，吸氧，持续指脉氧监测。严重喉头水肿者有时需行气管切开术，必要时需行气管插管和辅助呼吸。

（6）升压药的使用：经以上抢救措施后，血压仍低时，可考虑应用间羟胺 10～20mg 或多巴胺 20～40mg 静脉注射。

（7）抗组胺药的使用：异丙嗪 25～50mg 肌内注射或静脉滴注，或用 10%葡萄糖酸钙 10～20ml 缓慢静脉注射。

（8）防治并发症：过敏性休克可并发肺水肿、脑水肿、心脏停搏或代谢性酸中毒等，应予以积极治疗。

五、中医救治

中医救治的主要原则是大补元气、回阳固脱。

1. 针灸及其他治疗

一般来讲，针灸治疗对于厥脱的抢救有着十分重要的意义。如针刺人中、涌泉、十宣放血，手法要强。一般十宣放血三指即可收效。最好先刺中指，男左女右，效果更佳。但此法适用于闭证。对于脱证则可用灸法，如百会、神阙、关元、足三里等。配合药物治疗及其他抢救措施也赢得了宝贵时间。

2. 辨证论治

叶天士在《温热论》中说："留得一分津液，便有一分生机。"这一论述至今仍有效地指导着临床急诊。由于阴液不足是厥脱的重要因素，故而古人创有养阴汤、增液汤、独参汤、生脉饮等。如今重庆市中药研究院成功地研制出了养阴注射液、增液注射液，验诸临床，效果尤为显著。经过滋阴增液治疗后，如血压仍不回升，厥脱未改善，可用下列药物：①参附注射液，有回阳救逆、益气固脱的作用，用于治疗阳气暴脱的厥脱证。以其 5～10ml 加入养阴或增液注射液或 50%葡萄糖溶液 20～40ml 静脉注射。②生脉注射液，功效为益气固脱、养阴生津，用于心力衰竭、心源性休克所致的低血压，改善微循环。以 10～60ml 加入养阴或增液注射液中静脉滴注。

六、预防调护

1. 预防

休克的预防主要是避免各种会导致原发疾病加重的诱因，如避免接触过敏原、积极治疗原发病等。已发生失血或失液的患者应及时发现失血失液征象，及时就诊；烧伤性及创伤患者应避免创面的感染；感染的患者则需积极治疗原发感染；有过敏史的患者注意避免接触过敏原。

2. 调护

可给高热量、高维生素、易消化的流质饮食，不能进食者可给予鼻饲。做好口腔、皮肤和各种导管（如输氧管、导尿管等）护理，防止压疮与并发症的发生。休克时机体产生应激生理和心理反应，常表现出焦虑心理、急躁心理、恐惧心理和依赖心理加重等情况，对此，医护人员抢救时要情绪稳定，快速果断，技术熟练，以减轻患者的心理压力，稳定患者情绪。主动热情，有的放矢地安慰、劝说患者，以消除其顾虑和恐惧感。帮助患者树立战胜疾病的信心。

休克的液体复苏

第六章　咯　　血

一、概述

喉以下呼吸道任何部位的出血经喉头、口腔咯出称咯血。咯血患者可因窒息、大面积肺不张、失血性休克而死亡。其中，大咯血是内科常见的急症之一，死亡率高达 7%～30%，需积极处理。

咯血属中医学"血证"之"咳血"范畴。

二、病因与发病机制

1. 病因

（1）呼吸道肿瘤：如肺癌等。

（2）心血管相关性疾病：肺栓塞、支气管毛细血管扩张症、左心衰竭、二尖瓣狭窄等。

（3）感染：肺炎球菌性肺炎、结核分枝杆菌感染、坏死性肺炎、肺脓肿。

（4）出凝血障碍：血友病、血小板减少性紫癜、弥散性血管内凝血。

（5）其他：全身疾病的伴随症状，如钩端螺旋体病、流行性出血热、结节性多动脉炎等。

2. 发病机制

肺由体循环的支气管动脉系统及肺循环的肺动脉系统双重供血。肺动脉血管床血流量大，但内压力较低，支气管动脉来自体循环，压力较高，破裂后可引起大量出血。

（1）血管通透性的增加：肺部感染、中毒或血管栓塞时，病原体及其他代谢产物可直接损害或通过血管活性物质的作用使微血管壁通透性增加，红细胞自扩张的微血管内皮细胞间隙进入肺泡而致少量咯血。

（2）血管壁侵蚀、破裂：因肺部慢性感染致血管壁弹性纤维受损，可在局部形成小动脉血管瘤。在剧烈咳嗽或剧烈运动时，小动脉血管瘤破裂而大量出血，易造成窒息，多见于空洞性肺结核。

（3）肺血管内压力增高：风湿性心脏病二尖瓣狭窄、肺动脉高压、高血压心脏病等致肺血管内压力增高，造成血液外渗或小血管破裂而咯血。

（4）凝血功能障碍：由于血小板减少、凝血因子缺陷或凝血功能障碍及血管收缩不良等因素，在有全身性出血倾向的同时，可见咯血。

（5）机械性损伤：外伤或肺结核钙化灶，支气管结石对血管的机械性损伤也会引起咯血。

三、诊断与鉴别诊断

（一）临床表现与诊断

1. 临床表现

（1）咯血、咳痰：①鲜红色，多由肺结核、支气管扩张和出血性疾病所致；②铁锈色血痰，见于肺炎球菌性肺炎、肺吸虫病和肺泡出血；③砖红色胶冻样血痰，提示肺炎克雷伯菌肺炎；④黏稠暗红色血痰，多由二尖瓣狭窄、肺栓塞引起；⑤粉红色泡沫痰，为左心衰竭、肺水肿特征；⑥脓性痰伴咯血，则见于支气管炎、支气管扩张症、肺脓肿、空洞性肺结核继发细菌感染等。

（2）伴随症状：①伴发热，见于肺结核、肺炎、肺脓肿、肺出血型钩端螺旋体病、支气管肺癌等；②伴胸痛，见于肺炎球菌性肺炎、肺结核、肺梗死、支气管肺癌等；③伴呛咳，见于支气管肺癌、支原体肺炎等；④伴脓痰，见于支气管扩张、肺脓肿；⑤伴皮肤黏膜出血，见于血液病、流行性出血热、肺出血型钩端螺旋体病；⑥伴心脏症状，见于心脏瓣膜病、肺梗死等；⑦伴进行性消瘦，见于活动性肺结核、支气管肺癌等。

2. 诊断要点

（1）咯血鲜红，常呈泡沫状或与痰液混杂。
（2）多数患者有反复咯血史，或有明显消瘦史，或有潮热盗汗史，或有心脏病史等。
（3）胸部 X 线及 CT 有助于明确诊断。
（4）可行痰液病原微生物、痰液脱落细胞、血清肿瘤抗原等检查以明确咯血原因。

（二）鉴别诊断

咯血与呕血进行鉴别：呕血多混有食物及胃内容物，呈暗色或棕红色，无泡沫，多为酸性，混有胃内容物特有的酸臭味，多不伴有剧咳，出血停止后无血痰而有黑便，咯血多为鲜红色，有泡沫，混有痰液，呈碱性反应。大咯血停止后，仍有血痰，大咯血时将血咽下，大便可呈黑色，不可误认为消化道出血。病史、体检能初步鉴别，胸部 CT 及胃镜可明确鉴别出血部位。

四、现场急救

（1）保证气道通畅：咯血时最担心血液或血块堵塞气道，引发窒息。咯血患者现场急救第一要务是保护气道，避免窒息发生。咯血者以头高位 30°，偏向一侧；如有气道阻塞者，按窒息相关章节处理。

（2）维持循环稳定：对大咯血或存在血容量不足的患者，应立即建立静脉通路补液，配血和输血支持，维持循环的稳定。

（3）如携带有止血药，可静脉使用。

五、急诊救治

1. 一般治疗

（1）解除恐惧和紧张心理，鼓励患者咯出血痰，避免气道阻塞；必要时可给予小剂量镇静剂，消除患者的紧张情绪，但禁用吗啡等，以免抑制咳嗽反射引起窒息。

（2）患侧卧位：若为大咯血急性期，建议患者取患侧卧位，以免将健侧的支气管阻塞引起窒息。

2. 药物止血治疗

（1）垂体后叶素：是大咯血时的首选用药。于 20～40ml 的 5%葡萄糖注射液中加入 5～10U，缓慢静脉注射（10 分钟以上），或于 250ml 的 5%葡萄糖注射液中加入 10～20U，缓慢静脉滴注；也可以用静脉泵入方法给药。慎用于高血压、冠心病患者。

（2）酚妥拉明：第 1 天于 250ml 的 10%葡萄糖注射液中加入 10mg，静脉滴注，避免出现明显的血压下降和心率增快。可于 500ml 的 10%葡萄糖注射液中加入 20mg，静脉滴注，使用 5～7 天。也可用静脉泵入法给药，2mg/h。

（3）其他药物：可酌情选用维生素 K_1、巴曲酶、酚磺乙胺、氨基己酸等，对于有出凝血障碍者，需及早给予相应的处理。

3. 急诊纤维支气管镜及镜下处理

急诊纤维支气管镜可以帮助明确出血部位，进行针对性治疗。

4. 支气管动脉栓塞

该技术应用数字减影技术行支气管动脉造影显示病变支气管动脉，然后再进入靶支气管动脉，用吸收性明胶海绵、聚乙烯醇栓塞止血。

5. 急诊胸外科手术

少数大咯血患者经各种非手术治疗难以止血时需实施手术治疗。

6. 基础病的处理

一旦咯血原因明确，需同时积极治疗原发病。

六、中医救治

（一）针灸及其他外治法

1. 针刺治疗

实证以泻法为主，热伤肺络取穴肺俞、孔最、鱼际；外感加风门，肝火加太冲，血脱加涌泉。肺俞属足太阳经又为肺脏经气转输之处，太阳主一身之表，故用以达邪润肺；孔最为肺经郄穴，善调降肺气、清热止血，是止咯血之要穴，加荥穴鱼际加重清解肺热之力。如为外邪骤入犯肺，加取风门逐邪外出；如为肝气化火，上逆烁肺，配肝经之原太冲，疏气机、降肝火、清络和营；如为血出似喷，两足厥冷者，宜速取涌泉导血下行，复归于元。

虚证以补发为主，阴虚火旺取穴肺俞、中府、太溪、大椎。肺俞、中府为俞募相配，可滋肺阴、清肺火；太溪是肾之原，刺之能育肾阴而润肺降火，更属治本之法；大椎又名百劳，用以清骨蒸潮热。肺阴得润，虚火得降，咯血当能自止。大椎以泻为主，先泻后补。

2. 穴位注射

取双侧内关、尺泽，用 0.25%普鲁卡因 1～2ml 作局部穴位封闭。

3. 敷贴疗法

止血贴剂（由肉桂、硫黄、冰片、大蒜等组成），外敷双侧涌泉穴，胶布固定，1 日更换 1 次，咯血止后 24 小时停止外敷，并留院观察 2 周以上。

（二）辨证论治

《景岳全书》说："凡治血证，须知其要，而血动之由，惟火惟气耳。故察火者但察其有火无火，察气者但察其气虚气实。知此四者而得其所以，则治血之法无余义矣。"对咯血的治疗也要遵循治火、治气、治血的原则辨证治疗。以邪实火热为主者，宜清热泻火、凉血止血；阴虚火旺者宜滋阴降火、宁络润肺；气不摄血者宜益气摄血、回阳固脱。具体分型：阴虚火旺，治宜滋阴清火，方用沙参麦冬汤合茜根散加减，或百合固金汤加减。肝火犯肺，治宜清肝肺、凉血止血，方用黛蛤散合泻白散加减。热毒壅盛，治宜清热润肺、凉血止血，方用清心凉膈散加减。若热毒炽盛者，可选用犀角地黄汤合黄连解毒汤加减。气虚不摄，治宜益气摄血、健脾养血，方用拯阳理劳汤加减。脉络瘀阻，治宜先泻火止血，方用泻心汤合十灰散或桃红四物汤加减，虚脱者用独参汤。

七、新进展

1. 气管镜应用

气管镜是诊断和定位咯血最主要的检查方法之一。气管镜有硬质气管镜和软体纤维支气管镜两种，都可以用来明确出血的部位、诊断活动性出血和清洗气道。在大咯血时，通常选用硬质气管镜。因为即使在大咯血时，硬质气管镜也能保持患者气道通畅。但软体纤维支气管镜可在无麻醉和重症监护室的条件下，于患者床旁进行操作。因此，目前，软体纤维支气管镜应用更普遍。

2. 止血药物

传统用于止血的药物有收缩肺小动脉的垂体后叶素；改善毛细血管通透性的有卡巴克络、三七片；加速血液凝固从而止血的有氨基己酸、氨甲环酸等，现在发现非止血药用于止血，既避免了传统止血药的副作用和禁忌证，又加强了对顽固性咯血的治疗效果。近年来其较多与扩血管药物联合应用，认为这类药可以降低肺动脉压，促进肺血流向扩张的躯干四肢血管，这类药物包括酚妥拉明、酚苄明、硝酸甘油等，尚难确定哪种药物疗效最好，需临床摸索。

八、其他

大咯血好发时间在夜间或清晨。根据咯血发生的规律，应严格执行交接班制度，密切观察患者病情变化，加强夜班巡视，尤其是咯血高发时间，特别注意倾听患者的诉说及情绪变化，同时及时报告医生，给予有效处理。

多数患者都对大咯血有明显的恐惧心理，医护人员应耐心解释，解除顾虑。在大咯血的抢救过程中，患者容易产生埋怨心理，应耐心地做好解释工作，告诉患者止血有一个过程，且还取决于原发病的治疗情况。绝望心理常见于大咯血和多次咯血治疗无效，以及小量咯血并伴有全身衰竭的重症患者，对这类患者的心理护理仍是难题，给他们讲述严重大咯血抢救成功的病例有一定的积极作用。在大咯血的同时，患者多较为紧张、求救心切，有时因咯血不能说话，常用手势向医护人员表示求救，要多对其进行鼓励，同时也要告诉患者不必过于担忧，只有放松自己，消除紧张，安静休息，对疾病的恢复才会更有利。

第七章　呕　血

一、概述

呕血（hematemesis）是指患者呕吐血液，由上消化道急性出血所致，即十二指肠悬韧带以上包括食管、胃、十二指肠及胃空肠吻合术后的空肠、胰腺、胆道出血。呕血是上消化道出血的特征性表现，也可见于某些全身性疾病。本病是临床常见急症，占内科住院患者的2.4%～10.3%。本病好发于冬、春两季，男性多于女性，以中青年多见，老年病例则以消化道肿瘤为多。

呕血属中医学"血证"中"吐血"范畴，是血由胃而来，经呕吐而出，颜色暗红或呈咖啡色，多夹有食物残渣，并常伴有脘胁胀闷疼痛的病症。

二、病因与发病机制

（一）病因

现代医学认为上消化道出血可因上消化道本身的炎症、机械性损伤、血管病变、肿瘤等因素引起，也可因邻近器官的病变和全身性疾病累及上消化道所致。常见的病因和诱发因素有食管疾病，胃、十二指肠疾病，胃肠吻合术后的空肠溃疡和吻合口溃疡，门静脉高压，上消化道邻近器官或组织的疾病，或全身性疾病引发胃肠道出血等。

（二）发病机制

1. 消化性溃疡

呕血是溃疡病的常见并发症。主要是溃疡侵蚀较大血管所致，多见于十二指肠球后溃疡或胃小弯穿透性溃疡。溃疡病出血约占上消化道出血病例的50%。

2. 食管-胃底静脉曲张

食管-胃底静脉曲张多由肝硬化、门静脉高压所致。临床上往往出血量大，呕出鲜血伴血块，病情凶险，病死率高。

3. 急性胃黏膜出血

（1）急性应激性溃疡：指在应激状态下，胃和十二指肠发生的急性溃疡。应激会引起交感神经强烈兴奋，血中儿茶酚胺水平增高，导致胃、十二指肠黏膜缺血。胃酸和胃蛋白酶分泌增高，胃黏膜自身消化。

（2）急、慢性上消化道黏膜炎症，如急性糜烂性胃炎，酗酒或服用某些药物（阿司匹林、吲哚美辛等）可引起。

4. 胃癌及消化道其他肿瘤

胃癌及消化道其他肿瘤多数情况下伴有慢性、少量出血，但当癌组织糜烂或溃疡侵蚀血管时可引起大出血，如壶腹周围肿瘤、胰腺肿瘤、胆管结石、胆管肿瘤等。

5. 马洛里-魏斯综合征

马洛里-魏斯综合征多数发生在剧烈干呕或呕吐后，造成贲门或食管下端黏膜下层的纵行性裂伤，出血量大时可发生休克。

少见有上消化道血管畸形、食管裂孔疝、胃黏膜脱垂或套叠、急性胃扩张或扭转、理化和放射损伤等。某些全身性疾病，如感染、肝肾功能障碍、凝血机制障碍、结缔组织病等也可引起本病。

三、诊断与鉴别诊断

（一）临床表现与诊断

1. 症状要点

（1）呕血，血从胃或食管而来，随呕吐而出，常夹有食物残渣等胃内容物，血多呈紫红、紫暗色，也可呈鲜红色，大便常色黑如漆或呈暗红色。

（2）吐血前多有嗳气、吞酸，伴上腹痛，或有恶心、胃脘不适、头晕等先兆症状；或消瘦或贫血。

（3）可伴肝脾大，皮肤有蜘蛛痣、肝掌、腹壁静脉曲张，或有腹水。

（4）伴黄疸、寒战、发热，右上腹绞痛、呕血。

（5）伴发热及全身皮肤黏膜有出血倾向。

（6）伴皮肤黏膜出血。

（7）伴头晕、黑矇、口渴、冷汗。

2. 危险评估

（1）呕血、口渴、头晕，站立位时有心悸、心率变化，晕厥或昏倒，血压下降者，少尿或无尿，或伴意识障碍者，提示血容量不足或失血性休克。

（2）血压下降，心率增快，伴有肠鸣音、黑便，甚至便血者，提示有活动性出血。

（3）一次呕血＞500ml或短时间出血量超过1000ml。

（4）呕血伴肝脾大、黄疸、腹水者，多为门静脉高压，食管-胃底静脉曲张破裂出血，应注意可能会引起大出血。

（5）呕吐鲜红色血液，经内科保守治疗无效，血压持续下降者，提示胃内小动脉出血。

（6）出血量初步估计：①成人每日胃肠道出血量5～10ml或以上，大便隐血试验可出现阳性。②出血量在50～100ml或以上，可出现黑便。③胃内积血量在250～300ml或以上可引起呕血。④一般一次出血量不超过400ml可无全身症状，反之可出现头昏、心悸、乏力、晕厥等表现。⑤短时间出血量超过1000ml，可有脉搏细弱、呼吸加快、血压下降等循环衰竭或休克的表现。

3. 诊断要点

（1）有胃痛、胁痛、黄疸等病史。

（2）发病急骤，吐血前多有恶心、胃脘不适、头晕等症状。

（3）血随呕吐而出，常会有食物残渣等胃内容物，血色多为咖啡色或暗红色，有柏油便或暗红色便。

（4）实验室检查：呕吐物及大便隐血试验阳性。胃镜、B超等检查可进一步明确呕血的病因。

（5）先有呕血或呕血与黑便兼有者，出血的部位多在胃或食管，单纯黑便常为十二指肠出血。

（6）如患者有服用非甾体解热镇痛剂、酗酒、严重创伤、严重感染性疾病史，上消化道出血最可能为急性胃黏膜病变。

（7）有慢性、周期性、节律性上腹痛史，尤其是在出血前疼痛加剧，出血后疼痛减轻或缓解者，提示消化性溃疡出血。

（8）酒后呕吐或妊娠呕吐，尤其是先呕吐食物残渣继而呕出鲜血者，常提示马洛里-魏斯综合征。

（9）有慢性病毒性肝炎、血吸虫病、慢性酒精中毒、肝硬化或肝癌病史，并有门静脉高压体征者，提示食管-胃底静脉曲张破裂出血。

（10）伴食欲减退和体重减轻的上消化道出血，应考虑胃癌的可能。

四、现场急救

（1）保护气道，避免呕吐物误入气道造成窒息；禁食。

（2）如患者病情危重，需尽快转运到有危险性上消化道出血诊治中心的急诊科继续救治。

（3）在转运途中，予以心电血压监测，如有条件给予氧疗，建立静脉通路。现场急救时一般无条件进行深静脉置管，可建立近心端静脉通路，如有休克或休克前期则需要至少2条静脉通路。

（4）液体复苏：快速补充血容量，维持收缩压在90mmHg以上，以维持组织灌注。

五、急诊救治

（1）如患者生命体征不稳定，立即进入抢救室，开通"危险性上消化道出血绿色通道"，相关专科人员快速到位。

（2）进行心电、血压、血氧等生命体征监测，注意外周循环情况。

（3）给予氧疗，维持外周氧饱和度在93%以上；保持气道通畅，如必要，可气管插管以保护气道。

（4）置入鼻胃管：置入鼻胃管持续引流；引流液如显示持续快速出血，常提示危及生命的上消化道出血，评估是否需要外科、介入科干预，如考虑为食管-胃底静脉曲张破裂所致出血则置入三腔二囊管压迫止血。

（5）进行液体复苏，先晶体后胶体，必要时输血。注意：虽然血红蛋白7g/L一般是输血的指征，但出血会导致血红蛋白动态减少，应根据出血速度提前预估可能需要输血，预先准备成分输血。

（6）尽快完成胃镜检查，明确病因，也可镜下治疗。急诊胃镜的时间定义为入院后24小时内。有条件的医院应在6小时内或床旁完成胃镜检查，可提高危重症呕血患者救治成功率。

（7）药物治疗

1）止血剂：临床上常用氨甲环酸、抗血纤溶芳酸、氨基己酸、酚磺乙胺等。

2）垂体加压素：能使肠系膜动脉和肝动脉收缩，减少肝血流和降低门静脉压而止血，适用于食管-胃底静脉曲张破裂出血或其他原因的上消化道大出血。

3）生长抑素：能降低内脏血流和门静脉压力，通过抑制体内的胰高血糖素而发挥作用，可用于食管静脉曲张破裂出血和其他上消化道出血。常用剂量为 250μg 静脉注射，于 4 分钟内完成，再持续静脉滴注 250μg/h。因用生长抑素有一定复发出血率，宜连续用药 3～5 天。

4）抑酸剂：能抑制胃酸、胃蛋白酶分泌，减少黏膜损伤，促进溃疡愈合，并能稳定血凝块，防止或减少因纤维素或血凝块被消化引起的再出血。以胃内 pH 维持在 4 以上为宜。临床常用奥美拉唑 40mg 静脉注射或快速静脉滴注，每日 2 次。

5）胃黏膜保护剂：其进入胃肠道后与受损黏膜相结合后形成薄膜，覆盖在黏膜表面，使之不再受到各种有害物质（消化液、药物等）的侵袭，起隔离作用。黏膜保护剂还可促使消化道黏膜细胞分泌黏液等保护性物质，有促进黏膜修复的作用。临床常选用硫糖铝、氢氧化铝凝胶等。

（8）内镜下局部止血：内镜下有活动性出血或有近期出血灶者可选用，适用于既往有食管静脉曲张、消化性溃疡、癌肿、出血原因尚不明确者。

（9）三腔二囊管压迫止血：为食管-胃底静脉曲张破裂大出血的有效止血方法之一。目前多主张压迫止血后即拔除三腔二囊管，并进行内镜下硬化治疗或套扎治疗。三腔二囊管压迫治疗的并发症有吸入性肺炎、食管破裂、食管狭窄和窒息等，应予以警惕。

（10）选择性动脉栓塞疗法：适用于内科治疗无效，而又不能耐受手术的患者。在选择性动脉造影确定出血部位后，行高选择性栓塞止血。

（11）外科手术治疗：适用于内科治疗无效或有并发症的患者。不同病因导致的上消化道出血的手术指征和手术方法不一样。对出血后迅速出现休克或反复呕血者，在 6～8 小时内输血量超过 600ml，而血压、脉搏不稳定者和出血停止 72 小时后再出血者，应考虑外科手术治疗。

六、中医救治

（一）针灸及其他外治法

1. 针刺治疗

取穴膈俞、公孙、内关；胃热加内庭，肝火加行间。膈俞，血之会穴，取其理血宁血；公孙为脾经之络穴，通于冲脉属八脉交会穴之一，冲为血海，故此穴能统血止血；内关通阴维络胃，能和胃止呕，更与公孙配伍，其效益彰。胃热所致者，加胃经之荥，清热凉血；肝火犯胃者，复取肝经之荥，泻火止血。公孙施用补法，余穴均施凉泻法。脾不统血加关元、气海、隐白；气随血脱加关元、命门、百会。实证用泻法，虚证用补法。如暴呕血不止，宜配合其他中西医疗法。

2. 贴敷治疗

气随血脱证可予人参 3g，三七 3g，研成细末。醋调成糊状，敷贴脐部，以得益气生血活血之效。

（二）辨证论治

呕血一证，初起大多由热迫血上行，虽有胃热和肝火之别，但两者均属实证。日久不愈者，可由实转虚。或因出血量多，正气已虚而热邪未清，或脉络瘀滞，虚实夹杂，多有胃痛、嗳气、吞酸、胁痛、黄疸、癥积等宿疾。临床上须辨别虚实，结合病情确立治则。

胃热内郁，热伤胃络之胃热壅盛证，以清胃泻火、化瘀止血为法。选方泻心汤合十灰散加减。

肝火横逆、胃络损伤之肝火犯胃证，治为泻肝清胃，凉血止血。选方龙胆泻肝汤加减。

中气亏虚，统血无权，血液外溢之气虚血溢证，以健脾益气摄血为法，选方归脾汤加减。

国医大师陈绍宏教授辨治呕血抓主要病机，从火热与气虚失摄论治，分别使用三黄泻心汤和甘草人参汤，频服。

气随血脱之危重证候，可辨证静脉使用生脉注射液、参附注射液。如病情不危重，也可予云南白药、三七粉口服止血。

七、新进展

1. "危险性上消化道出血绿色通道建设"项目在全国开展

2018年始，中国医师协会急诊医师分会在于学忠会长的带领下，发起了由急诊科牵头，消化科、胃肠外科、消化内镜室、介入科等共同参与的"危险性上消化道出血绿色通道建设"认证工作，全国数百家医院参加，有力地提升了危险性上消化道出血的救治成功率。

2. 内镜下治疗技术方兴未艾

内镜下治疗快捷有效，是近年大力推广的治疗方法。内镜止血治疗方法具体可以分为局部注射药物止血方法、动脉内灌注血管收缩药、内镜下金属钛夹钳夹止血术、高频电凝止血技术和激光止血技术等多种不同的类型。在实际的应用中，内镜下注射组织黏合剂止血治疗方法应用范围得到不断扩大。

3. 中西医结合提升疗效

在西医综合疗法的基础上，尽早使用中医药可以提升疗效。气随血脱时，及早运用益气固脱法治疗，对防治出血性休克、维持血压稳定有较大帮助，肝硬化合并胃底静脉曲张破裂出血时可予大黄及其制剂，在增强止血效果的同时，既能加速排出肠道积血，又能抑制肠道细菌，起到西药无法替代的作用。

八、其他

一般急性期出血吐血时，不适于饮服汤药；当只有黑便或有大出血（吐血）但已初步被控制的患者，针对其病机，给予辨证施治汤药治疗。或轻度出血时，可在辨证基础上用中医中药治疗，调饮食，忌辛辣厚味，控制病情。若病情发展至中重度出血，血去气伤，甚则气血衰亡，出现厥证、脱证之危候，则应结合西医治疗，以进一步提高抢救成功率。

第八章 便 血

一、概述

便血可见于上消化道出血及下消化道出血，此处"便血"特指下消化道出血。下消化道出血指十二指肠悬韧带以下的空肠、回肠、盲肠、结肠、直肠出血。

"便血"属于中医学"血证"范畴，"便血"之名首见于《黄帝内经》（以下简称《内经》），历代医家有相关论述。

二、病因与发病机制

（一）病因

1. 消化道疾病

如食管-胃底静脉曲张破裂出血，胃十二指肠溃疡和炎症、寄生虫感染、肿瘤（包括息肉和癌）、痔、肠套叠、肛裂、大便干燥擦伤等。

2. 非消化系统的疾病

如血液病、急性传染病、维生素缺乏症、中毒或药物毒性作用等。

（二）发病机制

1. 下消化道疾病

（1）痔疮出血指排便时腹内压增高导致痔内静脉丛血压增高，加上硬粪块直接擦损使痔破裂出血。

（2）肠道炎症性疾病：如急性出血坏死性肠炎、肠结核、溃疡性结肠炎、急性细菌性痢疾等是由不同病因引起不同部位肠黏膜的充血、水肿、糜烂溃疡、出血甚至坏死而见脓血便、血水便甚至鲜血便。

（3）肠道肿瘤：结肠癌、直肠癌及肠恶性淋巴瘤等，因癌组织破溃可见鲜红色血便或伴有黏液与脓液的血便；小肠良性肿瘤如小肠神经纤维瘤、平滑肌瘤、腺瘤等出血较少，但由于瘤体较大可引起肠梗阻或小肠血管瘤感染破裂而致急性大出血。

2. 下消化道血管病变

下消化道血管病变包括肠系膜动脉栓塞或肠系膜动静脉血栓形成、肠扭转、肠套叠等。因肠系膜缺血、坏死、脱落，肠管发绀、水肿和大量浆液渗出；全层肠壁坏死，大量血性液体渗出，可出现腹泻，排出暗红色血便。

3. 全身性疾病

患者便血的同时往往有其他器官的出血现象，多由相关疾病病变损及血管壁或凝血功能异常所致。

三、诊断与鉴别诊断

（一）临床表现与诊断

1. 病史要点

成年人便血病史多见于内痔、肛裂、炎症性肠病等，内痔出血男性多见，肛裂出血则多见于年轻妇女和便秘患者。儿童便血多为直肠息肉、肠套叠。家族性息肉病多于青春期发病，多为黏液血便。中老年便血则要排除结直肠恶变。

2. 症状要点

（1）急性出血性坏死性肠炎：粪便初为糊状而带粪质，其后渐为黄水样，继之即呈白水状或呈赤豆汤和果酱样，甚至可呈鲜血状或暗红色血块，粪便少且恶臭。

（2）肠套叠：婴儿肠套叠发生血便者达80%以上。多在发病后6～12小时排血便，早者在发病后3～4小时即可出现，为稀薄黏液或胶冻样果酱色血便，数小时后可重复排出。

（3）直肠或左半结肠癌：多伴有血便或脓血便、里急后重及大便习惯的改变，后期可出现肠梗阻。右半结肠癌大便可呈酱红色甚至黑色。肠息肉便血多数为间歇性、量少，个别有大出血。

（4）急性肠系膜上动脉栓塞：患者排血便的同时常伴急性腹部剧烈持续性疼痛，部位不局限，腹部可有压痛、反跳痛，严重时可出现休克。

（5）肠道血管畸形：常为无痛性下消化道出血，也可能是下消化道大出血。肠道血管畸形常见的类型有血管扩张、血管发育不良及遗传性出血性毛细血管扩张症等。

（6）结肠感染性或炎症性疾病：血便常为黏液脓血便，伴痉挛性腹痛、腹泻、发热。

3. 诊断要点

（1）大便的色泽和量是诊断便血的重要线索，通常大便呈鲜红色或暗红色即可确诊。

（2）便血只是症状诊断，需要进一步检查以明确病因，以便对因治疗。辅助检查如血常规、生化、腹部超声、胃镜、肠镜、X线钡剂检查，必要时行全腹部CT，选择性血管造影等检查有助于确诊出血的部位和性质。

（二）鉴别诊断

1. 首先鉴别是否为消化道出血

（1）排除口腔、鼻咽、喉、肺等部位的出血被吞咽后由肛门排出的可能性。

（2）区别口服中药、铁剂、铋剂导致的大便黑色及食用过多肉类、猪肝、动物内脏、口服酚酞制剂等误认为便血。

2. 与上消化道出血相鉴别

大便暗红色或黑色，尿素氮＞10.3mmol/L者，约2/3可考虑为上消化道出血。

四、现场急救

（1）卧床休息，如出现休克则宜使患者平卧或抬高其下肢，暂禁食。

（2）便血量大出现休克者，需要开放两条静脉通道，予以液体复苏。

（3）尽快转运到附近医院有条件救治的急诊科。

五、急诊救治

（1）如患者生命体征不稳定，立即进入抢救室，开通"危险性上消化道出血绿色通道"，相关专科人员到位。

（2）进行心电、血压、血氧等生命体征检测，注意外周循环情况。

（3）予液体复苏，先晶体后胶体，必要时输血。

（4）尽快完成胃肠镜检查，明确病因，有条件者可完成镜下治疗。

（5）对于出血难以控制，且经过多种检查及治疗方法仍不能明确出血部位及病变性质的病例，如不能除外动脉性出血，可予介入治疗；属于外科疾病时手术治疗。

（6）急诊手术的适应证：保守治疗无效，24小时内输血量超过1500ml，血流动力学仍不稳定者；已查明出血原因和部位，仍继续出血者；大出血合并肠梗阻、肠套叠、肠穿孔或急性腹膜炎者。

（7）常用止血方法：止血药物、血管收缩剂（见第七章）、介入治疗、内镜下止血（包括电切术、电凝术、局部病变处喷洒止血剂或注射硬化剂等）、手术治疗等。

1）痔疮出血治疗：保持大便通畅、栓剂局部使用、局部压迫止血，如上述措施不能控制出血可予外科治疗。

2）结肠息肉和占位性病变：内镜下处理息肉（电凝切除或激光、微波凝固治疗），对占位性病变和息肉所致出血行血管栓塞或外科治疗。

3）结肠感染性或炎症性疾病：抗感染治疗后可好转；对结肠炎性疾病予柳氮磺吡啶或灌肠治疗；严重病例予手术治疗。

4）肠道血管畸形：可予垂体加压素0.1～0.4U/min持续静脉滴注或泵入。对于心脏病等高危患者可予动脉造影局部栓塞治疗，必要时可予内镜下止血或手术治疗。

5）急性肠系膜上动脉梗死：一经诊断应立即手术治疗。

六、中医救治

（一）针灸及其他外治法

1. 针刺治疗

取承山、中脘、气海、隐白等穴。湿热内蕴取穴承山、隐白、长强，三穴均用泻法。承山属膀胱经，因足太阳经别之一支别入于肛门，故针此穴可清化肠腑湿热；长强为督脉之络穴，可通任督而利腑气，两穴配合，治下血有效。隐白系脾之井穴，善清脾胃湿热，为古人所喜用的治便血穴位之一。由于本型症情较急，取穴重在治标。脾胃虚寒者选穴太白、脾俞、中脘、气海。太白系脾经之原穴，脾俞为脾之背俞穴，两穴配合以健脾统血；中脘乃胃之募穴，温中消痛止血；气海助元，使统摄之功得以加强。本方着眼治本，健运中州，气血生化源源不绝，当能养血止血。气海穴以艾卷雀啄法温灸；中脘穴先施泻法，后施补法，以补为主；余穴均用补法。

2. 贴敷治疗

气随血脱证可予人参3g，三七3g，研成细末。醋调成糊状，敷贴脐部，以得益气生血活血之效。

（二）辨证论治

便血系胃肠脉络受损，出现血液随大便而下，或大便呈鲜红色或暗红色为主要临床表现的病证。治疗上，主要针对便血的各种病因，结合证候虚实辨证施治。

中焦虚寒，统血无力，血溢胃肠之脾胃虚寒证，以健脾温中、养血止血为法，可选方药黄土汤加减。灶心土、炮姜温中止血；白术、附子、甘草温中健脾；地黄、阿胶养血止血；黄芩苦寒坚阴；白及、乌贼骨收敛止血。

湿热蕴结，脉络受损，血溢肠道之肠道湿热证，以清化湿热、凉血止血为法，选方地榆散合槐角丸加减。地榆、茜草、槐角凉血止血；栀子、黄芩、黄连清热燥湿；茯苓淡渗利湿；防风、枳壳、当归疏风理气活血。

中气亏虚，气不摄血，血溢胃肠之气虚不摄证，以益气摄血为法，选方归脾丸加减。党参、茯苓、白术、甘草补气健脾；当归、黄芪益气生血；酸枣仁、远志、龙眼肉补心益脾，安神定志；木香理气醒脾；阿胶、槐花、地榆、仙鹤草养血止血。

另可选用云南白药、三七粉、大黄粉、白及粉等止血药口服，或内镜下找到出血灶，以上述药物喷注。

七、新进展

1. 急诊或择期结肠镜检查

急诊或择期结肠镜检查是临床上的首选手段。虽然临床检查中尚未确定最佳检查时间，但是已有不少相关文献表明在出血后24小时之内进行内镜检查的阳性诊断率高达4%左右。有临床研究表明，下消化道出血中2/3以上出血部位在大肠，因此可插至回肠末端20～30cm处，在检查的同时给予治疗，如息肉摘除、套扎止血、高频电凝止血等。

2. 不明原因消化道出血

不明原因消化道出血（OGIB）过去是指经常规内镜检查（胃镜和结肠镜）不能明确病因、持续或反复发作的消化道出血。近年来，得益于胶囊内镜、小肠镜和影像学技术的进展，研究发现在OGIB病例中，约75%病变主要位于小肠。胶囊内镜自2000年问世以来，因其便捷、无创、不良反应小、临床接受度高等优势，得到大范围的推广使用，成为小肠疾病的重要诊断方法之一，也是小肠出血的首选检查手段。

八、其他

（1）便血原因复杂，在急诊止血的同时，积极寻找病因，对因治疗才是关键。

（2）重症患者要保证其绝对卧床休息，注意患者的保暖情况，保证患者在床上卧姿状态下大小便，以避免患者晕倒、摔伤等导致出血。患者出现大量出血时要采取休克卧位或下肢抬高至30°，要多与患者进行沟通，对患者进行细致的思想工作，减轻患者的心理压力，稳定患者情绪，指导患者如何配合治疗。

第九章 鼻 出 血

一、概述

鼻出血（epistaxis）是鼻科常见的急症之一，其本身并非单一独立的疾病，而是鼻部疾病或全身性疾病表现的一个伴随症状；偶有因鼻腔邻近的病变出血经鼻腔流出者。鼻出血临床上以突然或反复鼻腔间歇性或持续性出血，量多或少，可单侧或双侧鼻腔同时出血为其特点。

鼻出血可发生于任何年龄和鼻的任何部位，但婴幼儿相对少见。特发性鼻出血（又称反复性鼻出血或顽固性鼻出血）以小儿和青壮年患者多见，主要是鼻中隔前下部出血；50 岁以上老年患者以鼻腔后部出血为多，常为循环系统疾病，尤其是高血压、动脉硬化等所引起，不易控制。发病以秋冬季气候较干燥时多见，高原地区多于平原地区。鼻出血可予药物治疗、局部处理或使其自行缓解。

本病属于中医学的"鼻衄"范畴。鼻衄一证最早见于《内经》，如《灵枢·百病始生》曰："阳络伤则血外溢，血外溢则衄血。"

二、病因与发病机制

鼻出血病因有局部病因和全身性病因两种，其机制也因此不同。

1. 局部病因

（1）鼻外伤：机械性外伤、鼻腔异物、手术损伤鼻腔或鼻窦手术中或术后鼻出血，气压性损伤鼻腔亦可使鼻腔或鼻窦内的黏膜血管扩张、破裂出血。

（2）鼻部疾病：鼻中隔偏曲黏膜糜烂、干燥性鼻炎、萎缩性鼻炎、急性鼻炎、鼻窦炎、出血性坏死性鼻息肉、鼻腔特殊性传染病如鼻梅毒或鼻结核、鼻狼疮、鼻麻风、鼻白喉等疾病因黏膜溃烂或血管破损易导致鼻出血。

（3）鼻腔、鼻窦或鼻咽部肿瘤：良性肿瘤如鼻腔、上颌窦血管瘤、鼻中隔毛细血管瘤、鼻咽血管纤维瘤等，常因外伤及感染诱发出血，出血一般较剧。恶性肿瘤如鼻腔、鼻窦或鼻咽部的恶性肿瘤，鼻出血常为早期的症状之一，出血量一般不多，但因反复发生，晚期时可破坏大血管而引起致命性的大出血。

2. 全身性病因

（1）循环系统疾病：如高血压和动脉硬化，因鼻黏膜的血管收缩力弱，破裂后不易自行愈合，多可致鼻出血不止。如肺气肿、肺源性心脏病、二尖瓣狭窄及各种原因所致的上腔静脉高压症者，鼻及鼻咽静脉怒张瘀血，由于剧烈咳嗽或其他诱因，可使血管破裂出血。

（2）血液病：如出血性紫癜、白血病、再生障碍性贫血及血友病等，皆可因凝血功能障碍而致鼻出血，其特点为双侧鼻腔弥漫性出血，外伤和手术常为鼻出血的诱因。

（3）感染性疾病：风湿热、急性传染病（如猩红热、伤寒、斑疹伤寒、麻疹、疟疾、流行性感冒、流行性出血热），鼻出血常为风湿热的早期症状，多见于儿童，其鼻中隔前下部常有血管扩张的现象。

（4）中毒或药物影响：磷、汞、砷、苯中毒等可以破坏造血系统的功能；长期服用水杨酸类药物可减少血内凝血酶原，易引起鼻出血。

（5）其他：如维生素 C、维生素 B_2、维生素 D 缺乏，可使血管壁细胞间质胶原蛋白减少，血管壁脆性和通透性增加；维生素 K 缺乏，凝血酶原时间延长。尿毒症、败血症等及弥散性血管内凝血、内分泌失调（如代偿性月经、妊娠、闭经期）、糖尿病、肝硬化、遗传出血性毛细血管扩张症等患者，常易发生鼻出血。

三、诊断与鉴别诊断

（一）诊断要点

对鼻出血患者，应进行全面检查，明确出血部位和病因。

1. 病史

鼻出血严重者就诊时往往双侧皆有血迹，通过病史询问了解鼻出血的可能病因并进行病情判断。

2. 确定出血部位

以含有 0.1% 肾上腺素的棉片放于出血鼻腔内，1 分钟后取出，通过前鼻镜寻找出血部位。

（1）鼻中隔前下方：该处鼻黏膜内有来自筛前动脉、鼻腭动脉、上唇动脉的分支，在黏膜浅层互相吻合成网状。该处称为 Kiesselbach 区或 Little 区，是常见的出血部位。

（2）鼻中隔前端底部：若该处有搏动性出血，可用手指压迫该侧上唇。如果出血减少或停止，表示上唇动脉鼻中隔支破裂，治疗时须考虑上唇动脉结扎术。

（3）头面部外伤时应注意检查鼻腔顶部，血液自鼻腔顶部下流，提示筛前动脉破裂。筛前动脉在筛窦气房中走行，筛窦骨折时可发生严重出血。

（4）如头部外伤数日后发生严重鼻出血，应检查患者视力、眼肌功能，警惕颅中窝骨折、颈内动脉破裂形成的假性动脉瘤。

（5）鼻内镜检查：如出血发生在鼻中隔偏曲后方、鼻中隔后缘、中鼻甲后方、下鼻甲前后端及鼻底、鼻壁，可借助鼻内镜检查以明确出血部位。

3. 出血量估计

严重鼻出血者，应迅速了解其全身状况。

（1）体温、脉搏、心脏、血压和血常规检查。若有头晕、口渴、乏力、面色苍白等症状则出血量达 500ml；若血压下降、出汗、脉速无力则出血量可能在 500～1000ml。

（2）观察周身皮肤、眼结膜、口腔黏膜等处有无出血或瘀斑，明确有无血液疾病。

（3）对意识不清的鼻出血患者，须观察有无频繁的吞咽动作，必须行口咽部检查，以判断鼻出血是否持续而经咽部流入胃部。

4. 辅助检查

通过前鼻镜检查不能发现出血部位，如出血不剧，可行后鼻镜或电子/纤维鼻咽镜检查。鼻窦内出血，血液常自鼻道或嗅裂流出，可行鼻部 X 线或鼻旁窦 CT 检查。除了寻找出血点外，还要做必要的全身检查（如血压测量、血常规检查、出血时间及凝血时间测定、毛细血管脆性实验及血小板计数，必要时做鼻咽 CT 等）。

（二）鉴别诊断

鼻出血临床上主要需与其他部位（如咽、喉、肺、气管、食管、胃）的出血而经鼻腔流出者相鉴别。

1. 咯血

咯血为喉、气管、支气管及肺部出血后，血液经口腔咯出，常见于肺结核、支气管扩张、肺癌、肺脓肿及心脏病导致的肺淤血等。可根据患者既往病史、体征及辅助检查相鉴别。

2. 呕血

呕血是上消化道出血的主要表现之一，当大量呕血时，血液可从口腔及鼻腔涌出，常常伴有消化道疾病的其他症状，全身查体可有阳性体征，予以鉴别。

四、急诊救治

（一）轻度鼻出血急救

轻度鼻出血，指一般健康成人偶然少量出血，而未影响全身情况，可在耳鼻喉科专科就诊，也可由急诊科有经验的医生处理。

（1）滴鼻法：酌选具有收缩鼻黏膜和血管的滴鼻剂，如 1%盐酸麻黄碱滴鼻液、麻黄碱苯海拉明滴鼻液滴鼻以收缩血管，部分病例可达到止血目的。由干燥性鼻炎或萎缩性鼻炎而引起的出血者，可用复方薄荷油滴鼻液以润滑和保护鼻黏膜，达到止血目的。

（2）指压法：可作为临时急救措施。用手指紧捏两侧鼻翼；患者用口深呼吸，压 5~10 分钟。如已不出血或仅有少量出血，即可行进一步诊治。

（3）烧灼法：先于患处黏膜进行表面麻醉，选用具有蛋白质凝固作用的腐蚀剂（如铬酸珠或硝酸银珠）点于患处，将出血的血管封闭，多即刻止血。

（4）黏膜下注射法：将局部麻醉药物，如 1%普鲁卡因或 0.5%利多卡因注射于患处的黏膜下，以压迫破裂的血管，达到止血之目的。

（二）严重鼻出血的应急处理

严重鼻出血应到急诊科请耳鼻喉专科医生诊治，急诊科和重症监护室（ICU）做好器官功能保护。

1. 镇静

严重鼻出血可使患者的大脑皮质供血不足，常出现烦躁不安，可酌选镇静剂进行肌内注射或静脉注射，使患者安静，配合治疗。一般可用苯巴比妥类药物，如苯巴比妥（0.1g，肌内注射）或地西泮（10mg，肌内注射）等。

2. 抗休克

已出现休克症状者，应首先处理休克，注意保温，使患者侧卧，吸氧，进行液体复苏，双通道静脉补液，并准备随时输血。

3. 保护气道

对外伤所致的鼻出血，应注意呼吸道的情况，可分别按轻重、缓急适当处理。对有呼吸道阻塞症状者，应首先解除之。

4. 使用止血药

止血药物对鼻出血的治疗仅有辅助作用，不能单靠药物的治疗而忽视局部的止血疗法。如卡巴克络（10mg，肌内注射）及酚磺乙胺（250～500mg，肌内注射或静脉滴注），仅对毛细血管出血有效；维生素 K_1（50～100mg，肌内注射或静脉注射），只对凝血酶原减少者有效；氨基己酸（4～6g 加入 5%葡萄糖注射液 100ml 中静脉滴注，15～30 分钟滴完，维持量为 1g/h，直至出血停止）或氨甲苯酸（50～100mg，静脉注射），一般对凝血功能障碍者有效。

5. 严重鼻出血止血法

严重鼻出血系指成人失血量约达 400ml，儿童失血量 100ml 以上，经用前述方法止血无效，血液涌出，不能判定出血部位者。此类患者除为外伤或手术创伤的原因所致外，常伴有全身性疾病，治疗时应以填塞法止血为主。经用填塞法止血而未奏效时，应考虑及时施行血管结扎法以止血。

（1）填塞法：利用填塞物填塞鼻腔，压迫出血部位，使破裂的血管形成血栓而达到止血的目的。填塞法包括前鼻孔填塞法、点状填塞法、后鼻孔填塞法。

上述三法所用的填塞物皆为短期填塞物，均应在 48～72 小时内予以取出，必要时给予更换，以防感染发生并发症。

（2）血管结扎法：多数严重鼻出血的病例可经上述填塞法达到止血的目的，但有少数患者，由于外伤或手术等原因，致大血管破裂，出血猛烈，填塞无效，此时进行血管结扎势在必行。

6. 其他疗法

反复性鼻出血（又称习惯性鼻出血、特发性鼻出血、顽固性鼻出血），即鼻出血时好时发，长期反复不愈，每次出血量虽不甚多，但日积月累，多会出现继发性贫血，既影响患者日常工作，又有可能突然变为严重的鼻出血，此病包括鼻中隔黏膜糜烂及遗传性末梢血管扩张症。治疗可酌选下列方法：

（1）硬化疗法：用具有硬化血管及压迫止血功效的药物，如 70%乙醇 0.5ml 加 1%普鲁卡因 1ml 注射于鼻中隔鼻出血处黏膜内，使患部血管硬化而止血。

（2）鼻中隔黏膜下分离术：适用于鼻中隔 Little 区黏膜糜烂及遗传性末梢血管扩张症。

（3）冷冻疗法：适用于鼻腔前部尤其是鼻中隔 Little 区的反复出血。

（4）激光、射频疗法：使其出血部位的血管凝固，而达到止血目的。

（5）鼻中隔瘢痕形成术：造成患部瘢痕，使怒张的血管封闭而达到止血目的。

（6）血管栓塞法：如数字减影血管造影介入治疗。

7. 防治感染

一般应用上述止血法后，应注意预防感染，故多常规使用抗生素进行治疗，以期达到有效预防或迅速控制感染的目的。

五、中医救治

（一）针灸及其他外治法

鼻衄的辨证治疗主要是依据病情的轻重缓急，出血量的多少，色泽的浓淡，以及全身症状。发作期的治疗宜"急则治其标"，先用外治法止其血，待鼻衄血止后，再"缓则治其本"，根据病因辨证治本。

1. 中成药滴鼻

以黄连滴鼻液滴鼻，有清热消肿、凉血止血的作用，适用于各类型的鼻出血。

2. 中药/中成药吹鼻

三七末、马勃粉、血余炭末、白及粉、云南白药等具有收敛止血生肌的作用，可酌选上述之药粉末用喷粉器吹入或置于消毒棉片上敷贴（或填塞）于鼻出血之部位以止血，适用于各类型鼻出血。

3. 冷敷法

以冷水浸湿的毛巾或冰袋敷于患者的前额或颈部，使血液遇寒凉而凝泣，流动减缓，以减其涌溢之势而达到止血目的。

4. 鼻翼加压法

以手指捏一侧或两侧鼻翼，以达压迫止血的目的，仅适用于鼻中隔前下部位之出血。

5. 穴位按摩法

以指压出血侧之迎香或太溪穴，或于患者的头部前发际正中线1～2寸处（亦可取双侧风池穴）加压揉按。

6. 针灸治疗

（1）酌选针刺患侧之迎香、合谷、印堂、上星以清热泻火止血，针刺手法均用泻法。迎香穴有疏散风热、通利鼻窍的作用；主要用于治疗鼻塞、鼻衄；合谷穴总治头、面各症。用之得法，针到病除。印堂属于经外奇穴，有明目通鼻、疏风清热的作用，上星属督脉，该穴名意指督脉气血在此吸热后缓慢上升。疗效欠佳时加刺另一侧，除高血压、心脏病及体质弱者用弱刺激外，其余均采用强刺激。

（2）灸少商、身柱，有清热降逆、理气止血的作用。以火柴1根，对准穴位点燃迅速灸点，迅速离穴。

7. 耳穴疗法

本法与耳针疗法均适用于经常鼻出血者的预防。

取内鼻、外鼻穴，邪热犯肺者加肺穴；胃热炽盛者加胃穴；肝火上扰者加肝穴。耳穴用酒精棉球消毒后，以王不留行子贴压，隔天更换 1 次；可调和气血、引血归经、辅助止血。

8. 耳针疗法

取患侧耳穴神门、交感和外鼻（或内鼻），两侧鼻出血取双侧，肺、脾、肝据症而取；可使血管收缩，辅助止血。

（二）辨证治疗

止血后可根据患者情况给予中医辨证治疗，以预防出血反复发作。如火热上壅于鼻，伤及脉络，迫血妄行所引起的实热证，着重于清热、凉血止血；而因肝肾阴虚、脾不统血或瘀阻鼻窍所致血不循经，脱离脉道，从清窍溢出的虚损证，着重于滋补肝肾、益气摄血、活血祛瘀以善其后，以达到增强机体正气和抵御外邪（六淫）的侵袭能力，减少或防止鼻衄复发的目的。具体分型：肺经热盛，治宜疏风清热，凉血止血，方用桑菊饮加丹皮、茅根、山栀炭。胃热炽盛，治宜清泻胃火，凉血止血，选用地黄汤加石膏、知母、大黄治之。肝火上逆，治宜清肝泻火，凉血止血，方以龙胆泻肝汤加味。肝肾阴虚，治宜滋养肝肾，凉血止血，可选知柏地黄丸加藕节、阿胶等论治。脾不统血，治当健脾益气，摄血止血。方用归脾汤加侧柏叶、地榆炭等。

六、新进展

微波治疗：鼻内镜下应用微波止血具有术野清晰、止血确切、安全简便、无痛苦、并发症少等优点。微波导入组织后可使组织瞬间产生高温，其内生热可将出血部位及周围蛋白质凝固，使组织变性，达到良好的止血目的，同时产生的微波热外效应可以改善局部血液循环，增强局部黏膜抗感染能力并促进创面早日修复。

七、其他

由于鼻出血的发生与鼻部的血管破裂有关，因而除要注意预防致病因素对身体的影响之外，尚应重视生活、饮食、精神方面的调理，加强身体的抗病能力，避免发病。

1. 生活调护

注意气候的影响，特别是秋冬季节，气候干燥，鼻黏膜易干燥结痂，应注意鼻部保持湿润，防止外邪诱发致病；尽量避免接触可诱发鼻黏膜干燥结痂的各种因素，如刺激性气体、液体及气雾剂、油漆、粉尘等。

2. 饮食调护

饮食宜清淡和清润，对以往曾经诱导发病的食物，如煎、炸、辛、辣等食品应归于禁忌之列。

3. 精神调护

鼻出血的患者应避免精神刺激及过度劳累，因精神刺激、过劳均可导致鼻出血的发作而不利于机体的康复。在缓解期，应注意适当参加体育活动或健身活动，以增强身体的抗病能力。

第十章 创 伤 出 血

一、概述

创伤中最常见的死亡原因为出血、多器官功能障碍综合征及呼吸、心搏骤停，创伤出血引起循环血量减少是休克的最常见原因。氧合通气不足、机械性阻塞（如心脏压塞、张力性气胸）、神经系统功能障碍（如高位脊髓损伤）和心脏功能障碍是其他潜在原因或促成因素。创伤所致的出血性休克是外伤患者的常见死亡原因，是仅次于脑外伤的第二大死因。创伤出血可能是轻微的局部伤口，也可能是涉及多个器官系统的复合伤。所有伤口都要认真处理，早期识别和治疗干预，以求改善患者结局，降低损伤的风险及减少并发症的发生。

二、主要分类与发病机制

1. 分类

创伤生命支持描述了四类出血，以强调休克状态的早期征兆。临床医生应注意，通常在Ⅲ类出血发生之前，血压不会显著下降，在这种情况发生之前，患者的血量最多可能损失 30%。

（1）Ⅰ类出血：血容量损失不超过 15%，临床表现为心率微升或正常，血压、脉搏或呼吸没有变化。

（2）Ⅱ类出血：失血量达到血容量的 15%～30%，临床表现为心动过速（心率 100～120 次/分）、呼吸急促（呼吸频率达 20～24 次/分）和脉压降低；皮肤肤温可能下降，并且毛细血管再充盈时间可能延迟。

（3）Ⅲ类出血：失血量达到血容量的 30%～40%，导致血压显著下降和精神状态改变，出现低血压（收缩压小于 90mmHg），心率≥120 次/分，呼吸频率显著升高，尿量减少，毛细血管再充盈时间延迟。

（4）Ⅳ类出血：失血量超过血容量的 40%，从而导致血压和精神状态显著下降。严重低血压，收缩压低于 90mmHg，脉压小（≤25mmHg），心率≥120 次/分，少尿或无尿，皮肤湿冷苍白，毛细血管再充盈时间延迟。

2. 发病机制

急性创伤出血时，生理性代偿机制为心脏维持向组织输送足够的氧气，使交感神经系统兴奋，心率增快，血管收缩力和心肌收缩力增加。随着血压的进一步下降，机体调整保护脑、心脏等重要器官以维持生命，其他脏器血供会减少。如果这一过程没有逆转，血压未能及时回升，则无氧代谢增加，全身性代谢性酸中毒加重，最终导致外周循环衰竭和心力衰竭，患者死亡。

三、诊断与鉴别诊断

（一）临床表现与诊断

大量出血可发生在胸部、腹部、骨盆、腹膜后及浅表大动脉处，头皮撕裂伤也可大量出血，特别是正在服用抗凝药或抗血小板药物时。

（二）鉴别诊断

创伤出血需与因创伤而出现休克的其他非出血性疾病相鉴别，如心脏压塞、张力性气胸、血胸、心肌挫伤、脊髓损伤、脂肪和空气栓塞等。

（三）快速识别

创伤出血的关键是早期识别创伤出血性休克，尤其是创伤后内脏出血，若不能及时发现，也未能及时有效处理，非显性出血一直存在，直到出现休克表现时才为临床发现，此时救治已很困难。

1. 关注创伤大出血的好发部位

创伤大出血常见于开发性伤口出血，如头皮裂伤、开放性骨折，好发部位如胸腔、腹腔、腹膜后间隙（如骨盆骨折）、肌肉或皮下组织（如长骨骨折）。

2. 识别创伤性出血休克早期表现

创伤性出血休克早期，机体处于代偿期，可不表现为低血压，血压可正常甚至偏高。以下表现有助于识别：皮肤和面色苍白、手足发冷、口渴、心动过速、精神紧张、焦虑、注意力不集中、烦躁、呼吸加快、尿量正常或减少等。

3. 重视失代偿表现

血压下降，创伤失血的失代偿期表现为组织缺血进一步加重，可见神志淡漠、反应迟钝甚至昏迷、口唇黏膜发绀、四肢湿冷、脉搏细数、血压下降、脉压明显缩小、少尿或无尿、皮肤花斑，此时期可以出现急性呼吸窘迫综合征、多器官功能障碍综合征。

四、现场急救与急诊救治

创伤出血的现场急救关键是止血包扎。

（一）创伤出血技术

止血是应急处理者首先要掌握的一项基本技术，主要方法包含 4 项技术：指压动脉止血法（图 10-1，图 10-2）、直接压迫止血法（图 10-3）、加压包扎止血法（图 10-4）和止血带止血法（图 10-5，图 10-6）。

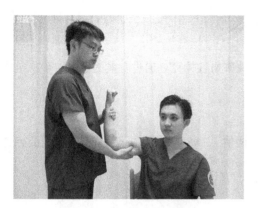

图 10-1 指压肱动脉止血法

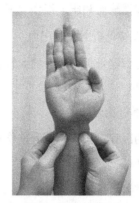

图 10-2 指压桡动脉、尺动脉止血法

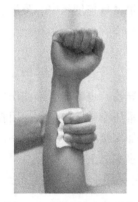

图 10-3 直接压迫止血法

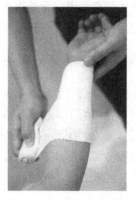

图 10-4 加压包扎止血法

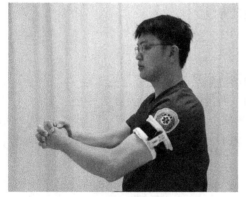

图 10-5 旋压式止血带止血法

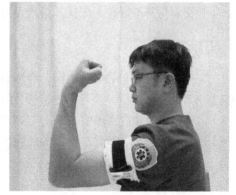

图 10-6 旋压式止血带

（二）出血的初始管理

1. 控制开放性伤口或四肢出血

必须尽快控制外部伤口的出血，直接按压法是控制外部出血的主要方法。头皮撕裂伤可见大量出血，若胸部或腹部受到严重损伤，通常会被忽视。在严重肢体受伤的情况下，如果其他措施未能成功控制出血，可以使用止血带来止血。止血带应每隔 60 分钟松解 1 次，以避免长时间的肢端缺血和压迫损伤周围组织。

2. 控制骨盆骨折引起的出血

不稳定的骨盆骨折和相关的血管损伤会导致失血性休克。通过骨盆固定以初步稳定骨盆可以减少出血。

3. 控制不可压迫的出血

有条件的医疗机构应行床旁创伤重点超声评估（FAST）或尽快行 CT，不稳定的患者应尽快手术治疗。

4. 早期确定处置方法

对创伤性休克患者进行明确的治疗通常需要做紧急手术。对于可能需要手术或重症监护干预的所有重大创伤患者，急诊医生应尽快咨询创伤医生，且与创伤中心及早进行沟通，并在评估和稳定治疗的同时进行转运准备。

（三）现场急救早期处理措施

（1）去除伤口上的衣服或碎屑；但不要取出嵌入的异物，也不能直接在伤口撒止血药。

（2）在伤口处可敷上无菌绷带或干净的布，用手掌紧压绷带压迫止血，用胶带固定绷带或用手继续保持压力。注意：不要对嵌入异物的部位施加直接压力。

（3）如果肢体可以活动，将受伤的肢体抬高到心脏水平以上。

（4）如果出血渗透伤口处的纱布，需在其上面添加另一绷带或纱布，并继续按压该部位，直到出血停止。

（5）止血带：可以有效控制危及生命的肢体出血，请使用止血带并记录时间。

（6）让伤者保持平卧位，安抚其情绪及使其保暖。

（四）注意事项

（1）不要直接在伤口处敷止血药，会影响伤情观察。

（2）伤口处置不是以"消毒"为首选目的，而是以"止血"为首选目的。

（3）伤口异物处置需要谨慎，对嵌入异物的部位遵循"三勿原则"，即勿拔、勿摇、勿压。

（4）不应只关注创伤部位，而没关注到伤者本人的感受，如给予必要的安慰和保暖。

（五）急救用药

1. 止血剂的应用

当创伤失血性休克患者存在或怀疑存在活动性出血时应尽快静脉使用氨甲环酸防治创伤性凝血病。首剂 1g、后续 1g 输注至少持续 8 小时，如果创伤失血性休克患者受伤超过 3 小时，避免静脉应用氨甲环酸，除非有证据证明患者存在纤溶亢进。建议在患者转送医院的途中应用首剂氨甲环酸。颅脑、肝脾等重要脏器损伤出血时可考虑选择巴曲酶等止血药物静脉或局部应用止血。对于发生凝血病并发大出血者亦可在充分的凝血底物替代输注治疗后使用重组凝血因子。

2. 输血与液体治疗

创伤失血性休克患者通常出血量较大，应该及早进行快速输血维持血容量，改善微循环灌注，保证主要脏器的供氧。建议通过血流动力学状态对容量复苏的反应情况来启动大出血抢救预案。医疗机构应建立针对成人患者和儿童患者的紧急输血预案。对存在活动性出血的患者应首选固定比例的成分输血并应尽快过渡到以实验室检查结果为指导的输血预案。对于成人患者进行输血治疗时血浆与红细胞的比例为1∶1。对于儿童患者，血浆与红细胞的比例仍为1∶1。但是要基于儿童的全身血容量进行计算。对于院前环境下无法获得成分血的活动性出血患者，可应用等渗晶体液进行扩容治疗。在院内环境下，对活动性出血的患者不建议使用大剂量晶体液补液。建议按照1∶1比例使用血浆和红细胞。输入晶体液会导致稀释性凝血病发生，致血压升高，使已形成的血凝块脱落，进一步加重出血。血液黏稠度低不易形成新的血凝块，同时还增加了发生急性呼吸窘迫综合征和多器官功能障碍综合征等并发症的风险。

3. 血管活性药物与正性肌力药物的使用

血管活性药物的应用一般应建立在液体复苏基础上使用。但对于危及生命的极度低血压或经液体复苏后不能纠正的低血压，可在液体复苏的同时使用血管活性药物以尽快提升平均动脉压至60mmHg，并恢复全身血液灌注。首选血管活性药物为去甲肾上腺素，应尽可能通过中心静脉通路输注。常用剂量为 0.1～2μg/（kg·min）。正性肌力药物可考虑在前负荷良好而心排血量仍不足时应用，首选药物为多巴酚丁胺，起始剂量为 2～3μg/（kg·min）。静脉滴注速度根据症状和尿量等调整。磷酸二酯酶抑制剂具有强心和舒张血管的综合效应，可增强多巴酚丁胺的作用，可考虑联合使用。

4. 抗炎治疗

液体复苏治疗旨在恢复循环血容量和组织灌注，但不能有效阻止炎症反应发生，应尽早开始抗炎治疗，阻断炎症级联反应，保护内皮细胞功能，降低血管通透性，改善微循环。因此抗炎治疗可作为创伤失血性休克治疗选择之一，宜选用乌司他丁、糖皮质激素。

五、创伤出血并发症的预防与处理

1. 创伤性凝血病的预防与处理

在早期即有25%的严重创伤患者可发生凝血病。创伤时大量失血、内皮细胞下基质蛋白暴露引起的血小板和凝血因子消耗、低体温性血小板功能障碍和酶活性降低、酸中毒诱导的凝血酶原复合物活性降低，以及纤溶亢进等因素均与凝血病有关。

创伤失血性休克患者在入院时确定其是否伴有凝血病非常重要，开展凝血功能床边快速检验是诊断凝血病的有效手段。推荐使用标准的实验室凝血指标和（或）血栓弹力图制定目标化策略指导复苏，除控制出血外应尽早检测并采取措施维持凝血功能，对大出血患者应早期处理，推荐血浆输注并根据纤维蛋白原、血红蛋白检验结果判断是否需使用纤维蛋白原及红细胞。

2. 创伤失血性休克患者低体温的预防与处理

创伤失血性休克患者低体温发生率高达 10%～65%，低体温被认为是严重创伤患者预后不良的独立危险因素，因此对创伤失血性休克患者应尽量保温以减少持续的热量丢失，对于低体温的处理，建议通过提高环境温度，予加温毯或者增加主动活动来提高核心温度。对于体温低于 32℃的患者，可以考虑加温输液。如仍无效可考虑通过体外膜氧合（ECMO）治疗。

3. 疼痛管理

对于严重创伤患者应选择适合其年龄、发育和认知功能的疼痛评估量表，定时进行疼痛评估。到达院内后继续使用与院前相同的疼痛评估量表进行疼痛评估。对于严重创伤患者选择吗啡（0.1mg/kg）为一线止痛剂，如静脉途径没有建立，可以考虑通过雾化吸入氯胺酮或二醋吗啡。氯胺酮为止痛的二线备选方案。使用吗啡止痛时应严密监测呼吸状态，防止发生呼吸抑制，必要时行高级气道呼吸支持。

六、中医救治

（一）古文献方法

中医文献很早就有止血的记载，当推《诸病源候论》的记载为最早。巢元方描述的血管结扎术，是在腹部外伤引起大网膜局部坏死，必须施行切除术时使用。其曰："若肠腹……安定不烦，喘息如故，但疮痛者，当以生丝缕系，绝其血脉，当令一宿，乃可截之，勿闭其口，膏稍导之。"这是我国外科学发展史上，腹部外科手术运用血管结扎术的光辉一页。

（二）现场急救

1. 平衡针

穴位选择：急救穴、升提穴。

（1）急救穴：功能为回阳救逆、抗休克。其位于鼻唇沟与鼻中隔连线的中点；针尖与皮肤成 45°进针，进针 0.5～1 寸；以局部性、强化性针感出现的局部酸、麻、胀为主。

（2）升提穴：功能为升阳固脱。其位于头顶正中，前发际正中直上 5 寸，后发际直上 8 寸，双耳尖连线的中点上 1 寸处；针尖平刺 2 寸；以局部性、强化性针感出现的局部酸、麻、胀为主。

2. 按压穴位或贴敷

穴位选择：神阙穴、关元穴。

（1）神阙穴：位于脐中央处，该穴为元神之门户，故有回阳救逆、开窍苏厥之功效，贴敷及针刺均可缓解症状。

（2）关元穴：在下腹部，前正中线上，当脐下 3 寸，穴位按压、贴敷及针刺均可缓解症状。

3. 中成药

根据辨证可使用生脉注射液、参附注射液、参麦注射液等以扶正摄血。

七、新进展

（一）创伤失血性休克的复苏和目标

1. 容量复苏策略

对存在活动性出血的患者使用限制性的容量复苏策略，直至早期出血已确定被控制。在院前环境下通过滴定方式进行容量复苏以使大动脉搏动维持在可明显感知状态。一般以维持收缩压或可触及桡动脉搏动为目标。通常情况下收缩压达到 60mmHg 可触及颈动脉，收缩压达到 70mmHg 可触及股动脉。收缩压达到 80mmHg 可触及桡动脉。在院内环境下应快速控制出血，在此前提下进行滴定式容量复苏以维持中心循环直至出血得到控制。针对失血性休克和创伤性脑损伤并存患者，如失血性休克为主要问题应持续进行限制性容量复苏，若创伤性脑损伤为主要问题则进行相对宽松的限制性容量复苏以维持脑血流灌注。具体控制目标：对于无脑损伤的患者，在大出血控制之前实施可允许性低血压，应将收缩压维持在 80~90mmHg。对于合并严重颅脑损伤的患者（格拉斯哥昏迷指数≤8 分）应维持平均动脉压在 80mmHg 以上。

2. 长时间复苏的监测和目标

大多数研究主张在没有低血压的情况下严格限制用于创伤复苏的静脉输液的量。早期输血比早期静脉输注大量液体对患者而言预后更佳。大量的静脉输液对凝血功能、心力衰竭、肺动脉高压等慢性心肺功能衰竭患者而言预后不良。

（1）血压：对于穿透性创伤，将平均动脉压维持在 65mmHg 以上；对于可能涉及重型颅脑创伤的患者，将平均动脉压维持在 80mmHg 以上。

（2）心率：保持每分钟 60~100 次。

（3）血氧饱和度：保持在 94% 以上。

（4）尿量：保持每小时 0.5ml/kg 以上。

（5）乳酸和碱储备：每 4 小时监测一次血清乳酸和碳酸氢根，以确保终末器官灌注充分或随着复苏而改善。合理的复苏目标包括 <2mmol/L 的血清乳酸。

（6）中心静脉血氧饱和度：每 4 小时监测一次，以确保末梢器官灌注充分或随着复苏而改善；目标是保持在 70% 以上。

（二）治疗出血新方法

1. 止血剂

在某些情况下，无法使用直接压力和止血带控制外出血。正在开发许多止血产品来控制此类出血，包括壳聚糖敷料、高岭土浸渍的海绵和纤维蛋白密封胶敷料。尽管军事人员已经在战斗中使用了这些产品，但与平民进行的对照研究却很少。

2. 抗纤维蛋白溶解剂

目前有几种抗纤维蛋白溶解剂已被证明可有效减少择期手术中的出血，这些药物也可能有益于控制创伤后的出血。在临床对照试验（CRASH-2）研究中，在受伤后 8 小时内将 20 000 例有严重出血或有严重出血风险的创伤患者随机分配到抗纤溶剂氨甲环酸（TXA）组和安慰剂组，氨甲环酸组的总死亡率较低，出血死亡的死亡率更低，两组之间因血管闭塞引起的并发症（如肺栓塞、心肌梗死）没有差异。CRASH-2 试验的后续分析证实了氨甲环酸在降低出血死亡率方面的益处。但氨甲环酸在 3 小时后给药时似乎会增加致命性出血的风险。氨甲环酸的最佳给药场所可能是院前环境，因为尽早给药很重要，但尚无前瞻性临床试验检查院前使用情况。

3. 重组凝血因子Ⅶa

重组凝血因子Ⅶa（rFⅦa）是实验室制造的活化凝血因子，最早用于治疗重组凝血因子Ⅶ抑制物阳性的血友病患者，后来被证明可以改善其他人群的止血作用，rFⅦa 的主要作用机制被认为与活化血小板表面的组织依赖性非凝血酶产生有关。

4. 红细胞替代品

目前在研究携带氧气的复苏液，这些液体可以替代红细胞。理想的替代液将有效地携带氧气，扩大血管内容量，潜在的替代品研究正在动物实验和人体试验中继续进行。

止血包扎术

第十一章　阴道出血

一、概述

　　阴道出血指除正常月经以外的生殖系统出血。它是妇科疾病中较常见的症状之一。出血是妇产科就诊患者中最为常见的症状。内、外生殖器官疾病及全身性疾病都可引起阴道出血。出血的部位可在阴道、宫颈、宫体和输卵管，但以子宫出血最为常见。明确妇产科阴道出血性疾病的疾病构成，有助于临床医师对其进行正确的诊断和鉴别诊断，而正确的诊断和鉴别诊断是进行有效治疗的前提。

　　引起阴道出血的疾病分类中功能失调性子宫出血约占 40%，功能失调性子宫出血可分为排卵性功能失调性子宫出血和无排卵性功能失调性子宫出血，宫内妊娠流产占 20%，宫外妊娠约占 10%，其他疾病如宫颈癌、宫颈炎、子宫肌瘤、子宫腺肌病等。

二、主要病因与发病机制

（一）病因

1. 威胁生命的阴道出血

　　（1）妊娠少于 20 周的阴道出血，威胁生命的原因包括异位妊娠。

　　（2）妊娠 20 周后和围产期后的阴道出血，常见原因包括胎盘早剥、前置胎盘、子宫破裂、产后出血。威胁生命的阴道出血原因包括经期大量出血、泌尿生殖系统创伤、子宫动静脉畸形。

2. 非威胁生命的阴道出血

　　（1）阴道出血的原因包括自发流产、卵巢囊肿破裂、盆腔炎症、凝血功能障碍。

　　（2）绝经前女性阴道出血的常见原因包括排卵功能障碍或异常子宫出血、子宫平滑肌瘤。

　　（3）子宫内膜癌：子宫肉瘤、宫颈癌。

（二）发病机制

　　与阴道出血有关的发病机制常与下述因素有关。

1. 性激素分泌失调

　　出现无排卵性功能失调性子宫出血时，单一而长期雌激素刺激使子宫内膜渐进性增生，尤其孕酮分泌不足，以使子宫内膜呈分泌性改变，腺体、间质和血管发育不成熟，且由于雌孕激素非同步性撤退，而造成子宫内膜不规则剥脱和异常出血。

2. 子宫内膜螺旋小动脉和溶酶体结构与功能异常

螺旋小动脉异常干扰子宫内膜微循环功能，影响内膜功能层脱落和上皮修复，影响血管舒缩功能和局部凝血纤溶功能而致异常子宫出血。

3. 与肿瘤有关的出血

子宫肌瘤是引起阴道出血的常见原因。肌瘤患者常由于雌激素过高而合并子宫内膜增殖及息肉，致月经量过多及出血时间延长；肌瘤较大时可合并盆腔充血，使血流旺盛而量多。其次是宫颈癌和子宫内膜癌引起的阴道出血，常发生接触性出血；病变晚期有溃疡及坏死，累及整个子宫内膜，坏死组织脱落出血表现为少量至中等量出血或淋漓不断。

4. 炎症及创伤有关的出血

阴道炎症可引起充血、糜烂或溃疡而致出血，一般出血量少。暴力外伤，以及阴道黏膜受异物刺激并发感染均可导致阴道出血。

5. 与全身性疾病有关的血液系统异常

凝血、抗凝血功能障碍包括血小板减少性紫癜、严重肝病及弥散性血管内凝血等疾病，均可引起阴道出血。

三、诊断与鉴别诊断

（一）诊断要点

1. 异位妊娠

（1）病史：多数有短期停经史，或有盆腔炎、不孕、异位妊娠史，或曾做过盆腔手术，或放置宫内节育环。

（2）临床表现：停经、阴道不规则出血、腹痛，异物妊娠破裂可发生失血性休克，或下腹部可伴有明显压痛及反跳痛。

（3）妇科检查：可触及胀大的输卵管及轻度压痛。

（4）实验室检查与其他检查：尿、血妊娠试验可为阳性，阴性不能排除异位妊娠，需动态观察。妇科超声对早期异位妊娠有诊断帮助。

2. 功能失调性子宫出血

（1）病史：了解子宫出血的发病时间、出血量、有无停经史、治疗经过、婚育史、避孕措施、内分泌及代谢性疾病、精神情绪因素等。

（2）临床表现：注意患者精神、营养、发育、第二性征特征；排除全身性疾病如肝病、血液病、高血压、肾病等。

（3）妇科检查：本病妇科检查多正常，注意排除生殖器官器质性病变。

（4）实验室检查与其他检查：诊断性刮宫、宫颈黏液细胞涂片、阴道脱落细胞涂片检查。妇科超声、腹腔镜检查排除子宫相关器质性病变。

3. 流产

（1）病史：询问有无停经史、早孕反应、阴道流血出现的时间，与腹痛的关系。有无妊娠产物排出。既往有无自然流产或者人工流产的经过。

（2）临床表现：测量生命体征，观察有无贫血、盆腔感染征象。

（3）妇科检查：了解宫颈口是否扩张、有无妊娠物堵塞。子宫有无压痛、子宫大小与停经时间是否相符。双侧附件有无包块、增厚或压痛。

（4）实验室检查与其他检查：动态观察血清绒毛膜促性腺激素变化，根据妇科超声检查流产的类型和判断预后。

4. 宫颈肿瘤

（1）病史：可有性生活紊乱、初次性生活过早、多产或伴有人乳头瘤病毒（HPV）感染等病史。

（2）临床表现：阴道出血多为接触性出血；阴道排液增多，呈白色或血性，可有腥臭；晚期宫颈恶性肿瘤可伴有侵犯邻近器官的表现，出现尿频尿急、肛门坠胀、肾盂积水等。

（3）妇科检查：触及宫颈两侧组织增厚、结节状，触之易出血。

（4）实验室检查与其他检查：宫颈细胞学检查、阴道镜检查、宫颈和宫颈管活检、盆腔 CT 或 MR 可辅助诊断。

5. 宫颈炎

（1）病史：常有分娩、流产、妇科手术病史，或不洁性生活史。

（2）临床表现：白带增多，有时伴有血性白带，可伴有腹痛，性交时腹痛加重。

（3）妇科检查：宫颈充血、肿胀，甚者糜烂坏死，可有接触性出血。

（4）实验室检查与其他检查：宫颈细胞学检查、阴道镜检查、宫颈和宫颈管活检可辅助诊断。

6. 产后出血（胎儿娩出后 24 小时内出血量超过 500ml）

（1）病史：了解有无凝血功能障碍，如白血病、再生障碍性贫血等，家族有无出血遗传病史，如血友病。

（2）临床表现：根据出血时间、出血量、胎儿情况、胎盘娩出情况，结合妇科检查和超声判断产后出血病因，常见病因有子宫收缩乏力、胎盘因素、软产道损伤、凝血功能障碍等。

（3）妇科检查：检查子宫收缩情况；胎盘、胎膜有无缺损；软产道有无损伤。

（4）实验室检查与其他检查：血常规、凝血、妇科超声、盆腔 CT 或 MR 可辅助诊断。

7. 晚期产后出血（产后 24 小时后至产后 6 周）

（1）病史：了解妊娠经过、分娩方式、胎盘胎膜剥离情况、出血量、产道情况、产后是否感染等病史。

（2）临床表现：阴道出血淋漓不尽，或伴有恶臭味、贫血等。

（3）妇科检查：子宫大而软，或有压痛，子宫口松弛，或伴有残留胎盘组织堵塞于宫口。

（4）实验室检查与其他检查：阴道镜检查、妇科超声、盆腔 CT 或 MR 可辅助诊断。

8. 子宫肌瘤

（1）病史：可有性生活紊乱史。

（2）临床表现：月经量改变，出现经量增多或延长。患有子宫肌瘤时，可在下腹部扪及包块，并伴有白带增多；当肌瘤增大时，可因压迫膀胱而出现尿频、尿急症状。

（3）妇科检查：子宫增大，表面不规则，宫口可有扩张。有时可见肌瘤脱出子宫口外或入阴道内。

（4）实验室检查与其他检查：妇科超声、盆腔 CT 或 MR 可辅助诊断。

（二）鉴别诊断

阴道出血是下阴道（外阴、阴道、子宫颈）或上阴道（子宫体、输卵管、卵巢）任何解剖部位的疾病引起的。出血源也可能是非妇科部位，如尿道、膀胱、肛门或肠道。临床可通过病史、临床表现、实验室检查、腹部超声、肛门指检、直肠镜、阴道镜、CT、MR 等相鉴别。

（三）快速识别

阴道出血主要识别可能致命性的大出血事件。

（1）病史因素：包括患者年龄、出血特征（如出血量、持续时间）、妊娠或外伤的可能性、任何全身性疾病和药物（尤其是影响凝血或血小板功能的药物）。大量出血的妇女通常需要每 3 小时至少更换一次卫生巾。

（2）症状：阴道出血伴有头晕、晕厥、出冷汗、胸闷。

（3）体征：腹部包块、腹部局部压痛或腹膜刺激征。对于妊娠超过 20 周的孕妇，子宫压痛可能提示胎盘早剥。子宫破裂可导致正常子宫轮廓消失。应评估是否有异物、外伤迹象及阴道或宫颈分泌物。应注意子宫大小和表面轮廓，附件区是否有压痛。

（4）实验室检查：血常规提示血红蛋白进行性下降，妇科超声提示子宫破裂或输卵管妊娠破裂或黄体破裂等。

四、急诊救治

（一）指导阴道出血诊治的临床思维

（1）患者的血流动力学是否稳定。

（2）确定患者有无妊娠。如果有，那么患者的胎龄是否小于 20 周。

（3）如果排除了妊娠，是否需要结合实验室检查、影像学检查、妇科专科检查排除相关鉴别诊断。

（二）确定血流动力学状态

（1）血流动力学不稳定患者的治疗：血流动力学不稳定的患者需要进行液体复苏，并请妇产科医师会诊。孕龄超过 20 周的孕妇应在复苏过程中取左侧卧位或将子宫手动移至左侧，以减轻子宫压迫下腔静脉回流并改善心排血量。

（2）血流动力学稳定患者的治疗：血流动力学稳定的患者，阴道出血诊治取决于妊娠状态和分期、患者年龄及相关的临床表现，应请妇产科医师会诊协助诊治。

（三）确定妊娠状态

（1）早孕（20 周之前）：通过绒毛膜促性腺激素（HCG）测定法确定妊娠状态。在妊娠早期的患者中，可予超声检查以确定妊娠位置（宫内、异位与未知位置的妊娠）和胎儿情况。

（2）对于宫腔内妊娠（IUP）的患者：手术干预的决定取决于患者的血流动力学状况，稳定的患者应妇产科门诊随诊，如果在急诊科评估早期妊娠后未发现明确的 IUP，也没有异位妊娠的迹象，则可以让血流动力学稳定的患者出院，建议妇科医生进行门诊随访，通常在 48 小时内进行重复评估和 HCG 测试。如果患者在两天内无法就诊于妇产科门诊，应指导他们返回急诊科进行重新评估。

（3）宫外孕破裂：异位妊娠破裂是妇科急症，如果诊断或怀疑异位妊娠破裂，伴有失血性休克应考虑急诊手术。

（4）妊娠晚期（20周后）：对于妊娠 20 周后发生阴道出血的患者，前置胎盘、胎盘早剥和外伤（暴力因素）是主要病因。应重视无痛性出血、腹部疼痛等症状，并及早于急诊科或妇产科门诊就诊。

五、中医救治

（一）历史文献

在文献古籍中，阴道出血病名多为崩漏，其主要病机为冲任为病，气血运行失常。常见的病因有气虚、血瘀和血热。《内经》记载"菀陈则除之者，出恶血也"、"实者，宜决之"。《胎产心法》并指出本病之治"不可轻用固涩之刻，致败聚为癥瘕，反成终身之害"。《竹林女科证治》云："产后血气大虚，理宜峻补，但恶露未尽，峻补须防壅滞，血能化又能生，攻块无损原气，行中带补，方谓万全无弊。"

（二）中医救治

1. 体针或贴敷

取关元、气海、三阴交。

（1）关元：在下腹部，脐中下 3 寸，前正中线上。直刺 1～1.5 寸，需排尿后进行针刺。功效为调理冲任，固摄经血。

（2）气海：在下腹部，脐中下 1.5 寸，前正中线上。直刺 1～1.5 寸。功效为益气摄血。

（3）三阴交：在小腿内侧，内踝尖上 3 寸，胫骨内侧缘后际。直刺 1～1.5 寸。功效为调肝固肾，理气调血。孕妇禁针。

2. 耳针疗法

取子宫、内分泌、卵巢、肝、脾、肾。每次取 2～3 穴，中等刺激，每次留针 15～20 分钟，也可耳穴埋针。

3. 穴位注射法

取气海、关元、膈俞、血海。予黄芪注射液，每穴可注射药物 2ml，每日 1 次。

4. 皮肤针法

取腰骶部督脉、足太阳经。用皮肤针从上而下，轻刺激或中等刺激，循经每隔 1cm 叩打一处，反复叩刺 3 遍，隔日 1 次。

5. 中成药

（1）云南白药：化瘀止血，每次 0.2～0.4g，每 4 小时服用 1 次。

（2）血竭胶囊：活血化瘀止血，每次 4～6 粒，每日 3 次。

六、新进展

阴道大出血可使用子宫填塞技术。用于控制产后出血的特定球囊设备（如 Bakri 球囊）可用于非孕妇的急性大量子宫出血。如果没有这样的装置，可以经宫颈放置福莱导尿管，然后使球囊充气，这可能会压迫血流动力学不稳定的未妊娠女性的出血部位，为进一步的手术治疗提供过渡时间。止血剂可考虑使用氨甲环酸，其为一种抗纤维蛋白溶解剂，可防止血块溶解，作用开始是在给药后 2～3 小时内，可用于阴道出血患者。

第十二章 电 击 伤

一、概述

电击伤是指电流直接接触并通过人体所引起的机体组织、器官和功能损伤。工业用电、家庭用电、雷电和生物电都可引起电击伤。由电源直接接触体表而发生的电击最常见，在高电压或超高电压的电场下，即使未直接接触电源，也会因电流经过空气时产生电弧，只要靠近高压线就可能受到损害。电流通过心、脑、延髓、脊髓等重要组织和脏器时常为致命性电击伤。

二、主要病因与发病机制

1. 病因

电击伤的致病原因是电，可以是电流，也可以是静电的电能量。

（1）儿童发生触电伤害的比例较高，大部分电击伤是由儿童手嘴接触电线、墙上的插座或外露的电线头造成的。年龄较大的儿童和青少年有冒险行为，如爬树或攀电线杆、横跨变压器等，所以也会发生触电危险；也可能抢救触电者时，营救者用手直接触拉等而导致电击伤。

（2）生活中直接或间接接触漏电或工作中违反用电操作规程触电。

（3）高温高湿场所，本来不漏电的电器绝缘性能降低后而发生漏电，身体受潮或出汗后电阻降低，本来不会触电的情况在此时因电流容易通过而发生触电。雨后地势低洼积水严重的地方，由于电器等浸泡于水中，也可导致行人触电。旷野树下躲避雷雨，在雷雨的超高压电场中，电流或静电电荷经过空气或其他介质电击人体。

（4）意外情况，如风暴、地震、火灾等使电线断裂，带电的电线落在人体上，或由于某种原因误碰电源而致触电。

2. 发病机制

电击伤的发病机制包括直接接触、电弧、闪光、热量和创伤。患者直接接触电源，构成循环电路的组成部分，这种为真正的电击伤。受伤表明电流穿过人体，且常常在电路进入人体与穿出人体的地方有伤口。非直接电击伤中危害最大的是电弧，电弧是两个电极间或电源与人体之间建立起的一种光亮桥带，温度可高达 3000~4500℃，能造成重度烧伤。闪光灼伤则表现为电流灼伤皮肤但不穿入人体。人体各组织的阻抗按从小到大的顺序依次是神经、血管、黏膜、肌肉、皮肤、肌腱、脂肪和骨骼。皮肤的阻抗因其厚度、血管分布、湿度不同有很大差异，手足部老茧处皮肤阻抗最高，唇与舌皮肤阻抗最低。皮肤出汗或浸在水里，也可降低阻抗。电流接触时间越长，伤害越大。低压交流电（220~380V）触电者最多见，常因造成心室颤动而死亡。高压电触电多见严重烧伤或引起呼吸中枢麻痹、呼吸肌强直性收缩致呼吸暂停、窒息，继之因缺氧导致心脏停搏或心室颤动。触电后从高处坠落可造成骨折、脱臼和各类内脏损伤等复合伤，使后果更为严重。

三、诊断与鉴别诊断

（一）临床表现与诊断

1. 局部表现

主要是热能所引起的皮肤接触烧伤。通常于电流入口处皮肤多见呈卵圆形或圆形，较深且规则的伤口，焦黄色，表皮皱缩或出现水疱。电流出口常在足底或其他部位。烧伤处与健康皮肤分界清楚。伤口有疼痛，愈后的伤口比原来伤口大 2～3 倍。高压电或直流电所引起的表皮损伤程度较广泛，有以下特点：①面积不大，但可深达肌肉、血管、神经和骨骼，有"口小底大，外浅内深"的特征。②有一处进口和多处出口。③肌肉组织常呈夹心性坏死。④电流可造成血管壁的变性坏死或血管栓塞，从而引起继发性出血或组织的继发性坏死。故电烧伤的致残率很高。

2. 全身表现

（1）轻型：瞬间接触电压低、电流弱的电源时常表现为精神紧张、脸色苍白、表情呆滞、呼吸及心跳加速。敏感者常可出现晕厥、短暂的意识丧失，一般都能恢复，恢复后可能有肌肉疼痛、疲乏、头痛、神经兴奋及心律失常。连续听诊 3～5 分钟可听到偶发的期前收缩。

（2）重型：由于电流对心脏的直接作用或持久的迷走神经刺激而引起心律失常，甚至心搏骤停。由于呼吸肌的持续痉挛或延髓呼吸中枢麻痹致使呼吸停止。严重电击伤常有神经细胞的损害，引起大脑、小脑、第四脑室底部或脊髓的散在性出血点，有时伴有蛛网膜下腔出血。原发呼吸、心跳停止可继发脑缺氧引起脑水肿造成颅内高压。

3. 诊断要点

根据患者触电史和现场情况，即可做出诊断。应了解有无从高处坠落或被电击抛开的情况，注意颈髓损伤、骨折和内脏损伤的可能性。监测血乳酸脱氢酶、肌酸激酶同工酶、淀粉酶、尿肌红蛋白、肝肾功能等，可辅助判断组织器官损伤程度。注意除外心肌梗死、脑血管疾病和中毒。

（二）鉴别诊断

应了解有无从高处坠落或被电击抛开的情况。注意脊柱损伤、骨折和内脏损伤的可能。部分患者触电后，心跳呼吸极其微弱，甚至暂时停止，处于"假死状态"，要认真鉴别，不可轻易放弃对触电者的抢救。

（三）快速识别

（1）在有电现场或操作电器时操作者突然倒地，即应考虑电击伤，并进一步评估病情，是否已经心脏停搏。

（2）如现场未发现电线或电器，在雷雨时，患者有电击伤特征应考虑雷击所致电击伤。

（3）触电者如意识不清，应第一时间判断患者呼吸心跳，对呼吸微弱和（或）心脏停搏者应立即行心肺复苏，并同时准备行气管插管。

四、现场急救

迅速脱离电源，心搏骤停者立刻心肺复苏，防治并发症，予对症支持治疗。

1. 脱离电源

绝对不能未切断电源之前即开始施救。急救之前要确认环境安全，未断电可能会导致施救者触电，故应首先切断电源。

低压电触电，应及时关闭电源或用绝缘原理使患者脱离电源，同时应防止救助者自身触电或误伤他人。高压电触电时应迅速通知供电部门停电。如无法立即切断电源开关时，急救者应使用耐电压的绝缘手套，绝缘棒、钳或其他绝缘物，使触电者脱离，或将其拖离电源，随之应严密观察患者气道、呼吸、循环情况，维持其基本生命体征。如在田野里触电，找不到电闸也无开关时，要设法将电线挑开或砍断，如用干燥的木棒或扁担；砍断电线要用带木棒的铁锹或锄头。

2. 现场急救

在脱离电源后如发现患者心跳、呼吸停止，应立即在现场进行心肺复苏术，以后再进一步明确所接触电源性质、电流强度、电压大小、电流出入口、接触时间、通电途径等情况，并了解有无发生从高处坠落及其他外伤。在排除脊柱损伤以前，应假设脊柱损伤存在，在颈椎和背部采取基本保护措施。在现场要保护好电烧伤创面，最好用消毒无菌敷料或干净被单包扎，避免污染。禁涂任何药物，如红汞、甲紫之类。对心室颤动者应用直流电除颤。因为电击后存在"假死"状态，心肺复苏必须坚持不懈地进行，直至患者清醒或出现尸僵、尸斑为止。

五、急诊救治

1. 轻症患者救治

被低电压电击的患者如没有症状，没有明显的烧灼伤，无心电图改变，无肌红蛋白尿，经严密观察数小时无变化后可以回家。对轻型触电，神志仍清醒，仅感心慌乏力、四肢麻木者，应严密观察 12～24 小时，减轻心脏负担，促使患者恢复至正常状态。

2. 高级生命支持和复苏后综合征治疗

继续现场的心肺复苏术。有条件者行气管插管，应用高浓度正压给氧，正确地进行胸外按压术，并尽早进行胸外直流除颤，头部放置冰袋降温。人工呼吸和心脏按压有时需要持续数小时，直到伤者清醒或确定死亡为止。在早期复苏之后，有可能再发生或持续存在心律失常，在抢救监护室（EICU）监护治疗复苏后综合征。

3. 全身支持

输液维持水电解质平衡，在电击伤中，体表受损程度未必能反映深部组织受损程度。早期输液目的在于防止肌红蛋白尿继发肾衰竭，应输入较大量液体以保证患者尿量在每小时 50ml 以上，对每小时尿量、周围循环情况及中心静脉压进行监测。碱化尿液将进一步防止肾小管肌红蛋白骤然发生。早期防治脑水肿可静脉滴注甘露醇和使用利尿剂，合并组织损伤和感染时，应选用抗生素控制感染。

4. 对局部烧伤的处理

对电灼伤创面严格进行无菌消毒和包扎，减少污染，对于已坏死肢体，界限清楚后进行坏死组织清创术，如伴有骨折或严重烧伤者，及时请专科协助处理，必要时进行择期植皮治疗。

六、中医救治

治疗原则：大补元气，回阳固脱。

1. 针刺疗法

用拇指按压或针刺强刺激人中、内关、涌泉、关元等穴位（图 12-1，图 12-2）。

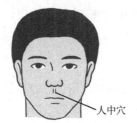
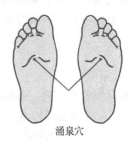

图 12-1　人中穴　　　　　图 12-2　涌泉穴

2. 辨证论治

元气暴脱者可以灌服独参汤或参附汤以回阳救逆。复苏后的辨证施治可参照本教材"心搏骤停"等章节中医治疗的内容进行。安宫牛黄丸具有清心涤痰、开窍止惊作用，在电击伤者出现昏迷、抽搐时，予鼻饲安宫牛黄丸或静脉滴注醒脑静注射液，能镇痉止抽，促进神志恢复，减少神经系统后遗症。

七、新进展

人参在中医学被认为具有大补元气、救逆固脱之功效。现代药理研究亦证明，人参有加强心肌收缩力、保护心肌、减轻心肌缺血损伤及抗心律失常的作用，同时还能兴奋呼吸中枢，增强机体应激能力，提高机体免疫力。故在本病的抢救过程中应用人参及其制剂如参麦注射液、参附注射液等，对于提高电击伤抢救中的心肺复苏成功率和抗心力衰竭、抗休克、纠正心律失常均有特殊意义。

八、预防调护

（一）预防

1. 防触电安全教育

对全社会，特别是儿童和青少年加强用电安全教育，家长和教师应注意防止幼儿接触带电的危险器具和电路。加强电业职工队伍的职业教育和安全教育，提高广大职工的责任心，工作时必须严格遵守工作规程，禁止违章操作。电工尽可能停电作业，尽量减少带电作业的机会。

2. 加强电力设备的综合治理

如建立对现有设备的定期检查制度，适当提高安置高压线、变压器的高度。加强电力系统与其他各系统间的横向联系。

（二）调护

1. 伤口护理

预防伤口继发出血，电击伤最紧急、最危险的并发症是伤口处血管破裂大出血。创面未愈合前，应多卧床休息，不宜过早剧烈运动。

2. 日常调护

多食富含纤维的食物，保持大便通畅，指导其每天习惯排便，防止大便秘结，避免用力排便时造成伤口出血。

3. 心理关爱

在整个治疗护理过程中，必须使患者保持最佳的心理状态，以促进治愈，要亲切关心患者，操作时动作迅速、轻柔，减轻患者痛苦。

第十三章 溺 水

一、概述

溺水，是指人淹没于水或其他液体中，水与污泥、杂草等物堵塞呼吸道和肺泡，或因咽喉、气管发生反射性痉挛，引起窒息和缺氧，肺泡失去通气、换气功能，使机体处于危急状态。由此可导致呼吸停止、心脏停搏而致死亡。

在我国，溺水是伤害死亡的第 3 位原因，在 0～14 岁年龄组为第一位死因，特别是农村地区更为突出。溺水最重要最有害的后果是缺氧，所以，必须尽快恢复通气、氧合和灌注，这就要求目击者尽快行心肺复苏，尽快启动急救医疗救助系统。

二、主要病因与发病机制

1. 病因

溺水多见于夏季和洪涝灾害。

（1）意外落水而致溺水：由于缺乏游泳能力或由于某种原因丧失游泳能力可造成溺水。如游泳时间过长，过度换气，发生手足搐搦；肢体过度活动或受冷水刺激发生抽搐；患有心脏、脑血管等病不能胜任游泳活动或在游泳时疾病发作而引起溺水。

（2）潜水溺水：潜水员在潜水时其潜水装置发生故障或潜水员发生氧中毒、二氧化碳潴留等潜水疾病可造成溺水。

（3）特殊职业溺水：舰船、潜艇失事，乘员逃脱不出或逃至水面未能及时获救，均可发生溺水。

2. 发病机制

发生溺水后，人首先是本能地屏气，以避免水进入呼吸道，而发生缺氧和二氧化碳潴留，继而主动吸气，大量水和杂物等异物吸入后又引起反射性气道关闭，加重气道梗阻，引起严重缺氧、高碳酸血症和代谢性酸中毒。如吸入海水，由于海水的高渗性，大量蛋白、水分由肺毛细血管渗透至肺泡腔。如吸入淡水，可破坏肺泡表面张力，使肺泡萎缩影响气体交换，加重低氧血症和二氧化碳潴留，无氧酵解增加，而出现代谢性酸中毒合并呼吸性酸中毒。肺部进入污水可发生肺部感染，溺水的演变过程还可发生急性呼吸窘迫综合征、弥散性血管内凝血、急性肾衰竭等并发症。

三、诊断与鉴别诊断

（一）临床表现与诊断

1. 淹溺

淹溺者被解救出来后神志丧失、呼吸停止或大动脉搏动消失，处于临床死亡状态。

2. 近乎淹溺

淹溺者临床表现取决于溺水持续时间长短、吸入介质量多少、性质及器官损害程度。

（1）症状：头痛、视觉障碍、剧烈咳嗽、胸痛、呼吸困难、咳粉红色泡沫样痰。溺入海水者口渴感明显，也可有寒战、发热。

（2）体征：颜面肿胀、球结膜充血、发绀、口鼻充满泡沫或泥污；精神状态改变，烦躁不安、抽搐、昏睡、昏迷和肌张力增加；呼吸表浅、急促或停止。肺部干湿啰音；心律失常、心音微弱或消失；腹部膨隆，四肢厥冷。

根据发病前被水淹没的病史或目击事故者及临床表现，溺水的诊断一般没有困难。

（二）鉴别诊断

溺水多有明确现场证据或现场证人，一般无须鉴别诊断。主要应注意有无其他原因造成的落水，如外伤后、急性脑卒中后或酗酒后等情况。

（三）快速识别

溺水者一般在水中或水岸边被发现，患者一般身上的衣物因水而湿透。第一目击者要识别溺水者有无自主心跳与呼吸，其后续救治方法不同。

1. 无呼吸无心脏搏动

5～10 秒内判断患者有无神志、胸廓有无正常呼吸起伏，有急救经验者可触摸颈动脉搏动，如无搏动则增加了心搏骤停的依据。需要注意的是，没有经过专业训练者不必触摸颈动脉以了解是否存在心搏骤停。

2. 有呼吸有心脏搏动

如患者存在自主呼吸和（或）心脏搏动，此时溺水者可能神志不清或神志清醒，其后续救治方式与无心脏搏动者不同。

四、现场急救

目标：保持呼吸道通畅，心肺复苏，供氧，复温，积极处理并发症。

（1）迅速从水中救出患者。如经过培训的专业水中救援人员可在漂浮救援设施的支持下实施水中通气。非专业救援人员不要下水救援，可向遇溺者投递竹竿、衣物、绳索或漂浮物等，同时立即呼救周围人员帮助救援。

（2）患者救出水后，立即为其清除口鼻腔内的水和泥沙等污物，开放气道，确保呼吸道通畅。必要时在颈部环甲软骨处插管，开放气道，以预防气道堵塞。有自主呼吸的患者则用氧气面罩。不应为患者实施各种方法的控水措施，包括倒置躯体或海姆利希手法。对呼吸和（或）心跳停止者，立刻开始心肺复苏。首先检查患者反应，开放气道，给予 2 次人工通气，每次吹气 1 秒左右，如果溺水者对初次通气无反应，接下来应将其置于硬平面上开始胸外按压，按压与通气比遵循 30∶2。如有条件，应予气管插管、辅助呼吸。应注意，由于考虑到溺水引起心搏骤停的主要机制为缺氧，故而溺水导致的心搏骤停采用 ABC 的基础生命支持程序，与一般情况下推荐的 CAB 程序有所不同。

（3）在现场抢救的同时，尽快组织转送至医院。

五、急诊救治

1. 高级生命支持

加强心电监护，通过气管插管、高浓度供氧及辅助呼吸等措施来维持适当的动脉血气和酸碱平衡。合适的呼气末正压（PEEP）通常先从 5cmH$_2$O 开始，逐步增加到 10～15cmH$_2$O，但应注意 PEEP 会引起颅内高压。

2. 脑复苏

防治颅内高压和脑水肿。颅内压持续增高，可致脑血流量减少，加重受损脑组织的缺血性损伤。可使用 20%甘露醇 125～250ml 快速静脉滴注或呋塞米静脉注射、白蛋白静脉滴注，不仅有脱水、防治脑水肿的作用，也有预防溺水治疗过程中常出现的肺水肿的作用。可选择促进脑组织代谢、保护脑细胞的药物，如辅酶 A、三磷酸腺苷、纳洛酮、果糖-1,6-二磷酸等。

3. 并发症处理

防治吸入性肺炎和迟发性肺水肿：保持呼吸道通畅，可应用糖皮质激素及早期、足量、联合使用抗生素。应该积极针对肺部治疗，密切观察肺部感染情况，部分患者需要采用支气管镜检查排出气管内颗粒和黏性分泌物，若支气管痉挛，应适当给予支气管扩张药。维持水和电解质平衡，淡水淹溺时适当限制液体摄入，可积极补充 2%～3%氯化钠溶液；海水淹溺时不宜过分限制液体补充，可补充 5%葡萄糖液。

六、中医救治

治疗原则：迅速将溺水者救出，发生厥脱者立刻用针灸或药物回苏醒神、固脱救逆，随后祛寒、复温、调理。

1. 针灸促醒

用拇指按压或针刺强刺激人中、内关、涌泉、关元等穴位，艾条悬灸百会、关元等穴位。

2. 复温、调理

患者恢复呼吸心跳后，可煎服生姜糖水以祛寒暖胃，同时按摩溺水者四肢和躯干，恢复体温。汤药可选红参 15g，生姜 30g，大枣 10g，水煎服，可祛寒，提升机体御寒能力。

3. 防脱固脱，辨证施治

在抢救早期可根据患者证候表现辨证使用中成药，如阳气暴脱者可选用参附注射液静脉滴注；如气阴两虚者可选用生脉注射液；对于意识欠清者可使用醒脑静注射液以醒脑开窍。对于出现厥脱者可联合针灸治疗以回苏醒神、固脱救逆。

七、新进展

抢救淹溺患者的关键环节就是及时行有效的心肺复苏术，对一些既往无慢性器质性心脏疾病的青壮年，复苏术须坚持较长时间，入院后的抢救必须坚持不懈地进行。

1. 重视早期心肺脑复苏

因为淹溺对人体所造成的损害首当其冲是肺，所以对心肺复苏成功后的患者和尚有大动脉搏动者，抢救的第一要点就是防治肺水肿，其次要防治脑水肿。在低体温管理方面，既往指南指出：在溺水初始复苏中应及时纠正低体温。实践表明，适度低温对缺氧所致的脑损伤具有一定的保护作用。

2. 发挥中医药优势

中医在抢救早期可根据患者证候表现辨证使用中成药，如阳气暴脱者可选用参附注射液静脉滴注；如气阴两虚者可选用生脉注射液；对于出现厥脱者可立刻用针灸治疗以回苏醒神、固脱救逆。

八、预防与调护

（一）加强科普宣教

（1）从事水上作业或活动者，进行预防淹溺常识宣传教育和自救互救知识技能训练。

（2）从事水中活动或工作者，应严格进行体检；避免在浅水区潜泳、跳水；划船或用划水橇滑行时穿救生衣；水上运动前严禁饮酒。

（3）提高公众对溺水相关的预防意识，强调公众 CPR、AED 技能培训。

（二）注意区分处置

（1）淡水淹溺可引起溶血和肺损伤，海水淹溺易发生肺水肿和低氧血症。应注意区别处理。

（2）大多数淹溺者猝死的原因是严重心律失常，注意预防。

（3）清理口腔中异物很重要。溺水时因本能反应会张口呼吸，易吸入异物，需要清理干净，畅通气道，是溺水急救不可或缺的。

（4）不对溺水者进行"控水法"操作。没有证据表明对溺水者进行"控水法"有助于患者的康复或复苏，反而可能因"控水法"而延误了宝贵的救治时间（控水法：指倒背着伤者或将伤者倒立抱着，试图将水通过重力的作用倒排出体外，见图 13-1）。

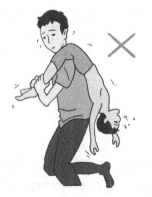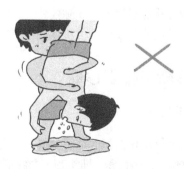

图 13-1 控水法

第十四章 烧 伤

一、概述

烧伤（烫伤）是由于热力（火焰、灼热的气体、液体或固体）、电能、化学物质、放射线等作用于人体而引起的一种局部或全身急性损伤性疾病。其中，由高温液体（沸水、热油）、高温固体（烧热的金属等）或高温蒸汽等所导致的损伤称为烫伤。日常生活中，烫伤多见。

烧伤是最具破坏性的创伤之一，也是全球主要的公共卫生危机之一。烧伤是全球第四大创伤类型，仅次于交通事故、跌落以及人际暴力。约90%的烧伤发生在中低收入国家。

二、主要病因与发病机制

1. 病因

引起烧伤的各种外部因素，可大致分为热力因素、化学药品、电及辐射几类。在美国，烧伤最常见的原因有火灾或火焰（44%）、烫伤（33%）、高热物体（9%）、电（4%）和化学因素（3%）。大部分（69%）烧伤发生在家里或工作中（9%），绝大多数烧伤属于意外，2%是因他人袭击，1%~2%是尝试自杀所致。这些因素可导致呼吸道和（或）肺部吸入性损伤，发生率为6%。

2. 发病机制

烧伤（烫伤）的深度与接触的外部热源温度、受热时间以及皮肤厚度有关。由于皮肤的热传导率较低，大多数的热烧伤仅累及表皮和部分真皮。最常见的热烧伤是由火焰、高温液/固体和蒸汽导致。

烧伤发生后，最基本的变化是从血管渗出的液体进入组织，引起肿胀。当烧伤严重时，从血管渗出的液体增多，会导致总血容量减少，进而影响器官血流，导致器官功能受损甚至衰竭。

严重烧伤患者一般还会伴有应激反应，人体儿茶酚胺和皮质醇水平增高可能导致高代谢状态，从而致心排血量增加、新陈代谢加快、心率过快等，甚至有可能导致休克。

此外，受损的皮肤及创面使机体失去了防止细菌入侵的屏障，而非常容易发生感染。

三、诊断与鉴别诊断

（一）烧伤面积的估算

为便于记忆，烧伤面积的估算大多采用九分法按体表面积划分为11个9%的等份，另加1%，构成100%的体表面积，即头颈=9%；躯干=3×9%；双上肢=2×9%；双下肢=5×9%+1%，共为11×9%+1%（表14-1）。

表 14-1 烧伤中国新九分法

部位			占成人体表面积百分比（%）	占儿童体表面积百分比（%）
头颈	发部	3	9	9+（12-年龄）
	面部	3		
	颈部	3		
双上肢	双上臂	7	9×2	9×2
	双前臂	6		
	双手	5		
躯干	前躯干	13	9×3	9×3
	后躯干	13		
	会阴	1		
双下肢	双臀	5	9×5+1	9×5+1-（12-年龄）
	双大腿	21		
	双小腿	13		
	双足	7		

儿童头大，下肢小，可按下法计算：头颈面积＝［9+（12-年龄）］%，双下肢面积＝［46-（12-年龄）］%。此外，不论性别、年龄，患者并指的掌面约占体表面积的 1%，如医者的手掌大小与患者相近，可用医者手掌估算，此法可辅助九分法，测算小面积烧伤也较便捷。

（二）烧伤深度的鉴别

烧伤的深度分法较多，一般采用三度四分法（图 14-1），即Ⅰ度、Ⅱ度（Ⅱ度又分为浅Ⅱ度和深Ⅱ度）和Ⅲ度。

Ⅰ度烧伤：又称红斑性烧伤，仅伤及表皮，生发层健在。有轻度疼痛、烧灼感和感觉过敏，局部发红稍肿，皮温稍增高。3～5 日后脱屑而愈，不留瘢痕。

Ⅱ度烧伤：烧伤达真皮层，局部出现水疱，分为浅、深Ⅱ度：浅Ⅱ度烧伤至真皮乳头层，一部分生发层健存。其水疱较饱满，水疱破裂后其创面发红肿胀，渗出多，有剧痛和感觉过敏，皮温增高。若无感染，约 2 周可愈，愈后不留瘢痕，可有暂时的色素沉着。深Ⅱ度烧伤达真皮深层，残留皮肤附件。其水疱较小或较扁薄，水疱破裂后其创面浅红或红白相间，表面渗液较少，底部肿胀明显，或可见细网状的栓塞血管。皮肤感觉稍迟钝，但拔其毛发仍有痛感，皮温稍低。若无感染 3～4 周可愈，有轻度瘢痕，多不影响功能。

Ⅲ度烧伤：伤及皮肤全层，甚至深达皮下、肌肉、骨等。皮肤形成焦痂，故又称为焦痂性烧伤。创面焦痂蜡白、焦黄或炭化，无水疱，或可见树枝状栓塞血管，触之如皮革，感觉消失，拔毛亦不觉疼痛。皮温低，自然愈合甚慢，创面大者甚至难以自愈，常并发创面感染，愈合更慢。约 3 周焦痂逐渐分离脱落，创面通过肉芽组织形成瘢痕愈合。不仅丧失皮肤功能，瘢痕挛缩常造成畸形。在临床实践中，烧伤深度不一定立即能准确无误地识别，如浅Ⅱ度与深Ⅱ度、深Ⅱ度与Ⅲ度之间有时就不易区分。一种深度不一定形成一整片，而是几种深度相嵌地存在。两种深度的移行部有时不易判定其深度。休克或创面并发感染，可能会加重皮肤的损害（表 14-2）。

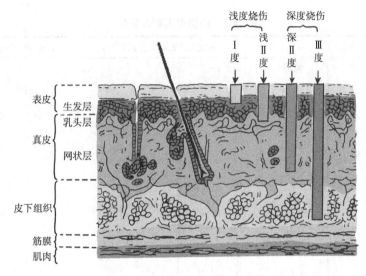

图 14-1 三度四分法的组织学划分

表 14-2 烧伤深度鉴别

深度		损伤深度	外观及体征	感觉	拔毛	皮温	创面转归
Ⅰ 度 （红斑）		伤及表皮层，生发层健在	红斑，轻度肿胀，表面干燥	痛，微过敏	痛	微增	3～5 日痊愈，无瘢痕
Ⅱ 度 （水疱）	浅Ⅱ	伤及真皮乳头层，部分生发层健在	水疱、基底红润，水肿明显	剧痛、感觉过敏	痛	增高	1～2 周痊愈，无瘢痕
	深Ⅱ	伤及真皮深层，有皮肤附件残留	水疱，基底苍白，间有红色斑点，潮湿	疼痛，感觉迟钝	微痛	略低	3～4 周痊愈，有较轻瘢痕
Ⅲ 度 （焦痂）		伤及皮肤全层，甚至皮下脂肪、肌肉、骨骼	创面蜡白、焦黄或炭化，干燥，无水疱，如皮革状，可见树枝状栓塞血管	痛觉消失，感觉迟钝	不痛，易拔除	发凉	3～4周后焦痂脱落，需植皮才能愈合，遗留瘢痕或畸形

（三）烧伤严重性分度

我国常用下列分度方法：

轻度烧伤：Ⅱ度烧伤面积在 9% 以下（儿童在 5% 以下）。

中度烧伤：Ⅱ度烧伤面积在 10%～29%（儿童 5%～15%），或Ⅲ度不足 10%（儿童 5% 以下）。

重度烧伤：烧伤总面积在 30%～49%（儿童 16%～25%），或Ⅲ度烧伤面积在 10%～19%（儿童 6%～10%）；或虽总面积、Ⅲ度面积尚达不到以上标准，但为呼吸道烧伤、化学烧伤，或已有休克等并发症，或合并有其他严重创伤者亦应列为重度烧伤。

特重烧伤：烧伤总面积在 50%（儿童 25%）以上，或Ⅲ度烧伤面积超过 20%（儿童 10%）。

四、现场急救

烧伤轻微一般不留瘢痕等后遗症，如有经验可于家中自行处理。但任何烧伤都应到急诊就诊，尤其是烧伤专科急诊，处理更为妥当。Ⅱ度及以上的烧伤，必须以最快的速度送到可以诊治的医院，以减少并发症和后遗症。现场急救的目标是尽快消除致伤原因，脱离现场和进行危及生命的救治措施。

1. 迅速脱离热源

如火焰烧伤者应尽快灭火，脱去燃烧衣物，就地翻滚或跳入水池，熄灭火焰。火焰和烫伤急救的最初目的是将受害者从伤害源转移到安全的地方，对于火焰燃烧，应采用"停止、掉落和滚动"措施，现场无水的情况下可以使用任何不易燃的液体，如牛奶或罐装果汁。互救者可就近用非易燃物品（如棉被、毛毯）覆盖，隔离空气灭火。忌奔跑呼叫，以免风助火势，烧伤头面部和呼吸道。也要避免用双手扑打火焰，造成有重要功能的双手烧伤。热液浸渍的衣裤，可以冷水冲淋后剪开取下，强力剥脱易撕脱水疱皮。小面积烧伤立即用清水连续冲淋或浸泡，既可减痛，又可带走余热，减轻烧伤深度。

2. 降温

在去除所有衣物、珠宝（如戒指）和非黏附性的碎屑后，烧伤创面可用常温或冷自来水进行降温以减轻疼痛并限制组织损伤。可用流动或静止的凉水冷却创面直至疼痛消除，时间不宜长于约 5 分钟，以免伤口浸渍。也可用湿纱布或毛巾覆盖创面，以在不浸渍创面的前提下减轻疼痛，可在敷料覆盖前使用长达 30 分钟。

3. 保护受伤部位

在现场附近，创面只求不再污染、不再损伤，可用干净敷料或布类保护，或行简单包扎后送医院处理。避免用有色药物涂抹以免增加随后深度判定的困难。

4. 疼痛治疗

对于轻度烧伤，可予对乙酰氨基酚和非甾体抗炎药。疼痛剧烈者可酌情使用地西泮、哌替啶等。

5. 维护呼吸道通畅

火焰烧伤常伴呼吸道受烟雾、热力等损伤，特别应注意保持呼吸道通畅。必要时气管内插管，给予氧气。合并一氧化碳中毒者应移至通风处，吸入氧气。

6. 抗休克治疗

对于烧伤严重患者，要预防休克出现，及时抗休克治疗。高度口渴、烦躁不安者常提示休克严重，应加快输液，只可予少量口服盐水。转送路程较远者，应留置导尿管，观察每小时尿量。

7. 心理疏导

对于严重烧伤患者，往往存在心理应激状态。对受伤者要做好安慰和鼓励，使其情绪稳定。

五、急诊救治

（一）轻度烧伤处理

轻度烧伤主要为创面处理：包括剃净创周毛发，清洁健康皮肤，创面可用 1∶1000 苯扎溴铵或 1∶2000 氯己定清洗、移除异物，浅Ⅱ度水疱皮应予保留，水疱大者，可用消毒空针抽去水疱液。深度烧伤的水疱皮应予清除。如果用包扎疗法，内层用油质纱布，外层用吸水敷料均匀包扎，包扎范围应超过创周 5cm。面、颈与会阴部烧伤不适合包扎处，则予暴露。一般可不用抗生素。

（二）中、重度烧伤处理

（1）简要了解受伤史后，记录血压、脉搏、呼吸，注意有无呼吸道烧伤及其他合并伤，严重呼吸道烧伤需及早行气管切开。

（2）立即建立静脉输液通道，开始输液。

（3）留置导尿管，观察每小时尿量、相对密度（重）、pH，并注意有无血红蛋白尿。

（4）清创，估算烧伤面积、深度（应绘图示意）。特别应注意有无Ⅲ度环状焦痂的压迫，其在肢体部位可影响血液循环，躯干部可影响呼吸，应切开焦痂减压。

（5）按烧伤面积、深度制定第 1 个 24 小时的输液计划。

（6）广泛大面积烧伤一般采用暴露疗法。

（三）创面处理

1. 烧伤清创术

烧伤清创术创面或称初期处理可在镇静止痛或者适当麻醉后进行。未发生休克的伤员，伤后可立即清创，发生休克者应在休克控制后再进行创面的初期处理。清创处理首先剪除毛发和过长的指（趾）甲，洗净创面周围的健康皮肤，以灭菌生理盐水或消毒液（如苯扎溴铵、氯己定）冲洗创面，拭去沾染物，剪去已破水疱的表皮，直至创面清洁。深度烧伤由于坏死组织多，组织液化、细菌定植难以避免，应正确选择外用抗菌药物。常用的有效外用药有 1％磺胺嘧啶银霜剂、碘伏等。外用抗菌药物只能一定程度上抑制细菌生长，仍需尽早采用手术切痂。周围健康皮肤用消毒液消毒。清创后应立即肌内注射破伤风抗毒血清 1500U。

2. 暴露疗法

暴露疗法指将创面暴露于（干热）空气，适用于头、面、会阴部的烧伤，大面积烧伤也多应用暴露疗法。

3. 包扎疗法

包扎疗法较适用于四肢以Ⅱ度烧伤为主的创面，清创后创面覆以薄层油纱布，保护创面、不妨碍引流，外加厚 3～5cm 的敷料包扎，包扎时需均匀用力，如无感染迹象，可在 7～10天更换敷料，此时浅Ⅱ度烧伤已可愈合。如发现创面已有感染，应按感染创面处理。

4. 半暴露疗法

清创后覆盖一层抗菌纱布或人工敷料为之半暴露，适用于早期无明显感染的Ⅱ度创面，若无感染迹象，可不换药，浅Ⅱ度创面可在敷料下愈合，一旦分泌物增多，提示局部感染，要随时清理。

5. 切痂和削痂

早期切痂（切除深度烧伤组织达深筋膜平面）或削痂（削除坏死组织至健康平面），早期植皮消灭创面，可减少全身性感染发病率，降低脏器并发症，提高大面积烧伤的治愈率，缩短住院日，并可有效防止畸形及功能障碍。削痂主要用于深Ⅱ度烧伤，削除坏死组织，形成新鲜创面。如烧伤面积小，又不在功能部位，亦可待其自然脱痂后植皮，又称蚕蚀脱痂。

6. 皮肤移植

大面积深度烧伤患者健康皮肤所剩无几，需要皮肤移植的创面大，手术治疗中最大的难题是自体皮"供"与"求"的矛盾。植皮的方式可以根据烧伤后供皮区的大小而定。以大张中厚皮片最好，但大面积烧伤后供应区有限，所以由大张中厚皮片或薄皮片制成网状使其伸展，或用小片邮票状、粒状小皮片，在自体皮源不足时可采用自体皮与异体（种）皮相间、相嵌的植皮方式，分期分批手术。

（四）防治烧伤休克

液体疗法是防治烧伤休克的主要措施。主要是根据烧伤面积和对患者情况的评估，补充丧失的体液，维持有效的循环血量。现场急救或轻度烧伤可进食者可予以烧伤饮料（每100ml开水中含食盐 0.3g，碳酸氢钠 0.15g，糖适量）。中度以上烧伤者均应尽早静脉补液。

补液总量=因烧伤而丧失的体液量+生理需水量。成人每日生理需水量按每日 5%～10%葡萄糖溶液 2000ml 计，因烧伤而丧失的体液量按以下方法计算：第一个 24 小时按每 1%烧伤面积、每公斤体重为 1.5ml，其成分比例，即电解质液与胶体液之比；广泛深度烧伤与小儿烧伤其比例可改为 1∶1，即电解质液为 0.75ml，胶体液为 0.75ml。一般大面积烧伤比例为 2∶1，即电解质液为 1ml，胶体液为 0.5ml。第二个 24 小时按第一个 24 小时计算量的半量给予（生理需水量仍为 2000ml）。以上所指电解质液以平衡盐溶液为首选，次为生理盐水；胶体液以血浆为佳，次为右旋糖酐、羟乙基淀粉、全血。可酌情采用。电解质液、胶体液和水分应交替输入。

输液速度：第一个 24 小时的补液总量平均分为两份，第一个 8 小时应输入总量的一半，余下的一半量在后 16 小时内均匀输完。输液时先将各种溶液分别分成若干份，以后按晶、胶、糖的顺序交替输入。如第一个 24 小时内休克已经纠正，第二个 24 小时的补液总量可以匀速输入。第三个 24 小时（第 3 天）的输液量可据病情酌情补充。补液复苏时还要监测患者尿量、心率、血压、意识、皮肤湿度等状况，个性化调整补液方案。

（五）全身性感染（烧伤败血症）的防治

烧伤败血症是主要的死亡原因，必须注意防治。虽在烧伤的全过程均可发生，但以伤后2～3 天及在焦痂广泛分离、切痂时和烧伤后期身体虚弱之时最易发生。其防治的关键是预防与减少创面感染，尽早消灭创面。积极增强机体的抵抗力。合理使用抗生素。主要措施如下：

（1）严格执行消毒隔离制度。防止交叉感染。

（2）正确处理创面。及早清创，保持创面干燥。深度烧伤应及早切痂植皮，消灭创面。正确处理感染创面，扶植肉芽健康生长，防止细菌向深部扩散。及时植皮消灭创面。

（3）增强机体抵抗力是防止败血症的基础。加强营养支持，纠正低蛋白血症和贫血，增强免疫功能。

（4）严密观察，及早发现败血症的临床表现，争取适时治疗。

（5）合理使用抗生素。伤后 2～3 天内宜联合应用抗生素，对于情况严重并发全身性感染的患者，可联合应用一种第三代头孢菌素和一种氨基糖苷类抗生素，从静脉滴注，同时应反复取创面分泌物和血液作细菌培养，根据菌群变化及药敏试验结果及时调整用药。真菌感染应停用广谱抗生素和激素，应用抗真菌药（如氟康唑）。

（6）营养支持。及时足量地补充营养，有利于维护器官功能，增强肌体抵抗力，预防和控制感染，促进创面愈合。营养支持可用肠内营养或肠外营养，应尽可能用肠内营养支持。

（7）多器官并发症的防治。严重烧伤由于早期的低血容量性休克，后期的感染性休克，炎症反应过程中各种介质的作用，大量的营养消耗，应用多种药物对各种器官的影响等，均会导致多种并发症，如功能障碍和器官衰竭。在烧伤的治疗过程中应经常保持警惕，及时调整方案。

六、中医救治

1. 古文献方法

早在战国时期《五十二病方》中就有用芫荑和猪油制成软膏敷治小腿部烧伤的记载，这是本病膏治的发端。晋、南北朝时期又有所发展，晋代葛洪《肘后备急方》记载"用年久石灰敷之或加油调"，已开始用散剂、油膏剂治疗烧伤。南齐《刘涓子鬼遗方》有"火烧人肉坏死，宜用麻子膏外敷"的记载。明代《外科正宗》用芝麻油、石灰水搅和，外治汤火伤，此为乳剂外治本病的最早记载。明代王肯堂《证治准绳》中记载用万病解毒丸治疗烧伤，而清代吴鞠通《温病条辨》中也记载了安宫牛黄解毒丸治疗烧伤的经验。

2. 现场急救

中医外治法治疗烧伤有其独特的疗效。治疗烧伤的中药制剂，多选用具有清热解毒、消肿止痛、收敛生肌等特殊疗效的中药组方，按照保存要求及创面特点，选取油剂、膏剂、散剂、酊剂、喷雾剂、搽剂等剂型，如美宝湿润烧伤膏的液化清除作用，避免了传统手术清创给患者带来的痛苦。其他一些中药制剂如紫草膏、湿润烧伤膏等可缓解病情，有助于受伤部位康复。Ⅰ度烧伤处可外用芦荟，芦荟有一定的抗菌作用。蜂蜜作为一种伤口治疗用品，民间或临床也广泛应用，取得一些效果。

3. 辨证论治

中医救治当以辨证论治，烧伤早期多见火热伤津，治宜清热养阴为主，可选竹叶石膏汤加减。病情发展过程中出现阴伤阳脱，需扶阳救逆、固护阴液，可选参附汤合生脉散、四逆汤。如若火毒内陷，治宜清热凉血解毒，宜选清营汤、黄连解毒汤合犀角地黄汤，或可加用安宫牛黄丸或紫雪丹。

七、新进展

1. 人工智能辅助烧伤诊断的应用

目前烧伤深度的诊断主要依靠临床医师的经验判断，准确率较低，但是烧伤深度的早期精确诊断对决定相应的临床干预手段和判断烧伤患者的预后情况具有重要意义。因此，随着技术的发展，现在临床上有激光多普勒成像技术（LDI技术），可通过监测组织微循环血流灌注情况对烧伤程度进行客观评估，但其具有操作复杂、成本高等劣势，难以在临床广泛应用。此外一些研究表明，皮肤镜技术判断烧伤深度准确率为 96.7%、敏感度为 100%、特异度为 94.4%，在诊断烧伤深度方面具有一定潜力。

人工智能是研究使计算机模拟人的某些思维过程和智能行为（如学习、推理、思考等）的学科，主要包括计算机实现智能的原理、制造类似于人脑智能的计算机，使计算机能实现更高层次的应用。人工智能技术结合医学图像（CT、超声 MR）进行自动化诊断，可以提高诊断效率并节约医疗资源。基于成像的烧伤深度诊断技术能够获取更多关于烧伤创面内部的信息，对于提高诊断准确率具有重要意义。此外，人工智能技术还可应用于烧伤面积的评估，以指导临床医师对烧伤患者进行液体复苏。人工智能技术在医学图像诊断上的优势逐渐显现，其具有广阔的应用前景，也势必将提高烧伤深度的诊断精度。

2. 创面植入物材料进展

复合型组织工程皮肤的不断发展与应用，改变了创面植入物材料紧缺的现状。复合型组织工程皮肤主要是将培养的角质形成细胞膜片和不同的真皮基质在体外或体内构建成具备全层结构的皮肤，以达到修复创面、减少挛缩和瘢痕增生，改善修复后外观和提高生理功能的目的。近年来，随着材料科学及工程技术的不断发展，高分子生物可降解材料逐渐被应用于复合型组织工程皮肤的构建中，其中以聚羟基乙酸等为代表，拟人体真皮构建的三维支架，可以引导修复细胞增殖、迁移，同时随着材料的缓慢降解，逐步被自身修复细胞和细胞外基质取代而完成创面的修复。人体细胞与合成支架材料的相互作用不同于自然情况下体内细胞和细胞外基质间的作用，支架材料的成分、孔隙率及大小、降解速率和降解产物等直接影响细胞的黏附、增殖、迁移和分化。由于这些材料多为疏水性，无法提供修复细胞的黏附位点，影响了真皮的修复和重构，故将一些生物蛋白分子整合入支架材料内，用以增加细胞与材料的黏附性。迄今为止，烧伤创面皮肤植入物都存在不同程度的感染、免疫排斥反应。但随着对组织工程学与免疫学的深入研究，理想的组织皮肤覆盖物将会为烧伤救治带来突破性进展。

八、其他

在烫伤的部位涂抹牙膏，在感觉上或许会舒服一些，实际上不仅不解决问题，还可能造成感染，加重烫伤。烫伤后受损的皮肤极易被感染，而牙膏中很可能含有细菌，很容易使伤口感染，影响愈合。另外，牙膏涂在表面还会阻碍热量的散发，反而加重烫伤。其他的偏方如抹盐、酱油、猪油等统统不可取。烫伤后，首先要远离热源，并在第一时间用流动的凉水冲淋降温，直到离开冷水后没有痛感。如情况严重，冲洗后应尽快前往医院处置。

第十五章 中 暑

一、概述

中暑是指在高温环境下或受到烈日暴晒，导致人体体温调节功能紊乱而引起的以中枢神经系统和循环系统功能障碍为主要表现的急症，依据严重程度分为先兆中暑、轻症中暑和重症中暑，重症中暑又可分为热痉挛、热衰竭和热射病三种类型。热痉挛是指体内缺盐，形成肌肉低钠血症，从而产生大肌肉群的痛性收缩。热衰竭是指由于高热产生血容量耗竭的综合征。热射病是指人体体温调节无法克服外源性热力，体温明显上升，最终导致多器官功能衰竭。重症中暑的三种类型可顺序发展，也可交叉重叠。

高温无空调时，年老体弱、营养不良、慢性疾病患者易中暑。据报道，美国热浪期中暑死亡人数约 10 倍于非热浪期。2003 年法国热浪导致约 14 800 人死亡。高温时节，中国也有很多因中暑就诊的患者。

二、主要病因与发病机制

1. 病因

（1）环境温度过高。

（2）产热增加：如从事重体力劳动、发热、甲状腺功能亢进和应用某些药物（如苯丙胺）等。

（3）散热障碍：如湿度过大、过度肥胖、穿透气不良的衣服等。

（4）汗腺功能障碍：见于硬皮病、先天性汗腺缺乏症、广泛皮肤烧伤后瘢痕形成等。

此外年老、体弱、脱水、睡眠不足、糖尿病、水土不服、应用阿托品等抗胆碱能药物影响汗腺分泌等因素，也可成为夏季发生中暑的病因。

2. 发病机制

正常人的腋下体温恒定在 37℃左右，在下丘脑体温调节中枢的作用下，通过皮肤、心血管系统、呼吸系统的辐射、传导、对流、蒸发，使产热和散热处于平衡。如果产热大于散热或散热受阻，导致体内过量热蓄积，即产生高热。

中暑损伤主要是体温过高（>42℃）对细胞的直接毒性作用，引起广泛性器官功能障碍。

（1）中枢神经系统：高热对大脑和脊髓的毒性作用能快速导致细胞死亡、脑水肿和局部出血、颅内压增高、昏迷。

（2）心血管系统：皮肤血管扩张引起血液重新分配，同时心排血量增多，心脏负荷加重。此外，高热引起心肌缺血、坏死，导致心律失常发生、心功能减弱或心力衰竭，从而使心排血量降低，皮肤血流量减少而影响散热。

（3）呼吸系统：高热引起肺血管内皮损伤而致急性呼吸窘迫综合征。

（4）水、电解质代谢：正常人出汗最大速率为 1.5L/h，热适应后的个体出汗速度是正常人的 2 倍。大量出汗常导致水和钠的丢失，使人体失水和失钠。

（5）肾：脱水引起心血管功能障碍和横纹肌溶解等，可导致急性肾衰竭。

（6）消化系统：直接热毒性和胃肠道血液灌注减少可引起缺血性溃疡，易发生大出血。严重中暑患者，发病 2～3 天后几乎都会发生不同程度的肝坏死和胆汁淤积。

（7）血液系统：中暑严重的患者，发病后 2～3 天可出现不同程度的弥散性血管内凝血。

（8）肌肉组织：剧烈运动引起中暑时，肌肉局部出现温度增加、缺氧和代谢性酸中毒，常发生严重肌肉损伤、横纹肌溶解，血清肌酸激酶明显升高。

三、诊断与鉴别诊断

（一）临床表现与诊断

1. 症状和体征

（1）热痉挛：在高温环境下剧烈运动和大量出汗后，体内钠严重丢失，易出现强直性肌肉痉挛，且常见活动较多的四肢肌肉、腹部肌肉、背部肌肉的痉挛和疼痛，尤以腓肠肌痉挛疼痛为特征性表现，常呈对称性和阵发性。

（2）热衰竭：是热痉挛的继续和发展，常见于老年人和慢性疾病患者，主要由大量出汗引起脱水、失钠、血液浓缩、血容量不足所致。主要表现为乏力、头晕、头痛、口渴、胸闷、恶心、呕吐、心悸、多汗、呼吸增快、脉搏细速、心律失常、皮肤湿冷、晕厥、肌痉挛、血压下降甚至休克，但中枢神经系统损害不明显。

（3）热射病：由于长时间热衰竭或产热过多、散热减少所致，表现为高热（直肠温度≥41℃）、皮肤干燥、剧烈头痛、眩晕、呕吐、谵妄、昏迷、抽搐发作、呼吸急促、心动过速、瞳孔缩小、脑膜刺激征等，严重者出现休克、心力衰竭、脑水肿、肺水肿、急性呼吸窘迫综合征、急性肾衰竭、多器官功能衰竭或心搏骤停。

2. 实验室检查

（1）血常规：血液浓缩、白细胞总数增高和中性粒细胞增高，可见中毒颗粒，血小板减少。

（2）尿常规：可见蛋白、管型、红细胞、白细胞。

（3）生化：转氨酶轻度或中度升高，血肌酐和尿素氮升高，肌酸激酶（CK）增高，水、电解质紊乱（如低钠血症、低氯血症、低钾血症或高钾血症等）。

（4）血气分析：常提示呼吸性酸中毒、代谢性酸中毒、呼吸性碱中毒。

（5）心电图：各种心律失常和 ST 段改变。

（6）对于昏迷、头痛患者应行头颅 CT 及脑脊液检查，排除颅内出血及感染。

3. 诊断

根据炎热夏季高温下作业或行走、室内通风不良和典型的临床表现，如热痉挛以四肢肌肉对称性痉挛抽搐为特点；热衰竭以水、电解质平衡紊乱，周围循环衰竭为主要表现；热射病常见高热、皮肤无汗和中枢神经系统症状三大体征，一般诊断不难。

4. 危重指标

出现以下情况之一即考虑患者病情危重。

（1）体温持续高达 41～42℃。

（2）昏迷超过 48 小时伴有频繁抽搐。

（3）重度脱水出现休克。

（4）出现脑水肿，心、肝、肾衰竭，弥散性血管内凝血。

（二）鉴别诊断

热痉挛须与脑血管意外，高热性传染病如乙型脑炎、中毒性痢疾及有机磷农药中毒相鉴别。热衰竭要与出血、低血糖及低血压等其他疾病相鉴别。脑血管意外常发生于老年人，其通常有高血压及动脉硬化病史，有昏迷或偏瘫表现；乙型脑炎发生于秋季，除有持续高热、惊厥外，昏迷患者多伴有呼吸衰竭、补体结合试验阳性。中毒性痢疾起病急，患者有休克及腹痛、腹泻症状，大便常规及细菌培养可确诊。急性有机磷农药中毒患者有毒物接触史，口腔及呼出气体有大蒜味，瞳孔缩小，肌纤维颤动，血胆碱酯酶活力降低。

四、急诊救治

治疗目标：迅速降低体温，补充循环血容量，防治水、电解质平衡紊乱，保护器官功能，防治并发症和多器官功能衰竭。

（一）先兆中暑与轻症中暑

立即撤离高温环境，于阴凉处安静休息并补充清凉含盐饮料，大多即可恢复。出现循环衰竭征象时，可予葡萄糖生理盐水静脉滴注。体温升高者应及时降温。

（二）重症中暑

1. 降温

降温在中暑高热急救中十分重要，有利于保护脑细胞及机体重要脏器的功能。

（1）物理降温：立即脱离高温环境，转移至阴凉通风处，脱去衣服以利于散热，饮用含钠的清凉饮料；也可以在腹股沟和腋窝部冷敷，配合低温毯或冰帽等，但避免用冰摩擦表皮及用极冷的水降温，因为这会引起外周血管收缩，能明显抑制机体散热能力。降温过程应密切观察体温、脉搏、血压等情况。

（2）药物降温：氯丙嗪可调节体温中枢功能，扩张血管，松弛肌肉，降低氧耗，可协助物理降温。用法：可用氯丙嗪 25～50mg 加入 500ml 液体中静脉滴注 1～2 小时。用药时应注意患者的血压变化，如收缩压下降至 90mmHg 时立即减慢滴速或停用。高热伴休克的危重患者亦采用 5% 葡萄糖生理盐水 1000ml 快速静脉滴注，补充血容量的同时降低体温。

2. 监护重要脏器

患者的持续高热和缺氧可严重损害脑、心、肺、肝、肾器官。其中最重要的是保护脑，应予氧疗。对昏迷者使用气管插管，必要时行机械通气。检测血气分析和电解质。持续心电监测，注意呼吸状态和神志、瞳孔等生命体征。

3. 支持疗法

（1）补充电解质，加强内环境管理，调整水、电解质和酸碱平衡，平衡盐液是最基本的支持疗法，补液不宜过速，注意保护患者的心脏功能。

（2）可使用肾上腺皮质激素。应用激素可平缓降温，防止溶血，减少炎症反应，防止脑水肿，补充机体在危急状态下对肾上腺皮质激素的需要等。可用地塞米松注射液 10～20mg 静脉注射或静脉滴注。

（3）维护脏器功能，如及时纠正心力衰竭，心率快可用毛花苷丙；予质子泵抑制剂预防上消化道出血；对急性肾衰竭者及时进行血液净化治疗。

五、中医救治

中医救治以开窍、除湿、益气、养阴为原则。对昏仆者当立即醒脑开窍，神志苏醒后再随证治之。治疗重在清除暑热，除热的同时不忘护阴，迅速补充被耗损的阴液。

1. 针灸及其他外治法

（1）针刺治疗：适用于有高热的中暑类型。用泻法针刺合谷、曲池、大椎，并在十宣穴点刺放血。

（2）刮痧疗法：适用于各类中暑。取陶瓷汤匙，用其光滑边缘蘸盐水在颈项两旁、脊椎两侧或在胸廓肋间隙、肘关节屈侧、腘窝等处，自上而下，先轻后重刮动，以皮肤出现潮红或紫红为度。

2. 辨证论治

（1）中暑阳证：高热，汗出，烦躁，口渴欲饮，饮后安适，脉洪大或沉数，舌质红少津，或见恶寒。治宜清热祛暑，佐以养阴生津。方选白虎汤、竹叶石膏汤加减。

（2）中暑阴证：身凉肢厥，冷汗淋漓，面色苍白，渴欲饮水，饮入即吐，甚则昏迷，脉微细欲绝或沉迟。治宜益气固脱，佐以祛暑和胃。方选生脉散和参附龙牡汤加减。

（3）暑热蒙心：高热烦躁，汗出胸闷，猝然闷倒神昏，不省人事，脉洪数，舌质红绛。治宜清心凉营，开窍醒神。方选清营汤加减。酌情选用安宫牛黄丸或静脉滴注醒脑静注射液。

（4）中暑动风：暑热内扰心营，热极生风而抽搐、痉挛。治宜养阴清热息风。方选三甲复脉汤加减。

六、新进展

统计资料显示，我国中暑及其导致的死亡病例逐年增加，但仍缺乏大规模的流行病学资料。发病通常以神经系统受损表现为主，同时合并其他多个脏器受损表现。临床表现可存在较大差异，很大程度上根据病史和临床表现做出诊断。近年来，目标温度管理逐渐被要求在整个住院期间持续实施。医疗机构可根据条件单用或联用不同的降温措施：控温毯、血管内热交换降温、药物降温及连续性血液净化治疗等，以实现更精确的体温控制。在液体管理方面，建议评估心功能和液体反应性，在液体复苏过程中动态监测血压、心率、中心静脉压（CVP）、中心静脉血氧饱和度、静-动脉二氧化碳分压差、乳酸、尿量。既要充分液体复苏，又要避免液体过负荷。对于难治性高钙血症、严重高钾血症、代谢性酸中毒和无尿患者建议尽早采用血液透析、血液滤过、血液灌流、血浆置换、免疫吸附等血液净化治疗。而对于尿量充分的患者，不建议预防性血液净化治疗或单纯用于清除肌红蛋白。

七、预防及调护

1. 预防

（1）加强健康教育，避免在烈日下长时间暴晒，了解有关中暑基本知识，做好自我防护，一旦出现先兆中暑症状，能采取有效措施自救。

（2）对于高温环境下工作或生活者，当口渴时，不宜以单纯的白开水解渴，应注意喝含盐分的饮料。以防水、电解质紊乱。加强隔热、通风等降温措施。

（3）在高温季节和长期高温作业环境，要合理组织生产劳动，科学地调整作息时间，炎夏露天作业适当延长中午休息时间，缩短连续劳动时间，增加工间休息次数等。

（4）年老体弱者既易中暑，又易并发呼吸衰竭和循环衰竭，注意及时发现，早期纠正，防止在太阳底下暴晒。

2. 调护

（1）患者发生抽搐时，注意保护患者安全，防止坠床、外伤的发生，同时注意保持呼吸道通畅。

（2）高热时给予清淡、易消化、高热量、高维生素、高蛋白、低脂肪饮食。鼓励患者多饮水，多吃新鲜水果和蔬菜。

（3）积极维护患者的最佳心理状态，解除中暑患者精神负担，使其树立战胜疾病的信心，积极配合治疗和护理。

第十六章 急 性 头 痛

一、概述

急性头痛是常见的临床症状，一般是指目外眦、外耳道与枕外隆凸连线以上部位短时间内出现的剧烈疼痛，其疼痛以小时为单位加重。而连线以下至下颌部的疼痛则称为面痛。据统计 50%～96% 的人在其一生中有过头痛的体验。头面部及颅内外组织的痛觉主要由三叉神经、面神经、舌咽神经、迷走神经及 C_1～C_3 神经等支配并沿相应的神经结构传导至中枢。

有研究表明，非创伤性急性头痛占急诊科就诊患者的 2%～4%。虽然绝大多数患者为良性原发性头痛（即偏头痛、紧张性头痛或丛集性头痛等），但未能识别出危重的急性头痛可导致严重后果，包括永久性神经功能障碍、视力丧失或死亡。

二、主要病因与发病机制

1. 病因

（1）常见病因：蛛网膜下腔出血、其他出血性脑血管病、脑炎或脑膜炎、眼源性头痛（如青光眼、急性虹膜炎）、头外伤、神经痛（如枕大神经炎）。

（2）少见病因：中毒后头痛、腰椎穿刺后头痛、高血压脑病等。

（3）其他：巨细胞动脉炎、颅内占位性病变（肿瘤、硬膜下血肿、脑脓肿等）、疱疹后神经痛、高血压性头痛等亚急性头痛。

2. 发病机制

（1）神经刺激：病变刺激头部的三叉神经、迷走神经、颈神经均可引起头痛，国际分类中的神经痛就主要指病变直接作用于头部感觉神经而引起的疼痛。

（2）血管病变：各种病因致血管牵拉、移位、挤压，动静脉扩张都可引起头面痛的发生，偏头痛、蛛网膜下腔出血等引起的头痛就常与这种血管病变有关，颞浅动脉炎所致的头痛则与血管的炎症和痉挛有关。

（3）炎性渗出、出血对脑膜神经或血管的刺激，脑水肿对脑膜的牵拉等也是引起头痛发生的重要原因。

（4）生化因素：P 物质、血管活性肠肽、前列腺素、组胺等可通过刺激神经末梢，引起动脉扩张而导致头面痛的发生。

（5）精神因素：患者无颅内结构损伤，但有明显的精神症状。

三、诊断与鉴别诊断

（一）临床表现与诊断

急性头痛一般是指短时间内突发的目外眦、外耳道与枕外隆凸连线以上部位的疼痛，可见各种性质、各个部位、不同持续时间及伴随症状等临床表现。但急性头痛只是一个症状诊断，更需要进一步检查以明确症状背后的病因病理诊断，排除是否存在致残、致命性疾病。

（二）鉴别诊断

头痛是多种疾病的共同临床表现，头痛的预后差别很大，对急性头痛患者一定要仔细询问病史寻找病因，依据诊断需要进行合理检查，对各种疾病进行鉴别。

虽然大多数急性头痛多为低危头痛，但若为高危头痛，可造成严重不良后果。高危患者往往合并颅内病变，如蛛网膜下腔出血、颅内静脉窦血栓形成、高血压脑病、颅内占位性病变、颅内感染等。

1. 分析可能原因

首先要根据患者病史、临床症状、体征，特别是神经系统体格检查，除外高危急性头痛。如有突然的剧烈头痛，数分钟内达到高峰并合并有脑膜刺激征者，应考虑蛛网膜下腔出血；如急性头痛伴有发热、脑膜刺激征阳性者，应考虑中枢神经系统感染；如有肿瘤病史者，出现急性头痛伴呕吐，应考虑脑转移瘤；伴发劳力活动出现的急性头痛，应考虑颈动脉夹层、可逆性脑血管收缩或颅内出血；急性头痛合并有神经功能缺损者，应考虑颅内病变；突发头痛，伴有眼部症状体征者，应考虑青光眼。

2. 以急性头痛为主诉要进行的检查

（1）血常规、C 反应蛋白、降钙素原：血常规示白细胞总数、中性粒细胞总数或百分比升高，C 反应蛋白升高，降钙素原升高，常常提示合并细菌感染，可辅助诊断中枢神经系统感染。

（2）D-二聚体：是血栓性疾病的检测指标，其敏感性大于特异性，对于存在提示颅内静脉窦血栓形成的症状和易感因素的患者，血浆 D-二聚体水平升高支持颅内静脉窦血栓形成的诊断，但 D-二聚体水平正常不能排除该诊断。

（3）头颅 CT、头颅 CTA 和头颅临床靶区（CTV）：头颅 CT 在诊断颅内出血性病变，如蛛网膜下腔出血或脑内出血有不可代替的优势，具有快速、无创、安全、可重复性等优点，可作为出血性疾病的首先检查方法。头颅 CTA 具有无创和操作简便的特点，对于血管变异、血管疾病及显示病变和血管关系有重要价值，可作为诊断脑内动脉瘤、脑血管畸形的优选方法。头颅 CTV 能显示头颅静脉系统的情况，是诊断颅内静脉窦血栓形成的重要手段。

（4）头颅磁共振检查：对比头颅 CT，头颅磁共振检查能更清楚地显示颅内的结构和病灶，而且无需增强剂即可显示颅内动静脉血管，在急性头痛的诊断中有重要意义。

（5）腰椎穿刺术：为有创检查项目，对于临床高度疑似蛛网膜下腔出血，而头颅 CT 阴性的急性头痛患者，腰椎穿刺能更早地明确蛛网膜下腔出血诊断。另外腰椎穿刺术对中枢神经系统感染性疾病的诊断起着重要作用。

（6）数字减影血管造影（DSA）：能够很好地观察颅内血管的情况，是很多颅内血管疾病诊断的金标准，而且在检查的同时可以对罪犯血管进行处理，这是其他检查手段不能完成的。

（7）脑电图：是诊断癫痫的主要诊断依据，对于明确是否为癫痫引起的急性头痛有重要意义。

（8）眼压检查：是急性头痛患者排除青光眼的重要检查手段。

（三）快速识别

以下症状、体征，有助于识别高危急性头痛。

1. 高危急性头痛患者症状识别

（1）霹雳性头痛：是指疼痛发作后 1 分钟内达到最大强度的重度持续性头痛，首先要排除蛛网膜下腔出血，及时头颅 CT 或腰椎穿刺检查可协助诊断，其次为可逆性脑血管收缩综合征。其他比较少见的原因有颈动脉和椎动脉夹层、静脉窦血栓形成、垂体卒中、急性闭角型青光眼、未破裂的脑动脉瘤等。

低危突发头痛，如偏头痛通常开始时为轻至中度疼痛，在 1~2 个小时逐渐加重至最大强度。丛集性头痛可在数分钟内达最大强度。但持续时间较短，通常在 2 小时以内，且伴有特征性身体同侧自主神经系统征象，如流泪或流涕等。

（2）合并颅外感染：如肺部或鼻旁窦、乳突窦处的感染，可能是发生脑膜炎或颅内脓肿的感染源。结合患者是否有脑膜刺激征、腰椎穿刺检查结果加以判断。

（3）合并意识状态改变或癫痫发作：精神状态或人格的任何变化或意识水平波动，都可能提示严重的疾病。晕厥或近乎晕厥提示蛛网膜下腔出血。伴有癫痫发作的头痛也应怀疑颅内病变。

（4）伴随劳力出现：排除颈动脉夹层、可逆性脑血管收缩或颅内出血。

（5）年龄超过 50 岁：新发或进行性加重、年龄超过 50 岁的患者，高危病因（包括颅内占位性病变和颞动脉炎）所致的风险显著增高。

（6）HIV 和免疫抑制：患有颅内疾病（包括弓形虫病、脑卒中、脑脓肿、脑膜炎和中枢神经系统恶性肿瘤）的风险很高。

（7）伴视力障碍：需眼压检查，排除急性闭角型青光眼。伴发视力障碍的头痛也可能是由巨细胞动脉炎、特发性颅内压增高所致。

2. 高危急性头痛患者体征识别

（1）生命体征异常。生命体征不稳定是危重患者的征象。这种情况下，基本可以排除头痛是由良性病变所致。首先需要急救维持生命体征稳定，一边抢救一边明确病因。高危急性头痛一般多由中枢系统疾病引起。

（2）毒性面容。嗜睡、精神状态改变、灌注不良、苍白、发热或发汗，则可能存在继发性累及神经系统的全身性疾病或感染。

（3）意识水平下降。提示中枢神经系统受损，可能为脑膜炎、脑炎、蛛网膜下腔出血或由占位性病变导致。

（4）神经系统异常。合并有任何神经系统功能缺损，必须首先排除中枢神经系统病变，提示高危头痛。

（5）脑膜刺激征阳性。提示脑膜炎或蛛网膜下腔出血可能。

（6）眼科检查异常。如视盘水肿，往往提示颅内压升高，这可能是由肿瘤或其他结构性异常所致。视网膜或眼底出血可能是蛛网膜下腔出血所致。视力下降或丧失可能是由颞动脉炎或颈动脉夹层的血管损伤所致。眼压升高，提示青光眼可能。

四、现场急救

急性突发的头痛患者，特别要注意患者有无精神和意识的异常，如果头痛伴有意识或精神异常，必须第一时间呼叫 120，请专业人员协助急救，在医护人员到达之前，可以进行以下处理。

（1）现场保持通风，保暖，避免强光，环境安静，去枕，避免抬高头部。

（2）如果患者伴有呕吐，保持头侧向一边，避免误吸，伴有意识障碍者，采取标准恢复体位，保持呼吸道通畅。

（3）伴有抽搐的患者，保护患者避免受到撞击二次损伤，同时也要注意不要强行制动，以免致骨折或肌肉拉伤。

（4）神志清楚患者，安抚患者情绪，使其保持镇定，避免情绪波动。

（5）头痛剧烈患者，可对症处理，给予非成瘾性止痛药，如布洛芬等。对严重、持续、肌肉收缩性头痛用止痛镇静药。两者合用，能提高痛阈，并减轻焦虑和对疼痛的反应。

五、急诊救治

（一）急救处理流程

（1）稳定呼吸循环：对于呼吸循环不稳定患者，立即给予呼吸循环支持，必要时行心肺复苏。

（2）检查是否有创伤病史：如果患者明确有创伤病史，即可按头部外伤处理，给予止血包扎固定。止血后再进一步处理。

（3）排除癫痫发作：患者现场或近期有癫痫发作，可给予抗癫痫处理。

（4）重视神经系统症状体征：如有神经系统功能缺损症状体征，必须完善头颅 CT、MRI 或血管造影，排除中枢神经系统疾病。对于伴有脑膜刺激征的头痛患者，必须排除蛛网膜下腔出血及颅内感染性疾病。

（5）注意排除颞动脉炎：观察有无颞动脉触痛、间歇性下颌运动障碍及红细胞沉降率增高。

（6）排除其他系统疾病：如眼、耳、鼻窦炎症等引起的疼痛。

（二）常见危重疾病处理

急性头痛多由明确的脑部急重症所致，不同急重症处理有所不同。

1. 高血压脑病

（1）积极稳妥地降低血压：在给予降压治疗的 1 小时内使平均动脉压迅速下降，但不超过降压治疗前血压的 25%。在达到第一目标后，应放慢降压速度，减慢静脉给药的速度，加用口服降压药，逐渐将血压降低到第二目标。在给予降压治疗后的 2～6 小时将血压降至 160/（100～110）mmHg，并根据患者的基础血压和具体病情适当调整。若患者可耐受降压治疗第二目标达到的血压且其临床情况稳定，在以后 24～48 小时血压逐步降低至正常，即达到血压控制的第三目标。在降压过程中要严密监测患者血压、心率、精神状态。常用的降压药物有硝普钠、硝酸甘油、乌拉地尔、尼卡地平等。

（2）降低颅内压、减轻脑水肿：可选用 20%甘露醇、甘油果糖、呋塞米（速尿）等。

（3）防治抽搐：可选用地西泮、苯巴比妥钠、丙戊酸钠、卡马西平等。

2. 蛛网膜下腔出血

（1）调控血压：高血压者予降压治疗。

（2）降低颅内压：使用甘露醇、呋塞米、甘油果糖或脱水药等。

（3）防治脑动脉痉挛及脑缺血：维持正常的血压和血容量；应用钙通道拮抗剂，如尼莫地平静脉给药或口服给药。腰椎穿刺放脑脊液或行脑脊液置换术。

（4）防治再出血：尽早闭塞责任动脉瘤，开颅行夹闭术或介入动脉瘤行填塞术。积极控制血压，保持血压稳定在正常或发病前水平。使用抗纤溶药物，如氨基己酸、氨甲苯酸（止血芳酸）或氨甲环酸等。

（5）防治脑积水：轻度的脑积水应给予乙酰唑胺（醋氮酰胺）减少脑脊液分泌，酌情选用甘露醇、呋塞米。急性脑积水经内科治疗后症状仍进行性加剧、有意识障碍者；或年老患者及心、肺、肾等内脏严重功能障碍，不能耐受开颅手术者，可行脑室穿刺脑脊液外引流术。

（6）防治抽搐：发作时可以短期采用抗癫痫药物，如地西泮、卡马西平或丙戊酸钠。

3. 脑出血

（1）调控血压、防治再出血：脑出血急性期血压过高，可增加再出血的危险性，应及时控制血压，目前主张个体化的治疗原则，根据患者年龄、基础病、发病前后血压情况确定适宜的血压水平。

（2）防治脑水肿：常用药物有甘露醇、呋塞米、甘油果糖或甘油氯化钠等。

（3）有手术指征者，请神经外科会诊，手术治疗。

（4）其他治疗：亚低温治疗，防治心律失常，控制癫痫发作，预防应激性溃疡等。

4. 颅脑外伤性头痛

（1）改善脑神经功能：可给予胞磷胆碱、脑活素（脑蛋白水解物）、奥拉西坦等。

（2）抗感染治疗：必要时选用有效的抗生素，防治感染。

（3）手术治疗：有明确手术指征者，尽早实施手术治疗。

5. 感染性头痛

（1）抗感染治疗：针对病原选用敏感，且透过血-脑屏障而副作用小的抗生素。

（2）控制发热：可予物理降温，高热者予药物退热。

（3）其他治疗：防治抽搐、降颅内压、改善脑神经功能等。

6. 颅内占位

（1）降低颅内压：可用 20%甘露醇、呋塞米、甘油果糖等静脉滴注，应用抑制脑脊液产生的药物，如乙酰唑胺；必要时通过颞肌下减压术、脑室穿刺引流术降低颅内压。

（2）针对病因治疗：如针对脑寄生虫病的病原体进行药物治疗。

（3）外科手术治疗：颅内占位性病变予手术治疗。

六、中医救治

（一）古文献方法

古代文献《内经》中对于针刺治疗六经头痛的论述较多，《素问·缪刺论》中就有对头痛针刺治疗的记载，其曰："邪客于足太阳之络，令人头项肩痛，刺足小指爪甲上，与肉交者各一痏，立已；不已，刺外踝下三痏，左取右，右取左，如食顷已。"《灵枢·厥病》记载："厥头痛，项先痛，腰脊为应，先取天柱，后取足太阳"、"头半寒痛，先取手少阳阳明，后取足少阳阳明"。《针灸甲乙经》中也有对头痛针刺治疗的记载，"热病头痛身重，悬颅主之；头项痛重，暂起僵仆，鼻室鼽衄，喘息不得通，通天主之"。

（二）现场急救

1. 平衡针刺

对于头痛急性期患者症状，对症处理是治疗的重要组成部分，平衡针刺治疗对缓解症状有比较理想的效果，治疗头痛可选用头痛穴。头痛穴位于足背第1、2跖骨前凹陷处中点，采用上下提插，一步到位法，针尖斜向涌泉穴，与皮肤成15°～45°。有活血化瘀、疏肝理气、健脾和胃、醒脑开窍功效，常用于偏头痛、神经性头痛、血管性头痛、头部疾病等。

2. 局部热熨法

（1）风寒头痛，药用川芎15g，白芷30g，荆芥、薄荷、葱白（切碎）各15g。上药共研粗末，炒热后布包热熨患处。

（2）头痛患者，可用生川乌、生南星、生白附子各10g研末，用时加葱白120g，生姜15g，切碎捣泥，加入药末和匀，用软布包好蒸热后，敷痛处。

3. 灸法

对于急性头痛患者可用艾条点燃，对准患侧率谷穴（耳廓尖上方，入发际1.5寸处），嘱患者保持心情舒畅，切忌过劳，忌烟酒和辛辣刺激性食物，尽量避免感染风寒。

4. 梅花针叩法

梅花针叩刺可以缓解急性头痛患者症状。叩刺部位：头部疼痛部位。操作规程：先用梅花针叩刺，使头皮上形成多个直径2～3mm血滴为度。再用毫针针刺风池、腕骨穴，使酸、麻、胀感传至前头部，留针20～30分钟。

5. 指压法

头痛时穴位刺激往往可以获得疗效，可以使用指压方式或针刺。按照疼痛部位选择穴位：全头痛，多选用风池、百会、太阳、合谷；额部疼痛，选择印堂、合谷、内庭；颞部疼痛，多选用风池、太阳、外关；巅顶疼痛，选择百会、四神聪、内关；枕部疼痛，选择风池、风府。

（三）分经论治

对于头痛的治疗还应重视引经药物的合理恰当使用。用药参照李杲《兰室秘藏》中所述："头痛须用川芎，如不愈，加各引经药，太阳羌活，阳明白芷，少阳柴胡，太阴苍术，厥阴吴茱萸，少阴细辛也"、"太阳头痛，恶风脉浮紧，川芎、羌活、独活、麻黄之类为主；少阳经头痛，脉弦细，往来寒热，柴胡为主；阳明头痛，自汗发热恶寒，脉浮缓长实者，升麻、葛根、石膏、白芷为主；太阴头痛，必有痰，体重或腹痛，为痰癖，脉沉缓，苍术、半夏、南星为主；少阴头痛，三阴三阳经不流行而足寒气逆，为寒厥，脉沉细，麻黄、附子、细辛为主；厥阴头项痛，或吐痰沫厥冷，其脉浮缓，吴茱萸汤主之"。

（四）辨证论治

急性头痛中医可分为外感头痛和内伤头痛两种。

外感头痛以疏风祛邪为主，兼用散寒、清热、祛湿之品。外感风寒可用川芎茶调散治以疏风散寒止痛，外感风热可用芎芷石膏汤疏风清热止痛，感受风湿可用羌活胜湿汤祛风除湿。

内伤头痛宜扶正祛邪兼顾，肝阳上亢者可用天麻钩藤饮，以平肝潜阳，息风止痛。痰浊蒙窍者可用半夏白术天麻汤，以化痰、降逆、止痛。瘀血痹阻者可用通窍活血汤活血化瘀，通窍止痛。

另外，根据辨证可使用正天丸、通窍活血丸、天麻素注射液等中成药。

七、新进展

急性头痛属于临床症状，背后的原因复杂，需要进一步临床检查来明确原因。但解决疼痛却是患者来院的主要诉求。

急性疼痛服务是以麻醉医师为主体的急性疼痛治疗方案，是对手术患者、产妇或其他急性疼痛患者实施疼痛管理的组织机构。急性疼痛服务的概念最初成形于1976年，目的是系统、有效地应对患者的急性疼痛问题，直到1988年，第一个急性疼痛服务组织在华盛顿大学成立。随后急性疼痛服务得到了迅速的推广。目前在中国运用这个模式进行疼痛管理的医院还是较少，仍需进一步研究、改进及推广。理想的急性疼痛服务能向所有患者提供镇痛治疗和相应的临床监测与评价，同时规范镇痛技术，在医护培训、临床研究和新技术研究方面发挥主导作用。

八、其他

1. 头痛日记

头痛病因复杂，有部分疾病存在器质性病变，通过颅脑 CT、磁共振等辅助检查可以明确诊断，但对于一些慢性、反复发作的头痛，并无明确的理化实验室检查异常，主要依靠详细地询问病史，如疼痛的起始时间、持续时间、发展情况、性质、部位、发作频率、影响因素、诱因、伴随症状、家族史等，并结合自己的临床经验进行诊断。但患者就诊时，依靠即时的回忆，往往模糊且不准确。对于反复发作的头痛患者，就诊时提供近一个月的头痛日记，详细记录发病时上述的特点，对于医生的诊断及患者预防复发都有帮助，而且很多研究结果提示头痛日记对于头痛的治疗有益。

2. 头痛中医药指南

2018 年，由广东省中医院牵头制订的《中医药治疗原发性头痛指南》被美国国立临床实践指南文库（NGC）正式收录。该指南是 NGC 在全球范围内收录的首部中医药指南，也是目前唯一被收录的中医药临床实践指南。

第十七章　急性意识障碍

一、概述

意识障碍是指人对周围环境及自身状态的识别和觉察能力出现障碍。其可分为两种不同的状态：一种以兴奋性降低为特点，表现为嗜睡、昏睡以至昏迷；另一种是以兴奋性增高为特点，表现为高级中枢急性活动失调的状态，包括意识模糊、定向力丧失、感觉错乱、躁动不安、言语杂乱等。

急性意识障碍是急诊常见病症，快速、准确地对病因做出诊断，及早采取有效治疗措施，对降低患者死亡率、提高治愈率、降低致残率具有重要价值。

二、主要病因与发病机制

（一）主要病因

1. 颅内疾病

（1）局限性病变：①脑血管疾病如脑出血、脑梗死、暂时性脑缺血发作等；②颅内占位性病变如原发性或转移性颅内肿瘤、脑脓肿、脑肉芽肿、脑寄生虫囊肿等；③颅脑外伤、脑挫裂伤、颅内血肿等。

（2）脑弥漫性病变：①颅内感染性疾病；②弥漫性颅脑损伤；③蛛网膜下腔出血；④脑水肿；⑤脑变性疾病及脱髓鞘病变。

（3）癫痫发作。

2. 全身性疾病

（1）急性感染性疾病：各种败血症、感染中毒性脑病等。

（2）内分泌与代谢性疾病：如肝性脑病、肾性脑病、肺性脑病、糖尿病昏迷、黏液水肿性昏迷、垂体危象、甲状腺危象、肾上腺皮质功能减退性昏迷、乳酸酸中毒等。

（3）外源性中毒：包括工业毒物、药物、农药、植物或动物类中毒等。

（4）缺乏正常代谢物质：缺氧、缺血、低血糖。

（5）水、电解质平衡紊乱：如低钠血症、低氯性碱中毒。

（6）物理性损害：如日射病、热射病、电击伤、溺水、高山病等。

（二）发病机制

由于脑缺血、脑缺氧、葡萄糖供给不足、酶代谢异常等因素可引起脑细胞代谢紊乱，从而导致网状结构功能损害和脑活动功能减退，均可产生意识障碍。意识状态正常取决于大脑半球功能的完整性，当发生急性广泛性大脑半球损害或半球向下移位压迫丘脑或中脑时，可引起不同程度的意识障碍。

三、诊断与鉴别诊断

意识障碍主要分为以觉醒度改变为主的意识障碍及以意识内容改变为主的意识障碍。以觉醒度为主的意识障碍表现为嗜睡、昏睡及昏迷。

（一）意识障碍分级

1. 嗜睡

嗜睡为意识障碍的早期表现，患者经常入睡，能被唤醒，醒来后意识基本正常，停止刺激后继续入睡。

2. 昏睡

昏睡指患者处于较深睡眠，一般外界刺激不能被唤醒，不能对答，较强烈刺激可有短时意识清醒，醒后可简短回答提问，当刺激减弱后很快进入睡眠状态。

3. 昏迷

（1）浅昏迷：随意活动消失，对疼痛刺激有反应，各种生理反射（吞咽、咳嗽、角膜反射、瞳孔对光反应等）存在，体温、脉搏、呼吸多无明显改变。

（2）中度昏迷：对外界一般刺激无反应，强烈疼痛刺激可见防御反射活动，角膜反射减弱或消失，呼吸节律紊乱，可见周期性呼吸或中枢神经性过度换气。

（3）深昏迷：随意活动完全消失，对各种刺激皆无反应，各种生理反射消失，可有呼吸不规则、血压下降、大小便失禁、全身肌肉松弛、去大脑强直等。

（二）格拉斯哥昏迷评分法

格拉斯哥昏迷评分法指评估睁眼反应、语言反应和肢体运动三个方面，三个方面的分数加总即为昏迷指数。格拉斯哥昏迷评分法最高分为 15 分，表示意识清楚；12～14 分为轻度意识障碍；9～11 分为中度意识障碍；8 分以下为昏迷，需考虑控制气道。

（三）鉴别诊断

1. 闭锁综合征

闭锁综合征又称去传出状态，病变位于脑桥基底部、双侧皮质脊髓束和皮质脑干束。表现为意识清醒，不能张口，四肢瘫痪不能言语，仅能以瞬目和眼球垂直运动示意。本病可由脑血管病、感染、肿瘤、脱髓鞘病等引起。

2. 意志缺乏症

意志缺乏症患者处于清醒状态，运动感觉功能存在，记忆功能尚好，但对刺激无反应、无欲望，呈严重淡漠状态。本病多由双侧额叶病变所致。

3. 木僵

木僵表现为不语不动，不吃不喝，对外界刺激缺乏反应，甚至出现大小便潴留，多伴有蜡样屈曲、违拗症，言语刺激触及其痛处时可有流泪、心率增快等情感反应，缓解后多能清楚回忆发病过程，多见于精神分裂症的紧张性木僵、严重抑郁症的抑郁性木僵、反应性精神障碍的反应性木僵等。

（四）快速识别

任何原因所致的弥漫性大脑皮质和（或）脑干网状结构的损害或功能抑制均可造成意识障碍和昏迷。在临床上引起意识障碍和昏迷的具体病因很多，通过详细询问病史和临床检查，有的病因易明确，而有的则不明确。因此，必须边询问，边检查，边观察，边治疗。正确识别意识障碍原因的方式是尽可能早期进行影像学检查，完成头部 CT 及 MRI，以及相关实验室检查，并针对以下问题进行分析和判断：①是不是昏迷？②程度如何？③引起的病因是什么？是颅内疾病还是全身性疾病？若是前者，是颅内局限性病变还是弥漫性病变；如系局限性病变，它是位于幕上还是位于幕下，具体病因是什么；若是全身性疾病，具体病因是什么。

1. 病史

需要详询病史，应着重了解：①发生意识障碍和昏迷的时间、诱因、起病缓急、方式及其演变过程等。②意识障碍和昏迷的伴随症状及相互间的关系。如首发症状为剧烈头痛者，要考虑蛛网膜下腔出血、脑出血、脑膜炎；高热、抽搐起病者结合季节考虑乙型脑炎、流行性脑脊髓膜炎；以精神症状开始者应考虑脑炎、额叶肿瘤等；老年患者以眩晕起病要考虑小脑出血或椎-基底动脉的缺血。③意识障碍和昏迷发生前有无服用药物（如镇静安眠药、抗精神病药、降血糖药等）、毒物和外伤史，既往是否有类似发作等。④既往有无癫痫、精神疾病、长期头痛、视力障碍、肢体运动受限、高血压和严重的肝、肾、肺、心脏疾病及内分泌代谢性疾病等。⑤了解发病现场和环境：如有无未服完的药品、呕吐物；有无特殊气味（如一氧化碳、硫化氢等）；季节特点（如寒冷、高温等）；附近有无高压电线。

2. 体格检查

体格检查包括体温、脉搏、呼吸、血压和皮肤黏膜，以及神经系统以外的其他系统检查等。

（1）体温：①体温升高，常见于严重的颅内外感染性疾病、脑出血、蛛网膜下腔出血、中暑等。高热无汗还应考虑是否有抗胆碱类药物中毒。②体温降低，常见于酒精中毒、一氧化碳中毒、休克、镇静催眠药中毒、低血糖昏迷、黏液性水肿、垂体功能减退、艾迪生病及下位脑干的广泛损害和冻僵等。

（2）脉搏：脉搏触诊有助于及时发现急性心源性脑缺血综合征。脑出血、酒精中毒者脉慢而洪大；脑膜炎患者脉搏多细速。颠茄类、氯丙嗪中毒者脉搏显著增快。脉搏先慢后快，同时伴有血压下降者，可见于脑疝压迫脑干、延髓生命中枢衰竭。

（3）观察患者的呼吸方式、节律和频率等。呼吸深而快，常见于代谢性酸中毒（糖尿病、尿毒症等）。呼吸深而慢，同时脉搏慢而有力和血压增高，为颅内压增高的表现。呼吸过慢并伴有叹息样呼吸常为吗啡类药物中毒。呼气带有氨味见于尿毒症昏迷；带有苹果味见于糖尿病昏迷；带有苦杏仁气味提示氢氰酸（苦杏仁、木薯、氰化物等）中毒；带有酒味提示酒精中毒。呼气及排泄物有大蒜样臭味可见于有机磷农药中毒。脑桥下部损害后可出现：①喘息样呼吸；②交替呼吸；③间歇呼吸；④长吸式呼吸。

（4）意识障碍时神经系统查体主要包括以下几个方面：瞳孔、对疼痛刺激的反应、瘫痪体征、脑干反射、锥体束征和脑膜刺激征等。

3. 辅助检查

实验室检查与特殊检查应根据需要选择进行，但除三大常规外，对于意识障碍和昏迷患者，血清电解质、尿素氮、二氧化碳结合力、血糖等应列为常规检查；对病情不允许者必须先就地抢救，视病情许可后再进行补充。脑电图、头颅 CT 和 MRI，以及脑脊液检查对昏迷的病因鉴别有重要意义。

四、急诊救治

1. 常规处理

（1）保持呼吸道通畅，氧疗，必要时气管插管或切开行呼吸支持。

（2）维持循环功能，尽早开放静脉，建立输液通路，有休克应迅速扩充血容量，使用血管活性药物，尽快使平均动脉压大于 65mmHg。心肌收缩力减弱者应给予强心剂；心脏停搏时应立即行心肺复苏。

（3）考虑中枢性镇静药物或酒精中毒者，尽早使用纳洛酮促醒，常用剂量每次 0.4～0.8mg，静脉注射或肌内注射，无反应可隔 10～15 分钟重复用药，直到达到预期效果；亦可予 1.2～2.0mg 加入 250～500ml 液体中静脉滴注。

2. 对因治疗

针对病因及时果断采取措施是抢救成功的关键。若昏迷的病因已明确，则应迅速给予有效病因治疗。由颅内占位性病变引起者，若条件许可，应尽早做开颅手术；细菌性脑膜脑炎引起者，应迅速给予大量而有效的抗生素治疗；由低血糖引起者应立即给予高渗葡萄糖液；若为有机磷农药中毒所致者，应立即用特效解毒剂；糖尿病昏迷者应予胰岛素治疗等。

3. 对症治疗

支持疗法包括控制脑水肿，降低颅内压，维持水、电解质平衡，镇静止痛，防治各种并发症（如急性心力衰竭、急性呼吸衰竭、消化道出血、急性肾衰竭、急性脑衰竭）等。

五、中医救治

1. 中成药

邪毒内闭：安宫牛黄丸，口服或鼻饲。紫雪丹，口服或鼻饲。清开灵注射液 40ml 加入 5%葡萄糖生理盐水或生理盐水 250～500ml 静脉滴注，每日 1～2 次。醒脑静注射液 20ml 加入 5%葡萄糖生理盐水或生理盐水 250ml 静脉滴注。

脱证：生脉注射液 20～40ml 加入 5%葡萄糖注射液 6ml 静脉滴注，15 分钟一次，脱证渐除后改静脉滴注。

亡阳：参附注射液 60～100ml 加入 10%葡萄糖注射液 250ml 中静脉滴注。

2. 针灸疗法

邪毒内闭：针刺内关、人中、百会、涌泉、大椎，用泻法，十宣穴点刺放血。

脱证：针刺人中、关元、涌泉，灸神阙等。

六、新进展

醒脑静注射液在救治急性意识障碍方面取得很好疗效，得到国内专家们的广泛认可。其通过降低脑缺血时的兴奋性神经递质天冬氨酸，升高抑制性神经递质 γ-氨基丁酸、甘氨酸，以对抗兴奋性氨基酸的毒性，从而达到催醒复苏的作用，另有研究表明其具有拮抗阿片受体样作用，降低 β-内啡肽水平，并具有纳洛酮样作用，可以促醒、纠正昏迷，亦可抑制全身炎症反应，减轻脑水肿，减轻神经病理性损伤，清除颅内自由基，对脑缺血神经细胞损伤具有一定的保护作用。

第十八章　急　性　胸　痛

一、概述

急性胸痛指突然发生的胸部疼痛，一般指发病时间较短，几分钟或数小时突然起病；另外胸痛时间较长但未就诊或就诊未系统检查者也按急性胸痛处理。

急性胸痛是急诊就医的常见原因，在美国急性胸痛是成年女性首位症状表现，是男性最常见急诊原因，占急诊患者的 5%～20%。我国因老年人口比重不断上升，急性胸痛患者也在逐年上升。急性胸痛前三位病因为急性冠脉综合征、肺动脉栓塞、急性主动脉综合征。

胸痛病因复杂，涉及多个器官系统，临床的危险性和预后差异较大，需要患者和医生高度重视；有些病变危重，可随时威胁生命。

急性胸痛中医病名一般为"厥心痛"、"真心痛"等。

二、主要病因与发病机制

（一）主要病因

1. 胸内结构病变

（1）心源性胸痛：急性心肌梗死、心绞痛、急性心包炎、主动脉夹层等。
（2）大血管病变：主动脉瘤、急性肺栓塞等。
（3）呼吸系统疾病：自发性气胸等。
（4）纵隔和膈肌的疾病：纵隔炎、纵隔脓肿和膈疝等。
（5）食管疾病：反流性食管炎、食管破裂、食管裂孔疝等。

2. 胸壁组织疾病

胸壁组织疾病包括带状疱疹、肋间神经炎、肋骨骨折、皮下急性蜂窝织炎、非化脓性肋软骨炎等。

3. 膈下脏器病变

膈下脏器病变包括膈下脓肿、肝脓肿、脾梗死和肝癌破裂等。

4. 功能性疾病

功能性疾病如心脏神经症等，此部分需要排除器质性疾病。

由于急性胸痛病因复杂，病势凶险，目前已成为威胁人类生命健康的急危重症之一，大型医院基本都设有胸痛中心，以便更好地处理急性胸痛。

（二）发病机制

各种化学或物理因素造成的组织损伤，刺激肋间神经感觉纤维、脊髓后根传入纤维、支配心脏及主动脉胸段的感觉纤维、支配气管与支气管及食管的迷走神经纤维或膈神经的感觉纤维等，均可引起胸痛。

临床上，胸痛发病常伴放射痛。某一内脏与体表某一部位同受某些脊神经后根传入神经支配，来自内脏的痛觉冲动传入大脑皮质区，除产生局部痛觉外，还可以出现相应体表疼痛感觉，该种感觉则称为放射痛。

本章主要阐述以下几种临床上常见表现为急性胸痛的急症，如气胸、肺栓塞、急性冠脉综合征、主动脉夹层。

三、诊断与鉴别诊断

（一）临床表现

1. 气胸

（1）症状：明确诱因（如屏气、剧烈运动等）后出现一侧胸痛，呈针刺样或刀割样疼痛，伴胸闷、呼吸困难，或伴刺激性咳嗽。

（2）查体：患侧胸部隆起，呼吸及触觉语颤减弱，叩诊呈过清音或鼓音。听诊呼吸音减弱或消失。

（3）X线片见"气胸线"，或胸部CT见胸膜腔内极低密度气体影。

2. 急性肺栓塞

（1）症状：胸痛；呼吸困难、气促，活动后明显加重，严重时有濒死感；晕厥；咯血。

（2）体征

1）呼吸系统：呼吸急促；发绀；肺部湿啰音或哮鸣音。

2）循环系统：心动过速；血压变化，严重时休克；颈静脉充盈或搏动；肺动脉听诊区第二心音亢进或分裂，三尖瓣听诊区收缩期杂音。

（3）实验室检查：D-二聚体可作为排除诊断标准（若 D-二聚体$\leqslant$500μg/L，基本可排除该病）；动脉血气分析见低氧血症、低碳酸血症等。

（4）影像学检查：CT、肺动脉造影可明确发现肺动脉内血栓。

3. 急性冠脉综合征

（1）症状：①胸痛，可见放射痛，放射至下颌、颈部、背部等，常见烦躁不安、出汗、恐惧、胸闷，有濒死感等；②全身症状：发热等；③胃肠道症状：恶心、呕吐；④心律失常；⑤低血压甚至休克；⑥心力衰竭（根据梗死部位表现为左/右心功能不全）。

（2）体征：心脏浊音界可轻/中度扩大；心率多增快；心尖区第一心音减弱，可见第四心音奔马律，少数见第三心音奔马律；第2～3天可出现心包摩擦音；心尖区收缩期杂音或伴收缩中晚期喀喇音，可闻及各种心律失常；血压下降，甚至休克。

（3）实验室检查：肌红蛋白、肌钙蛋白 I、肌钙蛋白 T、肌酸激酶同工酶升高。

（4）心电图进行性改变：①ST 段弓背向上抬高；②病理性 Q 波；③T 波倒置。

4. 主动脉夹层

（1）症状：①剧烈胸痛，呈撕裂样或刀割样疼痛；②脏器或肢体缺血表现，夹层破裂时见充血性心力衰竭、晕厥、咯血、呕血等。

（2）体征：①血压，正常或升高，两上肢或上下肢血压相差较大。②心血管杂音，心室底部收缩期、舒张期或双期心脏杂音，亦可于主动脉瓣区闻及舒张期吹风样杂音，夹层形成部位有时可闻及血管杂音。

（3）辅助检查：①心电图，一般无 ST-T 异常；②主动脉 CTA、MRA 及主动脉数字减影血管造影可清晰观察是否存主动脉夹层。

（二）诊断要点

（1）气胸：明确诱因、突发一侧胸痛、呼吸困难；刺激性咳嗽、听诊呼吸音稍弱、胸片见"气胸线"。

（2）急性肺栓塞：突发胸痛（"心绞痛样胸痛"）、呼吸困难、咯血；D-二聚体可用于排除肺栓塞；CT 及肺动脉造影可明确诊断。

（3）急性心肌梗死：在有急性心肌缺血证据（包括心电图、心脏彩超、冠脉造影、尸体解剖）的情况下，血清心肌损伤标志物——肌钙蛋白升高即可诊断。

（4）主动脉夹层：胸痛（剧烈撕裂样疼痛）+血压正常或升高，两上肢或上下肢血压相差较大、心电图无 ST-T 异常（行主动脉 CTA、DSA 可确诊）。

（三）鉴别诊断

急性胸痛主要鉴别以上四种常见急症。根据病史、以上诊断要点及辅助检查结果可鉴别上述四病。

（四）快速识别

急性胸痛的病因多样，如能识别出"高危胸痛"有利于准确处理，降低风险。

（1）胸痛伴意识不清、面色苍白或发绀、冷汗出、肢体湿冷、呼吸困难等上述任一症状，立即拨打 120 或到医院急诊胸痛中心就诊。

（2）出现持续、无法缓解的胸痛、背痛、肩痛，疼痛性质为"紧缩感"、"压迫感"、"压榨样"、"刀绞样伴窒息感"、"撕裂痛"；立即拨打 120 或到医院急诊胸痛中心就诊。

四、现场急救

在急救人员到来之前，可以采用以下现场救治措施：

（1）使患者保持平卧位，保暖；拨打 120 急救电话，尽量避免自行前往医院。

（2）观察患者神志、呼吸情况，如出现心跳、呼吸骤停现象，给予心肺复苏术，维持胸外按压直至医务人员到来。

（3）之前有明确的心绞痛病史者，测量血压，如血压超过 100/70mmHg，可舌下含服硝酸甘油 1 片，嚼服阿司匹林 3 片。如不能确定是心绞痛，则不能使用阿司匹林。

（4）家中有吸氧装置，可给予吸氧。

（5）如患者血压正常或升高，心率（脉搏）超过 75 次/分，无哮喘等病史，可服用美托洛尔 25mg。

（6）如患者烦躁且血压不低，无呼吸困难，可予地西泮。

五、急诊救治

关于胸痛的急诊救治，其关键之一在于早期明确胸痛病因，纠正病因。在有效纠正病因前，应及时予对症处理。对症处理的原则大致为镇痛、镇静、维持生命体征、保护器官功能。

（一）一般处理

（1）监测生命体征。

（2）维持生命体征：吸氧、扩容等。

（3）镇痛：可选用阿片类镇痛药物，如吗啡、芬太尼、瑞芬太尼等，可选用吗啡 5～10mg 静脉注射。应注意，如药效不理想时应加用半衰期较短的镇痛药物，如瑞芬太尼等。

（4）镇静：可选用苯二氮䓬类镇静药或丙泊酚。可选用咪达唑仑 0.01～0.05mg/kg 静脉注射，后持续以丙泊酚 5～50μg/（kg·min）静脉泵入。

（5）保持大便通畅：可使用开塞露、中药制剂等灌肠。

（二）具体疾病处理

1. 气胸

处理原则主要是镇痛，缓解呼吸困难。

（1）一般处理：常规处理上予高浓度吸氧。

（2）药物治疗：镇咳、镇痛；镇咳可选用可待因片口服；镇痛详见一般处理。

（3）排气减压：小量气胸者，可予胸腔穿刺抽气；呼吸困难、压缩面积较大者，予胸腔闭式引流。

2. 急性肺栓塞

（1）危险分层：对患者进行全面的危险分层可决定诊疗策略的制定，主要以是否存在休克或持续性低血压等血流动力学障碍为标准，取决于右心室应对后负荷的能力。

高危组急性肺栓塞：休克状态或持续性低血压 [收缩压＜90mmHg（1mmHg=0.133kPa），或血压下降≥40mmHg 并持续＞15 分钟，排除心律失常、低血容量或败血症的原因]。高危组患者存在血流动力学危象，病死率高，临床处置应争分夺秒，对于能够耐受的可疑高危肺栓塞患者，首选肺动脉 CTA 检查以明确诊断，而非等待实验室检查结果。血流动力学不稳定，难以耐受外出检查的情况下，可选择床边超声、便携式 V/Q 检查进行诊断和鉴别诊断，一旦确诊立即启动肺栓塞的治疗。

非高危组急性肺栓塞：血流动力学稳定的肺栓塞尤为重视危险分层，可通过使用心肌损伤标志物、影像学检查（CTA 或超声心动图）来评估。肺栓塞严重程度指数（PESI）或简化的 PESI（sPESI）可作为有效的临床评分系统。目前临床常用简化的 PESI 评分来评估患者高危或低危。

中危组急性肺栓塞：PESI Ⅲ～Ⅴ 或 sPESI≥1，或 CTA 或超声心动图显示右心室扩张或功能障碍，或存在提示心肌损伤（肌钙蛋白）或心肌扩张（BNP 或 NT-pro-BNP）阳性。2014年欧洲心脏病学会年会（ESC）进一步将中危组急性肺栓塞分为中-高危组（存在右心室功能障碍合并生物标志物升高）及中-低危组（存在右心室功能障碍或生物标志物升高）。

低危组肺栓塞：血流动力学稳定，无临床不良预后标志物升高。对血流动力学稳定患者进行风险分层的价值在于识别出哪些患者可以在家中安全治疗，哪些患者需要密切监测并且积极治疗。

（2）急性肺栓塞的治疗：急性肺栓塞的治疗方法应包括 3 个主要部分：抗凝治疗、肺动脉的再灌注及呼吸循环支持。呼吸循环支持是保证抢救成功和有效治疗的关键，包括吸氧、机械性通气、降低肺动脉压、纠正右心衰竭等。

3. 急性心肌梗死

处理原则为挽救濒死心肌，缩小心肌梗死面积，保护心脏功能，防治相关并发症。

（1）院前或转运中处理：为预防急性心肌梗死患者猝死，院前急救应注重早期识别求救、早期心肺复苏、早期除颤及早期加强心脏生命支持。

（2）一般处理：常规基础上，同时做好除颤、CPR 准备。

（3）药物治疗：主要予药物镇痛、扩冠、降低心肌耗氧、抗凝抗聚等对症治疗。

（4）再灌注治疗：应及早考虑再灌注治疗，如溶栓治疗、经皮冠脉介入术，必要时行冠状动脉旁路移植手术。

（5）防治并发症：对症处理心律失常、休克、心力衰竭等。

4. 主动脉夹层

（1）一般处理：见上文一般处理。

（2）药物治疗：镇静、止痛。具体详见一般处理；若无禁忌证，建议镇静、镇痛药物予一定负荷量后，后静脉持续注射半衰期短的药物。镇痛、镇静的目的在于保护器官，及时降低机体氧耗，同时避免应激风暴。

（3）控制血压、心率：为防止夹层蔓延，应严格管理患者血压及心率。首选静脉应用硝普钠及时将收缩压降至 110～120mmHg，必要时联用其他降压药，如 α 受体阻滞剂、ACEI/ARB、CCB 等。主动脉夹层患者的目标心率应在 60～70 次/分，首选 β 受体阻滞剂口服或静脉应用，如对 β 受体阻滞剂本能耐受者，可使用非二氢吡啶类钙通道拮抗剂。

（4）介入或外科手术治疗：升主动脉夹层特别是波及主动脉瓣或心包内有渗液者宜尽快手术；降主动脉夹层急性期病情进展迅速，病变局部血管直径≥5cm 或有血管并发症者应争取介入治疗植入支架。介入治疗主要指腔内隔绝术；予外科手术治疗修补撕裂口，排空假腔并重建主动脉。

六、中医救治

（一）古文献方法

1. 药物疗法

（1）温通止痛法：《素问·举痛论》中认为五脏卒痛"得炅则痛立止"，首次提出了用温通法来治疗胸痛，而后世《伤寒杂病论》中当归四逆汤、乌头赤石脂丸等也是此理论的发挥。

（2）活血化瘀法：晋代《肘后备急方》最早立活血化瘀法治疗胸痹心痛："桃入七枚，去皮尖，熟研，水合顿服"；清代《医林改错》也将活血化瘀法整理得更为成熟。

（3）化痰逐饮法：《素问·至真要大论》认为"民病饮积心痛"，提出了痰饮能致心痛。后世张仲景则在前人基础上提出胸痹心痛的病机为"阳微阴弦"，并在《伤寒杂病论》中创立化痰逐饮法治疗胸痛的名方——瓜蒌薤白半夏汤。

2. 针刺疗法

《内经》中对于心痛的论述较简短，多取针法。《素问·刺热》载"心热病者，先不乐，数日乃热。热争则卒心痛……刺手少阴、太阳"；《灵枢·杂病》载"心痛，当九节刺之，不已，刺按之，立已"。后世唐孙思邈在针刺治疗真心痛方面积累了丰富的经验，《备急千金要方》载"临泣主胸痹心痛，不得反侧"等。我国古代三部大型官修方书《太平圣惠方》、《圣济总录》、《普济方》均有关于治疗胸痹心痛等疾病的针灸文献总结。

3. 刺血疗法

《素问·脏气法时论》载"心病者，胸中痛，胁支满，胁下痛，膺背肩甲间痛，两臂内痛……取其经少阴太阳，舌下血者。其变病，刺郄中血者"；《针灸甲乙经》载"心痛卒咳逆，曲泽主之，出血则已"。清代《针灸集成》"卒心胸痛汗出，间使、神门、列缺、大敦，刺出血"等，可见刺血疗法治疗胸痛尤其是心痛，由来已久。

4. 其他

（1）热熨法：晋代《肘后备急方》中记载应用灶下热灰以布裹住热熨胸部以治疗心痛的先例。而孙思邈则以乌头、细辛、附子、川芎等药物做热罨包治疗心痛，开创散剂热熨治疗心痛的先河。

（2）按摩法：晋代《肘后备急方》载"闭气忍之数十度，并以手大指，按心下宛宛中，取愈"。

可见古代医家在治疗胸痛，尤其是卒心痛方面，积累了丰富的经验。

（二）具体急救措施

现代中药与传统针刺对急性胸痛均有一定的止痛作用，可以到医院之前或急救人员到现场之前根据情况选择使用。

1. 中成药

（1）宽胸气雾剂：可喷至舌下，2～3喷。功效：理气止痛。适用于快速缓解心绞痛或其他类型的胸痛。

（2）麝香保心丸：含服或嚼服2粒。功效：芳香温通，益气强心。适用于心肌缺血引起的心绞痛、胸闷气滞血瘀型。

（3）速效救心丸：10～15粒舌下含服。功效：行气活血，祛瘀止痛。适用于冠心病心绞痛气滞血瘀型。

（4）复方丹参滴丸：10粒舌下含服。功效：活血化瘀，理气止痛。适用于胸中憋闷、心绞痛气滞血瘀型。

2. 针刺急救

作为急性胸痛急救的中医手段之一，越早使用越好。胸为足阳明胃经、足少阳胆经与手足三阴经循行而过，因此治疗上也常于上述经脉上取穴进行治疗。

（1）胸痛穴：位于前臂背侧，尺桡骨之间，腕关节与肘关节连线的下 1/3 处。取穴原则：交叉取穴。手法：采用上下提插法，强刺激。

（2）内关穴：位于前臂掌侧，当曲泽与大陵的连线上，腕横纹上 2 寸，掌长肌腱与桡侧腕屈肌腱之间。取穴原则：左侧。手法：采用上下提插法，强刺激。

七、新进展

（一）临床路径

我国自 2009 年启动临床路径相关工作，目前，我国正式发布的临床路径已包含了非 ST 段抬高型心肌梗死、急性 ST 段抬高型心肌梗死、主动脉夹层等急诊科常见急性胸痛病种。国内有研究显示急性冠脉综合征相关临床路径能优化患者进门—球囊扩张时间、术后并发症、患者满意程度评分等评价指标；据估算能使我国急性冠脉综合征患者院内总病死率降至 5%～6%。

（二）院前溶栓、急诊介入

对于急性 ST 段抬高型心肌梗死（STEMI）的救治，早期、快速和完全地开通梗死相关动脉是改善患者预后的关键。应尽快给予再灌注治疗，尽量缩短总缺血时间，尽早恢复有效心肌再灌注。鉴于我国的实际情况，院前溶栓在大城市以外的城乡地区具有重要意义。2018 年由中国医师协会胸痛专业委员会及中国医学救援协会心血管急救分会组织制定的《ST 段抬高型急性心肌梗死院前溶栓治疗中国专家共识》正式发布，可以帮助院前医疗急救人员对急性心肌梗死患者选择最佳的治疗策略。

急诊经皮冠状动脉介入治疗较药物治疗疗效可靠、直接、迅速、理想，可取得立竿见影的效果，在国际上已经成为治疗急性心肌梗死的首选。介入治疗不通过外科开胸手术，不需要全身麻醉。在 X 线指引下，通过穿刺桡动脉或股动脉，将治疗器械送至冠状动脉闭塞部位。其再通率高、残余狭窄轻、射血分数高，再梗死率、病死率及出血并发症发生率低；对老年、再发心肌梗死、第一次梗死时收缩压 100 次/分的心力衰竭患者疗效更好；特别是那些存在溶栓禁忌和血流动力学不稳定的患者获益更大；可使病死率由 7% 降至 5% 以下。

（三）胸痛中心建设

当前国际上急性心肌梗死救治的热点已经从救治方法的优化转变为如何让更多的患者接受及时高效的再灌注治疗。近期的美国心脏病学会（ACC）/美国心脏协会（AHA）及欧洲心脏病学会指南均推荐应在社区水平上建立优化协同的急性心肌梗死救治网络系统（Ⅰ类推荐）。随着信息化技术的深入发展，移动通信设备包括智能手机、平板电脑等遍布全球，为将来的医疗行业提供了一个崭新的平台。在此基础上建立起来的移动医疗技术也被认为是最有可能解决急性心肌梗死救治困难的手段之一。除此之外，欧美的"胸痛中心"模式也被搬到了中国，在急性心肌梗死救治方面均起到了举足轻重的作用。

中国胸痛中心是通过多学科合作，为胸痛患者提供快速而准确的诊断、危险评估和恰当的治疗手段，从而提高胸痛的早期诊断和治疗能力，减少误诊和漏诊，避免治疗不足或过度治疗，以降低胸痛患者的死亡率、改善临床预后。2011 年，我国在国外机构帮助下开始建设和认证胸痛中心。2013 年，胸痛中心认证组织机构陆续成立，筹备中国胸痛中心自主认证工作。2015 年起由中国心血管健康联盟联合组织全国心血管病专家，成立胸痛中心认证工作委员会，制定"标准版"、"基层版"两套认证标准，并不断完善评审流程，相继成立了中国胸痛中心总部及中国胸痛中心联盟，加速推进胸痛中心系统化建设项目正式启动，建立起我国自主的胸痛中心建设体系，2019 年完成 3 年建设 1000 家胸痛中心的目标。

（四）诊断方面

1. 影像学

现在有不少医院积极开展 CTA 检查，缩短鉴别诊断时间。通过一次扫描，同时显影主动脉、肺动脉和冠状动脉，实现胸痛一站式检查。CTA 检查，除了可很好地观察主动脉及肺动脉情况，排除急性主动脉综合征及肺栓塞可能外，冠脉 CTA（CTCA）也被越来越多医者重视。据多项多中心诊断性试验以侵入性冠脉造影（ICA）为金标准，研究 CTCA 应用于症状性胸痛的门诊患者诊断准确性，其急性冠脉综合征的阴性预测值达 83%～99%。

2. 检验学

（1）高敏肌钙蛋白（hs-cTn）：是诊断急性冠脉综合征（ACS）良好的动态监测指标，同时也是预测 A 型急性主动脉夹层患者住院死亡率的独立危险因素。因 hs-cTn 在多种导致心肌损伤的疾病中均可阳性，故监测其动态变化更有助于病因鉴别和风险评估。2015 年欧洲心脏病学会指南推荐应用 hs-cTn 0/1 小时和 0/3 小时方案来快速诊断和排除急性心肌梗死。

（2）缺血修饰蛋白（IMA）、心型脂肪酸结合蛋白（hFABP）：有可能作为早期排除急性冠脉综合征的可靠指标。

（3）可溶性 ST2（sST2）：是近年发现的一种参与心血管损伤的炎症反应过程的新型生物标志物。有研究等发现，发病 24 天内，急性主动脉夹层患者 sST2 水平明显高于急性冠脉综合征和急性肺栓塞患者，sST2≥34.6ng/ml 时诊断急性主动脉夹层的敏感性为 99.1%，特异性为 84.9%，阴性预测值为 99.7%，sST2 有望成为评估动脉粥样硬化的早期特异性指标。

（4）微小 RNA：一项基于 24 篇文献的 Meta 分析显示，微小 RNA 早期诊断急性冠脉综合征效果较好，其中 mRNA-133 对早期急性心肌梗死具有较好的诊断价值。

（五）危险评估工具

胸痛危险评估，已从经验性判断评估过渡到评分判断评估。评分工具主要包含心肌梗死溶栓（TIMI）危险评分、全球急性冠状动脉事件注册（GRACE）风险评分、胸痛五因子（HEART）评分、急诊胸痛（EDACS）评分等。在应用评分基础上，结合 ECG 及心肌损伤标志物的动态变化，形成了加速诊断方案（ADP），如温哥华胸痛诊断流程等。

（六）治疗方面

1. 气胸反复发作手术治疗方案选择

对于自发性气胸反复发作，以往英国和美国的指南都建议行开胸手术以减少复发。但国外一项研究显示，胸腔镜手术治疗自发性气胸术后复发率与开胸手术后气胸复发率并无明显差别；胸腔镜手术具有出血少、术后疼痛轻、恢复快等优点，将其广泛应用于临床治疗。

2. 肺栓塞的溶栓策略

有实验结果表明导管内治疗可显著改善右心室张力，降低肺动脉压力，使急性肺栓塞患者明显获益，且未出现大出血及颅内出血等并发症。故导管内溶栓治疗可成为一种有效治疗策略。

3. 经皮冠状动脉介入治疗新技术

经皮冠状动脉介入治疗（PCI）作为冠心病治疗的重要手段之一在不断发展，开始时仅限于球囊成形术，称为经皮冠状动脉腔内成形术（PTCA），而现在 PCI 还包括了其他解除冠状动脉狭窄的新技术，如斑块消蚀技术（冠状动脉斑块旋切术、旋磨术、激光血管成形术）及冠状动脉内支架植入术等。

八、注意事项

1. 急性胸痛需要高度关注的人群

中青年男性；有心血管疾病危险因素者；有早发心血管疾病家族史；超重或肥胖者；瘦长体形者；长期卧床者。

2. 做好科普，提醒患者及家属注意事项

（1）疼痛发作时应予重视，切勿讳疾忌医或自行处理不去医院。

（2）发病时切勿自行步行或搭车或开车去医院。

（3）就诊科室应首选急诊科而非心内科或其他科室。

（4）硝酸甘油和阿司匹林等扩冠、抗炎药物使用时有一定限制条件，需要仔细斟酌。

第十九章 急性腰痛

一、概述

急性腰痛是临床常见急症之一，许多疾病都可引起急性腰痛；腰部组织自外而内包括皮肤、血管、肌肉、韧带、脊椎及邻近器官病变均可引起急性腰痛，如心血管急症（主动脉夹层撕裂）、腰椎骨折、腰肌软组织急性损伤、泌尿系结石、肿瘤侵犯脊椎等。

流行病学资料显示，5%～10%的人一生至少发生1次泌尿系结石；据报道我国泌尿系结石的发病率可达5.8%，且逐年递增，从1994年至今泌尿系结石发病率增加了约75%。急性腰痛伴排尿困难一般由上尿路结石所致，即肾结石和输尿管结石。但急性腰痛在急诊就诊时首先要形成降阶梯思维，注意首要排除心血管急症（主动脉夹层撕裂波及肾动脉时）引起的腰痛。

二、主要病因与发病机制

1. 主要病因

腰痛由泌尿系结石引起的较为常见，其形成机制尚未明确，其可能由多种影响因素（年龄、性别、遗传、饮食、环境因素、职业等）所致，机体代谢异常、尿路梗阻、尿路感染、药物影响均为结石形成的常见病因。

2. 发病机制

在排除心血管急症及其他外科、骨科原因所致腰痛后，则泌尿系结石嵌顿所致急性腰痛可能性大。

泌尿系结石在肾及膀胱内形成，多数泌尿系结石嵌顿是结石排出过程中停留该处所致。输尿管有三个生理性狭窄位，即肾盂输尿管连接处、输尿管跨髂血管处及输尿管膀胱壁段；结石较容易在以上部位发生嵌顿。

一般认为上尿路结石所致急性腰痛是由于结石嵌顿，导致急性上尿路梗阻，管腔内壁张力增加，发病部位疼痛感受器受到牵引后引起剧烈疼痛所致。

三、诊断与鉴别诊断

（一）临床表现

1. 腰痛

腰痛即肾区疼痛伴肋脊角叩击痛。肾盂内大结石及肾盏结石可表现为活动后腰部钝痛。输尿管结石可引起肾绞痛，常表现为腰痛剧烈难忍，呈阵发性发作，可沿输尿管放射至同侧腹股沟，甚至是同侧睾丸或阴唇；若结石嵌顿于输尿管膀胱壁段，可伴膀胱刺激征及尿道、阴茎头部放射痛。

2. 血尿

一般为镜下血尿，少数患者见肉眼血尿。若尿路完全梗阻，则有可能无血尿。

3. 恶心、呕吐

肾绞痛可伴恶心、呕吐。由输尿管结石引起尿路梗阻时，可见管壁局部扩张、痉挛及缺血。输尿管及胃肠由共同神经支配而致恶心、呕吐。

4. 膀胱刺激征

结石伴感染或输尿管膀胱壁段结石时可见尿频、尿急、尿痛。

（二）诊断

1. 临床表现

（1）病史：结石史、家族史等。
（2）症状：与活动相关的腰痛及血尿、肾绞痛。
（3）查体：肾区叩击痛等。

2. 实验室检查

（1）血液分析：可见血钙、肌酐、尿酸等偏高。
（2）尿液分析：镜下血尿。

3. 影像学检查

（1）超声：为首选检查，高回声伴后方声影，同时见肾积水。
（2）尿路平片：见透光或不透光结石。其余可选择 CT、逆行或经皮肾穿刺造影；或选择内镜检查以明确诊断后直接行内镜下手术治疗。

（三）鉴别诊断

急性腰痛需与其他可导致腰痛的疾病相鉴别。

1. 主动脉夹层

主动脉夹层累及腹主动脉及其大分支时，可引起各种腰痛的临床表现，疼痛特点为突然发生、极为剧烈、部位广泛、多向后背放射，休克时血压不一定降低、有时反而增高，夹层累及主动脉分支时可出现双侧脉搏、血压及上下肢血压不对称；再结合超声心动图、主动脉CTA 等影像学检查可资鉴别。

2. 腰椎疾病

腰椎骨折、腰部软组织急性损伤；有明确外伤史。

3. 上尿路感染

如急性肾盂肾炎、肾积脓等；见发热、畏寒、寒战等全身症状。

（四）快速识别

急性腰痛病因多样，如识别出"高危腰痛"，有利于准确处理，降低风险。

（1）急性腰痛或同时伴有前胸、后背和（或）腹部疼痛，性质为撕裂样或刀割样疼痛，患者表现为烦躁不安、焦虑、恐惧和濒死感。疼痛表现为持续不缓解，或疼痛消失后再反复出现，应警惕主动脉夹层有继续扩展，并有向外膜破裂的危险。如见腰痛伴意识不清、面色苍白或发绀、冷汗出、肢体湿冷、呼吸困难等上述任一症状，立即拨打 120。

（2）出现持续、无法缓解的腰背痛，持续性且常阵发性加剧并向会阴部放射，乏力、食欲不振、恶心，或伴发热，立即拨打 120。

四、现场急救

在急救人员到来之前，您可以采用以下现场救治措施：

（1）让患者平卧，保暖，尽量限制患者的活动，拨打 120 急救电话，尽量避免自行前往医院。

（2）观察患者神志、呼吸情况，如出现心跳、呼吸骤停现象，给予心肺复苏术，维持胸外按压直至医务人员到来。

（3）如家中有吸氧装置，可给予吸氧。

（4）如患者烦躁且血压不低，无呼吸困难，可使用地西泮 1 片。

五、急诊救治

关于急性腰痛的急诊救治，其关键之一在于早期明确腰痛病因，识别高危腰痛，纠正病因。在有效纠正病因前，应及时予对症处理。对症处理的原则大致为镇痛、镇静、维持生命体征。

1. 一般处理

再次强调，急性腰痛的处理要点首先是排除主动脉撕裂及外伤、骨科原因所致腰痛（若为上述急症，则按相关疾病的处理规范处理）。若单纯结石嵌顿所致腰痛，首要是监测及维持生命体征，防止出现疼痛所致疼痛性休克或晕厥；急性腰痛处理关键在于解痉止痛。

（1）监测生命体征。

（2）维持生命体征：吸氧、扩容等。

（3）镇痛。处理时应给予药物解痉止痛，若疼痛剧烈，亦可考虑予阿片类药物镇痛。如静脉应用吗啡 5～10mg，效果不明显时可加用半衰期短的镇痛药物如芬太尼等。

（4）镇静。若患者疼痛剧烈、烦躁影响救治时，可静脉应用苯二氮䓬类或丙泊酚等药物镇静。如丙泊酚、咪达唑仑 0.01～0.05mg/kg 静脉注射。

2. 药物治疗

完善相关检查，排除主动脉夹层等心血管急症、急腹症后，可予药物解痉止痛。

（1）非甾体镇痛抗炎药：双氯芬酸钠、吲哚美辛等。

（2）阿片类镇痛药：哌替啶、曲马多等。

（3）解痉药：如间苯三酚、山莨菪碱、孕酮等。

3. 手术治疗

若排除主动脉夹层撕裂或其他外伤、骨科所致急性腰痛，明确为泌尿系结石引起的急性完全梗阻性无尿，应该及时行手术治疗。若病情严重不能耐受手术，应试行输尿管插管，通过结石后留置引流管；如无法通过结石，应改行经皮肾造瘘；其目的主要是引流尿液，改善肾功能，待病情好转时再做进一步治疗。

六、中医救治

（一）古文献方法

关于急性腰痛，古代文献早有论述。《素问·刺腰痛》认为腰痛主要属于足六经之病，并分别阐述了足三阳、足三阴及奇经八脉经络病变时发生腰痛的特征和相应的针灸治疗。隋朝《诸病源候论》提出"坠隋伤腰"、"劳损于肾"等病因，分类上分为卒腰痛与久腰痛。初步提出类似于现代"急性腰痛"的概念。清朝《证治汇补》指出："唯补肾为先，而后随邪之所见者以施治，标急则治标，本急则治本，初痛宜疏邪滞，理经隧，久痛宜补真元，养血气。"强调了分清标本先后缓急的治疗原则。

而关于腰痛的治疗，古代文献也早有记载。

1. 针刺疗法

《素问》中已有大量针刺治疗腰痛的记载，且专列"刺腰痛"专篇。《素问》指出治疗腰痛多取太阳膀胱经之腧穴，但同时也认识到"少阳令人腰痛"，故也取少阳经针刺。

2. 灸法

战国《玉龙歌》载："肾弱腰疼不可当，施为行止甚非常，若知肾俞二穴处，艾火频加体自康。"《扁鹊心书》载："寒湿腰痛，灸腰腧五十壮。"可见古代已有艾灸治疗腰痛的记载。

3. 放血疗法

《素问·刺腰痛》言："足太阳脉令人腰痛，引项脊尻背如重状，刺其郄中太阳正经出血。"《素问》不止一处提及放血疗法治疗腰痛，可见放血疗法治疗腰痛的疗效非同一般。

（二）现场急救

关于急性腰痛的现场急救，主要以非药物治疗为主。院前可采用针刺、指压、推拿按摩等手段刺激相应局部部位或是相关穴位，如阿是穴、腰痛穴、委中穴等，以达止痛目的。若出现晕厥，则按晕厥进行治疗，予针刺艾灸百会、水沟、内关、神阙、关元等穴位。

（三）院内中医治疗

治疗急性腰痛，可充分运用中医药特色疗法，尤其是针刺及刺络拔罐疗法，疗效显著。中医特色疗法适用于排除主动脉撕裂及外伤、骨科原因所致腰痛，或明确泌尿系结石嵌顿所致腰痛，而生命体征稳定、能配合治疗的患者。

（1）针刺：使用针刺或电针仪，针刺肾俞、委中、涌泉、京门等穴位，一般使用针刺快速捻转和强刺激，留针 15～30 分钟；或根据平衡针理论选取腰痛穴、腹痛穴治疗。

（2）中药贴敷疗法：可选用四黄散（大黄、黄芩、黄连及黄柏加蜂蜜、水制成）调制外敷。

（3）耳针疗法：耳针针刺或埋针肾区压痛点。

（4）拔罐疗法：痛点拔罐，可辨证选择刺络拔罐疗法。

七、新进展

1. 诊断方面

逆行经皮肾穿刺造影属于有创的检查方法，不作为常规检查手段，仅在静脉尿路造影不显影或显影不良，以及怀疑 X 线阴性结石需要做进一步的鉴别诊断时应用。磁共振水成像（MRH）能够了解上尿路梗阻情况，而且不需要造影剂即可达到与静脉尿路造影同样的效果，不受肾功能改变的影响，适用于造影剂过敏患者、严重肾功能损害患者、儿童和孕妇等。

2. 治疗方面

（1）维生素 K 的使用：其解痉、镇痛作用机制可能与阿片受体和内源性阿片类物质介导有关，且维生素 K 具有止血作用，对输尿管结石引起的血尿有一定治疗作用。

（2）手术治疗：现提倡经皮肾内镜下实现诊断与治疗同步。除纯尿酸结石首选治疗手段为溶石外，符合指征者均可选外科治疗。开放性手术已少使用，仅适用于少数如需解剖重建者，腹腔镜取石虽具备优势，但尚未成为治疗肾结石的标准手段。体外冲击波碎石术（ESWL）是目前直径≤20mm 或表面积≤300mm² 肾结石的首选治疗方法。对于体积较大的结石，ESWL 虽然也能够成功碎石，但常须反复多次碎石并常有残留，相对而言，经皮肾镜取石术（PNL）则更快更有效。关于 ESWL 和输尿管软镜的争议从未休止，但主要集中在输尿管下段结石。经皮肾穿刺行介入溶石治疗可完全清除感染性结石的残留碎片，降低结石复发的危险性，也可作为胱氨酸结石的辅助治疗手段。口服溶石药物是治疗纯尿酸结石的首选治疗方法。对于较大纯尿酸结石，碎石后再行溶石治疗可提高溶石速度。

八、注意事项

做好科普，提醒患者及家属注意事项。

（1）疼痛发作时应予重视，切勿讳疾忌医或自行处理不去医院。

（2）发病时切勿自行步行或搭车或开车去医院。

（3）就诊科室应首选急诊科而非泌尿科等其他科室。

（4）无相关病史，暂未明确急性腰痛病因时，切勿过量服用止痛药。

（5）腰痛急症致心搏骤停时，应立即予持续胸外按压，为抢救争取时间及机会。

第二十章 急性腹痛

一、概述

急性腹痛是指由于各种原因引起的胃脘以下、耻骨毛际以上部位发生急性疼痛为主要症状的病证，涉及人体多个器官和内、外、妇、儿多个专科的疾病，也是急诊患者常见的急症。文献报道急诊患者中约30%是以腹痛为主诉的，约25%的急性腹痛需要紧急处理。有15%~40%的人患过腹痛，其中比较严重的疾病引起的腹痛可以占到所有腹痛的50%以上。

急性腹痛的发病特点是起病急骤、进展快速、病情变化多，病因复杂，一旦诊断不及时，延误治疗，可能产生严重后果，甚至可能危及患者生命。

二、主要病因与发病机制

1. 病因

（1）炎症性腹痛：急性胃肠炎、急性胰腺炎、急性胆囊炎、急性阑尾炎、急性盆腔炎、急性肝脓肿、盆腔脓肿等。

（2）穿孔性腹痛：急性胃穿孔、急性肠穿孔、急性胆囊穿孔。

（3）梗阻性/扭转性腹痛：急性肠梗阻、胆管结石、输尿管结石、肠粘连、嵌顿疝、肠扭转、大网膜扭转及卵巢囊肿扭转等。

（4）出血性/损伤性腹痛：异位妊娠破裂、黄体破裂、卵巢囊肿破裂、脾破裂、肝癌破裂、腹主动脉瘤破裂等。

（5）功能性/全身性疾病所致腹痛：肠易激综合征、胃肠神经症、缺血性肠病、过敏性紫癜型腹痛等。

2. 发病机制

根据疼痛性质，将腹痛主要分为三种，即内脏性腹痛、躯体性腹痛及牵涉痛。

（1）内脏性腹痛：是指腹内某器官的痛觉信号由交感神经传入脊椎而引起的疼痛。特点为：①疼痛部位不确定，靠近腹中线；②痛觉模糊，多为痉挛不适、钝痛；③常伴恶心、呕吐、出汗等自主神经兴奋症状。

（2）躯体性腹痛：是来自壁腹膜及腹壁的痛觉信号，经体神经传至脊椎神经根，反映至相应的脊髓节段所支持的皮肤而引起，其特点为：①定位准确；②程度剧烈而持续；③可有局部腹肌强直；④腹痛可因咳嗽、体位变化而加重。

（3）牵涉痛：是内脏性疼痛牵涉身体体表部位，即内脏痛觉信号传至相应脊髓节段，引起该节段支配的体表部位疼痛，其特点为：①定位明确；②疼痛剧烈；③有压痛、腹肌紧张及感觉过敏等。

三、诊断与鉴别诊断

（一）临床表现与诊断

1. 腹痛临床表现

（1）炎症性腹痛：多数起病缓慢，由模糊到明确；病变波及脏器浆膜、腹壁时，炎症性病变所在的部位腹膜炎刺激征最明显；早期可表现为全身炎症反应，如寒战、发热，最直观的表现为血常规变化。

（2）穿孔性腹痛：多数起病急骤，疼痛如刀割样，且范围逐渐扩大；板状腹，腹膜刺激征明显，伴有休克；全身中毒反应在穿孔后；影像学检查可见膈下游离气体。

（3）梗阻性/扭转性腹痛：表现为阵发性腹部剧痛，多突然发生，呈剧烈绞痛；多伴有消化道症状，如恶心、呕吐；多伴有水、电解质紊乱及酸碱失衡，休克或晚期出现脓毒血症；触诊可及牙痛性包块等。

（4）出血性/损伤性腹痛：起病急，常有基础疾病及外伤史：常见于肝癌、溃疡、外伤等；症状持续存在，腹膜炎体征明显，有呕吐、腹痛症状；腹肌紧张、压痛、反跳痛明显；可见呕血、血便、血尿，腹腔穿刺液为血性液体及消化道分泌液；实质性脏器破裂、出血，如外伤所致肝脾破裂、肝癌破裂、异位妊娠、黄体破裂，空腔脏器破裂如膀胱、胃肠。

（5）功能性/全身性疾病所致腹痛：明确定位，呈间歇性、一过性、不规则性；腹痛症状重，体征轻，腹软，无压痛及反跳痛，如痉挛、肠易激综合征、胃肠神经症等。全身性疾病如肠系膜动脉硬化、缺血性肠病、过敏性紫癜等。

2. 腹痛诊断

腹痛的诊断比较简单，主要根据患者的主诉及症状体征就可以明确临床诊断，但明确腹痛的具体病因有时比较困难，必须根据患者病史、症状、体征，以及结合实验室检查、腹部X线、彩超、胃肠镜、CT、心电图等辅助检查来进一步明确。

（1）血、尿、大便的三大常规检查：血白细胞总数及中性粒细胞增高提示炎症病变。尿中出现大量红细胞提示泌尿系结石、肿瘤或外伤。尿白细胞增多提示泌尿系感染。脓血便提示肠道感染，血便提示急性消化道出血、狭窄性肠梗阻、肠系膜动脉栓塞、出血性肠炎等。

（2）血生化检查：血清淀粉酶增高提示胰腺炎；血糖与血酮的测定可用于排除糖尿病酮症酸中毒引起的腹痛。胆红素增高提示胆道疾病。肝、肾功能及电解质的检查对判断病情亦有帮助。

（3）X线检查：腹部X线检查发现膈下游离气体，考虑胃肠道穿孔可能。肠腔积气扩张、肠中气液平则可诊断为肠梗阻。

（4）CT检查：对肝、胆、胰疾病的鉴别有重要作用，必要时增强检查明确肝脓肿、肝癌等病因。

（5）内镜检查：可用于胃肠道疾病的鉴别诊断及胃肠道异物的明确诊断。

（6）彩超检查：主要检查胆道和泌尿系结石、胆管扩张、胰腺肿大及肝脾大等。

（7）心电图检查：对中老年患者，或有高血压、糖尿病、冠心病等基础疾病者，上腹痛应做心电图检查，排除心肌梗死和心绞痛。

（二）鉴别诊断

1. 急性腹痛的内、外科鉴别点

（1）内科急性腹痛：①起病可急可缓，大多有先驱症状，如有发热常先发热后腹痛；②腹痛多由重到轻，压痛不明显，痛无定处，腹部柔软；③多无明显的腹膜刺激征，有者多较轻，表现为症状重，体征轻；④血常规白细胞多无明显升高，腹部超声或CT多无异常发现。

（2）外科急性腹痛：①起病急骤，多无先驱症状，多在腹痛过程中出现发热，即先腹痛后发热；②腹痛由轻到重，由含糊到明确，由局限到弥漫，或者随着体温升高疼痛加重；③一般有腹膜刺激征体征，局限于腹部，可有放射痛；④血常规白细胞常明显升高，腹部超声或CT扫描可发现异常；⑤经内科正确治疗，病情不能缓解，甚至逐渐加重者，多为外科腹痛。

2. 腹部疾病所致的急性腹痛

（1）急性胃痛：胃处腹中，与肠相连，胃痛与腹痛从大范围看均为腹部的疼痛，腹痛常伴胃痛的症状，胃痛亦时伴腹痛的表现。胃痛在上腹胃脘部，位置相对较高；腹痛在胃脘以下，耻骨毛际以上部位，位置相对较低。胃痛常伴脘闷、嗳气、泛酸等胃失和降、胃气上逆之症；而腹痛常伴有腹胀、矢气、大便性状改变等腹部疾病症状。胃肠镜检查，必要时行腹部超声、CT检查等有助于鉴别诊断。

（2）内科其他疾病腹痛：在许多内科疾病中腹痛为该病的一个症状，其临床表现均以该病的特征性表现为主。如痢疾虽有腹痛，但以里急后重、下痢赤白脓血为特征；积聚虽有腹痛，但以腹中有包块为特征，而腹痛则以腹痛为特征，鉴别不难。但若这些内科疾病以腹痛为首发症状时，仍应注意鉴别，必要时应做有关检查。

（3）女性腹痛：一般归结在妇科，疼痛部位多在小腹，与经、带、胎、产有关，伴有诸如痛经、流产、异位妊娠、输卵管破裂等经、带、胎、产的异常。若疑为妇科腹痛，应及时进行妇科检查，以明确鉴别诊断。

（三）快速识别致命性腹痛

1. 致命性腹痛（心血管性腹痛）

致命性腹痛是指在短时间内构成生命威胁的腹痛，表面症状是腹痛，但不是腹部疾病所引起，而是心血管疾病导致，故也称为心血管性腹痛，代表性疾病是急性心肌梗死（心脏的供血血管出现中断导致的心肌细胞坏死）、主动脉夹层（主动脉为人体最粗的血管，从心脏发出，该血管在疾病诱因下出现撕裂或形成血肿或出血，严重者可因体内大出血而死亡）。这类腹痛的患者有可能突发心搏骤停导致猝死。

有以下情况之一即要考虑可能是致命性腹痛：①腹痛程度剧烈，腹痛可牵扯背部，出现撕裂性疼痛感，甚至向四肢放射。②面色苍白或皮肤出现瘀斑，或伴冷汗出，或四肢湿冷。③有濒死感，或烦躁不安。④腹部可触及搏动性包块。⑤伴有头晕，或突然晕倒不省人事，或呼吸困难，或胸闷胸痛，或出现低血压或血压异常升高。

2. 延误致命性腹痛（外科疾病相关性腹痛）

这类腹痛起病急骤，病情进展快，延误就诊将会带来严重危害。常见代表疾病为急性阑尾炎、急性胆囊炎、化脓性胆管炎、急性胰腺炎、急性肠梗阻、胃肠穿孔等。

有以下情况之一即要考虑可能是延误致命性腹痛：①突然发病，伴有发热或呕吐。②腹痛部位出现转移，如疼痛从肚脐以上区域转移至肚脐以下区域。③腹痛位置相对固定，按压时加重，放手时疼痛也加重。④持续性腹痛，服用止痛药效果不佳。⑤患有糖尿病者，伴有腹痛。

3. 一般性腹痛（内科急腹症）

一般性腹痛是指除外上述两种情况的腹痛，其疾病在相当一段时间内基本上不会对患者构成生命威胁。

此类腹痛一般符合以下特点：①一般先有发热或呕吐、腹泻，而后出现腹痛。②腹痛程度较轻，或疼痛无固定位置，腹痛部位不明。③腹部无固定压痛点，触摸腹部肌肉柔软。④女性出现腹痛并伴有月经紊乱，或伴有阴道出血，量少。

（四）急性腹痛诊断要点

（1）对于中老年患者的腹痛，特别是有心血管高危因素者，要时刻警惕心血管方面疾病，如急性心肌梗死等，并尽早排除。

（2）对于育龄期女性，一定要问月经史及性生活史，如果患者或家属否认，但是又高度怀疑，必须做一个血和尿的 HCG 检查，排除异位妊娠可能。

（3）对于急性腹痛的患者，就诊时往往疼痛难忍、配合欠佳，因此用最快、最简单的方法完成最重要的体格检查特别重要：全腹压痛及反跳痛、肝相对浊音界及肝区叩击痛、移动性浊音。

（4）四个常规检查：全腹部 CT 以排除消化道穿孔、梗阻、占位性病变及腹部实质器官破裂出血等；18 导联心电图以除外急性心肌梗死；末梢血糖则可以排除糖尿病急性并发症如酮症酸中毒；血常规或尿淀粉酶检查以明确有无胰腺炎可能。

（5）对于急性腹痛的患者，以下五项检查是必要的：尿 HCG 可以排除宫外孕破裂；腹部 B 超及血管彩超可以了解有无实质性器官病变，如肝脾破裂、血管疾病等；血常规了解有无明显贫血，血常规白细胞升高提示炎症，血红蛋白下降提示贫血，需排除出血；电解质可以评估患者的内环境情况；头颅 CT 可以帮助排除中枢神经系统疾病，如脑出血导致胃应激性溃疡疼痛。

（6）对于急性腹痛的患者，以下六种疾病要考虑到并完善针对性检查予以排除，分别为急性心肌梗死、糖尿病酮症酸中毒、消化道穿孔、急性胰腺炎、腹型紫癜、脑出血。

（7）对于急性腹痛的患者，以下七种疾病是极端危险的，随时可能危及患者生命，务必快速明确，分别是宫外孕、黄体破裂、主动脉夹层、腹主动脉瘤、腹主动脉栓塞、脾破裂（自发）、肝癌破裂。

四、急诊救治

1. 致命性腹痛（心血管性腹痛）

（1）患者平卧，测量患者血压，立即启动急救应急系统（呼叫 120）。

（2）患者血压异常升高，可给予舌下硝酸甘油含服，也可使用患者正在服用的降压药。

（3）如血压低于正常值（＜90/60mmHg），不可含服硝酸甘油或其他降压药物，可给予口服补充淡盐水或口服补液盐。

（4）如患者出现心搏骤停（无反应、无呼吸），立即给予心肺复苏术。

（5）与120急救人员保持信息通畅，准备好到医院急诊科的相关就医资料。

2. 延误致命性腹痛（外科急腹症）

呼叫120或自行到医院急诊科就诊。防治该类腹痛患者的关键在于早期识别，早期就医，必要时急诊手术治疗。

3. 一般性腹痛（内科急腹症）

首次发作的腹痛一般均需要就医，就诊的科室仍然是急诊科，进行初步诊断后可以再到相关专科就诊。如诊断明确，病情轻微，恶化的可能性比较小，可尝试自行服药，如口服藿香正气丸/藿香正气口服液、蒙脱石散、小檗碱等药物治疗，如腹痛持续不能缓解，或腹痛加重，或伴有发热，应及时到医院急诊科就诊。

4. 急性腹痛一般性治疗原则

（1）保持呼吸道通畅，吸氧。

（2）建立静脉通道，快速补充血容量，监测尿量。

（3）尽快排除致命性急性腹痛，应该急诊手术的不要耽误。

（4）不明原因腹痛一律禁食禁水。

（5）伴感染者积极抗感染治疗。

（6）考虑穿孔、肠坏死，禁止灌肠。

（7）对肠梗阻、腹膜炎患者可行胃肠减压。

（8）一般腹痛可予解痉止痛类药物。

五、中医救治

对于致命性腹痛（包括延误致命性腹痛），中医药疗法主要用于急救，止痛不是目的。对于一般性腹痛，可以使用中医药方法改善腹痛症状。

（一）致命性腹痛

为稳定致命性腹痛患者的生命体征，可以针刺或指压按摩内关、百会、涌泉、水沟等穴位，上述穴位为急救常用穴位，可起到双向调节作用，可有效缓解患者腹痛症状。但生命体征不稳定者，首先要稳定生命体征，禁止盲目执行而耽误病情，或针刺过深、按压力度过大，而致不良后果。

（二）非致命性腹痛

1. 按压穴位或艾贴贴敷

取穴：合谷、足三里、上巨虚、下巨虚、太冲。

作用：通过对以上穴位按压或艾贴贴敷，调节肠胃之腑气，疏通气机，通而不痛。

2. 针刺治疗

主穴：足三里、中脘、天枢、三阴交、太冲。

操作：太冲用泻法，其余主穴用平补平泻法。

作用：足三里、中脘、天枢三穴可通调腑气。三阴交可调理足三阴经之气血。太冲穴可疏肝而通调气机。

3. 穴位注射法

可用异丙嗪和阿托品各 50mg 混合液注入足三里、天枢穴位。

4. 辨证论治

（1）寒邪内阻证：腹痛拘急，遇寒加重，得温减轻，形寒肢冷，舌质淡，苔白腻，脉沉紧。

治法：散寒温里，理气止痛。

处方：良附丸合正气天香散。

（2）湿热壅滞证：腹痛拒按，烦渴欲饮，大便干结，潮热汗出，小便短黄，舌质红，苔黄腻，脉滑数。

治法：泄热通腑，行气导滞。

处方：大承气汤。

（3）饮食积滞证：脘腹胀满，嗳腐吞酸，痛而欲泻，泻后痛减，舌苔厚腻，脉滑。

治法：消食导滞，理气止痛。

处方：枳实导滞丸。

（4）肝郁气滞证：腹痛胀闷，痛无定处，痛引少腹或痛窜两胁，时作时止，生气加重，嗳气则舒，舌质红，苔薄白，脉弦。

治法：疏肝解郁，理气止痛。

处方：柴胡疏肝散。

（5）瘀血内停证：腹痛剧烈，痛如针刺，痛处固定，经久不愈，舌质紫暗，苔薄，脉细涩。

治法：活血化瘀，通络止痛。

处方：少腹逐瘀汤。

六、新进展

腹痛涉及多科疾病，由于病因繁多，病情复杂，且有些起病急、变化快，容易漏诊或误诊，甚至可能短时间内危及生命。若以腹痛为突破口，有效整合医院现有资源，建立腹痛中心，优化利用多学科专业能力，发挥团队精神，为患者提供一条快速诊疗通道，减少患者就诊时间，提高诊治效力与水平，解除患者困苦，挽救急性腹痛危重症患者的生命，走出一条新的可复制的医疗新模式，就愈发显其必要性和迫切性。

腹痛中心不仅能为腹痛患者提供快速绿色诊疗通道，保障危重腹痛患者的快速救治，而且能为患者提供多学科的综合诊疗平台，减少患者的就医成本，提高患者的满意度；并以"患者至上"为理念，发挥医务人员团队精神，实行目的地治疗和合理转诊，利用现代科技新技术，为腹痛患者提供专业的多学科综合诊治和便捷的优质服务，减少不必要的诊疗环节，使腹痛患者能得到快速诊断、早期干预、实时监测、精细化评估和个体化治疗，同时也为医务人员发挥最大的诊治能力提供一个坚实的综合平台。

七、注意事项

1. 及时识别急腹症，不耽误急救

急性腹痛病因复杂，容易漏诊误诊，特别是急腹症，如果不及时诊治，耽误病情，预后可能较差，甚至可能威胁患者生命。

2. 加强对老年患者急腹症的关注

老年人对疼痛不敏感，病情很重但疼痛不明显，往往贻误诊治时机。老年人也易合并多种复杂情况，尤其是血管性疾病高发，病情复杂且更加凶险，预后不佳。因此，对老年患者的急性腹痛，必须提高警惕，加强关注。

3. 警惕止痛药掩盖病情

腹痛患者常常要求止痛治疗，但要注意，使用强力止痛药容易掩盖病情变化，耽误诊断，造成不良后果。在诊断不明确之前，谨慎使用强力的止痛药或在有经验的上级医生指导下才可使用。如果患者疼痛难忍，需要紧急使用止痛药，也必须进一步完善相关检查明确诊断，及时排除急腹症的情况。

第二十一章　急　性　呕　吐

一、概述

急性呕吐是指胃和小肠中的食物、痰涎和水液等经食管从口吐出，或仅有恶心、干呕的一类病证，也是临床上常见的一种症状，可以是生理或病理状态的体现。正常情况下呕吐是人体的一种保护本能，通过呕吐把进入胃肠道的有害物质排出体外。

中医学认为，呕吐是指胃失和降，气逆于上，迫使胃中之物从口中吐出的病症。一般以有物有声谓之呕，有物无声谓之吐，无物有声谓之干呕，临床呕与吐经常同时发生，难以截然分开，故统称为"呕吐"。

二、主要病因与发病机制

1. 病因

（1）消化道器质性梗阻：食管、胃或肠内容物下行受阻，而被迫逆行以致呕吐，如先天性消化道发育畸形、肠扭转、肠套叠、肠梗阻等。

（2）消化道感染性疾病：胃炎、肠炎、阑尾炎等，由于炎症对于胃肠道刺激，可呈反射性呕吐，常伴有恶心、腹胀、腹痛、腹泻等。

（3）身体功能异常：如发生全身性感染或代谢紊乱时，常伴有发热、食欲减退、恶心、腹胀等中毒症状。

（4）脑神经系统疾病：如发生颅内高压症状、脑膜刺激征或颅内占位性病变引起中枢性喷射性呕吐，伴有头痛、嗜睡、昏迷、惊厥等其他神经性症状。

（5）中毒：毒物对胃肠道局部刺激及毒物作用于中枢神经系统而导致呕吐。

2. 发病机制

当某些因素刺激了内脏神经、脑神经、前庭器官及化学感受器触发带等部位，然后信号分别传入中枢，由中枢发放冲动至相关的神经肌肉处，再由这些神经肌肉共同完成呕吐的动作。或各种原因导致食管和胃的扩张，以及膈肌和腹肌的强烈收缩，腹压骤增，使胃内容物通过食管、咽部而排出来的过程。

三、诊断与鉴别诊断

（一）临床表现与诊断

呕吐的临床表现不尽一致，常有恶心之先兆，或有声而无物吐出，或吐物而无声，或吐物伴有声音；或食后即吐，或良久复出；或呕而无力，呕吐如喷；或呕吐新入之食，或呕吐不消化之宿食，或呕吐涎沫，或呕吐黄绿苦水；呕吐之物有多有少。

呕吐根据患者的发病症状就可以确诊：

（1）具有饮食、痰涎、水液等胃内容物从胃中上涌，自口而出的临床特征。也有干呕无物者。

（2）常伴有脘腹不适、恶心纳呆、泛酸嘈杂等胃失和降之症。

（3）起病或缓或急，常先有恶心欲吐之感，多由饮食、情志、寒温不适，闻及不良气味等因素而诱发，也有由服用化学药物、误食毒物所致者。

（4）血常规、便常规+隐血、生化、胃镜、腹部透视、腹部超声、腹部 CT、呕吐物的实验室检查等，有助于病因诊断。

（二）鉴别诊断

1. 急性呕吐

首先要鉴别致命性呕吐与非致命性呕吐。致命性呕吐一般表现为喷射性呕吐，属于中枢神经性呕吐的一种，指各种颅内疾病导致颅内压增高，引起剧烈的喷射性呕吐，如脑震荡、脑内肿物、脑积水、颅内出血、脑炎及脑膜炎等，需要及时识别与处理，以免耽误病情，出现不良后果。

2. 消化系统疾病呕吐

消化系统疾病呕吐多见于胃、十二指肠病变，如急性胃炎、幽门痉挛、胃黏膜脱垂、球部溃疡、急性肠炎、急性肠梗阻等疾病；也见于食管疾病如反流性食管炎、贲门失弛缓症及急性阑尾炎、肝炎和胆道疾病。

3. 中枢神经性呕吐（非喷射性呕吐）

中枢神经性呕吐指诸如精神过度紧张、疲乏、强烈的情绪波动、令人厌恶的气味与景象等，常可引起呕吐，临床称这类呕吐为精神性呕吐或脑神经症。尿毒症、急性重型肝炎、糖尿病酮症酸中毒、甲状腺功能亢进及肾上腺危象等新陈代谢紊乱性疾病，亦影响呕吐中枢造成呕吐。

4. 前庭障碍性呕吐

（1）迷路炎：本病是急性与慢性化脓性中耳炎的常见并发症，病理分为迷路周围炎、局限性迷路炎、弥漫性浆液性迷路炎与弥漫性化脓性迷路炎四种类型，而后者的病情最为严重，主要临床表现为发作性眩晕、恶心、呕吐、眼球震颤等，诊断主要依靠病史和耳科检查。

（2）梅尼埃病：本病好发于中年男性，表现为突发的旋转性眩晕，多为水平性，伴耳聋与耳鸣，眩晕发作时意识清楚，常伴有面色苍白、出冷汗、恶心、呕吐、血压下降等反射性迷走神经刺激，症状发作历时数分钟，乃至数小时以上，间歇期长短也各有不同。

（3）晕动病：本症状发生在乘坐航空、乘船、乘汽车或火车时，以面色苍白、出汗、流涎、恶心、呕吐等为主要表现，原因未明，可能因反复俯仰运动旋转，或上下颠簸所致迷路刺激，引发恶心呕吐。

（三）快速识别重症

呕吐大多预后良好，属于轻症。少数患者的呕吐是病情危重的反应之一。以下情况需要高度重视，有可能属于危重症。

（1）呕吐伴有发热，尤其是体温高于39℃者。

（2）呕吐物呈咖啡样或鲜红色血液。

（3）伴有黑色粪便或腹泻。

（4）伴有胸部或腹部疼痛。

（5）伴有头痛或颈项僵硬。

（6）呕吐后出现乏力明显或脱水迹象（意味着人体失去了太多的水分）。脱水表现：①疲倦乏力、头晕；②口干口渴、舌燥；③皮肤干枯、肌肉抽搐；④尿液深黄，尿少。

四、应急处理

如果症状持续超过1天或2天，或者症状严重，需尽快前往急诊科就诊，可根据情况进行如下应急处理：

1. 禁食

呕吐伴有呕血者，考虑可能为胃肠道出血者，要禁食；保持侧卧位，以防呕吐物导致的窒息；伴有剧烈头痛，考虑为急性脑血管疾病可能，予以禁食，进食有可能造成误吸，测量患者血压并记录；伴有腹部疼痛，考虑为急腹症（危及生命的一类腹部疾病），予以禁食，测量血压并记录。

2. 维持内环境的平衡

有高热或脱水迹象，可频服含盐水分或口服补液盐，有条件的情况下则测量患者体温、血压、血糖并记录，维持水、电解质及酸碱度的平衡。

3. 心血管危重症的识别与处理

如考虑为急性心肌梗死，可给予阿司匹林300mg口服；如果不排除主动脉夹层则不宜给予阿司匹林等抗血小板药物，此时则需要控制血压与心率，在急救医生到达现场前，测量血压与脉搏（心率）并记录。

五、急诊救治

院内急诊应注意维持患者的生命体征稳定，保持呼吸道通畅，防止误吸呕吐物致窒息，特别是神志不清的患者，需要考虑是否为致命性的中枢性呕吐，颅内压是否增高，如果考虑是，就需要予紧急脱水以降低颅内压，如使用甘露醇快速静脉滴注降低颅内压，缓解呕吐的症状。

及时识别、预防及治疗呕吐导致的虚脱休克，保持患者的水、电解质及酸碱度的平衡，根据具体情况给予口服补液盐或通过静脉输液补充，必要时给予止呕的治疗，如甲氧氯普胺（胃复安）或苯海拉明肌内注射止呕。出现严重呕吐导致虚脱休克患者，注意及时液体复苏，治疗方案：首先根据患者的临床表现和实验室检查结果做补液量的计划，应包括：①患者目前可能丢失水的累积量；②每日正常生理需要液体量（约 2000ml），计算需要补充的总量。然后根据患者的具体情况选：①晶体液，常用葡萄糖生理盐水、等渗盐水、平衡盐溶液等；

②胶体液，常用血、血浆、右旋糖酐等；③补充热量，常用 10%葡萄糖；④碱性液体，常用 5%碳酸氢钠或 11.2%乳酸钠，用以纠正酸中毒。最后确定具体补液方法：①补液程序，先扩容，后调整电解质和酸碱平衡；扩容时，先用晶体液后用胶体液。②补液速度，先快后慢。③见尿补钾。注意事项：①心、脑、肾功能障碍者补液应慢；②补钾时速度应慢；③抢救休克时速度应快；④应用甘露醇脱水时速度要快。

六、中医救治

1. 指压按摩或针刺

中医学认为呕吐为胃气上逆，指压或针刺或隔姜灸以下穴位可理气和胃、降逆止呕而缓解症状，可选择穴位如合谷、内关、足三里、中脘、神阙。

2. 穴位注射

甲氧氯普胺、维生素 B_1 或维生素 B_{12} 注射足三里穴位，起到止呕作用。

3. 辨证论治

（1）外邪犯胃证：突然呕吐，胸脘胀闷，发热恶寒，全身酸痛，舌苔薄白或白腻，脉濡缓。
治法：祛邪解表，化浊和中。
处方：藿香正气散加减。
（2）食滞内停证：呕吐酸腐，胸脘胀满，嗳气厌食，大便稀溏或干结，舌苔厚腻，脉滑实。
治法：消食化滞，和胃降逆。
处方：保和丸。
（3）痰饮内停证：呕吐清水痰涎，脘闷不欲饮食，头晕目眩，心悸，舌苔白腻，脉滑。
治法：温中化饮，和胃降逆。
处方：小半夏汤和苓桂术甘汤。
（4）肝气犯胃证：呕吐吞酸，嗳气频繁，胸胁胀闷，舌质红，苔薄腻，脉弦。
治法：疏肝理气，和胃降逆。
处方：四七汤。

七、新进展

1. 呕吐机制

Borison 和 Wong 首先提出呕吐中枢位于脑干延髓网状结构背外侧，此后，不断有学者在此基础上提出新的补正意见。Brizzee 和 Mchler 认为小细胞网状结构（面神经和舌神经细胞体所在的部位，简称 PCRF）的某些神经解剖联系与呕吐中枢作用是一致的，因此，提出 PCRF 可能就是呕吐中枢。Fuklda 和 Koga 提出，面神经后核附近的周围网状结构，是催吐中枢模式发生器部位，它的呼吸神经元参与中枢模式的催吐活动，并指出两种神经元参与中枢模式的神经元呕吐逼出活动。Millier-AD 提出呕吐基本脑区和非基本脑区的概念，认为协调呕吐的非基本脑区包括小脑、通向延髓头端的面神经后核及脊髓。Hoshino 电生理学研究指出，前庭迷路和延髓呕吐中枢存在与呕吐有关的通路联系，而 Isao-H 认为，前庭器官与自主神经中枢存在呕吐相关的纤维联系。

2. 呕吐治疗

呕吐治疗进展的重点是难治性呕吐的治疗，难治性呕吐主要由化疗药物引起。虽然化疗过程中给予标准的预防性止吐治疗，但仍有部分患者会出现暴发性恶心呕吐。如果之前预防止吐方案中未使用奥氮平，推荐加用该药止吐。有一项比较奥氮平和甲氧氯普胺治疗暴发性呕吐的随机对照Ⅲ期临床研究，研究结果表明，两者无恶心发生率分别为 68% 和 23%，无呕吐发生率分别为 70% 和 31%。如果奥氮平已被用作预防性止吐治疗，建议使用不同机制的止吐药物，如 NK-1 受体拮抗剂或氟哌啶醇、甲氧氯普胺、东莨菪碱透皮贴剂、类固醇激素、劳拉西泮和屈大麻酚。在给药方式上，如果患者呕吐非常明显，建议采用静脉给药、肌内注射、皮下给药、肛肠给药等。

八、注意事项

1. 呕吐并不一定是胃肠道疾病

呕吐是胃肠道症状，但不一定只是胃肠道疾病，各个系统的疾病都有可能引发胃肠道反应出现急性呕吐。如果出现喷射性呕吐，就一定要排除颅内高压引起的中枢性呕吐，如中枢性感染、脑出血、颅内占位等。

2. 呕吐物的检查可以辅助明确病因

呕吐物的检查可以帮助明确病因，如呕吐物的毒物检测，呕吐物的隐血检查等，明确病因有利于指导治疗。

第二十二章 急性腹泻

一、概述

急性腹泻是指起病急骤,每天排便 3 次甚至 10 次以上,持续时间不超过 2 周的腹泻。粪便性状可为稀便、水样便、黏液便、脓血便或血样便,可伴有恶心、呕吐、腹痛或发热等全身症状。引起急性腹泻的病因比较复杂,包括急性肠道疾病、急性中毒等原因,其中感染是腹泻最常见的原因。急性腹泻以儿童多见。

二、主要病因与发病机制

1. 病因

(1)食物中毒:由于进食被金黄色葡萄球菌、蜡样芽孢杆菌、梭状芽孢杆菌、肉毒杆菌等肠毒素污染的食物。或进食含有过量的重金属、杀虫剂等食物及有毒蘑菇、海鲜等。

(2)病毒感染:如轮状病毒、诺如病毒、腺病毒等。

(3)细菌感染:霍乱弧菌和产毒性大肠杆菌;沙门菌属、志贺菌属、弯曲杆菌属等。

(4)寄生虫感染:梨形鞭毛虫、隐孢子虫、溶组织内阿米巴侵犯结肠时引起炎症、溃疡和脓血腹泻。

(5)药物引起的腹泻:泻药、高渗性药、拟胆碱能药、抗菌药、肿瘤化疗药等。

2. 发病机制

(1)渗透性腹泻或吸收不良性腹泻:如摄入不吸收的 Mg^{2+}、聚乙二醇溶液,摄入乳果糖,或乳糖酶缺乏症者摄入乳糖等不能消化吸收的碳水化合物,或消化不良,不能吸收的溶液增加了肠腔内液体的渗透压,血浆和肠腔内容物之间的渗透压差增大,血浆中的水分很快透过肠黏膜进入肠腔,直到肠内容物被稀释成等渗为止,肠道水分增多,导致腹泻出现。

(2)渗出性腹泻:又称炎症性腹泻,患有肠黏膜炎症时渗出大量黏液、脓、血,可致腹泻。

(3)分泌性腹泻:肠道分泌主要由黏膜隐窝细胞完成,吸收则靠肠绒毛腔面上皮细胞的作用,当分泌量超过吸收能力时可致腹泻。

(4)肠动力紊乱:许多药物、疾病和胃肠道手术可改变肠道的正常运动功能,促使肠蠕动加速,以致肠内容物过快通过肠腔,与黏膜接触时间过短,因而影响消化与吸收,发生腹泻。肠动力过缓亦可导致腹泻,其原因为结肠型的细菌在小肠定植和过度生长,从而使脂肪、胆盐和碳水化合物的吸收受到影响。

三、诊断与鉴别诊断

（一）临床表现与诊断

腹泻的病因诊断主要从病史、症状、体征、常规实验室检查，特别是粪便检验中获得依据。如诊断仍不清楚，需要进行腹部超声、胃肠镜、腹部 CT 等检查。

（二）鉴别诊断

腹泻需与黑便、血便相鉴别，其鉴别要点是黑便、血便是消化道出血的症状，虽然大便次数增多，但大便颜色为黑色、褐色或柏油样，通过大便常规、血常规、生化可以鉴别，必要时行胃肠镜检查以明确诊断。

（三）快速识别

急性腹泻一般预后较好，5 岁以下的儿童、老人和慢性病患者的急性腹泻死亡率明显高于无基础疾病的成年人。识别出严重症状并及早就医可以减少意外发生。

出现下列任何情况之一应及时到医院急诊就诊。

（1）频繁呕吐，腹泻次数多（可达 10 次以上），有脱水迹象。脱水的早期特征包括目光呆滞，口干舌燥，口渴欲饮，肌肉痉挛或抽搐，尿液颜色深黄，排尿次数明显减少或排尿量减少，站立或坐立后头晕。

（2）不能进食或饮水者。

（3）伴有发热者，尤其是出现高热或伴意识模糊者。

（4）粪便量多而稀薄，排便时常伴肠绞痛，或者稀水血便、血便、黑便者。

（5）年龄小于 5 岁或老年患者，或有慢性疾病病史（糖尿病、高血压等）者。

四、应急处理

1. 肠道传染病的管理

所有腹泻的患者，均要考虑是否属于肠道传染性疾病，特别是有聚集性发病或流行病学史者，及时到急诊或肠道门诊就诊，需要送检行Ⅱ号菌的培养检查，排除霍乱，必须在肠道门诊隔离治疗观察，幼儿园、小学生注意排查诸如病毒、轮状病毒等。肠道传染病的流行季节，诊室数量的设置要满足接诊高峰时及诊室轮流消毒时患者就诊的需求，满足不同类型肠道传染病患者同时就诊的需要，要有备用诊室，且宜设置带有缓冲间的隔离室，为需定点医院收治的疑似或确诊患者等待转诊时隔离所需。要有专门粪便标本留置的卫生间，要有感应式流动水设备，感应式手消毒器应触手可及。传染病做到早发现、早诊断、早隔离、早治疗。

2. 维持有效血容量

腹泻会丢失大量体液而出现脱水症状，轻型脱水者可口服补充液体，居家补充淡盐水或加糖淡盐水，或选择口服补液盐具有较好的作用，一般腹泻丢失多少液体补充多少液体，观察尿量是否正常，口干症状是否缓解，保持水、电解质及酸碱度的平衡。严重脱水者需要去医院就诊，给予静脉输液补充，保持有效的血容量。

五、急诊救治

腹泻的治疗方法分为对症治疗及病因治疗，对症治疗包括止泻、止痛、保护肠黏膜及补液支持治疗，保持水、电解质和酸碱度的平衡。病因治疗包括抗感染治疗及补充益生菌等。

（1）肠黏膜保护剂和吸附剂：具有吸附肠道毒素和保护肠黏膜的作用；常用药物为蒙脱石散，每次1袋，每日3次，首次2袋。

（2）益生菌：肠道的微生态失衡紊乱也是急性感染性腹泻的常见诱发因素，可酌情给予益生菌治疗。

（3）抗感染药：复方新诺明、喹诺酮类（诺氟沙星、氧氟沙星、环丙沙星、氟罗沙星）适用于志贺菌属、沙门菌、弯曲杆菌、大肠杆菌等所致的腹泻。艰难梭菌感染可用甲硝唑或万古霉素，阿米巴痢疾可选用甲硝唑，肠结核应予三联或四联抗结核治疗，病毒性腹泻常不用抗生素。

（4）止痛剂：山莨菪碱（654-2）、阿托品、溴丙胺太林等具有解痉止痛作用，但有青光眼、前列腺增生者慎用。

六、中医救治

1. 穴位按摩或艾贴贴敷

取穴：中脘、足三里、天枢。

作用：中脘、足三里可通调腑气；天枢穴可调理肠胃气机。通过对以上穴位按摩或艾贴贴敷刺激，调节肠胃气机功能，起到止泻作用。

2. 针灸治疗

主穴：天枢、上巨虚、阴陵泉、水分。

配穴：寒湿者，加神阙；湿热者，加内庭；食滞者，加中脘。

操作：毫针泻法。神阙用隔姜灸法。

作用：天枢可调理肠胃气机；上巨虚可运化湿滞；阴陵泉可健脾化湿；水分可利小便而实大便；神阙用灸法可温补元阳，固本止泻。

3. 穴位注射

可用黄连素注射液、维生素 B_1 注射液、维生素 B_{12} 注射液注入天枢、上巨虚穴位，可取得较好的止泻作用。

4. 敷脐疗法（外用）

所采用的药物随辨证不同而有所区别，治疗风寒泻以丁香、吴茱萸、肉桂、胡椒等温里药为主，加五倍子收敛固涩；治疗湿热泻以黄连、葛根、黄芩等清热药为主，加木香理气；治疗伤食泻以山楂、神曲、麦芽等助消化药为主，加白术健脾。

5. 辨证论治

（1）寒湿证：泄泻清稀，甚至如水样，腹痛肠鸣，脘闷食少，苔白，脉濡缓。

治法：散寒化湿。

处方：藿香正气散。

（2）湿热证：泄泻腹痛，泻下急迫，烦热口渴，小便短黄，舌质红，苔黄腻，脉滑数。

治法：清热利湿。

处方：葛根芩连汤。

（3）食滞证：腹痛肠鸣，泻下粪便臭秽如败卵，泻后痛减，顽固不化，脘腹痞满。舌苔厚腻，脉滑。

治法：消食导滞。

处方：保和丸。

七、新进展

有研究为了了解不同病原体导致感染性腹泻相关症状的特征与区别，在我国20个省份进行腹泻症候群感染性腹泻病原学监测，收集因急性腹泻就诊的门急诊病例，调查病例基本信息、采集粪便标本，进行常见致泻病原体的病原学检测，分析不同病原体导致患者腹泻的临床症状模式特征。结果共收集腹泻就诊病例38 950例。对致泻病毒核酸检测，轮状病毒阳性率最高（18.29%），其次为诺如病毒（13.06%）；对多种致泻细菌分离培养，结果示致泻性大肠杆菌分离率最高（6.25%）。细菌性与病毒性腹泻的临床特征差异主要体现在粪便性状与便常规检验结果上，但致病性弧菌感染与病毒性腹泻较为相似。

急诊腹泻者一般以感染多见，特别是小儿。造成小儿腹泻的病原菌较多，常见病原菌为病毒、细菌，约有70%以上病毒感染患儿治疗上予以单纯抗病毒治疗，临床常用药物包括利巴韦林、更昔洛韦、干扰素等，但实际治疗过程中，因小儿特殊性而限制了药物的实际应用。最新提倡肠道微生态疗法：常规治疗开展中，肠道微生态制剂作为常用辅助药物，可缩短病程时间以利于肠道黏膜恢复，进一步提高小儿免疫力。临床常用肠道微生态制剂包括双歧杆菌三联活菌片、枯草杆菌二联活菌颗粒、双歧杆菌乳杆菌三联活菌片等。徐静、王业军、刘莹莹等研究中提到，治疗小儿腹泻，在予蒙脱石散治疗的基础上再予双歧杆菌乳杆菌三联活菌片口服，连续治疗3天，临床治疗总有效率高达97.56%。

八、注意事项

1. 不可盲目使用"抗生素"

急性腹泻最常见的病原菌为病毒或细菌，需要在医疗机构进行采血查白细胞，并进行粪便检查以明确是否有细菌感染。如无细菌感染，则不必使用抗生素，以免肠道菌群失调。

2. 不随意使用退热药

腹泻常伴有发热症状，如体温超过38.5℃，可以服用退热药，需注意使用退热药后会出汗，加重脱水。因此，腹泻伴有高热者，应注意保持水、电解质及酸碱度的平衡，特别是老年人或婴幼儿患者。

3. 慎使止泻药

腹泻时很容易想到止泻药，止泻药可导致肠蠕动减少，延长肠道内容物的滞留时间，影响毒素排泄，故患有急性细菌性肠炎、肠梗阻等疾病时不适合使用。

第二十三章 急性少尿

一、概述

少尿（oliguria）指 24 小时尿量少于 400ml 或者每小时尿量少于 17ml，见于急性肾炎、大失血、抗利尿激素和醛固酮分泌过多、肾动脉被肿瘤压迫、腹泻、呕吐、大出汗、心力衰竭和休克等患者。

少尿或无尿最常见的原因是肾脏功能出现了问题，也即肾功能不全或肾衰竭。肾功能不全或肾衰竭患者除少尿外，常感无精打采、乏力、恶心、呕吐、腹胀、不思饮食，严重者可出现呼吸困难和精神症状等。

在 20 世纪 40 年代，急性肾小管坏死患者的死亡率高达 90%。随着治疗策略和透析技术的发展，20 世纪 60 年代急性肾小管坏死患者的死亡率大幅下降至 50%以下。

二、病因病机

（一）病因

1. 肾前因素

由严重脱水、失血、失钠（低盐）等引起的休克，循环血容量减少，心排血量减少，肾血流量减少，最后形成少尿甚或无尿，这类情况可不伴有肾实质损害，常在纠正血容量后尿量恢复。

2. 肾脏因素

由于病因不同可分为两类：
（1）中毒性肾病变：药物等毒性物质直接作用于肾脏引起肾小管上皮细胞坏死。
（2）缺血性病变：各种原因引起的较长时间的休克而致肾脏缺血，肾小管上皮细胞坏死。

3. 肾后因素

肾后因素系指尿路梗阻所造成的尿量减少，包括各种原因引起的肾盂、输尿管的梗阻。

（二）发病机制

（1）肾前性：由于有效血容量减少、心脏排血功能下降、肾血管病变等引起肾血流减少以致少尿。
（2）肾性：由于感染及炎症等引起肾功能变化以致少尿。
（3）肾后性：因结石、肿瘤、术后瘢痕等引起肾器质性损害以致少尿。

三、诊断与鉴别诊断

1. 诊断

24 小时尿量少于 400ml，或每小时尿量不超过 17ml，或成人、儿童尿量＜0.5ml/（kg·h）[新生儿＜1ml/（kg·h）]。

2. 辅助诊断

（1）尿液检查

1）尿比重测定：少尿期至多尿期比重均低，多固定于 1.010 左右。

2）镜检：少尿期可见较多的红细胞、颗粒管型及宽大的管型（肾衰竭管型），可有少量白细胞。

3）蛋白尿：尿中蛋白较多，至多尿期渐消失。

4）尿中尿素下降：正常人 24 小时尿排出尿素氮 10～15g，尿素 20～30g。每 100ml 尿中的尿素约为 2g。正常人每 100ml 血中含尿素氮 10～20mg，每 100mg 血中含尿素 30mg。

尿中尿素/血中尿素=20∶1=正常。如＜15∶1，表面有肾损害；＜10∶1，即有急性肾衰竭；＜5∶1，更可确定为急性肾衰竭。

（2）血常规检查：发病开始时红细胞及血红蛋白降低，白细胞增高，可达 15 000～20 000/mm³。有感染时常增至 30 000/mm³。

3. 鉴别诊断

（1）少尿当与无尿鉴别，24 小时尿量少于 100ml，或 12 小时内完全无尿时称为无尿（或尿闭）。

（2）少尿伴肾绞痛见于肾动脉血栓形成或栓塞、肾结石。

（3）少尿伴心悸、气促，胸闷不能平卧见于心功能不全。

（4）少尿伴大量蛋白尿，水肿，高脂血症和低蛋白血症见于肾病综合征。

（5）少尿伴有乏力、纳差、腹水和皮肤黄染见于肝肾综合征。

（6）少尿伴血尿、蛋白尿、高血压和水肿见于急性肾炎及急进性肾炎。

（7）少尿伴有发热、腰痛，尿频、尿急、尿痛见于急性肾盂肾炎。

（8）少尿伴有排尿困难见于前列腺增生。

四、现场急救

（1）起始期的处理：及时补足血容量，改善微循环，解除肾血管痉挛，纠正肾缺血。

（2）严格限制入液量：控制入液量，维持体液平衡是治疗急性肾衰竭最重要的一环。若有发热，体温每升高 1℃，应增加入液量 80～100ml/d。钠的摄入，也应不超过丢失的量。

（3）饮食和营养：急性肾衰竭的少尿期，营养很重要，48～72 小时禁食蛋白质，以后每日 20～40g 蛋白质。由于患者处于高分解代谢状态，应尽可能供给足够的热能，以保证机体代谢的需要，防止蛋白进一步分解，加重分解代谢状态。

（4）纠正代谢性酸中毒：供给足够的热量，控制蛋白质摄入，预防感染，可防止酸中毒的发生。

（5）纠正电解质失衡

1）高钾血症：禁食含钾高的食物，严格控制含钾药物和库存血的输入。若血钾＞5mmol/L，应急予 10%葡萄糖酸钙 10～20ml 静脉滴注；或 5%碳酸氢钠液 100ml 静脉滴注；或 50%葡萄糖液 50ml 静脉滴注，同时皮下注射普通胰岛素 8～10U 或 25%葡萄糖液 300ml+普通胰岛素 15 U 静脉滴注。

2）低钙血症与高磷血症：低钙血症者若无症状，可不处理；伴有抽搐者，可用 10%葡萄糖酸钙 10～20ml 静脉滴注。高磷血症应以预防为主，需时可口服氢氧化铝凝胶 30ml，每日 3 次。

五、急诊救治

1. 卧床休息，积极寻找病因，使患者保持安静

（1）肾前性因素，如失血、外伤、心力衰竭等，均可能导致肾脏血流灌注不足引起少尿，此时则需补液输血、抗感染及纠正心力衰竭等治疗。

（2）肾后性因素，如双侧泌尿系梗阻（结石），需外科介入治疗解除梗阻。

（3）肾性因素，如肾小管疾病、血管因素、间质性疾病、肾小球疾病，应进行肾穿刺来明确病理类型，并适量使用激素或者激素联合免疫抑制剂治疗。

（4）若出现严重的高钾血症、代谢性酸中毒、急性心力衰竭，必要时需要进行血液透析治疗。

2. 呼吸方面

保证气道通畅，吸氧。

3. 营养问题

给予清淡流食或半流食，酌情限制水分、钠盐和钾盐，早期应限制蛋白质摄入（0.5g/kg）。尽量利用胃肠道补充营养，以不出现腹胀、腹泻为原则，循序渐进。由于患者处于高分解代谢状态，应尽可能地提供足够的热量，以保证机体代谢的需要，防止机体蛋白质的进一步分解，加重分解代谢状态。无合并症时每日热量需要量是 105～125kJ/kg，高分解代谢者每日需 209kJ/kg 以上。

4. 留置导尿管

有两个目的：一是为了探查尿路梗阻，如发现阻塞，既明确了诊断又可去除病因；二是为了准确记录尿量。

5. 维持水平衡

少尿期患者应严格计算 24 小时出入量。24 小时补液量为显性失液量及不显性失液量之和减去内生水量。显性失液量系指前一日 24 小时内的尿量、粪便、呕吐物、出汗、引流液及创面渗液等丢失液量的总和；由于内生水的计算量常被忽略，不显性失液量常属估计值，致使少尿期补液的准确性受到影响。为此，过去多采用"量出为入，宁少勿多"的补液原则。但必须注意有无血容量不足因素，以免过分限制补液量，加重缺血性肾损害，延长少尿期。

6. 高钾血症的处理

最有效的方法是血液透析或腹膜透析。高钾血症是临床危急情况，在准备透析治疗前应予以急症处理：

（1）11.2%乳酸钠 80～320ml 静脉注射，伴代谢性酸中毒者可予 5%碳酸氢钠 250ml 静脉滴注。

（2）10%葡萄糖酸钙 10～20ml 静脉注射，以拮抗钾离子对心肌的毒性作用。

（3）25%葡萄糖溶液 200ml 加胰岛素 16～20U 静脉滴注，可促使葡萄糖和钾离子转移至细胞内合成糖原。

（4）阳离子交换树脂 15～20g 加入 25%山梨醇溶液 100ml 口服，每日 3～4 次。但其作用较慢，不能作为紧急降低血钾措施。

（5）限制饮食中含高钾的食物，纠正酸中毒，不输库存血和清除体内坏死组织。

7. 代谢性酸中毒处理

严重代谢性酸中毒可以加重高钾血症，应及时治疗。当血浆实际碳酸氢根低于 15mmol/L 时，给予 5%碳酸氢钠 100～250ml 静脉滴注，根据心功能情况控制滴速，并动态监测血气分析。严重代谢性酸中毒应尽早做血液透析，纠正酸中毒较为安全。

8. 利尿剂（呋塞米、甘露醇）的使用

部分少尿型急性肾衰竭患者可能会转化为非少尿型急性肾衰竭，有利于肾小管功能的恢复。一旦急性肾衰竭明确诊断，宜停用呋塞米及甘露醇。呋塞米 200～400mg 静脉滴注，一次无效停止继续给药，对呋塞米无效者但有透析指征时应早期透析。20%甘露醇 100～200ml 静脉滴注，若 1 小时内仍无尿量增加或已确诊的患者应停用甘露醇。

9. 抗感染治疗

通过细菌培养和药物敏感试验来合理选用对肾脏无毒性或损害小的抗生素；主要通过肾脏排泄的药物，剂量应减为常用量的 1/3～1/2。

10. 血管扩张剂使用

是否对急性肾衰竭患者应用血管扩张剂是一个需要慎重考虑的问题。保证有效血容量就是最合乎生理的"血管扩张剂"。小剂量的多巴胺[1～5μg/（kg·min）]曾广泛应用于急性肾衰竭患者的治疗。但是多数研究未能证实多巴胺可以促使急性肾衰竭患者康复，或降低死亡率，只能增加尿量。现在建议多巴胺用于急性肾衰竭合并心力衰竭的患者。

11. 机械辅助呼吸的及时应用

对重症急性肾衰竭或多脏器功能损害，须高度警惕成人呼吸窘迫综合征的发生，及早监测动脉血气分析及拍摄胸片。一旦诊断，及早使用机械辅助呼吸。

12. 血液透析

急性肾衰竭诊断一旦成立，应根据患者有无高血容量综合征、电解质紊乱、严重酸中毒及氮质血症加重程度决定何时透析，原则上应早期透析，以避免严重尿毒症代谢紊乱，有利于全身情况改善及肾功能恢复。透析方式的选择如下。

（1）对单纯性急性肾衰竭：仅肾脏单一器官受损，无高分解、脑水肿、感染性休克等，

一般给予间歇性血液透析即可。可每天 1 次或隔天 1 次。应选择生物相容性好的透析膜如合成膜，以避免激发细胞因子、补体等反应而不利于肾功能恢复。透析中应避免出现低血压，以利于肾小管上皮细胞功能早日恢复。

（2）对重症急性肾衰竭：急性肾衰竭伴心血管功能不稳定，或伴脑水肿，或伴高分解代谢或多脏器功能损害，应采用连续性肾脏替代治疗。连续性肾脏替代治疗相比较间断性血液透析具有溶质清除率高、血流动力学影响小、可清除炎症介质等优点，也为深静脉营养创造了条件。

六、中医救治

1. 古代救治

《汤药本草》云："大黄，阴中之阳药，泄满，推陈致新，去陈垢而安五脏，谓如勘定祸乱，以致太平无异。"《医学衷中参西录》曰：大黄"有清香串透利窍之力，又兼利小便"。以上诸条，说明大黄苦寒沉降，能泻热、解毒、通腑、导积，适用于肾衰之下窍不利（尿闭与便闭），脘腹胀满诸症，而达到泄毒之目的。

2. 治法

治标之法如祛痰止咳、降胃止呕、开窍醒脑、宁心安神等将贻误病情，应予降肺疏肝、活血利尿之法，调理水液代谢系统相关脏腑的生理功能，纠正病理改变，达到利尿排毒之效果。降肺气疏肝气即降脏腑功能之气而导逆气下行，且肺能通调水道，肝之疏泄能助肾司二便，活血化瘀可促进全身的血液循环尤其是肾中血脉的畅通，再配合利尿药，充分调节与水液代谢有关的脏腑功能，协助肾脏残存肾单位以排泄代谢终末产物，减轻对器官组织的损害。

3. 针灸治疗

主穴：关元、三阴交、秩边、阴陵泉。

配穴：肺气失宣加肺俞、列缺；脾阳不振加脾俞、足三里；肾阳虚衰加肾俞、命门；湿热内阻加中极、阴陵泉；气滞湿阻加太冲、内关；中气下陷加气海、关元；瘀血阻滞加膈俞。

操作：常规针刺，根据补虚、泻实原则操作。关元直刺 1～2 寸，需在排尿后进行针刺，提插捻转平补平泻法，孕妇慎用；三阴交直刺 1～1.5 寸，提插捻转平补平泻法；秩边直刺 1.5～3 寸，提插捻转平补平泻法；阴陵泉直刺 1～2 寸，提插捻转平补平泻法。配穴根据虚补实泻原则，采用提插捻转补泻的方法，针刺得气后，留针 30 分钟。

七、新进展

1. 肾脏替代治疗

血液净化是治疗急性肾损伤的重要手段，其适应证包括容量负荷过重、高钾血症、代谢性酸中毒、严重的尿毒症表现（如尿毒症脑病和尿毒症性心包炎）、清除药物和毒物、清除炎症介质以减轻全身炎症状态等。血液净化方式包括连续性肾脏替代治疗、间歇性血液净化治疗（IHD）和腹膜透析（PD），其中连续性肾脏替代治疗因其稳定的血流动力学和清除炎症介质的特点，是急性肾损伤的主要血液净化手段。大量的临床研究数据显示，无论导致急性肾损伤的病因是什么，急性肾损伤都是病死率的独立影响因素，良好的血液净化管理可以降低患者病死率。

2. 造血干细胞移植治疗急性肾损伤

急性肾损伤发生时肾小管上皮细胞坏死脱落，基底膜裸露。损伤后的肾功能恢复依赖于坏死肾小管细胞的再生从而恢复肾小管上皮的功能。目前认为，修复细胞的来源包括残存的上皮细胞、肾脏祖细胞，以及肾外来源的干细胞如未分化的骨髓细胞和骨髓造血干细胞。干细胞是一类具有自我更新和多向分化潜能的克隆细胞，在治疗急性肾衰竭方面有广阔的前景。根据其来源和分化潜能分为以下几种：胚胎干细胞（ESC）是全能干细胞；体干细胞，如成人骨髓中的造血干细胞（HSC）、间充质干细胞（MSC）和肾脏原位的成体干细胞，这些干细胞都属于多能干细胞。ESC 可以定向形成肾脏祖细胞，并最终分化为肾脏细胞。目前，ESC 在肾脏修复中的研究还处于起步阶段，并且绝大多数实验使用的是动物 ESC 而不是人 ESC。同时，由于缺乏分离高纯度 ESC 的方法，在体内注射未分化的 ESC 可以产生畸胎瘤，因此目前仍未找到方法能够选择性诱导人 ESC 转化成肾脏细胞而为临床使用提供充足而合格的细胞。但是在小鼠体内 ESC 来源的畸胎瘤中可见肾脏原始结构以及参与肾脏发生的基因表达。体外动物肾组织培养和细胞培养也证实了 ESC 在肾脏发育基因被激活和某些细胞因子的刺激下可以分化成肾小管细胞。

八、其他

（一）注意事项

1. 及早正确判断少尿期

首先应从患者病史着手，详细了解病程的发生、发展。分清是肾前性少尿、肾后性少尿及肾性少尿。若血压下降，血容量不足，经输液后血压上升，尿量增加，说明是肾前性少尿；若通过检查发现有双侧输尿管结石、磺胺结晶阻塞、盆腔晚期肿瘤压迫输尿管等所引起的急性严重尿路梗阻，则为肾后性少尿，少尿期一般为 7～14 天，普遍 5～6 天，最长可达 1 个月以上，当低血容量性休克移入少尿期时，血压反上升，出现洪脉，因此，密切观察血压、脉搏、尿量、尿色等尤为重要。

2. 并发多系统脏器衰竭倾向的病情观察

少尿期若不严格限制水、钠的摄入、控制感染，纠正电解质及酸碱平衡失调，常可在肾衰竭的基础上进一步发展成多脏器的衰竭，产生脑水肿、肺水肿、心力衰竭、高血压，有出血倾向，因此必须观察患者的神志、痰液、呕吐物，以及尿、便的颜色、气味、量并留样检查。

3. 使用药物观察

应用抗生素控制感染时，由肾脏排泄的抗生素在体内的半衰期将延长。极易对肾脏引起毒性反应，如应用氨基糖苷类抗生素，可发生自毒性和肾毒性，因此使用时必须根据药物的半衰期长短，合理应用，严格控制用药时间间隔，另外尽量避免含钾制剂，在应用利尿剂的过程中需了解药效及不良反应。

（二）护理

1. 重点护理

（1）精确记录出入量，可以指导入液量，维持体液平衡，判断肾功能改变情况，排出量包括尿液、粪便、引流液、呕吐物、出汗。腹膜或血液透析尿量及尿比重，尿蛋白能灵敏反应肾受损情况，少尿期应严格无菌操作，应用利尿剂时做前后比较，对所有排泄物都应精确记录。少尿期患者严格控制入水量，原则是"量出为入"，需限制蛋白质以防加重氮质血症，能口服最好口服，如不能进食，可静脉补充葡萄糖、维生素及必需氨基酸，但含钾食物仍禁用，以免加重高血钾，总结出入量，8 小时分段小结，24 小时总结。

（2）补液的护理：少尿期患者如不能口服，一般均由静脉输入，输液的速度应较慢，而且时间较长，因此选择注射部位从远端开始，有计划地使用，严格无菌操作，防止发生静脉炎，技术熟练，争取穿刺一次成功。输液进度严格按医嘱执行，合理安排先后顺序，严防发生水中毒。

2. 基础护理

（1）皮肤护理：肾衰竭患者较长时间卧床，长期水肿和循环障碍可使皮肤弹性丧失，抵抗力下降，皮肤容易受损，故需保持被褥干燥整洁，以防压疮。

（2）口腔护理：由于肾脏排泄功能障碍血中尿素可从口腔黏膜和唾液腺排出，经口腔细菌作用，尿素可以分解成氨，同时可以刺激黏膜引起口腔炎，故应用复方硼酸液含漱，呕吐者应及时清洁口腔。

（3）导尿管护理：严格执行无菌操作，每日用 0.1% 苯扎溴铵棉球消毒尿道口一次，保持引流管通畅，防止引流管扭曲受阻，妥善放置，每周更换尿管一次，及时记录尿量，及时向医生汇报。

（4）呼吸道护理：患者长期卧床，机体抵抗力低下，加之感染、水中毒，易出现呼吸道并发症。利用超声雾化吸入，鼓励患者咳痰及活动上肢，可有效预防并发症。

第二十四章 急 性 抽 搐

一、概述

急性抽搐是人体突然出现的肌肉不随意运动，表现为骨骼肌的不随意收缩，是神经-肌肉疾病的病理现象。有以下几种：惊厥、强直性痉挛、肌阵挛、震颤、舞蹈样动作、手足徐动、扭转痉挛、肌束颤动、习惯性抽搐等；多是由于脑系疾病、传染病、中毒、颅脑损伤、癫痫、子痫、产后痉病、小儿惊风、破伤风、狂犬病等引起。本章内容主要阐述惊厥、强直性痉挛这类以全身骨骼肌抽搐为主，甚至出现意识丧失的急症。

癫痫样发作是最常见的急性抽搐，癫痫国际范围内的患病率为 5‰～10‰，发病率为每年（20～70）/100 000。而根据我国近年来的大规模流行病学调查发现，癫痫患病率为 7‰，5 年活动性的患病率为 4.6‰，发病率为每年 28.8/10 000。

二、主要病因与发病机制

1. 病因

急性抽搐的病因可分为特发性与症状性两种。特发性抽搐常由先天性脑部不稳定状态所致，症状性抽搐的常见病因如下。

（1）脑部疾病：脑炎、脑膜炎、脑脓肿、癫痫、颅脑外伤、脑肿瘤、脑出血、脑型疟、脑型血吸虫病、先天性脑发育障碍等。

（2）全身性疾病：全身性感染如小儿高热惊厥，内源性、外源性中毒如尿毒症、肝性脑病、酒精中毒，高血压脑病，阿-斯综合征，低血糖、低血钙等代谢障碍性疾病，系统性红斑狼疮等变态反应与结缔组织病，热射病等。

（3）精神心理性因素：癔症等。

2. 发病机制

抽搐发生机制尚未完全明了，主要机制如下。

（1）大脑皮质抑制功能减弱：如小儿高热惊厥与抽搐是由大脑皮质功能发育尚未完全，神经髓鞘未完全形成，皮质的抑制功能发育不全所致。

（2）外来刺激因素增强：如感染、脑出血、脑血栓形成等，导致大脑运动神经元异常放电。

（3）其他：如低钙血症所致骨骼肌兴奋性增高等。

三、诊断与鉴别诊断

（一）临床表现和诊断

急性抽搐是患者突然出现的全身或局部肌肉不自主快速阵发性收缩的一种临床表现，无论何种原因出现上述症状，均应考虑"急性抽搐"诊断。但是抽搐只是一个临床症状，需要进一步判断是否存在意识的改变，是否存在呼吸、脉搏异常，了解抽搐的持续时间。

（二）鉴别诊断

抽搐是一种常见的临床症状，是诸多疾病的一个共同临床表现，通过病史、临床特点体征进行初步鉴别。

1. 癫痫全身强直阵挛性发作

癫痫全身强直阵挛性发作包括先兆期、痉挛期、昏睡期三个阶段。先兆期是在意识丧失前的瞬间所出现的各种体验，幻视、幻嗅、眩晕、肢体麻木、触电感等。痉挛期首先为强直性发作（强直期），表现突然尖叫一声，跌倒在地，全身肌肉强直，上肢伸直或屈曲，手握拳，下肢伸直，头转向一侧或后仰，眼球向上凝视。呼吸肌强直致呼吸暂停，面唇发绀，瞳孔散大，对光反应消失，唇、舌或口腔黏膜有咬伤，约持续20秒，进入痉挛期，全身肌肉呈节律性抽搐，频率开始较快，随之逐渐减慢，随最后一次痉挛后抽搐停止。此期，自主呼吸恢复，面、唇发绀逐渐减轻，口腔内分泌物增多，口吐白沫或血沫，还可伴尿失禁、全身大汗。在痉挛期尚可出现心跳加快、血压升高等，且可因意识障碍突然跌倒。昏睡期是在抽搐停止后患者进入昏睡昏迷状态然后逐渐清醒。

2. 癫痫的简单运动性发作

多数呈阵挛性发作，少数呈强直性发作，不伴有意识障碍，常见于一侧肢体远端，如手指、足趾或侧口角或眼部，持续数秒至十数秒后自然终止。

3. 心源性抽搐

心源性抽搐是指各种原因引起心排血量锐减或心搏骤停，使脑供血短期内急剧下降所致的突然意识丧失及抽搐，也称昏厥性抽搐，常见于严重心律失常、心排血受阻的心脏病或某些先天性心脏病者。抽搐时间多在10秒内，较少超过15秒，先有强直、躯体后仰，双手握拳，接着双上肢至面部阵挛性痉挛，伴有意识丧失、瞳孔散大、流涎，偶有大小便失禁。发作时心音及脉搏消失，血压明显下降或测不到。

4. 癔症性抽搐

癔症性抽搐发病多为年轻女性，有明显的精神因素为诱因，抽搐通常无规律，持续时间长，发作时瞳孔无明显变化，呼吸可加快，神经系统检查无异常发现，脑电图无改变。

5. 手足搐症

手足搐症以疼痛性、紧张性肌收缩为特征，常伴有感觉异常。发作时肘、腕及掌指关节屈曲，指间关节伸直，拇指内收，膝关节及髋关节屈曲，严重者全身骨骼肌痉挛。

6. 破伤风

肌肉痉挛先从咀嚼肌开始，继而面部、颈背、腹部及四肢肌肉，最后侵及膈肌，表现为牙关紧咬、吞咽困难、苦笑面容、呼吸困难及角弓反张。发作时神志清醒，轻微刺激可诱发抽搐。

7. 狂犬病

患者有被狗咬伤病史，表现为兴奋、躁动、恐水、吞咽困难、全身肌肉痉挛，但神志清楚。

8. 痛性痉挛

痛性痉挛发作多于夜间、过度活动后、受凉后，累及腓肠肌，表现为疼痛、挛缩。

9. 抽动秽语综合征

抽动秽语综合征发病年龄在 2～18 岁，男性多见，表现为多发性抽动及爆破状不自主发声，症状始于面部，再波及肢体近端和远端。

四、现场急救

1. 保护气道

首先应将患者置于安全处，解开衣扣，去除假牙，清除口腔异物，保持呼吸道通畅。有意识障碍者，将身体或头须转向一侧，以利于口腔分泌物流出，防止口腔分泌物吸入肺内致窒息或肺炎。分泌物较多者，准备好负压吸引器，随时吸痰。必要时给氧，气管切开或气管插管给予人工呼吸，维持正常的通气功能。

2. 快速病情评估与处理

重症病例应进行血压、心电图和脉搏氧饱和度等监测，急查血电解质和动脉血气分析，并予吸氧，建立静脉通路。若有异常发现，应及时处理。如给予抗抽搐药物不能终止癫痫发作，须做好气管插管准备。低血糖是最常见引起癫痫性发作的代谢性因素，此外，要注意长时间抽搐也可致低血糖，血糖异常者应给予及时对症处理。疑有营养不良症者，应予维生素 B_1 100mg 肌内注射或静脉注射；怀疑异烟肼过量者，应用维生素 B_6；有低钙血症者，补充钙剂。

3. 迅速控制癫痫抽搐

目前临床上尽快终止癫痫发作的首选药物为苯二氮䓬类药物，包括地西泮、咪达唑仑等，但需注意呼吸抑制和低血压等不良反应，尤其是老年人。对该药的反应，个体差异很大，应加强监护，做好建立人工气道及循环支持准备。由于随着癫痫持续时间的延长，对苯二氮䓬类等抗癫痫药物可能出现快速耐受现象，以致癫痫持续状态转变为难治性癫痫持续状态，甚至是超级难治性癫痫持续状态。如果苯二氮䓬类疗效不理想，可考虑联合用药，如苯妥英钠、苯巴比妥、丙戊酸钠等。若难治性癫痫持续状态诊断成立，则应考虑使用麻醉药物，如丙泊酚等。如美国神经重症监护学会推荐癫痫发作持续 5 分钟开始癫痫持续状态初始治疗，1 小时发作仍未终止，则开始麻醉药物治疗。但麻醉药物应用之前，应做好机械通气及循环支持准备。

五、急诊救治

对于现场急救后病情仍未稳定，仍持续抽搐的患者，或者留观住院突然出现持续抽搐者，可按照终止全面性惊厥性癫痫持续状态的推荐流程处理（图 24-1）。院内在条件许可情况下，尽快完善下一步措施。

1. 病情监护

尽早收入新生儿重症监护病房（NICU）。持续脑电图监测至少 6 小时，根据持续脑电图监测结果及时调整治疗方案。

2. 器官功能监测与支持

（1）加强其他脑保护措施，特别是脑水肿的监测与降颅内压药物的合理应用。

（2）进行呼吸功能监测，包括呼吸运动（频率、幅度和节律）、呼气末二氧化碳分压（气管插管患者）、脉搏氧饱和度和动脉血气分析等，必要时行气管插管和（或）机械通气；加强肺炎的预防与治疗。

（3）循环功能监测，特别是血压的监测，必要时给予血管活性药物支持治疗。

（4）肝功能监测，必要时予以降血氨和降转氨酶药物治疗。

（5）胃肠功能监测，特别是胃肠动力功能的监测，必要时予以鼻肠管喂养或肠外营养支持。

（6）内环境监测，维持水、电解质平衡。对常见的低钠血症予以限水和（或）高渗盐补充，但需控制血浆渗透压升高速度，避免渗透性脑病发生；通常无须过早应用碳酸氢钠纠正酸中毒，但对丙二醇或甲醇中毒引起的酸中毒需停药或换药。

观察期（0～5分钟）	生命体征监测 鼻导管或面罩吸氧 静脉通路建立 血糖，血常规，血液生化，动脉血气分析，血、尿药物浓度或毒物筛查
第一阶段（5～20分钟） 初始治疗	**有静脉通路** 　静脉注射地西泮：常规剂量5～10mg。如有必要可以重复10mg 　（最大速度5mg/min） **无静脉通路** 　肌内注射咪达唑仑:常规剂量10mg
第二阶段（20～40分钟） 二线治疗	如发作未能终止，启动第二阶段静脉治疗 丙戊酸钠：15～45mg/kg［<6mg/（kg·min）］静脉推注，给药时间5分钟 苯巴比妥：15～20mg/kg（50～100mg/min） 苯妥英钠：18mg/kg（<50mg/min）
第三阶段（40～60分钟） 三线治疗	转入ICU，气管插管/机械通气，持续脑电监测，静脉给药终止癫痫持续状态 丙泊酚：2mg/kg负荷量静脉注射，可追加1～2mg/kg直至发作控制，然后 　1～10mg/（kg·h）维持（注意：持续应用可能导致丙泊酚输注综合征） 咪达唑仑：0.2mg/kg负荷量静脉注射后持续静脉泵注
改为超级难治性癫痫持续状态	选择以下手段（可联合） 静脉用氯胺酮 电休克 低温 生酮饮食

图 24-1　终止全面性惊厥性癫痫持续状态的推荐流程图

六、中医救治

（一）古文献方法

中医文献很早就有关于急性抽搐的记载。《灵枢·癫狂》提出"癫疾始生，先不乐，头重痛，视举目赤，甚作极已，而烦心，候之于颜。取手太阳、阳明、太阴，血变而止"。不但提出癫痫先兆期可以预先刺络放血治疗，且强调了放血的刺激量，以血变为度。《脉经》云："脉来中央浮，直上下痛者，督脉也。动苦腰背膝寒，大人癫，小儿痫也，灸顶上三丸。正当顶上。"认为脉诊发现关部见浮，直上直下而动者，是督脉患病，病苦于腰背及膝部寒冷，是癫痫病，应灸头顶正中三壮，相当于现今的百会穴。《千金翼方》中记载"狂走惊痫，灸河口五十壮，在手腕后陷中动脉，此与阳明同也"。

（二）现场急救

1. 平衡针治疗

平衡针治疗可选用癫痫穴。视情况加用头痛穴、急救穴。

（1）癫痫穴：位于胫腓骨间，髌骨下缘至踝关节连线中点，采用上下提插进针 1～1.5 寸，有醒脑开窍、调节神经与精神、舒筋活血、理气和中的作用，常用于治疗癫痫、精神分裂症、神经衰弱、癔症、急慢性溃疡、痛经等。

（2）头痛穴：位于足背第 1、2 跖骨前凹陷处中点，采用上下提插，一步到位法，针尖斜向涌泉穴，与皮肤呈 15°～45°，有活血化瘀、疏肝理气、健脾和胃、醒脑开窍作用，常用于治疗偏头痛、神经性头痛、血管性头痛等头部疾病。

2. 穴位按压

医院之外或无其他急救措施时，可以尝试使用指压水沟、百会、内关，辅助终止抽搐。

（三）辨证施治

急性抽搐以"急则治其标"为原则，开窍醒神治其标，涤痰、祛风、泻热、化瘀、醒神开窍为法。风痰上扰则可给予涤痰汤加减；痰热壅盛，肝火内动则用龙胆泻肝汤和涤痰汤加减；瘀阻清窍则用通窍活血汤加减。此外还可配合中成药醒脑静注射剂静脉滴注，口服紫雪丹、安脑丸治疗。

七、新进展

1. 治疗癫痫丛集发作新给药途径

丛集性或急性反复癫痫发作在癫痫患者的生活中既危险又极具破坏性，有时开通静脉存在一定困难，特别是在社区无专业医护人员在场的情况下，往往造成抢救的延误。美国圣地亚哥的一家专科药商近日宣布，在美国市场推出癫痫新药 Valtoco（地西泮鼻腔喷雾剂），该药于 2020 年 1 月获得美国食品药品监督管理局（FDA）批准，用于治疗 6 岁及以上癫痫患者的间歇性、刻板性癫痫频繁发作活动（即癫痫丛集性发作、急性反复性癫痫发作），可作为一种急性治疗药物。Valtoco 的独特配方融入了 Intravail 技术，可实现始终如一的可靠吸收，已被证明具有普遍的安全性和良好的耐受性。

2. 首个植物来源抗癫痫药

大麻素药物 Epidiolex 是一种口服的、高纯度大麻二醇提取物液体制剂，是一种来自大麻植物的非精神类成分，对于神经系统具有多种药理作用。其为首个植物来源的抗癫痫药。大量的研究表明，大麻二醇具有明显的抗癫痫和抗惊厥活性，相比现有抗癫痫药物，副作用更少。目前，Epidiolex 在美国被批准用于治疗与伦诺克斯-加斯托综合征（LGS）和婴儿严重肌阵挛癫痫相关的癫痫发作。口服液体制剂的一份补充新药申请寻求扩大 Epidiolex 的标签，用于治疗由结节性硬化症（TSC）引发的癫痫。

3. 癫痫发病机制新进展：脑中的抗体引发癫痫

癫痫病可以是遗传性的。部分患者只会在晚年发生这种疾病，可能与海马体的炎症反应相关，称为边缘性脑炎。目前波恩大学的研究人员在有海马体急性炎症的癫痫患者的脊髓液中发现了一种自体免疫抗体，其可与体内的一种特殊蛋白脑发育调节蛋白相结合，破坏神经细胞之间的信息传递。同时，它会提示免疫系统，然后激活该免疫系统并切换至炎症模式，同时产生更多的自身抗体。这一结果也为新的治疗方法带来希望。例如，可的松的活性物质可以抑制免疫系统，从而还可能阻止自身抗体的大量产生，也可能用某些药物专门拦截和使它们失去作用。

八、其他

1. 急性抽搐与驾驶

一个未得到控制的癫痫患者驾驶机动车将面临撞车的风险，从而导致财产损失和自身及他人受伤或死亡。确定哪些癫痫患者可安全驾驶的支持证据有限。在急诊科出院之前，应该适当地向患者提供有关驾驶限制的建议。一项研究显示，转至首次癫痫发作诊所的患者中只有 64% 在急诊科接收到书面驾驶建议。

2. 院外目击患者急性抽搐

部分患者会时不时出现癫痫性发作，可能不是每次都急需就诊。但如果患者的癫痫性发作持续超过 5 分钟，或者在癫痫性发作后并未清醒，应联系救护车，呼叫 120。目击者在患者出现癫痫性发作期间不要尝试将任何物品塞入患者口中，但应确保患者不撞到任何坚硬的东西，造成二次损伤。

第二十五章 急性肌力障碍

一、概述

急性肌力障碍是急诊科一种常见的非特异性症状，多表现为肌无力，涵盖较多疾病的鉴别诊断，包括神经系统疾病和非神经系统疾病。

急性肌力障碍严重者可表现为肌无力危象，如重症肌无力危象。重症肌无力发生在任何年龄，产后妇女重症肌无力的临床发作风险增加。重症肌无力与其他自身免疫性疾病相关，包括视神经脊髓炎、自身免疫性甲状腺疾病、系统性红斑狼疮和类风湿关节炎。在老年人中，感染、心血管疾病和脱水常为肌力障碍的病因。

二、主要病因与发病机制

1. 病因

易导致肌力障碍的疾病包括脑梗死、蛛网膜下腔出血、脑出血、脑干病变、脊髓病变、周围神经疾病、神经肌肉接头疾病、皮肌炎和多发性肌炎、电解质紊乱、多发性硬化症、托德瘫痪、甲状腺功能减退症。

2. 发病机制

大多数神经系统疾病导致的肌无力发病机制尚不明确，多为自身免疫性疾病。主要是机体免疫系统出现紊乱而破坏了机体的正常秩序，如重症肌无力，是由于神经肌肉接头突触后膜乙酰胆碱受体被自身抗体攻击所致，此受体的功能异常，就会影响神经肌肉的正常传导和动作的发生。因神经肌肉接头传递障碍，而出现肌无力症状。后期肌纤维变性萎缩，纤维组织取而代之。

三、诊断与鉴别诊断

对于可能威胁生命的神经系统和神经肌肉疾病的诊断，需要基于详细的病史、体格检查及影像学检查，进行全身性、解剖学、病理生理学的分析。

（一）临床表现

急诊医师的首要责任是排除威胁生命或永久致残的肌无力原因，肌无力危象需要紧急治疗。急性神经肌肉无力造成的直接生命威胁包括无法保护或维持气道功能，肌无力导致呼吸衰竭，以及自主神经系统不稳定引起的循环衰竭（见本章"诊断和鉴别诊断"）。

（二）诊断与鉴别诊断

1. 威胁生命的单侧肌力障碍原因

（1）缺血性脑卒中：局灶性脑功能突然丧失是缺血性脑卒中发作的特征。表现为面部、上肢或下肢的急性局灶性单侧无力或瘫痪，或表现为缺乏协调和步态不稳。

（2）脑出血：与缺血性脑卒中和蛛网膜下腔出血相反，与脑出血相关的神经系统症状和体征通常在几分钟至几小时内恶化，经常会出现头痛、呕吐、癫痫发作和意识下降。可能存在单侧无力或瘫痪。

（3）蛛网膜下腔出血：严重头痛的突然发作是蛛网膜下腔出血的最常见表现。可能伴有意识丧失、癫痫发作、恶心和呕吐及脑膜炎体征，单侧肢体肌力障碍的症状并不典型。

2. 威胁生命的双侧肌力障碍的原因

（1）脑干卒中：脑干病变可产生同侧脑神经受损和对侧肢体无力。临床表现取决于所涉及的缺血或出血区域，但可能包括眩晕、精神状态下降、视野缺损、眼球运动异常和延髓麻痹。

（2）脊髓病变：当双侧运动和感觉征兆或临床症状不涉及头部时，考虑脊髓病变。运动功能障碍包括肌肉痉挛和反射亢进、感觉障碍。这类疾病临床表现取决于脊髓损伤的程度，膀胱功能可能会受到影响，导致尿潴留或尿失禁。脊髓病变病因包括创伤、感染（如硬膜外脓肿）、肿瘤、出血、炎症（如横贯性脊髓炎）等。

3. 周围神经疾病

（1）吉兰-巴雷综合征：主要临床特征为进行性、对称性肌肉障碍，表现为肌无力，伴有腱反射抑制。患者通常在发病后几天到一周出现腿和手臂逐渐无力（有时最初只出现在腿部）、四肢麻木或感觉异常。从轻度的步行困难到几乎所有肢体、面部肌肉、呼吸等功能丧失。早期诊断使临床医生能够尽快开始治疗，以防进一步的神经功能损伤。

（2）壁虱麻痹：又名蜱麻痹，通常始于感觉异常、疲劳感，一般没有发热。尽管有患者感觉异常的临床报道，但感觉检查一般是正常的。大多数患者最终会出现不稳定的步态，并逐渐发展为完全瘫痪。特征性表现为没有腱反射。严重的情况下会发生呼吸麻痹和死亡。

4. 神经肌肉接头疾病

（1）重症肌无力：可导致任何肌肉群无力。常见临床表现：眼部症状（如上睑下垂，复视）占50%；延髓症状（如构音困难、吞咽困难、咀嚼性无力）约占15%；而孤立的肢体无力发生率约为5%。当呼吸和（或）延髓肌无力导致急性呼吸窘迫时，发生肌无力危象。

（2）有机磷酸酯和氨基甲酸酯中毒：有机磷农药中毒的急性毒性表现为胆碱能过量。主要的临床特征包括心动过缓、瞳孔缩小、流泪、流涎、支气管痉挛、排尿、呕吐、腹泻、出汗和全身无力。

（3）肉毒杆菌中毒：食源性肉毒杆菌中毒患者可能有呕吐、腹痛、腹泻和口干的前兆。然后出现脑神经受累的症状（如固定的瞳孔扩张、复视、眼球震颤、上睑下垂、吞咽困难、构音障碍），然后是肌力下降，通常从躯干和上肢发展到下肢。泌尿道平滑肌麻痹导致尿潴留；肌麻痹可导致呼吸衰竭。

5. 肌肉疾病

（1）酒精性肌病：好发于长期酗酒者，表现为肌肉痉挛、压痛和肿胀，是非创伤性横纹肌溶解症的主要原因。

（2）肌炎：皮肌炎和多发性肌炎通常都表现为对称性近端肌无力，病情逐渐恶化。多达一半的病例出现肌肉疼痛和压痛。

6. 代谢性疾病

（1）低血糖症：严重低血糖症的症状和体征是非特异性的，可能包括疲劳、头晕、视力障碍、嗜睡、构音障碍和精神状态低落。未经治疗，可能会发展为癫痫发作或昏迷。

（2）周期性瘫痪：严重的电解质异常可导致全身性或局灶性肌无力。低钾血症或高钾血症、低钙血症或高钙血症、低镁血症或低磷血症可能是病因。如果低钾血症进展缓慢，则在钾浓度高于 2.5 μmol/L 时通常不会出现肌无力，但血清钾突然下降会导致明显的肌无力。通常始于下肢，而后发展至躯干和上肢，可能出现危及生命的恶性心律失常。

7. 急性无力的其他神经系统原因

（1）多发性硬化症：为最常见的一种中枢神经脱髓鞘疾病。本病急性活动期中枢神经白质有多发性炎性脱髓鞘斑，陈旧病变则由于胶质纤维增生而形成钙化斑，以多发病灶、缓解、复发病程为特点，好发于视神经、脊髓和脑干，多见于青、中年，女性较男性多见。

（2）托德瘫痪：全身性或复杂性发作可能伴有局灶性运动障碍，可持续数小时，但通常在 30～60 分钟内消失，通常与脑部结构异常有关。

（三）快速识别

急性神经肌肉无力对生命的直接威胁包括无法保护或维持气道功能，呼吸肌无力导致的呼吸衰竭，以及自主神经系统不稳定引起的循环衰竭。

急诊医师的首要任务是确定有急性呼吸衰竭风险的患者。神经肌肉无力患者的呼吸窘迫症状可包括浅促呼吸；呼吸困难，咳嗽无力，无法清除气道分泌物；吞咽困难；头部、肢体无法抬离床面；声音微弱或低沉；精神状态下降。

四、现场急救

（一）现场急救

呼吸功能评估：严重吞咽困难，咳嗽较弱，分泌物清除困难。呼吸肌无力的迹象，如声音低沉，说话时呼吸暂停，呼吸费力，呼吸频率增加，使用辅助呼吸和腹部反常呼吸。按以下顺序急救。

（1）拨打 120，平卧后头偏向一侧，清除口腔分泌物。

（2）开放气道，用仰头抬颏法。

（3）每隔 1 分钟判断患者神志、呼吸情况，及时清理气道分泌物。

（4）如现场有条件可给予患者吸氧。

（5）如出现神志不清、呼吸停止，应触摸大动脉搏动，按心肺复苏术流程急救。

（二）急救操作

神志清晰、呼吸异常者，按基本气道管理处置。如神志不清、呼吸停止者，按第一章"心肺复苏术"现场急救部分处置。

（三）急救用药

新斯的明：大多数轻至中度重症肌无力患者的初始治疗方法是口服乙酰胆碱酯酶抑制剂（即抗胆碱酯酶）。有严重疾病或疾病迅速恶化的患者，应使用快速疗法，如血浆置换或静脉注射免疫球蛋白，然后使用糖皮质激素和其他免疫抑制疗法。机制与效果：乙酰胆碱酯酶抑制剂可抑制乙酰胆碱（ACh）的降解，而乙酰胆碱的降解是通过酶水解作用在神经肌肉接头处发生的。结果：ACh 的作用得以延长，从而致患者重症肌无力症状得到不同程度的改善。

五、中医救治

（一）古文献复习

本病属于中医学"痿证"的范畴。中医对"痿证"的认识，最早源于《内经》。《素问·痿论》将痿证分为皮、脉、筋、骨、肉五痿，在治疗上提出"治痿独取阳明"的基本原则。隋唐至北宋时期，将痿列入风门；金元时期，张子和在《儒门事亲》中不仅将风、痹、厥与痿进行鉴别，同时提出痿证的病机是"由肾水不能胜心火，心火上铄肺金。肺金受火制，六叶皆焦，皮毛虚弱，急而薄者，则生痿躄"。朱丹溪则在继承张子和理论的基础上，将痿证分为湿热、湿痰、气虚、瘀血四类，以泻南补北为治疗原则，对后世产生深远影响。

（二）现场急救

1. 平衡针

取穴：升提穴。

功能：升阳益气固本。升提穴位于头顶正中，前发际正中直上 10cm（5 寸），后发际直上 16cm（8 寸）处，双耳尖连线的中点上 2cm（1 寸）处；针尖平刺 4cm（2 寸）；以局部性、强化性针感出现的局部酸、麻、胀为主。

2. 体针

取穴：曲池、合谷、阳陵泉、足三里、夹脊。

（1）曲池：在肘区，在尺泽与肱骨外上髁连线中点凹陷处；直刺 1～1.5 寸。

（2）合谷：在手背，第 2 掌骨桡侧的中点处；直刺 1～1.5 寸。

（3）阳陵泉：在小腿外侧，腓骨头前下方凹陷中；直刺 1～1.5 寸。

（4）足三里：在小腿外侧，犊鼻下 3 寸，胫骨前肌外一横指处，犊鼻与解溪连线上；直刺 1～2 寸。

（5）夹脊：位于督脉之旁，背腰部，从第 1 胸椎至第 5 腰椎棘突下两侧，后正中线旁开 0.5 寸，一侧 17 个穴位与膀胱经第 1 侧线的脏腑背俞穴相通；直刺 0.3～0.5 寸，或用梅花针叩刺。

（三）中成药治疗

根据辨证可使用补中益气丸、生脉注射液、参麦注射液等。

六、新进展

1. 诊断重症肌无力的新方法——Edrophonium 测试

其为一种更具侵入性和潜在危险性的测试，可能对重症肌无力的诊断有所帮助。该药物阻断乙酰胆碱酯酶，使足够的乙酰胆碱保留在突触间隙内，以刺激减少的突触后结合位点数量，从而改善症状。

2. 重症治疗——血浆置换

血浆置换可直接从循环中去除乙酰胆碱受体抗体，其临床功效与抗体水平的降低大致相关。在重症肌无力危象中，血浆置换是一种针对重症患者的治疗方法，目前针对这种适应证暂未进行过大型随机对照试验研究。

3. 重症治疗——静脉输注免疫球蛋白

静脉输注免疫球蛋白用于治疗重症的恶化。免疫球蛋白的总剂量为 2g/kg，使用天数通常在 2～5 天。一项涉及 173 例重症肌无力急性加重患者的临床试验发现，鉴于免疫球蛋白输注的高成本，单剂量免疫球蛋白 1g /kg 可能是最佳静脉输注免疫球蛋白剂量。

第二篇

中医救治技术和急救

第二十六章　中医救治技术概论

中医外治法泛指除口服以外施于体表皮肤黏膜或从体外治疗的方法，素有简、便、廉、验特点。外治法自《内经》发展而来，《素问·至真要大论》便有"内者内治，外者外治"的说法。千百年来，外治法以脏腑经络学说为理论基础，从针灸、推拿、贴敷等传统外治法到药物注射、离子导入等新型的外治法，不断地更新、充实和发展，可谓是百花齐放。本章内容介绍常见的中医外治法及其在急症方面的应用。

一、针灸

针灸是针法和灸法的总称。两者均以脏腑经络学说为基础，在体表特定部位进行针刺或灸治，以达到疏通经络、调整阴阳、扶正祛邪的功效。由针法发展出了火针、电针、针罐结合等多种针法，由灸法发展出了隔物灸、瘢痕灸、雷火灸等多种灸法。

针灸来源于《内经》。《素问·病能论》载："有病颈痈者，或石治之，或针灸治之，而皆已。"晋代葛洪在《肘后备急方·救卒死尸蹶方》中记载针刺人中急救治疗晕厥，至今仍在沿用；在《肘后备急方·治卒发癫狂病方》中记载针刺"治卒狂言鬼语方"。《肘后备急方》中亦记载了隔物灸，燃烧艾叶温煦之力协同所隔之物性味共同传达之施术部位，疗效更佳。

现在医家运用针灸疗法甚多，该法缓解疼痛效果显著。如鞠颖等针刺华佗夹脊穴压痛点并留罐缓解心绞痛；黄彬选足阳明胃经及局部穴位治疗急性胃痛、胰腺炎、胆囊炎、肠梗阻等急腹症；针对痛风性关节炎，临床观察毫针针刺配合艾灸、火针等不但可以抑制炎症因子，迅速镇痛，还表现出血尿酸和血沉水平下降；还有以手阳明大肠经合谷、少商、迎香配合辨证取穴治疗鼻衄；治疗支气管哮喘，则取鱼际等手太阴肺经及背俞穴等，可疏风化痰，宣肺平喘。毫针或浮针等针法，均能有效缓解痛经。灸法对于"寒、湿、瘀"所致的痛经疗效显著，若配合隔姜灸等隔物灸法更能将热力传至胞宫，达到温经散寒止痛之效。

针灸的作用机制已经从分子、细胞、系统、行为等多水平进行研究。针灸以神经生物学为基础，通过局部微创、轴突反射、脊髓节段支配、脑内整合及脑输出等五级效应途径，对穴位作用范围进行调节。

二、敷熨疗法

敷熨疗法包括敷贴疗法和熨法。敷贴疗法是将药物制成各类剂型，直接或间接作用在体表上，而熨法则是将药材加热后，通过热力传导作用于患处。两者名称虽异，实则药力均通过皮肤吸收，从经络传导至脏腑，以达到疏通气血、调整脏腑功能之效。

敷熨疗法历史悠久，汉代《五十二病方》就记载着中药熏蒸法、药熨法；《内经》也有"病生于筋，治之以熨引"的记载，并载有桂心渍酒以熨寒痹；晋代《肘后备急方》有芫花、菊花、踯躅花热熨治疗胁痛，以及"升麻膏，疗丹毒肿热疮"。明代《普济方》载有药敷涌泉治鼻渊；《本草纲目》则有药敷神阙疗水肿法。至清代吴师机所著《理瀹骈文》则对这一类型的外治法进了系统总结。

敷熨疗法能治疗多种痛症，可于任督二脉上取穴，如神阙、关元、气海、肾俞、命门等，治疗痛经。以活血行气之品合芳香通窍之冰片、麝香贴于膻中、内关，或直接贴于心前区，可缓解胸痹心痛。生姜、半夏等温里散寒药和匀热敷胃脘及脐周可治疗胃脘痛。而对于肠梗阻、阑尾炎所致急性腹痛，胆囊炎或胆石症等胆道疾病所致胆绞痛、癌性疼痛、外感头痛等痛症，采用寒热辨证选择敷熨疗法均有显著疗效。

此外，以单药甘遂或攻逐水饮的复方敷于神阙，治疗肝硬化腹水，能克服由于胃肠道瘀血而导致的口服药物吸收欠佳的情况。用清热解毒之药贴敷于大椎、曲池、合谷或涌泉有退热之效。皂矾、黄药子研末敷脐可治疗癃闭，亦可用乌药、小茴香等温阳化气之品或行气通窍之品恢复膀胱气化。多位医家选用化痰平喘、辛散温通、祛风活血类药物，在消喘膏基础上加减，自制宣肺平喘膏药外敷治疗支气管哮喘，实验室检查可见 IgE、CD4/CD8 值及炎症因子下调。金黄膏外敷等外治法配合内科综合治疗不仅能治疗糖尿病足，还能有效镇痛消炎，缓解痛风性关节炎局部症状。多位医家发现在十枣汤的基础上加减外敷，治疗恶性胸腔积液有一定疗效。

现代研究表明，药物可通过一种或多种途径经表皮角质层细胞、细胞间隙等皮肤结构吸收，对于婴幼儿或不能口服给药的危重症患者，敷熨疗法急救可以迅速控制病情。

三、导法

导法即是将药液或药物制成的栓剂灌入或塞入肛管，保留一定时间，达到治疗疾病目的的方法，包括狭义的导法和灌肠法。

导法由来已久，早在汉代张仲景《伤寒论》中就有记录猪胆汁及蜜导煎治疗便秘，《金镜内台方议》及《医方考》也有对这两种导法的记载。龚廷贤在《寿世保元》中提出针对不同的证型运用不同的药物予导法治疗，如蜜导煎治疗津亏气虚型，猪胆汁治疗热邪壅滞型，香油和蒜治疗关格二便俱闭，体现了辨证论治的中医诊疗思路。

除了予大承气汤等通里攻下之品灌肠及通便条塞肛治疗肠腑不通的急症外，还有以活血化瘀、清热解毒、燥湿止痛之品抑菌、消炎，治疗急慢性盆腔炎、输卵管及附件炎等；或以安宫牛黄丸保留灌肠治疗伴有昏迷、躁动、高热的中风患者；亦可使用麻黄、半夏、桑白皮、五味子、细辛等药煎汤灌肠治疗哮喘。

急症患者往往或昏迷，或有胃肠道损伤，或需控制静脉液体量，均对口服给药造成了影响。灌肠疗法一方面减少了胃肠道消化液对药效的影响；另一方面避免了肝脏灭活，通过直肠中静脉和直肠下静脉-下腔静脉-大循环或淋巴系统，不受到首过作用影响而快速吸收，迅速起效。

四、刺络法

刺络是通过刺痛处或体表小静脉，或刺破痈肿，放出少量血液，以祛除瘀血，排除毒邪，缓解病痛的一种外治方法。

刺络放血法始于《灵枢·经脉》，"故诸刺络脉者，必刺其结上甚血者，虽无结，急取之，以泻其邪而出其血可见"。其中刺络法在《素问》中治疗诸经之腰痛，六经五脏之疟，在《灵枢》中治疗"癫狂"、"厥病"等。更有华佗治疗"头风"，叶天士治喉科疾病，陈修园治疗急症痧证等，均采用刺络放血法。张子和所著《儒门事亲》，其中的针灸医案几乎均采用放血疗法，善用放血而卓然成家。

现代医家也常用刺络放血疗法治疗实热瘀毒俱盛之病，如膻中、大椎刺络拔罐可治疗痰热瘀实哮喘急性发作。病位局部刺络放血对外科皮肤病疗效显著，如热毒蕴肤之丹毒或带状疱疹，刺络放血能祛瘀通络止痛；对于急性扭伤所致腰腿疼痛、痛风急性发作也有明确的治疗效果。一般认为，刺络放血疗法适用于以瘀、毒、实、热所主的疾病，包括带状疱疹、急性扁桃体炎、急性腰扭伤、脑卒中等急症。刺络放血还能改善微循环淤滞，降低外周疼痛介质，对神经、肌肉、血管和血液均有调节和刺激作用，具有调和气血、疏通经脉、镇静止痛的功效。

五、官窍外治法

官窍即"九窍"，包括耳、目、口、鼻、咽喉及前后二阴。在鼻可有滴鼻、塞鼻法，在口可有气雾、舌下含咽法，在咽喉可有漱口法、吹喉法等。经官窍给药，药力直达病所，疗效迅速；或利用官窍与脏腑的联系，治疗内部疾病。

《理瀹骈文》认为鼻腔给药为"上焦之病，第一捷法"。《金匮要略》中已有以菖蒲屑吹鼻或桂屑着舌下治疗"脉动而无气，气闭不通"之尸厥。此外，还有薤汁滴入口中治疗猝死等危重症。《肘后备急方》中亦有提到鼻吹法、耳吹法及吹下部以"救卒中恶死"。龚廷贤在《寿世保元》中运用半夏末吹鼻，可治疗中风、产后晕厥和溺死，同时其十分重视运用外治法治疗口舌病、咽喉病，记载了擦牙法、漱口法、口噙法、吹喉法、缴齿法、点药法等多种外治方法，治疗牙龈肿痛、喉痹不通等急性病症。《医宗金鉴·幼科心法要诀》中针对救急的外治法亦有数十种，如新生儿不啼的鞭背法、熏脐法；大小便不通的呋法；急惊风用擦牙法等。

当代的临床实践更多。以白芷为主药制成鼻栓塞鼻以治疗鼻衄，止血作用优于明胶海绵；运用加减辛夷散或龙骨粉吹鼻也可起到速效止血之功效；以荆芥、白芷、赤芍和石膏煎汤漱口，治疗阳明胃火牙痛；有用生半夏、生石菖蒲吹鼻取嚏治疗心悸，或予活血化瘀通络之品制成滴鼻液或喷雾剂，治疗冠心病心绞痛。

官窍黏膜面积宽大，血管丰富，一方面药物吸收快，在急症中作用迅速；另一方面药物不受胃肠因素及肝肠首过效应影响，均使得官窍外治法疗效显著。

第二十七章　骨折复位与夹板固定

一、概述

四肢长骨骨折发生后主要表现为局部疼痛、肿胀、功能障碍等，查体可见成角或旋转畸形，X 线检查或 MR 可明确诊断。骨折后应以尽量恢复其功能为主。目前临床上多采用钢板内固定治疗，患者可早期进行功能锻炼，但需二次手术取出钢板。切开复位内固定术是常见的治疗方法，但在此过程中需将患者骨折部位周围组织切开并分离，粉碎的骨折块由于没有依托，较大程度上会出现碎块移位，对临床治疗效果产生不利影响。此外，切开复位内固定术会有较大的创伤口，延长术后愈合时间，产生强烈的疼痛感，降低患者生活质量。相比较切开复位内固定术，手法复位夹板外固定优势更为明显，手法复位能通过骨折部位周围组织进行骨折块塑形，预后效果得到了显著改善，而且其操作简单方便、创伤小，具有较好的有效性和安全性。患者在进行手法复位夹板外固定治疗时，不会影响到骨折部位血流循环及软组织，达到缩短恢复时间的效果。夹板外固定则实现了优异的骨折端牵拉力，减少了骨折移位等并发症的发生，还能帮助患者尽早活动关节，降低关节僵硬等不良反应的发生率，呈现出优异的治疗效果（图 27-1）。

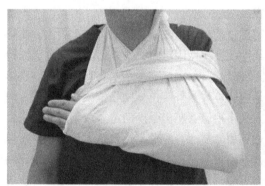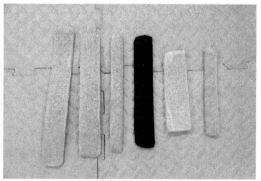

图 27-1　临床患者手法复位夹板外固定及常用夹板实物图

二、手法复位操作

（一）操作准备

1. 助手配合

骨折复位，施行手法时，一般情况需要助手配合完成。复位成功与否，与助手的密切配合有直接关系。复位时往往需多人配合，一般需 2～3 名助手配合。助手起到对抗牵引、矫正骨折的重叠畸形及在复位后扶持伤肢位置的作用。

2. 复位时体位

施行手法者及助手，应站立在便于手法操作的位置。患者可根据自身情况采取卧位（仰卧、侧卧、俯卧）或坐位，将伤肢放置在肌肉处于松弛的位置。或者根据骨折近端移位方向，放置在外展、内收、屈曲、内外旋转的位置。

（二）操作方法

1. 复位原则

骨折复位时，需子骨（远折段）服从母骨（近折段），用骨折的远折端寻找近折端，达到对位的同时调整轴线。

2. 复位手法

中医治疗骨折的手法种类繁多。《医宗金鉴·正骨心法要旨》提出"摸、接、端、提、按、摩、推、拿"八种手法。摸法，是诊断手法；接、端、提手法，是整复骨折、脱位的手法；按、摩、推、拿手法，是理筋（按摩）手法。《仙授理伤续断秘方》将骨折复位法分为"拔伸、捺正"。拔伸就是牵引的意思，矫正骨折重叠短缩畸形的手法，捺正是矫正骨折侧方移位、成角、突起、凹陷等畸形的手法。

尊古人之手法经验，结合临床实践，骨折复位手法不断改进，逐步完善，常用手法如下。

（1）手摸心会：在骨折复位之前了解骨折移位情况的重要手法。现在虽有 X 线摄片或透视证实骨折类型、断端移位方向，但必须将变化情况，通过触摸在医生的头脑里形成一个骨折变位的体象，才能施法成功。触摸时先轻后重、由浅及深、从远到近、两端相对。必须达到"知其体相、识其部位，一旦临证，机触于外，巧生于内，手随心转，法从手出"的境界。经手法复位后，亦可通过触摸了解是否复位满意。

（2）拔伸牵引：主要对抗肌肉的回缩力，矫正重叠和成角畸形，以前者作用为主。此种手法属于暂时对抗性牵引伤肢近心端，用布带或助手握住做固定力，伤肢远心端由助手握持或布带系绑，先按损伤后肢体畸形位置进行对抗性牵拉，持续 4～5 分钟，待肌肉松弛、肢体短缩畸形矫正后，然后改变牵拉方向，如原来是内旋位改为外旋位，内收位改为外展位，用力牵拉。牵拉力应均匀、平稳、徐徐加力，用力大小视患者肌肉强度而定。成年男性肌肉发达者用力要大，妇女、老年人、儿童肌肉不发达者用力要小，避免牵拉力过大造成骨折断端分离。肌肉拉力遭受破坏后，对位后骨折断端会不稳定，易再变位。对于横断骨折、粉碎性骨折，用力要轻。而斜形骨折、螺旋形骨折用力可适当加大。拔伸牵引手法，在整复骨折过程中是很重要的，是不可缺少的手法之一。

（3）推拉提按：用于矫正骨折断端侧向移位或单纯成角畸形。如骨折断端向左右（内外）侧向移位，用推拉手法，短小骨体或肌肉强度不强部位用手指推拉；长骨体或肌力强者，用一手握近折段或远折段拉；另一手掌部推远折段或近折段迫使骨折对位。骨折断端前后（上下）侧向移位，使用提按手法，用双手指交叉相握双前臂，夹住骨折处进行提下、按上迫使骨折断端对位。推拉、提按手法相向用力，多用于横断骨折、粉碎骨折或近于横断骨折，必须在重叠及旋转畸形矫正后，方可使用此法，才能获得满意的复位效果。单纯成角畸形骨折，只可用一手握近折端固定点，另一手握持伤肢远侧端向突侧拉，即可矫正成角畸形。

3. 注意事项

在进行手法之前做到"素知其体相、识其部位，一旦临证，机触于外，巧生于内，手随心转，法从手出"。施行手法者，做到手摸心会，胸中有数，也就是手摸骨折断端移位方向，胆大心细，机智果敢，动作熟练、稳重地施展手法。手法要轻缓，徐徐进行。禁忌粗暴，避免神经、血管损伤。总之，要做到早、稳、准、巧。

三、夹板固定

（一）用物准备

1. 夹板

（1）夹板制作材料的选择：有一定弹性、韧性和可塑性，并能被 X 线穿透，不影响透视和拍片观察骨折对位情况。

（2）夹板固定范围及夹板长度选择：可分为超过关节固定和不超关节固定两种。不超关节固定，骨折部位的上、下关节不被固定，便于活动关节，又不妨碍肌肉纵向收缩。如胫骨中 1/3 骨折时，内外侧夹板下平内外侧踝，上达胫骨内外侧髁，后侧夹板下端低于跟骨结节，上达腘窝下 2cm。如要超过关节固定，只是固定骨折相邻的一个关节。如伸直型肱骨髁上骨折，夹板下端过肘关节，将肘关节屈曲 90°固定。根据夹板固定范围，对应选择长度适合的夹板。

2. 夹板衬垫和外套

夹板制成后，将木板接触皮肤的那一面，用胶粘上一层衬垫，并在木板的表面缝上外套。衬垫应有一定的吸水性、散热性，质地柔软，对皮肤无刺激，常用棉花、海绵、毛毡等制作，其厚度为 0.3～0.5cm，表面平整、厚薄均匀。

3. 压垫

压垫是夹板重点加压的一种用具，有保持骨折对位，防止成角及矫正成角、侧方移位作用。制成压垫的材料要求柔软，又能维持一定形状，有一定弹性及支持力，能吸水、散热，对皮肤无刺激，用毛头纸制作较好，棉花次之。制作时可在压垫中间放铅丝，在透视或照 X 线时可观察位置是否正确。

压垫的大小、厚薄、形状，按肢体部位的需要而制作。常用的压垫有九种，包括平垫、塔形垫、梯形垫、高低垫、抱骨垫、葫芦垫、长形垫、合骨垫、分骨垫。

（1）平垫：应用范围较广，多用于骨体平坦部位。

（2）塔形垫：多用于关节凹陷处，如肘、距小腿关节内、外侧。压垫形状是两边薄中间厚，像金字塔形。

（3）梯形垫：适用于肢体的斜坡处，如膝关节后侧、踝部后侧。压垫形状是一边薄另一边逐渐增厚，如台阶形状。

（4）高低垫：常用于锁骨及桡骨远端骨折背侧。做成一边高另一边低的压垫。

（5）抱骨垫：适用于撕脱性骨折，如尺骨鹰嘴、髌骨骨折。

（6）葫芦垫：适用于桡骨头脱位、桡骨骨折。做成两头宽、中间狭窄呈葫芦形状的压垫。

（7）长形垫：适用于桡骨下端骨折。一般长 6～7cm，宽 1.5～2cm，厚约 0.3cm。

（8）合骨垫：适用于桡骨下端骨折合并下桡尺关节分离者。压垫形状是两边厚中间薄。

（9）分骨垫：适用于桡、尺骨骨折，掌、跖骨折。用棉花或毛头纸中间放铅丝一条，成长柱状（直径为 1～1.5cm，长 6～10cm）。

4. 结扎带

结扎带是捆扎夹板的带子。一般要求伸缩力小、又能耐用、拉力大。常用 1～2cm 宽的白寸带，或用绷带捻细，大腿部捆扎时则将绷带两股撮成绳使用。

（二）操作方法

1. 夹板固定要求

（1）牢：骨折固定时必须达到真正的固定作用，在不妨碍肢体血液循环的原则下，固定要牢固可靠，防止骨折再移位。

（2）短：在不妨碍骨折愈合的原则下，尽量缩短固定时间。使用的固定器具（木板）长度要适当。

（3）少：在不妨碍固定作用的情况下，尽量减少木板、压垫及结扎带的数量。

（4）轻：制作夹板的材料要轻，有利于伤肢功能练习，避免增加肢体重量。进行固定，安放压垫、木板，捆扎结扎带的动作要轻、稳，防止骨折端移动。伤肢固定后要轻轻地移动，减少伤肢发生疼痛。

（5）窄：木板宽度适宜。每块板之间应保留 1～2cm 的空隙，若过宽，当肢体肿胀消失后，木板邻边相接触失去作用。

2. 夹板安放步骤

（1）扶持肢体：骨折经手法复位后，继续将伤肢保持在复位后的姿势和位置，牵引或挤压力不可消除。如斜形骨折保持牵拉力，防止重叠移位；横断骨折或分离骨折，保持对端纵轴挤压力，可防止侧方移位。扶持伤肢助手的手部，不要妨碍夹板的安放。

（2）外敷药物：若闭合性骨折患者

皮肤完好，严重肿胀时，外敷消瘀退肿、活血止痛之软膏。将软膏涂在周围皮肤上，或先摊在纱布上再贴于骨折处，摊抹要平坦，厚度 0.3～0.5cm，缠绕绷带 2～3 层。其范围超过木板两端，注意不可缠绕过紧，避免妨碍血液循环。

（3）缠绕绷带：一般骨折复位后不外敷药膏。就单纯用绷带在骨折处缠绕 2～3 层，一定要松些，或用毛巾包缠伤肢一周，然后再放木板，其作用为防止水疱形成，肌肉在木板空隙间不易突出，结扎带不能与皮肤接触，防止木板侧方移位，保持木板的正常位置；若骨折处皮肤发生水疱，消毒后用注射器吸出；若有皮肤擦伤，清洁后纱布覆盖，不影响夹板固定。

（4）放置压垫：在包扎绷带或毛巾上将准备适宜的压垫，放在骨折断端移位方向相同或距断端较远位置上，用橡皮膏条进行固定，防止压垫移动。

（5）安放木板：四肢部位除小腿应用 5 块木板外，一般长管状骨用 4 块木板，而掌、跖骨部则用 2 块木板。安放木板是继放压垫之后，将选择合乎要求的夹板安放伤肢骨折部位四周，先放置哪侧的木板是以易再移位方向而确定的。一般是骨折断端向哪侧移位，则先放哪侧的木板。如骨折复位后再移位方向是前后侧（即上下侧），则先安放前后侧木板，然后放内、外木板。木板放正、摆好距离后，继续扶持肢体，同时将肢体周围木板两端用手合至紧贴肢体，准备结扎木板。

（6）结扎木板：结扎顺序是先结扎中间两条带，然后分别结扎近、远两条带，各条带间距均匀，两条结扎带应尽量靠近木板端侧。结扎扣一般采用"8"字形扣（猪蹄扣）不易松扣，并且紧带时方便，在肢体木板上环行的两条带紧张度一样。带结应位于肢体外侧便于调整结扎力。结扎时用力要均等，动作要轻，防止肢体颤动。结扎带松紧要适合标准结扎力。但新鲜骨折固定结扎时，必须留出血肿发展空间，只允许稍松、不可过紧，若是在血肿高峰已过而逐渐吸收时，结扎力稍大些也不会产生不良后果。

（7）X线检查：固定完毕必须立即进行X线透视或照片，检查复位程度，有无分离及成角存在，压垫位置是否准确。如复位不满意，可解开固定，重新复位固定，或有轻度的移位，单纯解开结扎带，调整压垫位置，一直达到对位满意、固定妥善为止。

（三）注意事项

（1）抬高患肢，利于肢体消肿。
（2）密切观察患肢血运、感觉及运动功能。
（3）经常调整夹板的松紧度，尤其是早期。
（4）定期复查X线检查，了解骨折是否再移位。
（5）及时指导患者进行练功活动。

四、适应证

（1）适用于闭合性四肢骨折的复位治疗。不稳定性骨折常需配合持续牵引。
（2）四肢开放性骨折：创面较小或经清创缝合后创口愈合者。
（3）畸形愈合的四肢骨折：手法折骨后能复位者。

五、禁忌证

对年老体弱、病情严重、妇女妊娠期、局部皮肤感染、类风湿关节炎、恶性肿瘤、骨髓炎、骨结核患者，慎用手法复位。对较严重的开放骨折、难以整复的关节内骨折、难以固定的骨折，如髌骨骨折、股骨颈骨折、骨盆骨折等，肿胀严重伴有水疱者，伤肢远端脉搏微弱，末梢血液循环较差，或伴有动静脉损伤者禁用夹板固定。

六、临床应用举例

1. 桡骨远端骨折

采用手法复位后小夹板固定治疗。局部麻醉后行手法复位：详细阅读X线片，了解患者骨折位移情况和具体骨折类型，制定针对性的复位方案。患者取仰卧位，患侧上臂外展60°，屈肘90°。术者双手拇指并列置于骨折远端，其余手指扣住大小鱼际，助手握住患肢前臂中、上1/3处，进行拔伸牵引纠正短缩移位，并维持牵引。骨折远端向背侧移位者，术者紧握骨折远端，使患腕掌屈以纠正背侧移位；骨折远端向掌侧移位者，术者紧握骨折远端，使患腕背伸以纠正掌侧移位。最后将骨折远端尺偏，恢复尺偏角。固定方式：采用小夹板固定，将其前臂、腕关节采用棉垫包绕，然后放置夹板，夹板两端和中间分别采用 3 条捆扎带进行捆绑，捆绑力度以捆扎带能够上下移动的空间不超过 1cm 为宜。

2. 胫骨骨折

手法复位：患者取平卧位，握膝、踝关节对抗牵引 3～5 分钟，胫骨远端向外旋转移位者，做反方向的旋转捏挤，复位骨折。斜形骨折或螺旋形骨折有轻微的成角或旋转，对于小儿可允许有轻微的重压。小夹板固定复位后用棉垫包裹伤肢，用小夹板固定骨折断端，用绷带捆扎小夹板，松紧要适宜，以不影响足背动脉和胫后动脉搏动及足趾活动为宜，再将伤肢抬高固定，行踝关节皮牵引术，牵引重量一般为 3～5kg。复位后处理手法：复位后拍摄 X 线片检查骨折的复位情况，如还有分离现象，应再次行手法复位。复位后要严密观察患肢的血液循环及感觉、运动、温度的变化情况，以及防止小夹板捆绑过紧而致循环障碍或压迫神经，并嘱患者早期进行功能锻炼。

固定搬运术

第二十八章　毫针疗法

一、总论

毫针疗法，又称"体针疗法"，一般是以针体长度在 4 寸以下（含 4 寸）的针具作为针刺工具，通过在人体十四经络上的腧穴施行一定的操作方法，以通调营卫气血，调整经络、脏腑功能而治疗相关疾病的一种方法。毫针疗法是我国传统针刺医术中最主要、最常用的一种疗法，是针刺疗法的主体。

（一）针具准备

选用针体长度在 4 寸以下（含 4 寸）的针具。

（二）操作方法

操作方法包括进针、行针、留针与出针，具体如下。

1. 进针

进针指将毫针刺入皮肤的方法。进针时，一般用左右双手配合。右手持针，靠拇、食、中指夹持针柄，掌握进针时的力量和针刺角度、深度，称为刺手；左手按压针刺部位或扶定针体，以固定腧穴皮肤，防止针体弯曲，并可避免疼痛，促使针刺感应的获得，称为押手。

（1）进针的具体方法：包括指切进针法、夹持进针法、舒张进针法、提捏进针法等。指切法适用短针，夹持法适用长针，舒张法适于皮肤松弛处（如腹部），提捏法适于皮肤浅薄处（如头面部）。

（2）进针角度：指针体与皮肤表面所形成的夹角。临床上，针体与腧穴皮肤成直角（90°），垂直进针，称为直刺，适于肌肉丰厚处，如四肢、腹部、腰部。针体与腧穴皮肤成 45°角左右，倾斜进针，称为斜刺，适于肌肉浅薄处，或内有重要脏器及不宜直刺、深刺的腧穴，针体与腧穴皮肤成 15°～25°，沿皮刺入，适于肌肉浅薄处（如头面部），一针透两穴也可用此，称为横刺或沿皮刺、平刺。

（3）针刺深度：针体进入皮下的深度。一般以取得针感而又不损伤重要脏器为准。除根据腧穴部位特点来决定之外，临床上还需灵活掌握。如形体瘦弱者宜浅刺，形体肥胖者宜深刺；年老、体弱、小儿宜浅刺，青壮年、身体强壮者宜深刺；阳证、表证、初病宜浅刺，阴证、里证、久病宜深刺；头面、胸背及肌肉菲薄处宜浅刺，四肢、臀部、腹部及肌肉丰厚处宜深刺；手足指趾、掌跖部宜浅刺，肘臂、腿膝处宜深刺等。针刺的角度和深度有关，一般来说，深刺多用直刺，浅刺多用斜刺和横刺。对项后正中、大动脉附近、眼区、胸背部的腧穴，尤其要掌握斜刺深度、方向和角度，以免损伤。

2. 行针

行针指毫针刺入后，为了获得、维持和加强针刺感应（又称得气）所施行的操作方法。主要根据病情采用补泻手法，包括基本补泻法，如提插补泻、捻转补泻、徐疾补泻、开合补泻、迎随补泻、呼吸补泻等。此外还有综合补泻法，如烧山火、透天凉手法。

3. 留针

留针指行针得气后，将针体留置于腧穴内一段时间的方法。在行针后仍不得气时，可通过留针静候气至，出现针感，称为候气。在行针已得气后，留针可保持针感，并增强针刺治疗作用。在留针过程中，还可再次行针，以加强针感，并使针感沿经脉循行方向传导。留针时间的长短依具体情况而定。如阴证、寒证、里证，病程长而邪气深入，身体强壮者，宜久留针；阳证、热证、表证，病程短而邪气浅在，身体虚弱者或小儿，宜少留针，甚至不留针。顽固性、疼痛性、痉挛性病症及昏迷、休克者宜久留针。一般情况，留针时间为15~30分钟。

4. 出针

出针指在行针或留针后，针刺达到一定治疗要求时，将针体退出体外的方法。出针时，先以左手拇、食两指用消毒干棉球按于针孔周围，右手持针作轻微捻转，并慢慢提针至皮下，最后将针完全退出体外。在出针后，应迅速用消毒干棉球揉按针孔，以防出血，又称为扪法。出针后要核对针数，以免脱漏，并嘱患者休息片刻，注意保持局部清洁。

（三）适应证

针刺治疗的适应证非常广泛，能治疗内、外、妇、儿等科的多种常见病、多发病，如中风后遗症、面瘫、带状疱疹、颈肩综合征、痛经、过敏性鼻炎等。

（四）禁忌证

（1）患者在饥饿、疲劳、精神过度紧张时，不宜立即进行针刺。

（2）小儿囟门未合时，头顶部的腧穴不宜针刺。

（3）对于孕妇针刺不可过猛，针感不宜过强。腰骶部、下腹部的穴位，以及三阴交、合谷、至阴等对胎孕反应敏感的腧穴不宜针刺。

（4）皮肤感染、溃疡、瘢痕或肿瘤部位，除特殊治疗需要外，均不应在患部直接针刺。

（5）有凝血功能障碍的患者，应禁用针刺。

（五）注意事项

（1）针刺时医生必须专心致志，审慎行事，随时观察患者表情，询问患者感觉和观察患者反应，体会针刺后的情况，尽量做到能控制刺激量。

（2）对身体瘦弱、气虚血亏的患者，进行针刺时手法不宜过重，并应尽量选用卧位。

（3）对胸、胁、腰、背脏腑所居之处的腧穴，不宜直刺、深刺，对于肝脾大、肺气肿患者更应注意。眼区和顶部的风府、哑门等穴及脊椎部的腧穴，也要注意掌握一定的角度，更不宜大幅度地提插、捻转和长时间留针，以免损伤重要组织器官，产生严重不良后果。

（4）对于尿潴留等患者在针刺小腹部腧穴时，也应掌握适当的针刺方向、角度、深度等，以免误伤膀胱等器官而出现意外事故。

（六）应用举例

毫针针刺遵照四诊合参，选用八纲辨证、气血津液辨证、脏腑辨证、经络辨证等不同诊断方法，以指导临床配方选穴，给予治疗。不同症状为主诉的患者，对应的病重与辨证不同，治疗方法也有所差别。

1. 急性头痛

（1）风袭经络证

治法：按头痛部位分经取穴，针刺采用泻法，留针，以疏风通络、活血止痛。

处方：风池、昆仑、后溪。

前后头痛：加用头维、印堂、上星、合谷、内庭。

头顶痛：加用百会、至阴、太冲。

偏头痛：加用太阳、率谷、外关、足临泣。

（2）肝阳上亢证

治法：取足厥阴、少阳经腧穴为主，针刺用泻法，以平肝潜阳。

处方：风池、百会、悬颅、侠溪、行间。

（3）气血两虚证

治法：取任脉、督脉经穴合背部穴位为主。针刺用补法，以调补气血、升清降浊。

处方：百会、气海、肝俞、肾俞、脾俞、足三里。

2. 眩晕

（1）肝阳上亢证

治法：取足厥阴、少阴经穴为主，针刺补泻兼施，可根据病情先补后泻或先泻后补，以益阴潜阳。

处方：风池、肝俞、肾俞、太溪、行间。

（2）气血两虚证

治法：取任脉、足太阴、阳明经穴为主，采用补法，兼用灸法，以补益气血。

处方：百会、脾俞、关元、足三里、三阴交。

（3）痰湿内阻证

治法：取脾胃俞、募穴为主。针刺用平补平泻法，以祛湿化痰。

处方：头维、脾俞、中脘、内关、丰隆。

二、平衡针灸技术

"平衡针灸"疗法是在传统针灸学基础上，以中医阴阳整体学说为基础，以中医的心神调控学说和西医的神经调控学说为理论指导而发展起来的一门现代针灸疗法。该疗法主要通过刺激中枢神经系统在体表的特定靶点，间接地依靠患者自身的调节机制达到自我修复、自我完善、自我平衡的目的，从而快速缓解症状。

（一）针具选择

针具选择：选用粗细为 0.25～0.35mm，长度为 25～75mm 的不锈钢一次性针灸针（图 28-1）。

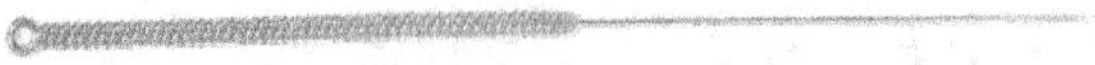

图 28-1 针灸针

（二）操作方法

1. 用物准备

酒精溶液用于针具、皮肤针刺部位和操作者手指的常规消毒，针具规格选直径 0.32mm，长 20~40mm 的毫针。根据不同病情、针刺部位及手法，选择不同规格的针具。

2. 体位选择与消毒

体位一般不受限制，为防止晕针最好采用坐位或者卧位。

3. 针刺手法

针刺手法快进快出，3 秒内完成针刺过程，一般不留针，以刺激相关神经束为主。其中直刺法垂直进针，针刺时针体与皮肤成 90°。斜刺法针体与皮肤成 15°~45°。

（三）适应证

平衡针灸技术适应证广泛，涉及运动系统、心血管系统、消化系统、内分泌系统等各系统急诊及杂病。

（1）运动系统：腰腿痛、扭伤、挫伤、劳损、风湿性关节炎等。

（2）神经系统：眩晕、头痛、面瘫、面肌抽搐、癫痫、肋间神经痛等。

（3）心血管系统：心绞痛、高血压、心律失常等。

（4）消化系统：膈肌痉挛、胃痉挛、急性胃肠炎、胆囊炎、便秘等。

（四）禁忌证

（1）皮肤破损或污染患者。

（2）具有自发出血倾向的患者。

（3）精神过于紧张，不能配合治疗的患者。

（五）注意事项

（1）当针刺伤血管起针时，要用干棉球轻压揉按针眼。

（2）对于晕针患者，一般予卧位，休息一下即会好转。

（3）严格执行无菌操作，对针刺穴位应进行常规消毒，一人一穴一针。

（六）临床应用举例

1. 眩晕

适应证：患者以"头晕"为主诉就诊。

操作方法：选用 40mm 长不锈钢毫针。

主穴：头痛穴。

位置：足背第 1、2 趾骨前凹陷处中点（或太冲穴）进针。

方向：斜向涌泉穴 15°～45°。

深度：针刺 1.5～2 寸。

手法：一步到位法或上下提插手法。

针感：局限性触电样感觉（酸麻胀痛感）。

配穴：

（1）头颈痛：配颈痛穴。

位置：位于前额正中，人为地画一个"十"字，十字交点即为此穴。

方向：平刺，进针 1.5～2 寸。

手法：交叉取穴，提插手法或一步到位刺法（避开血管）。

针感：以局部性、强化性针感出现的局部酸、麻、胀为主。

（2）恶心呕吐：配胃痛穴。

位置：男左女右，口角直下 1 寸、下颌正中线旁开 2 寸处，面神经下颌支。方向：向对侧（向对侧口角方向）。

深度：平刺 1.5～2 寸。

手法：提插手法或一步到位刺法。

针感：以针刺下颌支神经后出现酸、麻、胀、痛为主，效果不理想可稍捻转（滞针）出针。

（3）耳鸣：配耳聋穴。

位置：位于股外侧，髋关节与膝关节连线中点（大腿外侧中点）。

方向：垂直于皮肤。

深度：刺到股骨为止。

手法：一步到位法或上下提插手法。

针感：局限性触电样感觉（酸、麻、胀、痛感）。

2. 腹痛

适应证：患者以"腹痛"为主诉就诊。

操作方法：选用 40mm 长不锈钢毫针。

主穴：腹痛穴。

位置：位于腓骨小头前下方凹陷处（或阳陵泉）进针。

方向：直刺，进针 1～1.5 寸。

手法：一步到位法或上下提插手法。

针感：以触电式针感向足面、足趾放射。

3. 肩痛

适应证：肩关节软组织损伤、颈椎病、颈肩肌筋膜炎。

主穴：肩痛穴。

位置：位于腓骨小头与外踝最高点连线的上 1/3 处（阳陵泉或足三里外 1cm）。

方向：直刺，进针 1.5～2 寸。

针感：以触电式针感向足面、足趾或外踝关节方向传导（必须有针感才有效）。

4. 感冒

适应证：感冒患者。

主穴：感冒穴。

位置：半握拳时，第 3 掌骨与第 4 掌骨间及指掌关节前凹陷中。

手法：一步到位针刺手法。

方向：平刺，进针 1.5～2 寸。

针感：以局部性、强化性针感出现的局部酸、麻、胀为主。

三、颊针疗法

颊针疗法是基于全息理论、大三焦理论、心身理论等核心理论，结合医者详细的查体明确诊断后，在此基础上形成靶点，给予针刺治疗的一种针灸方法。

（一）器具选择

（1）用一次性消毒针，针体纤细光滑，具有弹性，不易折曲。如直径 0.14～0.20mm、长度 7～30mm 的毫针，或使用颊针专用针。

（2）其他用具：消毒物品，测量长度工具（以 cm 为单位），标记工具。

（二）操作方法

1. 查体

（1）局部查体：对主诉局部进行查体，检查局部的肌肉、肌腱、骨骼、运动及神经感觉等情况。

（2）脊柱及周边组织查体：寻找脊柱相关的关节、骨骼、肌肉、神经的病理反应点。

（3）腹部查体：通过按、摸、触、压、探、靠等手法，医生以手寻找患者腹部疾病靶点所在，对腹部因脏腑、经络等气机逆乱而出现的各种征象及内脏疾病进行判断。

2. 颊针的穴位运用方法

颊针将穴位理解为穴区，根据病灶的大小及牵涉的部位，作为选择穴位的依据，确定针刺的穴位后施治（图 28-2）。

（1）同为对应法：与同名穴位保持完全一致，如左肩病变时，取左侧面颊的肩穴，临床最为常用。

（2）左右对应法：以缪刺法取穴，如左侧偏头痛时，取右侧面颊的头穴。

（3）前后对应法：根据人体解剖前后对应取穴，如腰痛时，可选择下焦穴，临床常用。

（4）交叉对应法：依照全息论的相似相应原理取穴，如左侧髋关节痛时，取右侧肩穴。

（5）上下对应法：依照全息论的两极相关原理取穴，如头痛时，可选用尾骶穴。

（6）相关对应法：根据病变部位的解剖结构连续性取穴，如下肢静脉曲张，取髋、膝、踝穴。

（7）针效对应法：可一穴一针，也可一穴（区）多针，可多穴一病，视临床情形而定气至，以有效为度，临床常用。

（8）协同对应法：颊针疗法同其他微针系统及传统针灸配合使用，以增强疗效，不拘一法。

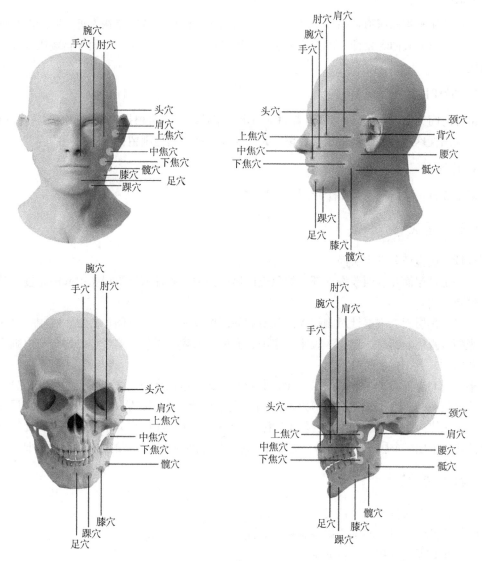

图 28-2　颊针穴位挂图

3. 针刺方法

常用的是单针刺，特殊针法有双针、三角刺，特殊情况下会有菱形刺、梅花刺、单排刺、双排刺等。特殊针法的使用主要针对病理程度较严重、病程长、病变范围较大者。

4. 针刺深度

直刺 0.2～0.5 寸，斜刺 0.5～1 寸，透刺 0.5～1.5 寸，原则是根据病位进行调整，病轻则浅，病重则深，具体参照疾病的性质和部位及患者个人情况而定。

5. 操作手法

提倡无痛进针，选择快速进针，强调气至，症状改善为有效，不追求针感，强调纠错操作，以症状变化为主导，反复调整针刺方向、角度，或增减针刺数量直至得气为止。

6. 出针

出针后用干棉球压迫片刻，切忌揉挤，以防出血、渗血，特别是在靠近针眼周围组织疏松部位，有出血倾向者禁针，可使用灸法或点压揉按，畏针者和小儿可用手指按压或橡皮刮擦对应穴区。

7. 留针时间

留针时间为 20～60 分钟，视患者病情而定。留针期间，可根据患者的反应调针、补针。慢性、顽固性疼痛及需要精神放松者留针时间应长一些，其他则留针时间短一些。

8. 疗程

通常 3 日一次，五次为 1 个疗程。

（三）适应证

颊针的适应证分三个层面：

第一全息层面：以四肢脊柱部位的急慢性疼痛为主，各种软组织损伤引起的急慢性颈、肩、腰腿疼痛。

第二三焦层面：主要针对胸腹腔内脏疾病的病机及症状，如胸闷、心悸、咳喘、痰多、乳房胀痛、胃痛、泛酸、烧心、腹胀、腹泻、便秘、尿频、尿急、痛经等，部分与内脏疾病相关联的颈、背、腰、骶疼痛。

第三身心层面：如烦躁、紧张、焦虑、情绪化变态反应性疾病、风湿类疾病、内分泌疾病、顽固性皮肤病、慢性过敏性哮喘、顽固性失眠、记忆衰退、老年痴呆、头痛等。这三个层面通常是合为一体的，疾病可能以某一层面为主，有时是两个层面相互影响作用的结果，比较复杂的慢性病会出现三个层面相互交织，需要在临床中以诊断为依据，有的放矢，以效验证。

（四）禁忌证

（1）面颊部破损性皮肤病及局部感染者。

（2）高热、惊厥、心肺衰竭及各种急腹症。

（3）生理及化验指标严重异常者。

（4）血小板减少，有出血倾向者。

（5）对已经整容或注射瘦脸针、抗皱针的患者要详细询问，评估风险再决定是否采用颊针。

（6）对三叉神经痛及面肌抽搐的患者尽量慎重使用。

（7）针灸期间禁止进食，减少说话，以防咀嚼或面肌运动过多而造成滞针或断针。

（8）孕妇，特别是曾流产或人工受孕者，需仔细评估后再施治。

（五）注意事项

（1）患者在过于饥饿、疲劳、精神过度紧张时，不宜立即进行针刺；对于身体瘦弱、气虚血亏的患者，应尽量选用卧位。

（2）针刺可出现晕针、滞针、弯针、断针、血肿、气胸、损伤内脏等异常情况，当注意预防及处理。

（3）一侧面部有疾病，需要时通常选用对侧穴位治疗。

（六）应用举例

颊针治疗强调个体化，并非针对同一病种选用固定单一的治疗部位和手法，而是遵循治疗原则根据患者病情而采用相应的治疗方法。此处选择颊针创始人王永洲老师《颊针疗法》中的案例进行举例说明。

1. 肩峰下滑囊炎

患者，男性，59 岁，右侧肩痛 3 周，平举及后伸疼痛，活动受限，查体：肩峰下喙突压痛。诊断：右肩峰下滑膜炎，右肱二头肌长头肌腱炎。取肩穴，加强两针，抬肩已不痛，后伸还有不适，轻微行针，疼痛基本消失。留针 30 分钟。一周后又按上法治疗一次，临床痊愈。

2. 不宁腿综合征

患者，女性，35 岁，双小腿疼痛 3 个月，以右腿为甚，疼痛常常放射及足底，白天活动后症状可以缓解，晚上加重。查体双下肢小腿肌肉紧张。诊断：不宁腿综合征。取三焦穴及膝踝穴并加强，小腿部的肌肉紧张得到缓解，继续治疗 3 次，每周一次，晚上没有出现小腿疼痛，睡眠也有改善，又巩固治疗两次，临床缓解。

四、皮内针疗法

皮内针疗法又称"埋针"，是古代针刺留针方法的发展，它将特质针具刺入皮内，固定留置一定时间，利用其持续的刺激作用来治疗疾病。

（一）准备工具

皮内针是用 30～32 号不锈钢丝制成的专用于皮内埋藏的短针。其针尾呈椭圆颗粒状的称为颗粒型皮内针，又称麦粒型皮内针，而针尾呈环形并垂直于针身的称为揿钉型皮内针，又称图钉型皮内针（图 28-3，图 28-4）。

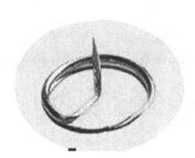

图 28-3 颗粒型皮内针

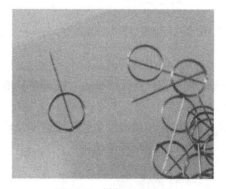

图 28-4 揿钉型皮内针

（二）操作方法

1. 进针

（1）颗粒型皮内针：一手将腧穴部皮肤向两侧舒张，另一手持镊子夹持针尾刺入腧穴皮内。

（2）揿钉型皮内针：一手固定腧穴部皮肤，另一手持镊子夹持针尾直入腧穴皮内。

2. 固定

（1）颗粒型皮内针：宜先在针尾下垫一橡皮膏或胶布，然后将脱敏胶从针尾沿针身向刺入的方向覆盖、粘贴固定。

（2）撳钉型皮内针：直接用脱敏胶布覆盖针尾、粘贴固定。

3. 固定后刺激

每日按压胶布 3～4 次，每次约 1 分钟，以患者能耐受为度，两次间隔约 4 小时。皮内针可根据病情决定其留针时间的长短，一般埋针 2～5 日，最长可达 1 周。可根据气候、温度、湿度不同，适当调整。同一埋针部位出针 3 日后可再次埋针。

4. 出针

一手固定埋针部位两侧皮肤，另一手取下胶布，然后持镊子夹持针尾，将针取出。

5. 施术后处理

应用消毒干棉签按压针孔，局部常规消毒。

（三）适用范围

临床多应用于某些需要持久留针的慢性或疼痛性疾病，如神经性头痛、面神经麻痹、胆绞痛、腰痛、头痛、胃痛、哮喘、不寐、遗尿、高血压、痛经等。

（四）禁忌证

（1）局部皮肤红肿、破损或者皮肤病患部。

（2）紫癜或瘢痕部。

（3）体表大血管部。

（4）孕妇下腹、腰骶部。

（5）金属过敏者。

（五）注意事项

（1）关节附近及胸腹部位不可埋针，因关节活动或呼吸运动时会导致疼痛。

（2）埋针部位持续疼痛时，应调整针的深度、方向，调整后仍疼痛应将针取出，必要时改部位重新埋针。

（3）埋针期间局部发生感染应立即出诊，并进行相应处理。

（4）关节和颜面部位慎用。

（六）应用举例

埋针部位的选择采用常规穴位辨证选穴。

1. 失眠

取穴：印堂、内关、太冲、足三里，埋针疗程为 2 个月。

2. 哮喘

取穴：采用颗粒型皮内针选择肺俞、定喘、丰隆、膻中、天突穴治疗。

3. 胆绞痛

取穴：胆俞、阴陵泉、阳陵泉。

4. 小儿腹泻

取穴：采用撤钉型皮内针选取耳穴之大肠、小肠、交感部位治疗。

五、子午流注针法

子午流注针法技术，属于传统中医针灸学的范畴，是以"五运六气、脏腑经络、天人相应"为理论依据，以"子午流注"学说为根本，按时辰时间或辨证归经取五腧穴施针的针灸方法。"子"是指时辰时间的子时，"午"是指时辰时间的午时，"子午"特指所在地域的地理位置、相应的农历年月日的干支。"流注"是指人体经络气血流行灌注的规律。此处介绍的是王忠文老师子午流注针法。

（一）用物准备

1. 针具选择（常用针具）

选择各规格常用毫针或子午流注针法仿古针。

2. 子午流注针法计算机辅助运算系统

子午流注针法，临床应用需借助"子午流注针法计算机辅助运算系统"进行纳甲法开穴。

（二）操作方法

1. 选择开穴时间

依据纳甲法，采用"子午流注针法计算机辅助运算系统"辅助软件或自行计算不同地区子午流注相应经络五腧穴开穴时间。

2. 施针部位的选择

根据就诊时间，应用"子午流注针法计算机辅助运算系统"进行开穴取穴，按时施针；其次根据病情，进行经络辨证，辨别疾病所属经络，循经选取五腧穴，或依据五腧穴的痛点选穴，再应用"子午流注针法计算机辅助运算系统"运算开穴时间，候时施针。具体取穴的规律包括按时间取穴、辨证归经应按证取穴、"以痛为输"取穴、"输穴经梗"取穴、"补泻"取穴等。

3. 运用"子午流注针法计算机辅助运算系统"的操作流程

录入患者基本信息，按时间运算出所开的五腧穴与开穴时间。

4. 施针体位的选择和消毒

根据取穴位置选取不同体位，如仰卧位、侧卧位、俯卧位、仰靠坐位、侧伏坐位、俯伏坐位等；穴位定位后，以安尔碘消毒穴位局部皮肤，医者手指消毒。

5. 操作方法

（1）进针：临床多采取单手捻转进针法，进针采用不同的进针方向，不同的进针角度（直刺、斜刺、平刺），不同的进针深度。

（2）行针：根据患者的病情进行辨证分析，归经应穴，采取不同的施针手法进行针刺。一是最基本的行针手法，有提插法及捻转法；二是补泻手法，有迎随、呼吸、经络时间补泻等；三是"古发针法"，古发针法是根据成都市金牛区天回镇的一处汉墓天回医简考古的发现而命名，《逆顺五色脉藏验精神》中记载一种"发"的治疗方法和适应证"发者去渝以平盈"。而子午流注针法，临床多采用"针拨腧穴下筋膜组织"的方法，此针法与发法相对应。目前子午流注针法，正是采用仿制汉代出土文物方柄带孔银针在筋膜组织之间施针的一种针法。施针手法有针刺、针缠、针剥、针切、针发等，使用方柄带孔银针施针后，可带出少量筋膜、纤维物，从而达到解除病痛的目的。施针方法与步骤：开始至前 10 分钟，应采用轻柔手法，避免强刺激，以提插、捻转等基本手法为主；10～15 分钟后可以逐步增加刺激强度，施用补泻手法、古发手法进行针刺，患者往往有一种针到病除的感觉。

（3）留针：一般留针时间为 24～48 分钟。

（4）出针：左手把持消毒干棉球待用，右手缓慢地将针直提、斜提、平提，牵拔而出；待针尖将脱出时，急以干棉球按压针孔，防止出血。

（三）适应证

子午流注针法技术适应证广泛，涉及急症、痛症、心脑病症、肺系病症、肝胆脾胃病症、肾膀胱病症、气血津液病症、皮肤外科病症、妇儿科病症、五官科病症等各科病症，尤其适宜十二经系统所主的病证，如痛证、咳证、郁证、热证、时证等。

（1）急症：如晕厥、虚脱、昏迷、抽搐、内脏绞痛、中暑等。

（2）痛症：头痛、面痛、牙痛、咽喉肿痛、项痹、腰痛、胃痛、关节扭伤、纤维肌痛综合征、痛经、癌性疼痛等。

（3）心脑病症：中风、眩晕、颤证、郁病、癫狂、面瘫、心悸等。

（4）肺系病症：感冒、咳嗽、哮证、喘证、肺胀等。

（5）肝胆脾胃病症：黄疸、臌胀、痞满、呕吐、呃逆、便秘等。

（6）肾膀胱病症：水肿、淋证、癃闭、不育症等。

（四）禁忌证

（1）晕针或不愿意接受针灸治疗的患者不宜针刺。

（2）3 岁以下儿童及孕妇不宜针刺。

（3）常有自发性出血，或损伤后出血不止的患者，不宜针刺。

（五）注意事项

（1）患者在过于饥饿、疲劳、精神过度紧张时，不宜立即进行针刺；对于身体瘦弱、气虚血亏的患者，针刺手法不宜过强，并应尽量选用卧位。

（2）皮肤有感染、溃疡、瘢痕或肿瘤的部位，不宜针刺。

（3）甲乙丙类传染性疾病的患者慎选针刺。

（4）施针可能出现晕针、滞针、弯针、断针、血肿等异常情况，当注意预防及处理。

（六）临床应用举例

1. 中风

适应证：中风急性期、恢复期、后遗症期。

证穴：中封；侠溪；肝胆经有"经梗"症状的五腧穴。

时穴：按发病季节归经取穴；按就诊时间运算，取开穴。

配穴：足厥阴肝经中封，多配手厥阴心包经大陵；足少阳胆经侠溪，多配手少阳三焦经中渚；经梗取穴配穴多选肝胆经腧穴。

操作方法：临床首选鍉针，次选员利针与毫针，施针主要采用"古攴针法"，行针注意控制节奏，施针节奏为开始至前 10 分钟，应避免强刺激，以基本手法为主；10～15 分钟后逐步增加强度，施用辅助手法；应时或候时施针。

2. 疼痛

适应证：头痛、腰痛、腿痛、背痛、腹痛。

证穴：侠溪、阳陵泉、阳辅、足三里、束骨、通谷；循经络归经，以痛为输（五输穴）取穴。

时穴：按就诊时间运算，取开穴。

配穴：单经病，配六经手足经穴；双经病与多经病，配穴多选十二经"阳经"的腧穴。

操作方法：临床首选员利针；以"辨证选穴"取穴，应时或候时施针为主；肢体取穴，多单选病侧；应用手法，基本手法用提插法及捻转法；6 级以上疼痛采用"古攴针法"。

参 考 文 献

陈达灿，杨志敏. 2018. 杏林绝活：中医药特色疗法操作规范（一）. 北京：中国中医药出版社.

程莘农. 2019. 中国针灸学. 北京：人民卫生出版社.

梁繁荣. 2005. 针灸学. 北京：中国中医药出版社.

王永洲. 2017. 颊针疗法. 北京：人民卫生出版社.

第二十九章　穴位按摩

穴位，中医学称为"腧穴"，指人体脏腑经络之气输注于体表的特殊部位。腧穴与经络、脏腑、气血密切相关。人体的腧穴既是疾病的反应点，又是针灸、按摩等治法的施术部位。穴位按摩可以通过刺激一定功能的穴位达到防治疾病及保健强身的作用。运用恰当的手法，让"气"和"力"作用于一定的穴位上，并将其产生的作用沿着经络—内脏的相关路线，渗透到被按摩者体内，以激发经气，让气至病灶产生感应，以调整脏腑阴阳的功能和营卫气血的盛衰。也就是说，通过适当的穴位按摩，可以疏通经络，行气活血，也可以平衡阴阳，扶正祛邪，从而治疗疾病。

按摩手法早于针灸和中药，是人类早期最主要的医疗手段。《汉书·艺文志》中记载的成书于汉朝的《黄帝岐伯按摩十卷》（现已佚）是我国最早的按摩学专著，说明当时人们已意识到按摩的治疗和养生作用。随着按摩技术的不断创新和发展，按摩手法逐渐运用到急危病的救治中。扁鹊以按摩等法抢救"尸厥"；《金匮要略》中记载以手法抢救自缢死；《肘后备急方》中以指代针重按人中穴，治疗昏迷；《备急千金要方》的摩腹助产法、蛔心痛的持续按法等都体现了按摩手法在急症中的治疗价值。穴位按摩是针对穴位的直接刺激，具有简便高效、便于操作的特点，更适用于急诊疾病的急救治疗。

一、急诊适应证

（1）急性痛证：偏头痛、胸痹心痛、胃脘痛、腰腹痛、牙痛、痛经等。
（2）急性血证：鼻衄、咯血、呕血、便血等。
（3）其他急症：高热、神昏、心悸、眩晕、暴喘、暴吐、暴泄、便秘、癃闭等。

二、禁忌证

急性传染病如呼吸道疾病、肠道疾病及结核等，在没有做好安全的防护下不宜与患者近距离接触，以免被传染；局部皮肤有破损者，如烫伤、烧伤、感染等；恶性肿瘤的局部，包括转移灶的局部；感染性疾病的局部；局部有出血及有止血或凝血功能障碍的，如急性软组织损伤，局部仍在出血者；或者内脏溃疡、穿孔；严重的骨质疏松；年老久病、体质虚弱、过度疲劳、过饱过饥、醉酒、不能安静的精神病患者等；妊娠期妇女的腹部和腰骶部。

三、急诊治疗疾病切入点

急诊疾病多起病快、病情急、进展迅速。在不能及时采取有效治疗措施时，穴位按摩疗法可以迅速缓解患者症状，减轻患者痛苦，延缓病情进展，为进一步辨证论治赢得时间，尤其如高热惊厥、中风昏迷、急性出血等急危重症，若不能及时干预，患者很可能因阴阳离决而死亡。

穴位按摩的治疗优势有以下几点：

简单易学：熟悉人体生理解剖知识的人员，无论是急诊护士、医师还是临床实习生，都可以迅速学会。关键是准确记住穴位或反射区位置。

便于操作：穴位按摩疗法不受时间、地点、环境、条件的影响，也无须器械和药物。无论是在户外、救护车、治疗室、病房都可以进行。

适应证广：穴位治疗适用范围非常广，几乎涵盖内、外、妇、儿、伤、耳、鼻、喉、眼临床各科。既有治疗作用，又有预防、保健、康复作用。

起效迅速：穴位既是按摩的施术部位，又是疾病的反应点。穴位按摩通过刺激体表穴位而达到疏通经络、调整脏腑的作用，常在施术治疗的3～5分钟就能起效。

可控性强：穴位按摩是通过医者的肢体部位直接刺激患者的穴位，在操作过程中可以根据患者的反应及时调整手法的力度频率及持续时间。

相对安全：穴位按摩作为自然疗法，以手指代替针刺，是一种无药、无创伤、无副作用的物理疗法，治疗时相对安全。

此外，穴位按摩还具有低成本、无污染、消耗资源少、经济实用、疗效确切等优点，是一种绿色、低碳的治疗技术，便于临床推广使用。

四、常用按摩手法

按摩手法多种多样，不同的操作手法具有不同的治疗作用。穴位按摩中较常用的有按法、揉法、压法、点法、掐法、摩法、擦法、推法、一指禅推法、拿法等。本节主要介绍了几种应用广泛且操作方便的手法，以便于急救治疗中的运用。

（一）按法

按法是以指或掌着力于施术部位，逐渐用力下压，按而留之的方法，分为指按法和掌按法。穴位按摩中常用到的是指按法。

1. 操作方法

指按法：以拇指端或罗纹面着力于施术部位，拇指伸直，余四指屈曲握拳，垂直向下按压，按而留之，然后逐渐松劲撤力。也可双拇指重叠垂直向下按压。

2. 操作要点

（1）着力部位要紧贴体表，不可移动。
（2）用力由轻到重，按而留之，再由重到轻，稳而持续，使刺激充分达到机体组织的深层。
（3）按压的用力方向应垂直下压。
（4）操作应缓慢且有节律性。
（5）不可突施暴力，以免造成骨折等损伤。

3. 临床运用

按法具有放松肌肉、开通闭塞、活血止痛等功效。常用于头痛、颈椎病、肩周炎、腰痛、胃脘痛、肢体酸痛麻木、偏瘫等病症。按法因刺激强，常与揉法结合运用，组成"按揉"复合手法。也是穴位按摩治疗中较为常用的手法。临床上有"按一揉三"之说，即重按一下，轻揉三下，形成有规律的按后即揉的连续手法操作。

（二）揉法

揉法是以手指面、掌面、前臂、肘等部位着力，吸定一定部位或穴位上，带动该处的皮下组织一起做轻柔缓和的环旋动作，分为掌揉法、指揉法和前臂揉法等。穴位按摩中常用到的为指揉法。

1. 操作方法

指揉法：以拇指、食指或中指罗纹面着力于施术部位，余四指置于相应的位置以支撑助力，腕关节微悬。施术手指及前臂部主动施力，使手指罗纹面在施术部位上做轻柔的环旋运动，并带动该处的皮下组织。

2. 操作要点

（1）着力点要吸定于治疗穴位，所施压力要适度，并带动深层组织，不能在体表有摩擦运动。

（2）动作要灵活、协调而有节律，频率为每分钟 120～160 次。

（3）揉动的幅度要适中，不宜过大或过小，往返移动时应在吸定的基础上进行。

3. 临床运用

揉法具有疏通经络、行气活血、消肿止痛、宽胸理气、消积导滞等功效。指揉法通过作用于穴位及压痛点上，以起到治疗关节肌肉疼痛、胸腹痛、腹泻、便秘等多种病症的作用。

（三）压法

压法是用拇指罗纹面、掌面或肘关节尺骨鹰嘴突起部着力于施术部位，持续进行按压的手法。临床分为指压法、掌压法和肘压法。穴位按摩中常用到的是指压法。

1. 操作方法

指压法：以拇指罗纹面着力于施术部位，拇指伸直，余四指屈曲握拳，拇指主动用力，其施力方向宜垂直向下，进行持续按压，按而留之。其手法形态及用力方法同指按法。

2. 操作要点

（1）压法动作偏静，压而不动。

（2）所压的部位要准确，用力的方向应垂直向下或与受力面相垂直。

（3）用力要平稳，由轻而重，再由重而轻，不可使用蛮力或暴力。

（4）压法刺激较强，常结合揉法使用。

3. 临床运用

压法具有舒筋通络、解痉止痛等功效。治疗各种疼痛，如头痛、颈肩腰腿部疼痛等病症。

（四）点法

点法是以指端或关节突起部着力于施术部位，持续地进行点压的手法。临床分为拇指端点法、屈拇指点法、屈食指点法等。穴位按摩中较常用到的是拇指端点法。

1. 操作方法

拇指端点法：手握空拳，拇指伸直并紧靠于食指中节的外侧，以拇指端着力于施术部位上，前臂与拇指主动发力，进行持续点压。

2. 操作要点

（1）取穴要准，用力要稳，着力部位要吸定，点压方向应与受力面相垂直。

（2）用力要由轻到重，再逐渐减力，平稳持续，使刺激力量向下传递到机体组织深部。

（3）不可使用蛮力或暴力，以免给受术者造成不适感。

3. 临床运用

点法具有开通闭塞、通经止痛、调整脏腑功能的功效。因具有类似针刺的效应，故又称为"指针"。临床多用于止痛、急救、调理脏腑功能。对于年老体弱、久病虚衰的患者慎用点法。

（五）掐法

掐法是用拇指指甲掐切患儿的穴位或部位，又称"切法"、"指针法"等。

1. 操作方法

术者手握空拳，拇指伸直，指腹紧贴在食指中节桡侧缘。以拇指指甲着力，吸定在施术穴位上，逐渐用力，进行切掐。

2. 操作要点

（1）取穴要准确。

（2）操作时，应垂直方向逐渐用力切掐，力透深沉，但不要掐破皮肤。

（3）掐法是强刺激手法之一，强调重、快、少，掐后要轻揉施术部，以缓解不适感。

3. 临床运用

掐法是急救时的常用手法，具有定惊醒神、通关开窍的作用。主要用于小儿高热、抽搐、昏迷等。

（六）摩法

摩法是用指或掌在体表做环形或直线有节律的往返摩动，分为指摩法、掌摩法两种。临床较常用的为掌摩法。

1. 操作方法

掌摩法：手掌自然伸直，腕关节略背伸，将手掌平放于施术部位上，以肘关节为支点，前臂做主动运动，通过腕部使掌面做环形或直线有节律的往返抚摩运动。

2. 操作要点

（1）腕部放松。

（2）手法稍重缓，操作时不带动皮下组织。

（3）动作缓和协调，用力宜轻不宜重，速度宜缓不宜急。

3. 临床运用

摩法具有消积导滞、和中理气、健脾和胃、行气活血、散瘀消肿等功效。临床上常用于治疗脘腹胀痛、消化不良、泄泻、便秘、遗精、痛经、外伤肿痛等病症。

（七）擦法

擦法是用指、掌贴附于体表施术部位，做较快速的往返直线运动，使之摩擦生热。擦法包括指擦法和掌擦法。以掌擦法较为常用。

1. 操作方法

掌擦法：以手掌的全掌、大鱼际、小鱼际尺侧着力于治疗部位，腕关节伸直，使前臂与手掌相平，以肘或肩关节为支点，前臂或上臂做主动运动，使手的着力部分在体表做适度均匀的上下或左右直线往返快速摩擦运动。其中以全掌面为着力部位的为全掌擦法；以大鱼际为着力部位的为大鱼际擦法；以小鱼际侧为着力部位的为小鱼际擦法。

2. 操作要点

（1）着力部分要紧贴体表，压力适中，不可屏息操作。

（2）沿直线往返操作，不可歪斜。

（3）往返的距离要尽量拉长，动作要连续不断，速度要均匀且快。

（4）常需使用介质以保护皮肤，不可擦破皮肤。

（5）当操作完毕不能再在该处使用其他手法，但擦后常可配合热敷法。

3. 临床运用

擦法具有宽胸理气、止咳平喘、健脾和胃、温肾壮阳、行气活血、消肿止痛的功效。治疗胸闷、咳嗽、气喘、胃脘痛、小腹冷痛、不孕不育、阳痿早泄、外伤肿痛等各种病症。

（八）推法

推法是以指、掌、肘着力于施术部位上，做单方向直线推动，又名平推法。推法分为指推法（拇指端推法、拇指平推法、三指推法）、掌推法、拳推法和肘推法四种。穴位按摩中常用到的是拇指端推法。

1. 操作方法

拇指端推法：以拇指端着力于施术部位上，余四指置于对侧或相应的位置以固定，腕关节略屈，拇指及腕部主动施力，向前做短距离、单方向直线推动。

2. 操作要点

（1）着力部要紧贴体表，压力均匀适中，做到轻而不浮，重而不滞。

（2）要单方向直线推动，不可歪斜，速度宜缓慢、均匀。

（3）拇指端推与拇指平推移动距离宜短，掌推、拳推、肘推移动距离宜长。

（4）应按经络走行、气血运行，以及肌纤维的方向推动。

（5）不可推破皮肤，常使用冬青膏、红花油等介质。

3. 临床运用

推法具有疏通经络、行气活血、消肿止痛、宽胸理气、平肝潜阳、调和营卫等功效。常用于治疗全身各种疾病，如高血压、头痛、失眠、腹胀、便秘、风湿痹痛、腰腿痛、软组织损伤疼痛等病症。

（九）一指禅推法

用大拇指指端、指面或偏峰着力于施术部位或穴位上，通过前臂的主动摆动，带动腕部的往返摆动，使所产生的力通过拇指持续地作用于治疗部位，称为一指禅推法，分为一指禅指端推法、一指禅偏峰推法、一指禅罗纹面推法、跪推法。穴位按摩中常用到的是一指禅指端推法。

1. 操作方法

一指禅指端推法：拇指自然伸直，余指的掌指关节和指间关节自然屈曲，以拇指端着力于治疗部位，沉肩、垂肘、悬腕、指实、掌虚、紧推慢移，通过前臂摆动，腕关节的摆动和指间关节的屈伸活动，使之产生的力持续地作用在治疗部位上。

2. 操作要点

（1）沉肩：肩关节放松，肩部自然下沉，不要耸肩用力，不要外展。
（2）垂肘：肘部自然下垂，略低于腕关节。肘关节不要向外支起，亦不宜过度夹紧内收。
（3）悬腕：腕关节自然放松屈曲，使拇指垂直于治疗部位。
（4）指实：拇指着力部位要吸定在治疗部位上，注意不要用力下压。
（5）掌虚：手握成空拳，四指及掌部均应放松，如握鸡蛋。
（6）紧推慢移：紧推是指腕部的摆动频率要快，可达 120～160 次/分；慢移是指拇指在治疗部位上移动的速度要慢，指下不可出现滑动或摩擦。

3. 临床运用

一指禅推法具有健脾和胃、宽胸理气、镇静安神、舒筋通络等功效。本法适用于全身各部腧穴，可治疗头痛、失眠、面瘫、脘腹痛、冠心病、颈椎病、关节炎等病症。

（十）拿法

拿法是以拇指和其余手指罗纹面相对用力，提捏或揉捏肌肤，即"捏而提之谓之拿"。临床上分为三指拿、四指拿、五指拿；可单手操作，亦可双手同时操作。

1. 操作方法

施术手指相对施以夹力，逐渐将捏住的肌肤收紧、提起、放松或施以揉动，进行轻重交替连续不断的操作。

2. 操作要点

（1）手掌空虚，指面着力并贴紧施术部位，不能用指端内扣。
（2）拇指指面与其余手指指面要相对用力，用力由轻到重，再由重到轻，不可突然用力。

（3）拿法实际上为一复合手法，捏提中含有揉动之力，含有捏、提、揉这三种成分。

（4）动作要柔和灵活，连续不断，并富于节律。

3. 临床运用

拿法具有松肌舒筋、行气活血、发汗解表、开窍醒脑等功效，用于治疗颈椎病、肩周炎、四肢关节酸痛、外感风寒头痛等病症。

以上介绍了穴位按摩中常用单式手法的操作方法，临床应用时为了达到更好的治疗效果，常采用复式手法操作。复式手法是由两种或两种以上单式手法复合而成的一类推拿手法，穴位按摩中较为常用的包括按揉法、压按法、点按法、掐按法等。

五、穴位按摩前的准备工作及操作中的注意事项

1. 穴位按摩前的准备

施术者：①洗净双手，确保指甲不长、不尖锐，手上的饰品应拿下，避免伤及肌肤。②搓热双手，以提高按摩功效。③准确取穴。

受术者：①平复情绪、排空二便（饥饿时或刚进食后均不宜按摩）。②保持舒服且适当的体位，以便于手法治疗。

2. 穴位按摩时的注意事项

施术者：①态度要和蔼，注意力要集中。②注意手法的合理性及连贯性，并保持刺激的连续性，不能中途停止。

受术者：保持肌肉放松，自然呼吸。

需要特别强调的是，穴位按摩手法可以缓解症状，一般针对病因治疗；大部分患者需要在病情缓解后或穴位按摩的同时到医院急诊科就诊。

六、穴位按摩在急救中的应用

（一）急性痛证

1. 偏头痛

（1）一指禅法推头部两侧胆经，反复操作数分钟。

（2）穴位选择：按揉太阳、印堂、头维、百会、上星、风池、合谷、列缺、外关、太冲、太溪等穴，每穴1~2分钟。

（3）推桥弓，自上而下，两侧交替进行，反复数次。

2. 胸痹心痛（心绞痛）

（1）一指禅推背部双侧膀胱经约3分钟，按揉肺俞、心俞、至阳、厥阴俞、膈俞及背部阿是穴；并横擦上述背俞穴，以透热为度。

（2）分推膻中穴5~10遍，并掌擦胸部；然后按揉内关、郄门等穴，每穴1~2分钟。

（3）拿肩井，摇肩关节，搓抖双上肢，持续3~5分钟。

3. 胃脘痛

（1）按揉中脘、气海、天枢、足三里等穴，每穴 1～2 分钟。

（2）一指禅推背部双侧膀胱经，自上而下至三焦俞，往返操作 4～5 次，然后重力按揉膈俞、肝俞、脾俞、胃俞、三焦俞，持续约 5 分钟，最后横擦背部膀胱经，以透热为度。

（3）疼痛剧烈者，重力点按梁丘、足三里、合谷、内关、脾俞、胃俞等，每穴连续刺激 1～2 分钟。

4. 腹痛

（1）按压第 2～4 胸椎棘突处，持续 2～3 分钟。

（2）掌摩全腹 3～5 遍，并用一指禅推法快推上脘、中脘、下脘、气海、天枢，每穴 1～2 分钟，然后揉按足三里、脾俞、胃俞和内关穴各 2～3 分钟。

5. 腰痛

用力揉按患者双侧命门穴，以有酸、胀、疼痛的感觉为宜；并轮流向下揉按穴位，每次持续 3～5 分钟。

6. 急性腰扭伤

（1）拇指点按委中穴 30 次，力度以能够耐受为度；拿捏双侧太溪、昆仑各 30 次，力度稍重。

（2）点按环跳穴，持续约 3 分钟。

（3）揉按双手手背的腰痛点，持续 2～3 分钟。

7. 牙痛

（1）点按或按揉内庭、太冲、合谷穴，每穴 1～2 分钟，力量稍重，以有得气感为度。

（2）点按地仓、颊车、下关及阿是穴，每穴 1～2 分钟，压力由轻到重，以局部痛减为度。

（3）以大鱼际轻揉面部肿痛部位，时间 5 分钟，以患者感觉舒适为度。

8. 痛经

（1）顺时针掌摩小腹部，持续约 5 分钟；并掌揉腹部，以温热舒适为度。

（2）按揉气海、关元、血海、三阴交、蠡沟，每穴 1～2 分钟。

（3）一指禅推或按揉肝俞、脾俞、肾俞等穴，每穴 1～2 分钟。

（4）横擦腰骶部八髎穴，以透热为度。

（二）急性血证

1. 鼻衄

（1）用拇指指甲掐按少商穴 30 秒，放松 10 秒，反复操作 10 余次，左右手交替进行。

（2）按揉双侧迎香穴，每穴 2～3 分钟，以酸胀为度。

（3）按压孔最、上巨虚、下巨虚，每穴 1～2 分钟。

2. 血崩

医者用拇指指尖持续掐压患者双侧隐白穴，持续 3～5 分钟。

3. 咯血

用力按压双侧孔最穴，持续 3～5 分钟。

4. 呕血

按揉双侧人迎穴，持续 3～5 分钟。

5. 便血

按揉足三里、地机穴，每穴 1～2 分钟。

（三）其他急症

1. 发热

（1）点按大椎穴，持续 2～3 分钟；

（2）掐按风池、合谷、曲池、十宣等穴位，每穴 1～2 分钟。体强者重力强刺激，体弱者中等刺激。

2. 神昏

（1）掐压患者人中穴 20～40 次，每次持续 0.5～1 秒。

（2）掐按中冲穴：用拇指重掐患者中冲穴或用硬物（如发夹）捻按中冲穴约 10 秒。

（3）按揉双侧内关穴，每穴 2～3 分钟。

3. 癔症

拇指按揉双侧内关、合谷、神门，力度以患者能耐受为度，每穴 3～5 分钟。

4. 心悸

（1）一指禅推太阳、神庭、头维、百会各 1～2 分钟；鱼际揉前额、推桥弓、拿风池穴各 1 分钟。

（2）先点膻中、巨阙、鸠尾、璇玑、玉堂穴各 1～2 分钟，然后一指禅推中府、云门各 1 分钟，最后搓两胁 1 分钟。

（3）按揉患者双侧内关、神门、合谷、通里、阴郄，每穴 1～2 分钟，搓上肢 1 分钟。

（4）点按心俞、厥阴俞、肺俞、脾俞、膏肓俞、肾俞各 1～2 分钟，推膀胱经 10 遍。

5. 眩晕

（1）采用抹法，自印堂向上抹至神庭，再从印堂向两侧沿眉弓抹至太阳，反复 5～6 遍。

（2）按揉患者百会、印堂、神庭、睛明、攒竹、鱼腰、太阳、风池、翳风、听宫、率谷等，每穴 1～2 分钟。

（3）按揉双侧内关、神门，拿合谷，时间 2～3 分钟。

6. 暴喘

（1）拇指分推患者左、右桥弓，由上而下 20 次；五指拿头顶，三指拿颈项，各重复 5 遍。

（2）用一指禅推法从天突推向膻中，从膻中向两旁胁肋部分推 20 遍；按揉中府，再从锁骨下缘至季胁横擦前胸，以透热为度。

（3）先按揉定喘、风门、肺俞、膏肓、膈俞、脾俞、肾俞，时间约 5 分钟；再直擦脊柱，由大椎至腰骶，横擦肺俞、膈俞、脾俞、肾俞，以透热为度。

（4）先掌擦两胁，以透热为度；再拿上肢，重点在极泉、曲池、合谷、内关、外关。

7. 呃逆

（1）按揉缺盆、膻中，以酸胀为度；顺时针摩腹，以中脘穴为重点，持续6~8分钟。

（2）一指禅自上而下推背部膀胱经3~4遍，持续约6分钟；按揉膈俞、胃俞，以酸胀为度；搓背部及两胁，使之有温热感。

（3）拇指按压少商、内关、足三里，以感觉酸痛为度，持续1分钟左右。

8. 暴吐

（1）用轻快的一指禅推法沿腹部任脉自上而下往返治疗，重点在中脘，时间约5分钟；顺时针掌摩上腹部，时间约3分钟；点按中脘、天枢、神阙，每穴1~2分钟。

（2）按揉患者内关、足三里、合谷、公孙穴，每穴1~2分钟。

（3）一指禅推两侧膀胱经，往返操作5~8遍，并按揉脾俞、胃俞、膈俞，以有酸胀感为度。

9. 暴泄

（1）一指禅推法从中脘慢慢向下移动至气海、关元，往复数次，再按揉中脘、天枢、气海、水道、归来、阴陵泉、丰隆、三阴交、足三里等，每穴1~2分钟。

（2）点按风池，以酸胀为度。

（3）一指禅推脾俞、胃俞、大肠俞、次髎约5分钟，并按揉上述诸穴，以酸胀为度，横擦大肠俞、八髎，以透热为度。

10. 便秘

（1）一指禅推中脘、天枢、大横，每穴1~2分钟；顺时针摩腹约5分钟，使热量深透至腹部，增强胃肠的蠕动。

（2）按压上巨虚、足三里，每穴1~2分钟。

（3）沿脊柱两侧从肝俞、脾俞到八髎穴行一指禅推法，持续约5分钟；并按揉肾俞、大肠俞、八髎、长强穴，每穴1~2分钟。

11. 癃闭

（1）顺时针掌摩小腹部，持续约5分钟；按揉中极、关元、气海，每穴各1~2分钟。

（2）揉按双下肢大腿内侧约5分钟，并按揉髀关、足五里、三阴交，每穴各1~2分钟。

（3）按揉肺俞、脾俞、三焦俞、肾俞、膀胱俞，每穴各1~2分钟。

（4）横擦腰骶部约1分钟，以透热为度。

12. 癫痫发作

按压五处穴：五处是足太阳膀胱经上的腧穴之一，位于前发际正中直上1寸，旁开1.5寸。用食指的指腹按压患者五处穴，左右两穴同时按压1~3分钟。

13. 急性失喑

（1）依次按揉风池、哑门、大椎、风门、肺俞，每穴各1~2分钟。

（2）一指禅推或按揉水突、人迎、扶突等穴，以咽喉局部有温热感为度。

（3）点按阿是穴，推抹喉结两旁，反复数次。

14. 落枕

（1）点按风池、风府、天柱、合谷等穴，每穴约半分钟，以解痉止痛。

（2）捏拿弹拨颈部、肩上和肩胛内侧的肌筋。

（3）医者一手托住患者下颌，另一手托住枕部做颈部拔伸牵引，同时将颈部慢慢旋转、屈伸数遍，使颈部肌肉放松。

（4）将颈部旋转至肌肉最紧张时，突然做小幅度有控制范围的快速扳动，此时常可听到弹响复位声。

15. 中暑

（1）医者半握拳，拇指伸直，指尖放在患者百会上，适当用力掐1～2分钟。

（2）掐压患者人中，以产生强烈刺痛感为宜。每次两手各揉按 1～2 分钟，先左手后右手。

（3）掐按十宣：医者用拇指指甲施重力逐一掐按患者十宣穴，每个穴位至少掐按4～5次。

16. 晕车

（1）重掐中冲，或用硬物（如发夹）捻按中冲约10秒。

（2）压揉双侧内关，每穴 2～3 分钟。

（3）捏揉双侧合谷，每穴 2～3 分钟。

七、小结

穴位是体内脏腑经络之气输注于体表的特殊部位，也是疾病病理反应点，与脏腑经络密切相关，在疾病治疗中具有重要作用。通过刺激穴位可以起到疏通经络、调整脏腑的作用，进而达到治疗疾病的目的。穴位按摩，是通过医者肢体部位直接刺激患者的特定穴，相较于针刺治疗，具有简单易学、便于操作、可控性强、相对安全的优点，便于医护人员在急诊救治中操作。同时，穴位按摩还具有应用广泛、疗效确切、经济实用的特点，便于在临床中推广使用。

参 考 文 献

罗才贵. 2006. 推拿治疗学. 北京：人民卫生出版社，7.

严隽陶. 2009. 推拿学. 北京：中国中医药出版社.

赵毅. 2009. 推拿手法学. 上海：上海科技教育出版社，9.

第三十章 中药外敷

一、概述

中药外敷是以中医理论为指导，根据疾病及相关症状，辨证调制各种药物制剂，于皮肤、腧穴及病变部位施以中药制剂的治疗方法。中药外敷法历史悠久，战国时期《周礼》即有记载："疡医掌肿疡、溃疡、金疡、折疡之祝药和劀杀之齐。"这里的"祝药"即中药外敷。临床上，中药外敷常可用于治疗消化系统疾病、呼吸系统疾病、妇科疾病等。

二、适应证

1. 消化系统疾病

消化系统疾病如急性胃肠炎、急性阑尾炎、急性胆囊炎、急性胰腺炎、肠梗阻等。常用贴敷药物如四黄散，将其局部贴敷于炎症部位，配合抗感染药物的使用，可加强止痛效果，并促进炎症消除。

四子散有行气导滞之功效，外敷患处可刺激皮肤感受器，促进局部毛细血管扩张，使四子散温热药力进入人体，疏通经络，加速血液循环，使局部疼痛缓解；外敷腹部，可增加胃肠血运，促进胃肠功能恢复，减轻腹胀。

2. 呼吸系统疾病

呼吸系统疾病如急性上呼吸道感染、支气管哮喘、肺部感染等。应用具有清热解毒作用的青黛粉贴敷于穴位，可起清热解表、宣通肺气之效，缓解鼻塞流涕、咳嗽、发热等症状。

3. 妇科疾病

妇科疾病如盆腔炎、痛经等。四黄散具有行气活血之效，对痛经、盆腔炎有一定的止痛、消炎作用。

4. 其他疾病

其他疾病如痛风性关节炎、腮腺炎、丹毒等。

（1）痛风性关节炎：多以湿热蕴结证多见，四黄散配合口服药物治疗，可加强消炎、止痛的效果。

（2）腮腺炎、丹毒：多为热毒蕴结所致，给予青黛粉贴敷，可起清热解毒、消痈散结之效。

三、禁忌证

局部皮肤破溃、开放性伤口需慎用，不明肿块及有出血倾向患者禁用。孕妇及哺乳期慎用。

四、操作流程

（一）常用贴敷药物

1. 四黄水蜜

四黄散由黄连、黄柏、黄芩、大黄等分，加适量蜂蜜及水调制而成；性寒，味苦；归脾、肾、大肠、肝、心包经；具有清热解毒、活血消肿之功效。

2. 青黛粉

青黛，为爵床科植物马蓝、蓼科植物蓼蓝、豆科植物木蓝、十字花科植物菘蓝的叶或茎叶，经浸泡加石灰水后提取的干燥色素。现代药理学研究表明，青黛的主要成分有靛玉红、靛蓝、色胺酮、青黛酮等，具有抗肿瘤、破坏白血病细胞、抑菌、镇痛、抗炎、保肝等功效。常用于治疗皮肤病、溃疡性和出血性疾病、感染性疾病等。

3. 四子散

四子散组成：紫苏子 30g，莱菔子 30g，白芥子 30g，吴茱萸 30g。组方中白芥子温肺化痰、降气平喘；莱菔子降气化痰、消食化积；紫苏子消痰定喘、下气止咳；吴茱萸温中燥湿，助阳化气。诸药合用，共奏温肺降气、化痰定喘之功效。

4. 单味中药

（1）吴茱萸：归肝、肾、胃经，具有温中燥湿、疏肝理气、降逆止呕等功效，将其与粗盐混合加热，于患者腹部进行热熨，能有温中祛寒、疏肝理气之效。常用吴茱萸 250g 加入粗盐 100g 充分混合后加热使用。

（2）厚朴：归脾、胃、肺、大肠经，具有燥湿消痰、下气除满等功效，将其与粗盐混合加热，于患者腹部进行热熨，对于食积气滞、湿滞伤脾、腹胀便秘、脘痞吐泻等症具有良好的治疗功效。常用厚朴 250g 加入粗盐 100g 充分混合后加热使用。

（二）物品准备

外敷中药、治疗巾、隔水纸、胶带、绷带。

（三）操作流程

1. 中药贴敷（四黄散/青黛粉）

（1）取适量四黄粉/青黛粉倒入容器中，加适量水（四黄粉加适量蜂蜜），搅拌均匀，制成膏块状。

（2）取合理体位，暴露贴敷部位，注意保暖，清洁皮肤，将四黄水蜜/青黛膏贴敷患处，用胶带固定。

（3）治疗过程中观察局部皮肤反应，如出现瘙痒或红疹，则立即取下。

（4）治疗过程贴敷部位勿湿水 6~8 小时。

2. 中药热熨（四子散或吴茱萸、厚朴）

（1）将热熨中药装入专用布袋后放入微波炉，中火加热 3 分钟，温度升至 60～70℃，取出绑紧袋口，抖动布袋稍凉，操作者手前臂内侧试温，不烫为宜。

（2）顺时针熨敷患者腹部，熨敷开始时速度宜快、动作宜轻，随着布袋温度下降熨敷速度减慢，动作稍加重，温度降到患者可耐受热敷的温度时把治疗布包敷在神阙至其温度转凉。

五、注意事项

（1）药粉备用时应置于阴凉处干燥贮存，天气寒热时可酌情加温水调制。

（2）热罨包温度不宜过高，50～60℃为宜，两次使用的间隔须大于 5 小时，以防腹部敏感性下降而降低疗效。

（3）四黄散、青黛粉贴敷 6～8 小时后局部皮肤染色为正常现象，应提前向患者做好解释。

六、临床施治举例

1. 消化系统疾病

（1）急性胃肠炎、肠梗阻等有腹部胀痛症状，取四子散热敷腹部胀痛之部位。
（2）急性阑尾炎、急性胆囊炎、急性胰腺炎等腹痛严重的患者，取四黄水蜜外敷疼痛部位。

2. 呼吸系统疾病

（1）急性上呼吸道感染、肺部感染：取青黛粉贴敷于肺俞、大椎等穴位。
（2）支气管哮喘、慢性阻塞性肺疾病：青黛粉贴敷于膻中、肺俞、定喘等穴位。
（3）妇科疾病：痛经、盆腔炎等，取四黄水蜜外敷下腹部。

3. 其他疾病

（1）痛风性关节炎：四黄水蜜冷敷疼痛关节处。
（2）腮腺炎：青黛粉外敷肿痛处。
（3）丹毒：四黄水蜜或青黛粉贴敷于皮肤红肿热痛之部位。

七、小结

中药外敷是中医特色治疗方法，悠久历史，临床上在内、外、妇、儿、骨伤、五官、皮肤等相关疾病方面均有广泛应用。在急症治疗中，针对病症选择适合的中药外敷，具有有效率高、显效快、毒副作用小、安全可靠等优点。外敷中药可供选择的较多，但临床仍需结合病症特点，根据中医辨证来进行施治。

第三十一章 中药灌肠

中药灌肠又称肛肠纳药法，属中医内病外治法之一，是在中医理论指导下选配中药煎煮并将药液自肛门灌入，保留在直肠、结肠内，通过肠道黏膜吸收以治疗疾病的一种方法。中药灌肠具有清热解毒、软坚散结的作用。早在汉代张仲景《伤寒杂病论》中就有用猪胆汁灌肠治疗便秘的记载。

一、灌肠法的分类

1. 不保留灌肠

不保留灌肠分为大量不保留灌肠、小量不保留灌肠、清洁灌肠。

2. 保留灌肠

中药灌肠多为保留灌肠。

二、作用机制

中医学认为，大肠主传化糟粕、主津液，肺与大肠相表里，中药于大肠吸收入体内，通过经脉复归于肺，肺朝百脉，宣发肃降，将药液输布于五脏六腑而起作用；病位在肠道，中药灌肠可直达病位而发挥疗效。

现代医学认为，直肠有丰富的静脉丛，药物可通过门静脉、下腔静脉、淋巴组织吸收药液；同时，直肠的肠壁组织也是具有选择通透性的半透膜，对药液的吸收起到关键性作用。

三、用物准备

治疗盘：一次性灌肠袋、量杯、50ml注洗器、温开水、石蜡油、便盆、一次性垫单、棉签、卫生纸、按医嘱准备中药汤剂等。

四、注意事项

（1）操作前了解患者的病变部位，掌握灌肠的体位及肛管插入的深度。如溃疡性结肠炎，其病变多在乙状结肠和降结肠，插入深度应在18～25cm；阿米巴痢疾病变多在回盲部，应采取右侧卧位；慢性痢疾病变多在直肠和乙状结肠，应采取左侧卧位，插入深度应在15～20cm。

（2）操作前应排空肠道；可选用小号肛管以减轻对肛门的刺激，压力宜低，药量宜小；

插入深度过浅则不利于药物的吸收。

（3）一般药液量控制在 200～250ml，小剂量药液需稀释以促进药物吸收。

（4）灌肠液的温度宜控制在 40℃左右，应当根据季节、年龄、药性等做适当调整。

（5）慢性肠道疾病患者应在夜间睡前灌入，保留灌肠时间越长越好。

（6）肠道术后或大便失禁患者不宜保留灌肠。

五、适应证

灌肠有很多优势：不经过上消化道，避免了胃酸和酶对药物的影响，也避免了对胃肠道的刺激；避免了肝脏的首过效应，减少对肝的毒副作用；药物直达部位，浓度高、作用强，起效快。适用于以下情况。

（1）肠道感染患者，如结肠炎、直肠周围脓肿、肠易激综合征。

（2）慢性炎症患者，如慢性盆腔炎、慢性前列腺炎等。

（3）肠梗阻患者。

（4）肝性脑病、氮质血症患者。

（5）高热患者。

六、禁忌证

（1）急腹症患者，如消化道穿孔等。

（2）消化道出血患者，如胃溃疡、十二指肠溃疡、结肠溃疡等。

（3）妊娠、儿童不能配合者。

（4）严重的心脑血管疾病患者。

七、操作步骤

（1）评估患者的年龄、意识、基础情况，能否配合操作。

（2）评估患者的适应证与禁忌证。

（3）备齐物品到床旁，做好身份的核对及操作的解释，争取获得患者的理解和配合。

（4）根据病情选择合适的体位。嘱双膝屈曲，将裤子脱至膝部，臀部移至床沿，上腿弯曲，下腿伸直微弯，将一次性治疗巾铺于臀下，垫小枕头于治疗巾下以抬高臀部 10cm，注意保暖。

（5）将 40℃的药液 200ml 倒入一次性灌肠袋内，连接肛管，石蜡油润滑肛管前端，排气，夹紧肛管并放入清洁弯盘内，弯盘置于臀下，左手用卫生纸分开臀部，显露肛门，右手持血管钳夹入肛管前端轻轻插入 15cm。

（6）松开血管钳，缓慢注入药液，注入时间控制在 15～20 分钟，液面距离肛门不超过30cm。

（7）关上灌肠袋开关，反折或捏紧肛管，用卫生纸包住肛管前段，拔出肛管放入弯盘内。

（8）用卫生纸轻拭肛门，抬高臀部，待 10～15 分钟取出小枕头、治疗巾，嘱咐患者静卧1 小时以上。

八、临床应用

（1）肾衰竭：可以大黄、桂枝、牡蛎、蒲公英、甘草、莱菔子等灌肠。
（2）溃疡性结肠炎：可选用赤芍、丹参、益母草、川芎、牛膝、乳香、桃红、三七等灌肠。
（3）肠梗阻：可选用厚朴、芒硝、枳实、大黄、黄柏、黄连等灌肠。

九、常见并发症的处理和预防

1. 虚脱

（1）症状：恶心、头晕、面色苍白、全身出汗、晕厥等。
（2）处理：立即停止操作，平卧休息，饮温开水。
（3）预防：灌肠液温度适宜，注入速度放慢。

2. 肠道黏膜损伤

（1）症状：肛门疼痛，排便时加剧；损伤严重时可见肛门出血或者粪便带血、排便困难等。
（2）处理：止痛、止血等对症处理。
（3）预防：让患者配合操作；减少插管时的摩擦力；手法轻柔，不可过深；选择粗细合适、质地软的肛管。

第三十二章　口服急诊常用中成药

中成药使用方便，与汤剂比较更适用于急诊科。口服急诊中成药较多，常用药物列举如下。

一、退热药物

1. 新雪颗粒（片）

规格：片剂，每片重①0.27g；②0.56g，颗粒；③每袋装 1.7g。

功效主治：消炎解热。

适应证：扁桃体炎、上呼吸道炎、急性咽炎、急性气管炎、感冒所引起的高热等。

用法用量：口服；片剂，小片一次 4 片，大片一次 2 片，一日 3 次；颗粒剂，一次 1 袋，一日 2 次，用温开水送服。

循证依据：《2014 高热（脓毒症）中医诊疗专家共识意见》。

2. 羚羊角粉（滴丸）

规格：每袋装 0.3g；滴丸每丸重 40mg。

功效主治：平肝息风，清肝明目，散血解毒。

适应证：本品适用于高热及高热引起的惊厥抽搐、神昏、子痫、癫痫发狂、头痛目眩、目赤障翳、温毒发斑、痈肿疮毒。

用法用量：口服；粉剂，每日 1~2 袋，一日 2 次；滴丸，一次 10 丸，一日 2 次，小儿酌减。

循证依据：《甲型 H1N1 流感诊疗方案（2009 年第三版）》、《2011 中华中医药学会 脑出血中医诊疗指南》、《流行性感冒诊疗方案（2019 年版）》。

3. 柴芩清宁胶囊

规格：每粒装 0.3g。

功效主治：清热解毒，和解表里。

适应证：本品用于发热恶寒、咽痛流浊涕等上呼吸道感染之邪在肺卫证。

用法用量：口服；一次 3 粒，一日 3 次。

循证依据：《急性上呼吸道感染中成药应用专家共识》。

4. 清开灵颗粒（口服液）

规格：颗粒，每袋装 3g；口服液，每支装 10ml。

功效主治：清热解毒，镇静安神。

适应证：本品适用于外感风热所致发热，烦躁不安，咽喉肿痛；以及上呼吸道感染、病毒性感冒、急性咽炎见上述证候者。

用法用量：口服；袋装，一次 1~2 袋，一日 2~3 次；口服液，一次 20~30ml，一日 2 次。

循证依据：《人禽流感诊疗方案（2005 版修订版）》《2014 高热（脓毒症）中医诊疗专家共识意见》《中医药单用/联合抗生素治疗常见感染性疾病临床实践指南·小儿急性上呼吸道感染》《急性上呼吸道感染中成药应用专家共识》《流行性感冒诊疗方案（2019 年版）》。

二、开窍药物

（一）清热开窍剂

1. 安宫牛黄丸

规格：每丸重 3g。

功效主治：清热解毒，镇惊开窍。

适应证：本品可用于热病、邪入心包、高热惊厥、神昏谵语；中风昏迷及脑炎、脑膜炎、中毒性脑病、脑出血、败血症见上述证候者。

用法用量：口服；一次 1 丸；一日 1 次；小儿 3 岁以内一次 1/4 丸；4~6 岁一次 1/2 丸；一日 1 次；或遵医嘱。

循证依据：《人禽流感诊疗方案（2005 版修订版）》《甲型 H1N1 流感诊疗方案（2009 年第三版）》《流行性感冒诊断与治疗指南（2011 年版）》《2011 中华中医药学会 脑出血中医诊疗指南》《中国严重脓毒症/脓毒性休克治疗指南（2014）》《2014 高热（脓毒症）中医诊疗专家共识意见》《人禽流感中西医结合诊疗专家共识》《人感染 H7N9 禽流感诊疗方案（2017 年第一版）》《中国急性缺血性脑卒中急诊诊治专家共识》《中国急性缺血性脑卒中中西医急诊诊治专家共识》《手足口病最新诊疗指南（2018 年版）》《流行性感冒诊疗方案》（2018 年版修订版、2019 年）。

2. 紫雪散

规格：每瓶装 1.5g。

功效主治：清热开窍，止痉安神。

适应证：本品用于热入心包、热动肝风证，症见高热烦躁、神昏谵语、惊风抽搐、斑疹吐衄、尿赤便秘。

用法用量：口服，一次 1.5g，一日 2 次；周岁小儿一次 0.3g，5 岁以内小儿每增一岁递增 0.3g；一日 1 次；5 岁以上小儿酌情服用。

循证依据：《2014 高热（脓毒症）中医诊疗专家共识意见》《中医药单用/联合抗生素治疗常见感染性疾病临床实践指南·小儿急性上呼吸道感染》《中国急性缺血性脑卒中中西医急诊诊治专家共识》《手足口病最新诊疗指南（2018 年版）》。

3. 局方至宝丹

规格：每丸重 3g。

功效主治：清热解毒，开窍镇惊。

适应证：本品用于温邪入里，逆传心包引起的高热痉厥，烦躁不安，神昏谵语，小儿高热惊厥。

用法用量：口服；一次 1 丸，小儿遵医嘱。

循证依据：《中国急性缺血性脑卒中中西医急诊诊治专家共识》。

4. 牛黄清心丸

规格：①每丸重 1.5g；②每丸重 3g。

功效主治：清热解毒，镇惊安神。

适应证：本品用于热入心包、热盛动风证，症见高热烦躁、神昏谵语及小儿高热惊厥。

用法用量：口服；一次 2 丸（规格①）或一次 1 丸（规格②），一日 2～3 次。

循证依据：《2011 中华中医药学会 脑出血中医诊疗指南》、《中国急性缺血性脑卒中急诊诊治专家共识》、《中国急性缺血性脑卒中中西医急诊诊治专家共识》。

（二）辛温开窍剂

苏合香丸

规格：每丸重 3g。

功效主治：芳香开窍，行气止痛。

适应证：本品用于痰迷心窍所致的痰厥昏迷、中风偏瘫、肢体不利，以及中暑、心胃气痛。

用法用量：口服；一次 1 丸，一日 1～2 次。

循证依据：《2011 中华中医药学会 脑出血中医诊疗指南》、《中国急性缺血性脑卒中中西医急诊诊治专家共识》。

三、解表药物

（一）辛温解表剂

1. 正柴胡颗粒

规格：每袋装 5g。

功效主治：发散风寒，解热止痛。

适应证：本品用于外感风寒初起：发热恶寒，无汗，头痛，鼻塞，喷嚏，咽痒咳嗽，四肢酸痛；流感初起、轻度上呼吸道感染见上述证候者。

用法用量：温水冲服；一次 5g（1 袋），一日 3 次。

循证依据：《急性上呼吸道感染中成药应用专家共识》。

2. 风寒感冒颗粒

规格：每袋装 8g。

功效主治：解表发汗，疏风散寒。

适应证：本品用于风寒感冒，发热，头痛，恶寒，无汗，咳嗽，鼻塞，流清涕。

用法用量：口服；一次 1 袋，一日 3 次。

循证依据：《急性上呼吸道感染中成药应用专家共识》。

3. 荆防颗粒

规格：每袋装 15g。

功效主治：发汗解表，散风祛湿。

适应证：本品用于风寒感冒，头痛身痛，恶寒无汗，鼻塞清涕，咳嗽白痰。

用法用量：温水冲服；一次 1 袋，一日 3 次。

循证依据：《急性上呼吸道感染中成药应用专家共识》。

4. 感冒清热颗粒

规格：①每袋装 12g；②每袋装 6g（无蔗糖）。

功效主治：疏风散寒，解表清热。

适应证：本品用于风寒感冒，头痛发热，恶寒身痛，鼻流清涕，咳嗽咽干。

用法用量：温水冲服；一次 1 袋，一日 2 次。

循证依据：《中医药单用/联合抗生素治疗常见感染性疾病临床实践指南·小儿急性上呼吸道感染》。

（二）辛凉解表剂

1. 金花清感颗粒

规格：每袋装 5g（相当于饮片 17.3g）。

功效主治：疏风宣肺，清热解毒。

适应证：本品用于单纯型流行性感冒轻症，中医辨证属风热犯肺证者，症见发热，头痛，全身酸痛，咽痛，咳嗽，恶风或恶寒，鼻塞流涕，舌质红，舌苔薄黄，脉数。

用法用量：温水冲服；一次 1 袋，一日 3 次；疗程 3 天。

循证依据：《流行性感冒诊疗方案（2018 年版修订版）》《新型冠状病毒肺炎诊疗方案（试行第七版）》。

2. 连花清瘟胶囊

规格：每粒装 0.35g。

功效主治：清瘟解毒，宣肺泄热。

适应证：本品用于治疗流行性感冒属热毒袭肺证，症见发热或高热，恶寒，肌肉酸痛，鼻塞流涕，咳嗽，头痛，咽干咽痛，舌偏红，苔黄或黄腻等。

用法用量：口服；一次 4 粒，一日 3 次。

循证依据：《人禽流感诊疗方案》（2005 版、2008 版）、《甲型 H1N1 流感诊疗方案（2009 年第三版）》、《流行性感冒诊断与治疗指南（2011 年版）》、《人禽流感中西医结合诊疗专家共识》、《人感染 H7N9 禽流感诊疗方案（2017 年第一版）》、《急性上呼吸道感染中成药应用专家共识》、《流行性感冒诊疗方案》（2018 年版、2019 版）、《新型冠状病毒肺炎诊疗方案（试行第七版）》。

3. 蓝芩口服液

规格：每支装 10ml（相当于原药材 21.2g）。

功效主治：清热解毒，利咽消肿。

适应证：本品用于急性咽炎、肺胃实热证所致的咽痛、咽干、咽部灼热。

用法用量：口服；一次 10ml，一日 3 次。

循证依据：《中医药治疗手足口病临床技术指南（2012 年版）》、《人禽流感中西医结合诊疗专家共识》《中医药单用/联合抗生素治疗常见感染性疾病临床实践指南·急性扁桃体炎》、《急性上呼吸道感染中成药应用专家共识》。

4. 银翘解毒丸

规格：大蜜丸每丸重 9g；浓缩蜜丸每丸重 3g。

功效主治：辛凉解表，清热解毒。

适应证：本品用于风热感冒，发热头痛，咳嗽，口干，咽喉疼痛。

用法用量：口服；大蜜丸一次 1 丸；水蜜丸一次 6g；浓缩蜜丸一次 1 丸。一日 2～3 次，以芦根汤或温开水送服。

循证依据：《甲型 H1N1 流感诊疗方案（2009 年第三版）》《流行性感冒诊断与治疗指南（2011 年版）》《中医药单用/联合抗生素治疗常见感染性疾病临床实践指南·急性扁桃体炎》、《中国成人流行性感冒诊疗规范急诊专家共识》《流行性感冒诊疗方案（2019 年版）》《急性上呼吸道感染中成药应用专家共识》。

5. 双黄连口服液

规格：每支装 10ml（每 1ml 相当于饮片 1.5g）。

功效主治：疏风解表，清热解毒。

适应证：本品用于外感风热所致的感冒，症见发热、咳嗽、咽痛。

用法用量：口服；一次 20ml，一日 3 次；小儿酌减或遵医嘱。

循证依据：《人禽流感诊疗方案》（2005、2008 版）《甲型 H1N1 流感诊疗方案（2009 年第三版）》《流行性感冒诊断与治疗指南（2011 年版）》《中医药单用/联合抗生素治疗常见感染性疾病临床实践指南·小儿急性上呼吸道感染》《中国成人流行性感冒诊疗规范急诊专家共识》。

6. 疏风解毒胶囊

规格：每粒装 0.52g。

功效主治：疏风清热，解毒利咽。

适应证：本品用于急性上呼吸道感染属风热证，症见发热、恶风、咽痛、头痛、鼻塞、流浊涕、咳嗽等。

用法用量：口服；一次 4 粒，一日 3 次。

循证依据：《甲型 H1N1 流感诊疗方案（2009 年第三版）》《流行性感冒诊断与治疗指南（2011 年版）》《人禽流感中西医结合诊疗专家共识》《人感染 H7N9 禽流感诊疗方案（2017 年第一版）》《流行性感冒诊疗方案（2019 年版）》《新型冠状病毒肺炎诊疗方案（试行第七版）》。

7. 桑菊感冒冲剂

规格：每袋装 11g。

功效主治：疏风清热，宣肺止咳。

适应证：本品用于风热感冒初起，头痛，咳嗽口干，咽痛。

用法用量：温水冲服；一次 11～22g，一日 2～3 次。

循证依据：《甲型 H1N1 流感诊疗方案（2009 年第三版）》《流行性感冒诊疗方案（2018

年版修订版)》、《急性上呼吸道感染中成药应用专家共识》。

8. 银黄颗粒

规格：①每袋装 4g；②每袋装 8g。

功效主治：清热疏风，利咽解毒。

适应证：本品用于外感风热、肺胃热盛所致的咽干、咽痛、喉核肿大、口渴、发热；急慢性扁桃体炎、急慢性咽炎、上呼吸道感染见上述证候者。

用法用量：温水冲服；一次 1～2 袋，一日 2 次。

循证依据：《人禽流感诊疗方案》(2005 版修订版、2008 版)、《甲型 H1N1 流感诊疗方案 (2009 年第三版)》、《流行性感冒诊疗方案 (2019 年版)》。

9. 柴银口服液

规格：每瓶装 20ml。

功效主治：清热解毒，利咽止咳。

适应证：本品用于上呼吸道感染外感风热症，症见发热恶风，头痛，咽痛，汗出，鼻塞流涕，咳嗽，舌边尖红，苔薄黄。

用法用量：口服；一次 20ml（1 瓶），一日 3 次，连服 3 天。

循证依据：《人禽流感诊疗方案》(2005 版修订版、2008 版)。

10. 清热解毒口服液（或颗粒）

规格：每支装 10ml。

功效主治：清热解毒。

适应证：本品用于热毒壅盛所致的发热面赤、烦躁口渴、咽喉肿痛；流行性感冒、上呼吸道感染见上述证候者。

用法用量：口服；一次 10～20ml（1～2 支），一日 3 次，儿童酌减；或遵医嘱。

循证依据：《人禽流感诊疗方案 (2005 版修订版)》、《急性上呼吸道感染中成药应用专家共识》。

11. 金莲清热泡腾片（胶囊）

规格：泡腾片，每片重 4g；胶囊，每粒装 0.4g。

功效主治：清热解毒，利咽生津，止咳祛痰。

适应证：本品主治外感热证。症见高热、口渴、咽干、咽痛、咳嗽、痰稠，亦适用于流行性感冒、上呼吸道感染见有上述证候者。

用法用量：加热水适量，泡腾片溶解后口服；①成人一次 2 片，一日 4 次，高热时每 4 小时服 1 次。②1 岁以下每次 1 片，一日 3 次，高热时每日 4 次。③1～15 岁每次 1～2 片，一日 4 次，高热时每 4 小时 1 次。胶囊：一次 4 粒，一日 3 次。

循证依据：《中医药治疗手足口病临床技术指南 (2012 年版)》、《人禽流感中西医结合诊疗专家共识》、《人感染 H7N9 禽流感诊疗方案 (2017 年第一版)》、《急性上呼吸道感染中成药应用专家共识》。

12. 蒲地蓝消炎口服液

规格：每支装 10ml（相当于饮片 10.01g）。

功效主治：清热解毒，抗炎消肿。

适应证：本品用于疖肿、腮腺炎、咽炎、扁桃体炎等。

用法用量：口服；一次 10ml，一日 3 次。小儿酌减，如有沉淀，摇匀后服用。

循证依据：《中医药单用/联合抗生素治疗常见感染性疾病临床实践指南·小儿急性上呼吸道感染》。

（三）祛湿解表剂

1. 藿香正气口服液

规格：每支装 10ml。

功效主治：解表化湿，理气和中。

适应证：本品用于外感风寒、内伤湿滞或夏伤暑湿所致的感冒，症见头痛昏重、胸膈痞闷、脘腹胀痛、呕吐泄泻；胃肠型感冒见上述证候者。

用法用量：口服；一次 5～10ml，一日 2 次，用时摇匀。

循证依据：《人禽流感诊疗方案》（2005 版修订版、2008 版）、《甲型 H1N1 流感诊疗方案（2009 年第三版）》、《急性上呼吸道感染中成药应用专家共识》、《新型冠状病毒肺炎诊疗方案（试行第七版）》。

2. 葛根芩连微丸

规格：每袋装 1g。

功效主治：解肌透表，清热解毒，利湿止泻。

适应证：本品用于湿热蕴结所致的泄泻腹痛、便黄而黏、肛门灼热；以及风热感冒所致的发热恶风、头痛身痛。

用法用量：口服；一次 3g；小儿一次 1g，一日 3 次。

循证依据：《人禽流感诊疗方案（2005 版修订版）》、《甲型 H1N1 流感诊疗方案（2009 年第三版）》。

四、清热祛湿药物

1. 茵栀黄颗粒

规格：每袋装 3g。

功效主治：清热解毒，利湿退黄。

适应证：本品用于肝胆湿热所致的黄疸，症见面目悉黄、胸胁胀痛、恶心呕吐、小便黄赤；急慢性肝炎见上述证候者。

用法用量：温水冲服；一次 2 袋，一日 3 次。

循证依据：《急性胰腺炎中医诊疗专家共识意见（2017）》。

2. 消炎利胆片

规格：①薄膜衣小片（0.26g，相当于饮片 2.6g）；②薄膜衣大片（0.52g，相当于饮片 5.2g）；③糖衣片（片芯重 0.25g，相当于饮片 2.6g）。

功效主治：清热，祛湿，利胆。

适应证：本品用于肝胆湿热所致的胁痛、口苦；急性胆囊炎、胆管炎见上述证候者。

用法用量：口服；一次 6 片（规格①、③）或 3 片（规格②），一日 3 次。

循证依据：《2012 胆囊炎中医诊疗规范专家共识意见》《急性胰腺炎中医诊疗专家共识意见（2017）》。

五、通腑泻下药物

枳实导滞丸

规格：每瓶装 36g。

功效主治：消积导滞，清利湿热。

适应证：本品用于饮食积滞、湿热内阻所致的脘腹胀痛、不思饮食、大便秘结、痢疾里急后重。

用法用量：口服；一次 6~9g，一日 2 次。

循证依据：《中国严重脓毒症/脓毒性休克治疗指南（2014）》。

六、活血化瘀药物

1. 通脉胶囊

规格：每粒装 0.4g。

功效主治：活血通脉。

适应证：用于缺血性心脑血管疾病，动脉硬化，脑血栓，脑缺血，冠心病、心绞痛等。

用法用量：口服；一次 4 粒，一日 2~3 次。

循证依据：《中国急性缺血性脑卒中中西医急诊诊治专家共识》《中国急性缺血性脑卒中急诊诊治专家共识》。

2. 华佗再造丸

规格：每袋装 8g。

功效主治：活血化瘀，化痰通络，行气止痛。

适应证：本品用于瘀血或痰湿闭阻经络之中风瘫痪，拘挛麻木，口眼㖞斜，言语不清。

用法用量：口服；一次 4~8g，一日 2~3 次；重症一次 8~16g。

循证依据：《中国急性缺血性脑卒中中西医急诊诊治专家共识》。

3. 脑安胶囊

规格：每粒装 0.4g。

功效主治：活血化瘀，益气通络。

适应证：本品用于脑血栓形成急性期、恢复期属气虚血瘀证候者，症见急性起病，半身不遂，口舌㖞斜，舌强语謇，偏身麻木，气短乏力，口角流涎，手足肿胀，舌暗或有瘀斑，苔薄白。

用法用量：口服；一次 2 粒，一日 2 次，疗程 4 周。

循证依据：《2011 中华中医药学会 脑出血中医诊疗指南》。

4. 理气活血滴丸

规格：每丸重 25mg。

功效主治：活血理气，祛瘀消肿。

适应证：本品用于治疗心脑血管领域疾病，如冠心病、心绞痛。

用法用量：口服；一次 10 丸，一日 3 次。

循证依据：《理气活血滴丸治疗冠心病稳定型心绞痛中国专家共识》。

5. 天麻钩藤颗粒

规格：每袋装①5g；②10g。

功效主治：平肝息风，清热安神。

适应证：本品用于肝阳上亢所引起的头痛、眩晕、耳鸣、眼花、震颤、失眠；高血压见上述证候者。

用法用量：温水冲服；一次 1 袋，一日 3 次。

循证依据：《2011 中华中医药学会 脑出血中医诊疗指南》、《中国急性缺血性脑卒中急诊诊治专家共识》、《中国急性缺血性脑卒中中西医急诊诊治专家共识》。

七、扶正救逆药物

1. 心宝丸

规格：每丸重 60mg。

功效主治：温补心肾，益气助阳，活血通脉。

适应证：本品用于治疗心肾阳虚、心脉瘀阻引起的慢性心功能不全，如窦房结功能不全引起的心动过缓、病态窦房结综合征及缺血性心脏病引起的心绞痛及心电图缺血性改变。

用法用量：口服；①慢性心功能不全者按心功能分级服用：Ⅰ级，每次 120mg（2 丸），一日 3 次；Ⅱ级，每次 240mg（4 丸），一日 3 次；3 级，每次 360mg（6 丸），一日 3 次。一个疗程为 2 个月：在心功能正常后改为日维持剂量 60～120mg（1～2 丸）。②病态窦房结综合征病情严重者一次 300～600mg（5～10 丸），一日 3 次，疗程为 3～6 个月。③其他心律失常（期外收缩）及心房颤动，心肌缺血或心绞痛者一次 120～240mg（2～4 丸），一日 3 次，一个疗程为 1～2 个月。

循证依据：《慢性心力衰竭中西医结合诊疗专家共识》。

2. 芪苈强心胶囊

规格：每粒装 0.3g。

功效主治：益气温阳，活血通络，利水消肿。

适应证：本品适用于冠心病、高血压所致轻、中度充血性心力衰竭证属阳气虚乏，络瘀水停者，症见心慌气短，动则加剧，夜间不能平卧，下肢浮肿，倦怠乏力，小便短少，口唇发绀，畏寒肢冷，咳吐稀白痰。

用法用量：口服；一次 4 粒，一日 3 次。

循证依据：《慢性心力衰竭中西医结合诊疗专家共识》。

3. 参附强心丸

规格：①大蜜丸每丸重 3g；②水蜜丸每 10 丸重 0.9g。

功效主治：益气助阳，强心利水。

适应证：本品用于慢性心力衰竭而引起的心悸、气短、胸闷喘促、面肢浮肿等症，属于心肾阳衰者。

用法用量：口服；大蜜丸一次 2 丸；水蜜丸一次 5.4g。一日 2～3 次。

循证依据：《慢性心力衰竭中西医结合诊疗专家共识》。

4. 芪参益气滴丸

规格：每袋 0.5g。

功效主治：益气通脉，活血止痛。

适应证：用于气虚血瘀型胸痹。症见胸闷胸痛，气短乏力、心悸、面色少华、自汗，舌体胖有齿痕、舌质暗或紫暗或有瘀斑，脉沉或沉弦。适用于冠心病、心绞痛见上述症状者。

用法用量：餐后半小时服用，一次 1 袋，一日 3 次；4 周为一个疗程或遵医嘱。

循证依据：《慢性心力衰竭中西医结合诊疗专家共识》。

5. 生脉饮

规格：每支装 10ml。

功效主治：益气扶正，养阴生津。

适应证：本品用于气阴两亏，心悸气短，自汗。

用法用量：口服；一次 10ml，一日 3 次。

循证依据：《慢性心力衰竭中西医结合诊疗专家共识》。

6. 补益强心片

规格：每片重 0.3g。

功效主治：益气养阴，活血利水。

适应证：本品用于冠心病、高血压心脏病所致慢性充血性心力衰竭（心功能分级Ⅱ～Ⅲ级），中医辨证属气阴两虚兼血瘀水停证者。症见心悸、气短、乏力、胸闷、胸痛、面色苍白、汗出、口干、浮肿、口唇发绀等。

用法用量：口服；每次 4 片，一日 3 次；2 周为一个疗程。

循证依据：《慢性心力衰竭中西医结合诊疗专家共识》。

第三十三章　急诊常用中成药：静脉制剂

中药注射剂，是指从药材中提取的有效物质制成的可注入人体的制剂，包括肌肉、穴位、静脉注射和静脉滴注使用的灭菌溶液或乳状液、混悬液，以及供临用前配成溶液的无菌粉末或浓溶液等。中药注射剂是传统医药理论与现代生产工艺相结合的产物，突破了中药传统的给药方式，是中药现代化的重要产物。中药注射剂弥补了传统中药需熬煮、见效慢的弱点，在急危重症的救治方面发挥了重要作用。

现归纳整理了急诊临床常用的三大类、二十余种常用静脉用中药注射液，以供大家参考。其中部分注射液除可静脉滴注外，还可肌内注射、皮下注射等，但因本章着重介绍静脉用中成药，故仅收纳其静脉用药方法，余用法待临床用药时参考药物说明书为宜。

自 2006 年的"鱼腥草注射液事件"后，人们对中药注射剂的安全性方面提出了疑问。有专家发文解释，注射液中出现热原的主要原因是原料带入。因中药注射剂的原料是各种草药，来源复杂，而中药注射液又不要求纯化到单一成分，所以中药注射液容易产生热原，这是中药注射液先天的缺陷。

因此，中药注射剂在使用前需注意以下事项：①严格掌握功能主治、辨证用药，严格按照药品说明书规定的功能主治使用，禁止超范围功能主治用药。②严格掌握用法用量，按照药品说明书推荐剂量，调配使用药品，勿超剂量、高浓度、过快滴注和长期连续用药。③严禁混合配伍，谨慎联合用药；在静脉滴注过程中禁止与其他注射剂配伍使用。④与其他注射剂同时使用时，建议要用 30ml 生理盐水间隔，不宜混合使用。⑤保存不当可能会影响药品质量，用药前和配制后及使用过程中应认真检查药品及滴注液，发现药液出现浑浊、沉淀、变色、结晶等药物性状改变，以及瓶身有漏气、裂纹等现象时，禁止使用。⑥用药前应仔细询问患者情况、用药史和过敏史，对药品过敏者或有严重不良反应病史者禁用，肝肾功能异常患者、老人、儿童（4 周岁以上）等特殊人群，以及初次使用中药注射剂的患者应慎重使用；如确需使用应遵医嘱，儿童、老人应按年龄或体质情况酌情减量，并加强监护。⑦加强用药监测。临床应用时，滴速不宜过快，儿童及年老体弱者以 20～40 滴/分为宜，成年人以 40～60 滴/分为宜。用药过程中，应密切观察用药反应，特别是开始 30 分钟。发现异常，立即停药，采用积极救治措施，救治患者。

在中药注射剂的使用过程中也需注意肝损害问题，如鱼腥草注射液、双黄连注射液、穿琥宁注射液、复方丹参注射液等，临床使用这些药物时，需注意单次用量及用药时长的问题，定期监测肝功能。

本文中所列急诊常用中药注射剂中，有七种是国家药品监督管理局修订说明书中公告的儿童禁用药物：双黄连注射液、茵栀黄注射液、丹参注射液、清开灵注射液、参麦注射液、血塞通注射液、生脉注射液，临床医生在使用过程中需尤为注意。

一、清热类药物

1. 喜炎平注射液

规格：针剂，每支 125mg。

功效主治：清热解毒，止咳止痢。

适应证：急性上呼吸道感染、流行性感冒、急性气管-支气管炎、社区获得性肺炎、慢性阻塞性肺疾病急性加重、手足口病和急性感染性腹泻等。

用法用量：静脉滴注；一日 250～500mg，加入 5%葡萄糖注射液或 0.9%氯化钠注射液稀释后静脉滴注；儿童，一日按体重 5～10mg/kg（0.2～0.4ml/kg），最高剂量不超过 250mg。一日 1 次。

循证依据：《喜炎平注射液急性感染性疾病临床应用专家共识》。

2. 热毒宁注射液

规格：针剂，每支 10ml。

功效主治：清热，疏风，解毒。

适应证：用于上呼吸道感染（外感风热证）、脓毒症所致的高热、微恶风寒、头身痛、咳嗽、痰黄等症。

用法用量：静脉滴注；一次 20ml，以 5%葡萄糖注射液或 0.9%生理盐水注射液 250ml 稀释后静脉滴注；滴速为 30～60 滴/分，一日 1 次，疗程 3 天；或遵医嘱。

循证依据：《中国严重脓毒症/脓毒性休克治疗指南（2014）》《中国脓毒症早期预防与阻断急诊专家共识（2020）》。

3. 痰热清注射液

规格：针剂，每支 10ml。

功效主治：清热，化痰，解毒。

适应证：用于风温肺热、痰热阻肺证，症见发热、咳嗽、咯痰不爽、咽喉肿痛、口渴、舌红、苔黄；肺炎早期、急性支气管炎、慢性支气管炎急性发作及上呼吸道感染属上述证候者。

用法用量：静脉滴注；成人一般一次 20ml，重症患者一次可用 40ml，加入 5%葡萄糖注射液或 0.9%氯化钠注射液 250～500ml；儿童按体重 0.3～0.5ml/kg，最高剂量不超过 20ml；一日 1 次。

循证依据：《国际中医临床实践指南：慢性阻塞性肺疾病》《急性上呼吸道感染中成药应用专家共识》。

4. 醒脑静注射液

规格：针剂，每支 10ml。

功效主治：清热解毒，凉血活血，开窍醒脑。

适应证：用于气血逆乱，脑脉瘀阻所致中风昏迷，偏瘫口喝；外伤头痛，神志昏迷；酒毒攻心，头痛呕恶，昏迷抽搐，脑栓塞、脑出血急性期、颅脑外伤，急性酒精中毒见上述证候者。可用于脓毒症患者、高热（包括中暑、感染性发热和登革热）、昏迷（包括脑卒中和颅脑外伤）、急性中毒（急性酒精中毒、一氧化碳中毒和农药中毒等）、心肺复苏和多器官功能衰竭。

用法用量：静脉滴注；一次 10～20ml，用 5%～10%葡萄糖注射液或氯化钠注射液 250～500ml 稀释后滴注。

循证依据：《中国严重脓毒症/脓毒性休克治疗指南（2014）》《醒脑静注射液急危重病（症）救治中临床应用专家共识》。

二、活血化瘀类药物

1. 丹参注射液

规格：针剂，每支 10ml。

功效主治：活血化瘀，通脉养心。

适应证：用于冠心病胸闷，心绞痛。

用法用量：静脉滴注；一次 10～20ml（用 5%葡萄糖注射液 100～500ml 稀释后使用）；一日 1 次。

循证依据：《2014 急性心肌梗死中西医结合诊疗专家共识》。

2. 血栓通注射液

规格：5ml；175mg。

功效主治：活血祛瘀；扩张血管，改善血液循环。

适应证：用于视网膜中央静脉阻塞，脑血管病后遗症，内眼病，眼前房出血等。

用法用量：静脉滴注；一次 2～5ml，用 10%葡萄糖注射液 250～500ml 稀释后使用；一日 1～2 次。

3. 灯盏细辛注射液

规格：针剂，每支 10ml。

功效主治：活血祛瘀、通络止痛。

适应证：用于瘀血阻滞，中风偏瘫，肢体麻木，口眼㖞斜，言语謇涩及胸痹心痛；缺血性中风、冠心病心绞痛见上述证候者。

用法用量：静脉注射。一次 20～40ml；一日 1～2 次；用 0.9%氯化钠注射液 250～500ml 稀释后缓慢滴注。

循证依据：《脑卒中水中运动治疗中国循证临床实践指南（2019 年版）》。

4. 血必净注射液

规格：针剂，每支 10ml。

功效主治：化瘀解毒。

适应证：用于温热类疾病，症见发热、喘促、心悸、烦躁等瘀毒互结证，适用于因感染诱发的全身炎症反应综合征；也可配合治疗多器官功能失常综合征的脏器功能受损期。

用法用量：静脉注射。全身炎症反应综合征 50ml 注射液加生理盐水 100ml 静脉滴注；在 30～40 分钟内滴毕，一天 2 次；病情重者，一天 3 次。多器官功能失常综合征：100ml 注射液加生理盐水 100ml 静脉滴注；在 30～40 分钟内滴毕，一天 2 次；病情重者，一天 3～4 次。

循证依据：《中国严重脓毒症/脓毒性休克治疗指南（2014）》《中国脓毒症早期预防与阻

断急诊专家共识（2020）》。

三、益气扶正类药物

1. 参麦注射液

规格：针剂，每支 10ml；每支 20ml；每支 50ml。

功效主治：益气固脱，养阴生津，生脉。

适应证：用于治疗气阴两虚型之休克、冠心病、病毒性心肌炎、慢性心力衰竭、慢性肺心病、粒细胞减少症。能提高肿瘤患者的免疫功能，与化疗药物合用时，有一定的增效作用，并能减少化疗药物所引起的毒副作用。

用法用量：静脉滴注；一次 20～100ml（用 5%葡萄糖注射液 250～500ml 稀释后应用），也可直接滴注。

循证依据：《慢性心力衰竭中西医结合诊疗专家共识》。

2. 生脉注射液

规格：针剂，每支 25ml。

功效主治：益气养阴，复脉固脱。

适应证：用于气阴两亏，脉虚欲脱的心悸、气短、四肢厥冷、汗出、脉微欲绝及心肌梗死、心力衰竭、心源性休克、感染性休克等具有上述证候者。

用法用量：静脉滴注。一次 20～60ml，用 5%葡萄糖注射液稀释后使用。

循证依据：《慢性心力衰竭中西医结合诊疗专家共识》、《2014 急性心肌梗死中西医结合诊疗专家共识》。

3. 参附注射液

规格：针剂，每支 10ml；每瓶 50ml。

功效主治：回阳救逆，益气固脱。

适应证：主要用于阳气暴脱的厥脱症（感染性、失血性、低血容量性休克等）；可用于改善心功能（心力衰竭、心源性休克、肺心病、心脏术后、急性心肌梗死、低血压等）、改善微循环（脓毒性休克）、改善缺血再灌注损伤（心搏骤停综合征、急性心肌梗死合并 PCI）及其他（脓毒症"阳气暴脱"证、急性呼吸窘迫综合征、慢性阻塞性肺疾病急性加重期）等；也可用于阳虚（气虚）所致的惊悸、怔忡、喘咳、胃疼、泄泻、痹证等。

用法用量：静脉滴注；一次 20～100ml，（用 5%～10%葡萄糖注射液 250～500ml 稀释后使用）。静脉推注一次 5～20ml（用 5%～10%葡萄糖注射液 20ml 稀释后使用）。

循证依据：《参附注射液急重症临床应用专家共识》。

4. 黄芪注射液

规格：针剂，每支 10ml。

功效主治：益气养元，扶正祛邪，养心通脉，健脾利湿。

适应证：用于心气虚损、血脉瘀阻之病毒性心肌炎、心功能不全及脾虚湿困之肝炎。

用法用量：静脉滴注；一次 10～20ml；一日 1 次。

循证依据：《2014 急性心肌梗死中西医结合诊疗专家共识》。

第三十四章　急诊常用中成药：外用制剂

凡用中药制成不同剂型，用于体表皮肤及口、咽、眼、鼻、耳等部位的中成药，统称为外用中成药。外用中成药具有安全、有效、依从性好等特点，应用广泛。外用制剂治疗的疾病一般较轻或相对单一，通过局部用药即可治愈，有时局部用药还可发挥全身作用，减少医疗费用及临床不良反应发生。外用中成药在急诊中发挥着重要作用。

一、膏剂

1. 狗皮膏

（1）规格：每张净重 15g。

（2）适应证：痹证、跌打损伤、闪腰岔气、局部肿痛；脘腹冷痛、经行腹痛、寒湿带下、积聚痞块。

（3）适应证型：风寒内侵，湿瘀阻滞。

（4）用法用量：外用。用生姜擦净患处皮肤，将膏药加温软化，贴于患处或穴位处。

2. 伤湿止痛膏

（1）规格：7cm×10cm。

（2）适应证：风湿性关节炎，肌肉疼痛，关节疼痛；还可治疗因输液引起的静脉炎、冻疮、早期疖肿等。

（3）适应证型：风寒内侵，湿瘀阻滞。

（4）用法用量：外用，贴于患处。

3. 京万红软膏

（1）规格：每支装 20g。

（2）适应证：轻度水、火烫伤，疮疡肿痛，创面溃烂。还可用于痔疮、药物性静脉炎等。

（3）适应证型：热毒瘀结。

（4）用法用量：用生理盐水清理创面，涂敷本品或将本品涂于消毒纱布上，敷盖创面，消毒纱布包扎，每日换药一次。

4. 马应龙麝香痔疮膏

（1）规格：每支装 10g。

（2）适应证：痔疮、肛裂，亦用于肛周湿疹；还可以用于压疮、烧烫伤（轻度）、冻疮。

（3）适应证型：湿热瘀结。

（4）用法用量：外用，涂搽患处。

5. 三黄膏

（1）规格：每支 40g。

（2）适应证：疮疡初起，红肿热痛，轻度烫伤；也可以用于压疮。

（3）适应证型：热毒壅滞。

（4）用法用量：摊于纱布上贴于患处或直接涂患处，每隔 1～2 日换药一次。

二、散剂

1. 如意金黄散

（1）规格：每袋装 12g。

（2）适应证：疮疖肿痛，亦可用于跌打损伤。现可用于褥疮、急性乳腺炎、流行性腮腺炎、亚急性甲状腺炎、药物性静脉炎等。

（3）适应证型：热毒瘀滞。

（4）用法用量：外用。红肿，烦热，疼痛，用清茶调敷；漫肿无头，用醋或葱酒调敷；亦可用植物油或蜂蜜调敷；一日数次。

2. 冰硼散

（1）规格：每瓶装 0.6g。

（2）适应证：咽喉疼痛，牙龈肿痛，口舌生疮；也可用于流行性腮腺炎。

（3）适应证型：热毒蕴结。

（4）用法用量：吹敷患处，每次少量，一日数次。治疗流行性腮腺炎时用食醋调和后外敷患处。

3. 双料喉风散

（1）规格：每瓶装 1g。

（2）适应证：咽喉肿痛，齿龈肿痛；也可治疗流行性腮腺炎。

（3）适应证型：肺胃热毒炽盛。

（4）用法用量：喷于患处，一日 3 次。流行性腮腺炎则用食醋调和后外敷患处。

三、栓剂

1. 化痔栓

（1）规格：每粒重 1.7g。

（2）适应证：内外痔、混合痔疮。

（3）适应证型：大肠湿热。

（4）用法用量：将药栓置入肛门 2～2.5cm 深处。一次 1 粒，一日 1～2 次。

2. 马应龙麝香痔疮栓

（1）规格：每粒相当于原药材 0.33g，每盒装 6 粒。

（2）适应证：各类痔疮、肛裂。

（3）适应证型：湿热蕴结。

（4）用法用量：早晚或大便后塞入肛门内，一次1粒，一日2次。

四、气雾剂

1. 金喉健喷雾剂

（1）规格：每瓶装20ml。

（2）适应证：咽痛、咽干、咽喉红肿、牙龈肿痛、口腔溃疡；也可用于急性化脓性扁桃体炎。

（3）适应证型：风热上攻。

（4）用法用量：喷患处，每次适量，一日数次。

2. 口腔炎喷雾剂

（1）规格：每瓶20ml。

（2）适应证：口腔炎、口腔溃疡、咽喉炎等；对小儿口腔炎症有特效。

（3）适应证型：肺胃热盛。

（4）用法用量：每次向口腔挤喷药液适量，一日3～4次，小儿酌减。

3. 冰栀伤痛气雾剂

（1）规格：每瓶30ml，每瓶50ml。

（2）适应证：跌打损伤，瘀血肿痛，亦可用于浅Ⅱ度烧伤、急性化脓性感染、压疮。

（3）适应证型：热毒内结，血热瘀滞。

（4）用法用量：摇匀药液，距患处15～20cm，按动喷头使药液连续均匀地喷于患处，每日1～2次。予烧烫伤患者清创后，将药液按要求喷在患处成膜，隔日1次。第二次用药不必清洗第一次药膜，直至创口结痂药膜自然脱落。损伤破皮患者药液喷在患处成膜后，无须清洗药膜，可继续用药，直至痊愈，结痂药膜让其自然脱落。

4. 云南白药气雾剂

（1）规格：每瓶50g。

（2）适应证：跌打损伤，瘀血肿痛，肌肉酸痛及风湿疼痛。

（3）适应证型：气滞血瘀。

（4）用法用量：外用，喷于伤患处。一日3～5次。

5. 宽胸气雾剂

（1）规格：20ml（含挥发油2ml）。

（2）适应证：适用于有胸痛或胸闷的心绞痛或急性心肌梗死。

（3）适应证型：气滞血瘀。

（4）用法用量：症状发作时喷吸2～3次。

6. 复方丹参喷雾剂

（1）规格：20ml。

（2）适应证：用于胸中憋闷、心绞痛。

（3）适应证型：气滞血瘀。

（4）用法用量：口腔喷射，吸入，一次喷 1～2 下，一日 3 次。

7. 华山参气雾剂

（1）规格：每瓶 20ml。

（2）适应证：慢性气管炎，喘息性气管炎。

（3）适应证型：肺气上逆。

（4）用法用量：吸入，一日 3 次，一次喷吸 3 下，于喘息发作时可立即使用。

五、水剂（含酒剂、油剂）

1. 正骨水

（1）规格：每瓶装 12ml、30ml、45ml、88ml。

（2）适应证：跌打扭伤、骨折脱位，以及体育运动前后消除疲劳。

（3）适应证型：气滞血瘀。

（4）用法用量：用药液轻搽患处；重症者用药液湿透药棉敷患处 1 小时，每日 2～3 次。

2. 跌打万花油

（1）规格：每瓶装 50ml。

（2）适应证：跌打损伤，撞击扭伤，刀伤出血，烫伤等症；也可用于药物性静脉炎。

（3）适应证型：气滞血瘀，外伤出血。

（4）用法用量：外用，擦敷患处。

3. 冯了性风湿跌打药酒

（1）规格：每瓶装 250ml。

（2）适应证：风寒湿痹，手足麻木，腰腿酸痛；跌仆损伤，瘀滞肿痛。

（3）适应证型：风湿内侵，瘀血阻滞。

（4）用法用量：外用，擦于患处；若有肿痛黑瘀，用生姜捣碎炒热，加入药酒适量，擦患处。

六、其他

部分药物本身不是外用药物，但将其外用治疗一些特定疾病，临床上也取得良好效果。

1. 六神丸

（1）规格：每 1000 粒重 3.125g。

（2）适应证：外用可用于带状疱疹、亚急性甲状腺炎、流行性腮腺炎。

（3）适应证型：毒热内结。

（4）取十数粒药丸，用冷开水或米醋少许，盛食匙中化散，敷搽四周，每日数次常保潮润，直至肿退为止。如红肿已将出脓或已穿烂，切勿再敷。

2. 季德胜蛇药片

（1）规格：每片重 0.4g。

（2）适应证：毒蛇、毒虫咬伤。现代研究外用治疗流行性腮腺炎、毒虫（蜈蚣、蝎子、胡蜂、蜱）咬伤、疔、疖、痈、疽、丹毒、带状疱疹、隐翅虫皮炎等。

（3）适应证型：热毒蕴结。

（4）用法用量：外用，以本品和水外搽。

3. 龙血竭胶囊

（1）规格：每粒装 0.3g。

（2）适应证：外用可用于压疮、头皮血肿、外伤新鲜伤口、疖肿。

（3）适应证型：气血瘀滞。

（4）用法用量：外用，取内容物适量，敷患处或用酒调敷患处。

七、小结

外用中成药中，有不少药物具有一定毒性，切不可误为内服；在外用过程中亦需注意使用方法，以防局部吸收过量而致中毒。对因过敏而致皮肤出现丘疹、水疱、潮红、渗液、瘙痒等表现时，应立即停止使用，必要时应做相应的治疗。

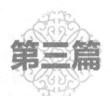

第三篇

现代急救技术

第三十五章　亚低温技术

20 世纪30～40 年代，Fay 首先报道了低温用于脑外伤等重症神经系统疾病的治疗，随后该疗法不断推广至创伤、新生儿缺血缺氧性脑病和心搏骤停致全身缺氧等疾病。

一般可将低温分为轻度低温（mild hypothermia，33～35℃）、中度低温（moderate hypothermia，28～32℃）、深度低温（profound hypothermia，17～27℃）和超深度低温（ultra-profound hypothermia，≤16℃）。由于轻度和中度低温效果接近，我国学者江基尧 1993 年首次将轻中度低温称为"亚低温"，此后这一概念在国内被广泛接受，故一般将 28～35℃定义为亚低温。但由于 32℃以下更易合并低血压和心律失常等并发症，因此国际上多采用 32～35℃亚低温来治疗各类疾病。

一、亚低温治疗作用机制

亚低温对各种病因的脑组织损伤具有广泛的保护作用，并可抑制颅内压增高。亚低温通过多种途径发挥神经保护作用，具体如下。

（1）降低脑耗氧量，维持正常细胞代谢，降低乳酸生成和蓄积。

（2）稳定血-脑屏障，减轻脑水肿。

（3）通过调节细胞内钙相关代谢酶的活性，减少 Ca^{2+} 内流，阻断钙超载对神经细胞的毒性作用。

（4）抑制兴奋性氨基酸和氧自由基等内源性有害因子的生成和释放，阻断其对神经细胞的损伤作用。

（5）抑制炎症细胞的激活和向出血损伤脑组织的聚集，并抑制炎症因子的产生和释放，如肿瘤坏死因子（TNF）、白细胞介素-1α（IL-1α）、白细胞介素-6（IL-6）等，从而抑制炎症反应。

（6）激活自噬，抑制神经元的凋亡和变性。

（7）抑制氧自由基的产生，促进氧自由基的清除。

（8）抑制参与即刻早期基因 c-fos 的表达。

二、亚低温治疗适应证与禁忌证

亚低温治疗具有显著的神经保护作用，适用于心脏外科体外循环术中的脑保护、脑灌注压下降相关的颅脑损伤、心肺复苏后脑功能恢复、新生儿缺氧缺血性脑病、颅脑损伤（创伤性颅脑损伤、广泛脑挫裂伤出血后脑水肿、颅脑损伤、急性癫痫持续状态等）、缺血性脑卒中、脑出血、蛛网膜下腔出血、各种高热状态（如中枢性高热病和高热惊厥）等。

亚低温治疗无绝对禁忌证。相对禁忌证：患者处于全身衰竭期；合并低血压、休克尚未纠正者；疑有颅内出血正在观察阶段的患者；年老且伴有严重心血管功能不全者，婴幼儿患者应慎用。

三、亚低温治疗的方法

（一）降温方法的分类

降温方法大致分为非浸入性降温、浸入性降温；局部降温、全身降温；化学降温、物理降温几类。非浸入性降温（也称无创体表降温）包括冰水浸浴、冷水或酒精擦浴、降温毯、冰袋、头盔、冰帽、降温毯等，应用方便快捷，降温效果差。浸入性降温（亦称有创降温）包括冷液静脉输注、血管内导管降温、体外循环降温及体腔灌洗等。目前仍无一种高效易行的降温方法，临床上常用的降温方法有体表降温、体腔降温、血液降温、药物降温。

1. 体表降温

将冰水、降温毯或冰帽、冰袋置于患者头、颈部或其他大血管较浅的部位进行降温。

（1）冰袋、冰帽：利用冰袋或冰帽放置在患者的头部、颈部、腋窝或腹股沟区等大血管较浅在的部位，以降低体温。目前，该方法多用于发热的物理降温或应急处理，优点在于操作简单、廉价、易实行；缺点为降体核温度的速度慢、热交换率低，易寒战，损伤皮肤，降温效果难以控制，很少单用于亚低温的治疗。

（2）降温毯：是由内部循环水流或空气制冷后，通过传导散热达到降温效果的降温仪器，通过内置的电脑芯片及外置的温度传感器来调节体温达到预设温度。优点为降温较快，效果好，为非侵袭性，可用于亚低温的治疗。不足之处是护理相对困难，皮肤易出现并发症。

2. 体腔降温

体腔降温的基本原理是运用冷却的无菌生理盐水注入体腔（胸腔、腹腔、鼻腔）及直肠进行灌洗，达到降温的目的。该法在操作上有一定的技术难度，易引发心室颤动或其他心律失常等并发症，目前临床上很少用。

3. 血液降温

（1）体外循环法：人工体外循环降温系统是通过体外血流灌注和体外循环机中的变温器进行降温，以达到治疗温度。同时行动/静脉穿刺术，建立体外循环，能够将血液引到体外进行降温处理，同时还可以进行血液滤过。此法降温快，易控制，效果可靠，但属于侵袭性操作，技术要求较高，需要特殊设备，花费较高。在院前急救及多数急诊室中很少应用，目前多用于有体外循环或者进行血液净化的患者。

（2）血管内热交换法：是利用介入的方法将可控温的循环水导管置入人体大血管（多选股静脉），再通过调节循环水温直接对患者血液进行降温。血管内降温安全、高效、可靠、温度控制精确、稳定，与体外循环降温比较，创伤性小，操作不太复杂，并发症少，极少出现战栗等情况。血管内降温是当前较好的控制降温技术。

（3）静脉输液法：是在短时间内输注冷液体，使中心体温降低，最适合院前急救使用。此法优点：简便可行，安全有效，能够明显降低体温，很少出现血流动力学及酸碱电解质紊乱、肺水肿等并发症。另外，如需对脑局部进行降温，可通过颈动脉灌注低温林格液快速实现，对全身温度影响很小。缺点：无法准确控制体温变化；受液体量的影响，不适用于心功能差的患者；不能长时间维持低温。

4. 药物降温

采取冬眠合剂（0.9%氯化钠液 500ml+异丙嗪 100mg+氯丙嗪 100mg+哌替啶 100mg）持续静脉滴注，根据患者生命体征及肌力、反应情况调节滴速，一般 10~15 滴/分。静脉给药 5~15 分钟起作用，肌内注射 15~30 分钟起效。对于呼吸衰竭或血压偏低者，静脉滴注速度要慢：对高热、抽搐者可快些。一般一次剂量足使患者进入冬眠稳定期，以后根据患者的一般情况、血压、脉搏、呼吸及体温调节用药量、次数及间隔时间，以维持冬眠状态。一般必要时可 6~8 小时再给半量或 2/3 量，但 24 小时内用药总量一般不宜超过 2~3 个全量。药物降温多联合其他降温方法共同实施，单独应用较少见。

（二）亚低温实施的几个重要因素

1. 温度监测

亚低温的治疗目标是降低中枢温度，需要监测脑温度，但由于直接测量脑组织温度存在技术难度高、创伤性大的缺点，临床上一般采用间接测量口腔、颞肌、膀胱或直肠等部位的温度来反映脑部温度。目前比较公认的是直肠温度保持在 32.5~33℃，膀胱、颞肌等部位温度 33~34℃作为亚低温的目标温度最为理想。

2. 治疗时间窗和持续时间

亚低温治疗时机：亚低温治疗开始于缺氧缺血原发损伤阶段，持续到整个继发性损伤阶段。亚低温治疗越早、降温速度越快，其治疗效果越好。脑缺氧耐受时限只有 5 分钟，故应尽早实施亚低温治疗策略，建议颅脑损伤后 6 小时内开始亚低温治疗；由于各种原因超过 6 小时未能启动亚低温治疗者，也应在条件满足后尽早开始实施。针对亚低温治疗的持续时间，多数学者认为应依病情而定，治疗时间不宜过长，一般 3~5 天，最长为 5~7 天，患者度过危险期后即可停止。

（三）复温实施

1. 复温时机

由于疾病的不同及患者个体间的差异，很难确定复温时机的定量参考指标，应充分考虑原发病的控制情况、患者状态及生命体征等。一般来说，患者清醒、病情稳定后即可考虑开始复温。

2. 复温方法

低温后被动复温、逐渐自然复温。低温后主动复温：外源性复温可采用温暖毛毯、热水袋、冰毯。内源性复温方法为输注温热液体（成人）或使用体外循环等血液变温设备。

3. 复温注意事项

避免过快复温，应缓慢持续复温，防止出现反弹性高温，以免加重颅脑损伤。推荐每 4~6 小时复温 1℃，12~24 小时内将温度（肛温）恢复至 36~37℃。复温过程中适当给予镇静、肌松药，预防肌肉颤动导致的颅内压增高。

四、亚低温治疗的并发症

虽然亚低温疗法对脑功能具有重要的保护作用，但其也存在一定的并发症。较为常见的并发症如下。

（1）肌肉颤动。

（2）心率下降、血压降低，以及各种类型的心律失常。

（3）多尿甚至尿崩，并由此引发或加重低温期间的电解质紊乱，包括钠、钾、钙、镁离子和磷酸盐等浓度的失调。

（4）血液黏度增加，血栓形成率增高，凝血功能障碍，诱发出血倾向。

（5）低温期间细胞因子分泌减少，炎症免疫功能受抑制，易继发肺部感染，随着亚低温治疗维持时间的延长，感染风险逐渐加大。

（6）压疮：亚低温治疗后循环功能减弱，末梢循环不良，易发生压疮。

（7）冻伤：亚低温治疗过程中患者可能会发生冻伤。

（8）复温速度过快引起的颅内压反跳性增高。

五、亚低温治疗的监测

（1）体温监测：保持肛温在 33～35℃。监测呼吸、有创动脉压、心率、血氧等生命体征的变化。

（2）脑电图监测：推荐间断或持续应用（特别使用肌松剂时），监测癫痫的发生。躯体感觉诱发电位（SSEP）对评估缺氧缺血性脑病预后具有重要的参考价值。

（3）脑氧饱和度监测：评估脑供氧和脑氧耗。

（4）其他：血红蛋白是携氧载体，保证血细胞比容（HCT）＞0.24 以维持充足的供氧和氧输送。定期进行血气分析（温度校正），保持电解质平衡和内环境稳定。

（5）亚低温诱导和维持阶段，血清 K^+ 建议保持在 3.0～3.5mmol/L，以防复温时离子反跳造成的高钾血症和心律失常。

六、亚低温治疗的护理

1. 基础护理

（1）降温前准备：将患者置于光线较暗的室内，室温 18～20℃为宜，备好氧气、吸引器、监护仪、冰毯或冰袋、体温计、导尿包、集尿袋、呼吸机、冬眠药物、微量泵、急救药品等建立静脉通路，根据医嘱给予冬眠药物，待患者自主神经被阻滞、御寒反应消失、进入昏睡状态时进行物理降温，维持肛温在 32～34℃，腋温 31～33℃。使用冰毯时，患者尽量采取平卧位，使背部充分接触冰毯以达到降温效果。

（2）监测生命体征：在治疗前、治疗中、治疗后严密监测患者生命体征，如意识状态、瞳孔和神经系统体征。在亚低温治疗时，若患者出现心率超过 100 次/分、收缩压低于 100mmHg，呼吸次数减少或不规则时，应及时通知医生，做出相应处理。每 2 小时观察患者瞳孔大小、形状、对光反射及双侧瞳孔是否等大，如出现病情变化，及时通知医师。

（3）饮食：因患者体温降低，机体基础代谢率随之降低，对能量及水分的需求量也相应减少，因此应限制每日液体量，并根据患者情况选择肠内营养或肠外营养。患者体温低时，肠蠕动减慢，应观察患者是否有胃潴留、腹胀、便秘、消化道出血等，并根据症状做出相应处理。

2. 循环系统护理

当患者体温降低时，血管阻力增大，循环系统最先受到影响，容易出现低血压、心律失常等，因此，应严密监测患者血压，必要时监测有创动脉血压，维持收缩压在110～130mmHg，平均动脉压维持在 80mmHg 左右。为预防患者出现体位性低血压，在搬动患者或为其翻身时，动作要缓慢、轻柔，防止动作过猛造成低血压。一旦患者出现低血压，应立即通知医生，暂停冬眠药物的输注，尤其是氯丙嗪，待患者血压回升再继续滴注，当平均动脉压<80mmHg时，立即给予升压治疗。进行亚低温治疗时，需密切监测患者面色、皮肤、脉搏等微循环表现，观察患者心电示波，及时发现异常心律，采取相应手段进行控制，当患者心率>130 次/分时，应通知医师，调整冬眠药物剂量。

3. 呼吸系统护理

由于冬眠药物的使用，患者常出现呼吸频率减慢，但呼吸节律规律，此为正常现象，若患者出现点头样呼吸，则说明出现呼吸抑制，应立即通知医师，停止亚低温疗法，进行复温，给予相应处理。对于气管插管处接呼吸机辅助呼吸或气管切开处接呼吸机辅助呼吸的患者，应做好以下几点：做好吸痰护理，及时吸痰，吸痰时动作轻柔，切忌快速粗暴，以免损伤呼吸道；吸痰前后均应给予纯氧吸入 1～2 分钟，避免出现低氧血症，每次吸痰时间<15 秒，每次吸痰间隔时间至少 10 分钟，避免引起颅内压累积性增高；吸痰时严格执行无菌技术操作，避免医务人员操作不规范造成的呼吸道感染；给予充分湿化，选择适当的湿化强度及温度，一般湿化最佳温度为37℃，及时添加湿化罐用水，湿化用水应为无菌用水，不能加入生理盐水或其他药液；给予雾化，可采用生理盐水、氨溴索、糜蛋白酶进行雾化，每日 3～6 次为宜；及时清理呼吸道管路积水，以免影响各项指标监测；定期抽取动脉血气，根据血气分析结果及时调整呼吸机参数，避免过度通气造成的氧中毒或二氧化碳潴留；气管插管或气管切开应固定妥善，气囊压力适中，搬动患者或进行护理操作时应防止管路滑脱；气管切开患者应定时消毒处理气管切开处，及时更换敷料，预防感染；气管插管及气管切开患者应做好口腔护理，预防口腔溃疡的出现，如出现溃疡及出血，则针对情况给予生理盐水或过氧化氢溶液擦洗。没有给予机械通气的患者，根据血氧饱和度和动脉血气分析结果选择鼻导管吸氧或储氧面罩吸氧。所有患者均应做好翻身拍背护理，拍背时力度适中，自下而上、由内向外。

4. 消化系统护理

在亚低温治疗期间，需严密观察患者胃液的颜色、性质，观察患者大便性状颜色、是否出现黑便，及时做大便隐血试验。出现出血先兆的患者，应禁食，将患者头偏向一侧，以免误吸，并施行胃肠减压；遵医嘱定时采血送检，给予止血药物，必要时进行输血。检测患者生命体征，严防心率、血压下降，出现失血性休克征象，适时停止亚低温治疗，配合医生进行抢救。

5. 泌尿系统护理

由于大部分重型颅脑损伤患者均留置尿管，易发生泌尿系感染。导尿时，应严格执行无菌操作原则，留置尿管期间，做好尿道口护理及会阴护理，每日 3 次，长期留置尿管患者，定期更换尿管。定时观察患者尿量和尿液颜色、性质，发现异常及时告知医师，遵医嘱留取尿标本送检，必要时，行膀胱冲洗，膀胱冲洗时，每次放尿不得超过 1000ml，以免膀胱内压力突然降低造成膀胱内膜出血。

6.电解质酸碱平衡的护理

亚低温治疗患者易出现低钾血症，需定时检查患者血钾浓度。根据检查结果进行补钾，操作时，应遵循补钾原则，不宜过早、不宜过浓、不宜过快、不宜过多，同时，由于含钾药物刺激血管，应注意保护静脉，以防发生静脉炎。

7. 预防冻伤及压疮

使用冰毯进行降温时，患者皮肤不能直接接触冰毯以防冻伤，应在冰毯上放置床单，使用冰袋时，应在冰袋外加用布套，并定时更换部位，注意观察放置冰袋处皮肤及末端肢体血液循环情况，对局部皮肤进行按摩。保持患者皮肤干燥、床单平整，每 2 小时翻身 1 次，使用气垫床，偏瘦者在突出部位垫软枕并预防性使用贴膜，防止皮肤长时间受压。

8. 复温护理

亚低温治疗一般可持续 2~3 天，复温时，一般先停止物理降温，再逐渐减少药物剂量。复温提倡自然复温，为患者加盖棉被，必要时加用热水袋，需在热水袋外包裹毛巾，防止烫伤。复温速度以每 4 小时 1℃为宜，温度升至 37℃左右。复温过程不可过快，避免出现颅内压"反跳"、体温过高或酸中毒。

第三十六章　经皮气管切开术

气管切开术是指在气管前壁造口，以建立人工气道的手术。经皮气管切开术是一种新型的微创手术方式，该技术是采用扩张器配合尖端带孔的扩张钳完成气管裂口的扩张过程，较传统外科技术更加简易、快速，且可在病床边施行。

一、经皮气管切开术的目的

（1）保持呼吸道通畅。

（2）便于呼吸道管理及进行辅助呼吸。

（3）减少无效腔通气量和降低呼吸道阻力，增加有效交换量。

（4）便于清除呼吸道分泌物。

（5）防止误吸窒息危险。

（6）便于气管内用药。

二、解剖与生理

气管起始于环状软骨，位于颈部正中。成人的气管长度从喉到左右气管分叉处的气管隆突平均约为 11cm（10～13cm）。气管下段逐渐向深处走行进入胸腔，在胸骨上缘处距皮肤4.0～4.5cm。气管浅层由外向内依次为皮肤、皮下组织、浅筋膜、颈阔肌、深筋膜、带状肌（肩胛舌骨肌、胸骨舌骨肌、胸骨甲状肌和甲状舌骨肌）。在浅筋膜和颈阔肌之间，有颈前静脉丛汇入颈前静脉。深筋膜下即为气管前筋膜和气管，气管前筋膜附着在气管的前壁。甲状腺位于气管的两侧，甲状腺峡部位于第 2、第 3 或第 4 气管环之上，被气管前筋膜包绕。气管前面有甲状腺下动静脉，颈部气管的血供来源于甲状腺下动脉的分支。气管两侧偏内有甲状腺最下动静脉和甲状腺奇静脉丛。无名动脉在胸骨入口处从左至右跨过气管。

气管的相对位置可因患者的年龄、体形和体位不同有巨大的变化。婴儿颈短，皮下脂肪丰富，喉部位置高，气管细软，无名动脉位置高，甲状腺相对较大。驼背和疑似有颈椎损伤的患者，无法头部后仰，气管可能大部分处于胸廓内。上述几种情况都可能会增加发生并发症的风险。

不同气管切开术的造口位置不尽相同，经皮气管切开术主要位于第 2、第 3 气管环或第 3、第 4 气管环之间。

三、适应证

（1）各种原因的喉源性呼吸困难（如喉部水肿、喉部炎症、声门及声门下异物）需极短时间内建立气道，而又不适宜气管插管的患者。

（2）颈椎损伤，不能垫肩和头后仰的患者。

（3）传统气管切开术后 48 小时内、经皮气管切开术 72 小时内意外脱管的患者，需快速经原切口置导丝后置管。

（4）患传染性较强的病原菌感染、呼吸道传染病的气管切开患者。

（5）有美观要求的患者。

四、禁忌证

（1）颈部解剖有异常，如颈前区肿瘤、颈前软组织较厚、气管偏斜、严重肥胖伴颈短及颈部严重皮下气肿等情况下，气管位置不能确定。

（2）既往有气管切开史。

（3）手术野局部皮肤感染。

（4）儿童由于气管细软，经皮气管切开术易损伤气管及周围组织。

（5）无条件或无能力实施经口气管插管、纤维支气管镜监视、环甲膜切开及床边的传统气管切开术。

五、操作方法

（1）体位：患者仰卧，肩下垫枕，头后仰，保持正中位，让颈部完全伸展，下颌、喉结、胸骨上切迹三点一线。

（2）定位：用拇指和食指确定甲状软骨的位置，在预定穿刺部位做好标记，约在第 2、第 3 或第 3、第 4 气管环间隙。

（3）进行手术前，先增加 FiO_2 达 100%，再监测患者 SpO_2、心电图和血压情况。

（4）有气管插管的患者，先进行咽部吸痰，再将气囊消气。把气管插管拔出至适宜位置，再将气囊充气以防气管插管干扰手术进行。

（5）清洁手术区皮肤，常规消毒，戴无菌手套，铺巾。用含 0.1%肾上腺素的 0.5%～1.0%利多卡因于颈前中线行皮下浸润麻醉，减少手术部位出血。

（6）在穿刺部位切开一道横或竖的切口，切口需可容纳气切套管的尺寸（1.5～2.0cm）。

（7）在选定位置以带有软套管并已抽取适量生理盐水的注射器穿刺，注意针头斜面朝下，以保证导丝向下走行而不会上行至喉部。穿刺至适当深度后回抽注射器，若有大量气体流畅地进入注射器，表明软套管和针头位于气管管腔内。保留软套管于原处，撤出注射器及针头。将注射器直接与软套管相接并回抽，再次确认软套管位于气管管腔内。

（8）适当分离导丝引导器和导丝鞘，移动导丝，使其"J"形端伸直。将导丝引导器置入软套管，以拇指推动导丝经引导器进入气管管腔，长度不少于10cm,气管外导丝的长度约30cm。此时若患者咳嗽反射剧烈，证明导丝在气管内，可给予适当镇静药物，以利于进一步操作。

（9）经导丝引导器置入扩张器，使扩张器穿透皮下软组织及气管前壁，确认导丝可在气管内自由移动后，拔除扩张器，将导丝保留在原处。合拢扩张钳，将导丝尾端从扩张钳顶端的小孔中置入，从扩张钳端弯臂的侧孔中穿出。固定导丝尾端，将扩张钳经导丝置入皮下，角度同置入气管套管的角度一致。逐渐打开扩张钳，充分扩张皮下软组织，在打开状态下撤出扩张钳。

（10）重复（9）步骤，直到扩张钳可经气管前壁进入气管管腔。经导丝引导，将扩张钳在闭合状态下置入气管。注意使扩张钳手柄处于气管中线位置并抬高手柄，使其与气管垂直，以利于扩张钳头端进入气管并沿气管纵向前进。逐渐打开扩张钳，充分扩张气管壁，在打开状态下撤出扩张钳。将导丝自气管套管管芯头端的小孔置入，将气管套管连同管芯经导丝引导器置入气管。拔除管芯及导丝。

（11）吸除气管套管及气管内的分泌物及血性液体，确保呼吸道通畅；连接呼吸机，拔除气管插管。

六、操作并发症

1. 早期并发症

（1）术后出血：由于经皮气管切开暴露视野较小，如皮下出血点未能及时发现，可形成局部血肿，压迫气管，造成呼吸困难。气管切开部位及穿刺点选择不当亦可造成出血，如过低则损伤血管丰富的胸骨上窝组织。切口少量出血属正常，一般在手术后 24 小时减少。出血时需压迫止血，亦可用凡士林、碘伏纱条填压。局部可用肾上腺素喷洒止血。手术部位较低时，需排除甲状腺损伤。气道内间断冒出新鲜血，应警惕动脉破损可能，及时协助医生行气管插管，将气囊充气压迫止血，给予止血药。术后出血量在 70ml 以上，需缝合结扎止血。

（2）气囊破裂：由于术中气管造口扩张过小，气管切开套管置入困难，如果强行置入过程中损坏气囊，可导致气囊破裂。漏气时可闻及明显的喉鸣音，同时触发呼吸机低分钟通气量报警，气囊测压发现充气后压力持续下降。当发现气囊破裂时，首先需判断破裂口的位置，准备一小碗水，将外气囊充气后完全浸没于水中，查找外气囊上的漏气孔。排除外气囊破裂，即可判断为内气囊破裂。外气囊破裂时，准备一个供替换的外气囊，经检测完好。在破裂的外气囊口快速注入气体，立即用血管钳夹闭近端气囊导管，维持内气囊压力，然后将破裂的外气囊剪下，用一次性头皮针管连接备好的外气囊，检测更换的外气囊密闭性。内气囊破裂需要更换气管套管，如果气管前壁造口扩张过小，气管切开套管置入困难时，不可强行置入，可再次适当扩张后置入。

（3）皮下气肿：原因多为患者肥胖、颈部脂肪过多、普通气管切开套管长度不够、咳嗽或活动后使气管套管下端开口脱出皮下。气管前壁造口扩张过大，手术过程中有气体从造口处漏出进入皮下均可导致气肿。发生皮下气肿时，迅速用扩张器扩大创口，待其逐渐吸收。严重者可采用粗针头排气，但应拍 X 线胸片排除气胸。切口周围局部皮下气肿，用记号笔在气肿边缘做好标记，观察其进展。

（4）意外脱管：患者剧烈咳嗽、套管的系带过于松弛、翻身过猛、肥胖等，均可能造成套管的脱出。脱管后患者可表现为突发呼吸困难、发绀，气管切口气流明显减弱，严重影响生命安全。一旦脱管，应立即用凡士林纱布压牢造瘘口，予呼吸面罩供氧，再次扩张气管前组织及气管前壁，置入较长气管切开套管，同时对水肿及肥胖的患者行颈部松解减压，太紧会影响血液循环。

2. 远期并发症

（1）气管食管瘘：较少见，可能与经皮气管切开手术中暴露欠佳，不慎损伤气管后壁，患者颈部短小不易于展现术野，以及手术者操作欠熟练有关。发现气管食管瘘后应尽快置入鼻胃管，瘘口较小可待其自行愈合，瘘口较大时需手术关闭瘘口。

（2）气道狭窄：带管时间长致切口处气道内肉芽增生、气管环或环状软骨损伤骨折、气管环软化并向内膨出均可导致气道狭窄。部分患者并无上呼吸道梗阻的临床表现，经纤维支气管镜检查证实为气管肉芽组织生长，而致气道狭窄，可行激光烧灼治疗或不予特殊处理。

七、注意事项

1. 体位的摆放及穿刺部位的选择

患者的肩部垫起，使颈过伸、头后仰，充分暴露颈部，若因某些疾病所限，不能垫高肩部、颈过伸、头后仰者，只要能平卧，亦可行经皮气管切开术。穿刺部位通常选择第2、第3或第3、第4软骨环间隙，定位过高易损伤环状软骨及以上区域，导致术中或术后声门损伤、术后声门及声门下狭窄；定位过低可损伤甲状腺峡部及颈前静脉。

2. 充分镇痛镇静

充分镇痛镇静可以提高患者头部充分后仰及手术操作过程中的舒适性，同时抑制患者吞咽功能，减少穿刺过程中患者气管上下移位，提高穿刺效率。

3. 气管插管拔出的位置

有经口气管插管的患者在行经皮气管切开术时，应将气管导管退至距门齿 18~20cm 处，避免穿刺针刺入气管导管，导致穿刺失败。气管插管不可拔出至声门以上，否则患者会出现缺氧情况。因此，气管插管应退至适宜位置。

4. 穿刺过程中左手的固定及定位引导作用

由于患者气管左右具有一定的活动性，术者左手拇指及中指左右侧固定患者定位气管，食指触摸气管软骨环引导，有助于精确定位，提高精准穿刺成功率，减少周围组织损伤。

5. 穿刺的方向

进针时穿刺针斜面向下，带负压垂直于皮肤进针，有突破感后回抽有大量气体，此时向胸骨上窝倾斜穿刺针 20°~30°，以利于软套管及钢丝进入管腔，减少因弯曲、打折或逆入反方向导致的操作失败。

6. 导丝置入的深度

导丝顺利置入是成功的关键。经口气管插管的患者气管内穿刺置入导丝较未气管插管的患者困难，必须先调整原气管插管的位置，导丝 J 型弯头朝胸骨上窝方向，导丝置入动作要轻柔，不可蛮力操作，若导丝能顺利置入 20~25cm，则提示导丝深度适宜。若导丝置入较短（小于 10cm）即出现阻力，可能为导丝进入气管插管内或导丝有打折情况。

环甲膜穿刺术

上声门气道管理技术操作

气道管理与评估

气管切开术

第三十七章 体外膜氧合

体外膜氧合（ECMO）是一项引领医学潮流的急救技术，作为有效循环/呼吸功能支持治疗正在我国各类需要体外生命支持（ECLS）的急危重症领域发挥越来越显著的作用。

一、基本原理

ECMO 是由体外循环人心肺机逐渐演化而来的一门技术。其作用原理是将静脉血从体内引流到体外，经膜式氧合器后再用血泵将血液灌注回体内，临床上主要用于重症呼吸功能不全和心脏功能不全的支持。ECMO 能够进行有效的血液气体交换和组织灌注，可通过保护性肺通气，减少呼吸机对肺的损伤；通过降低心脏前后负荷和正性肌力药及血管活性药，使心脏和肺脏得到充分休息，为心肺功能的恢复或脏器移植赢得时间。

二、ECMO 支持方式

ECMO 支持方式包括静脉-动脉体外膜氧合（VA-ECMO）和静脉-静脉体外膜氧合（VV-ECMO）两种。

VA-ECMO 适用于同时存在呼吸、循环衰竭的患者，可选择 VA-ECMO 进行生命支持。

VV-ECMO 适用于成人呼吸衰竭支持治疗的主要途径，心功能良好是其应用的前提条件，VV-ECMO 对血流动力学影响相对较小。

三、ECMO 的临床应用价值

（一）ECMO 适应证

总体来说，ECMO 适用于病情短期可逆且对传统治疗无效的心肺功能衰竭患者及短期内有心肺移植条件的患者。另外，ECMO 可为器官捐献者提供器官保护。

1. VA-ECMO 适应证

（1）心脏术后低心排血量。

（2）病情可逆的急性暴发性心肌炎伴心源性休克。

（3）急性心肌梗死所致心源性休克。

（4）可逆性病因（如低温）所致顽固性心搏骤停的心肺复苏（ECPR）。

（5）急性肺栓塞伴休克或心搏骤停。

（6）心肺移植。

（7）心脏严重创伤。

（8）顽固性可逆性心律失常所致急性循环衰竭。

（9）药物/毒物中毒所致心源性休克。

（10）治疗过程的辅助，如血管腔内成形术、肺栓子切除术、冠脉搭桥术、心室辅助装置的植入。

（11）感染性休克。

2. VV-ECMO 适应证

（1）重症肺炎，特别是 H1N1-H7N9 所致重症肺炎伴重度急性呼吸窘迫综合征。

（2）吸入性肺炎（如烟尘等）。

（3）严重急性呼吸窘迫综合征（氧合指数 $PaO_2/FiO_2 < 100$）。

（4）严重肺水肿。

（5）严重漏气综合征。

（6）重症哮喘持续状态。

（7）高碳酸血症型呼吸衰竭（pH<7.2）。

（8）治疗过程的辅助，如气道重建等。

（二）ECMO 禁忌证

1. 绝对禁忌证

（1）非可逆的心脏衰竭且无心脏移植或植入长期左心辅助装置的患者。

（2）严重且不可逆的颅脑损伤患者。

（3）严重主动脉反流的患者。

2. 相对禁忌证

（1）持续进展的系统性疾病、高龄、肥胖患者。

（2）有抗凝禁忌，凝血异常，严重出血者。

（3）现存在多器官功能衰竭。

（4）终末期疾病。

（5）机械通气>7 天的患者。

（6）患有主动脉夹层者。

（7）不易矫正的先天性心脏畸形。

（8）非目击的心搏骤停，或心搏骤停时间>30 分钟。

（三）ECMO 的治疗特点

ECMO 治疗期间，心脏和肺得到充分的休息，而全身供氧和血流动力学处在相对稳定的状态。此时膜式氧合器可进行有效的二氧化碳排除和氧的摄取，血液驱动器使血液周而复始地在机体内流动。这种呼吸和心脏的支持优越性表现在以下几个方面。

（1）有效改善低氧血症：现有氧合器能将静脉血氧合为动脉血。在急性呼吸窘迫综合征急性期气体弥散障碍，肺小动静脉分流时，ECMO 可满足机体组织细胞的氧需要，并排出二氧化碳。

（2）长期支持性灌注：为心肺功能恢复赢得时间。

（3）避免长期高氧吸入所致的氧中毒。

（4）ECMO 期间的保护性肺通气，避免了机械通气所致肺损伤。

（5）有效的循环支持：ECMO 治疗期间可进行右心辅助、左心辅助和全心辅助，心脏射血可由离心泵代替，机械射血能力可达到 5L/min。

（6）ECMO 治疗中，可联合 CRRT 治疗对机体内环境进行可控性调节，其安全度高、效果好。

四、ECMO 的物品准备

ECMO 的设备组成包括血液驱动装置（驱动泵）、气体交换装置（氧合器）、ECMO 管路、空气氧气混合调节器、变温器、各种血液参数监测仪、各种安全监测仪及各种应急装置等。

（一）驱动泵

目前应用在 ECMO 的血泵以离心泵为主。

1. 离心泵设计原理

在密闭圆形容器（即泵头）的圆心和圆周部各开一个孔，当其内圆锥部高速转动时，圆心为负压，可将血液吸入，而圆周部为正压，可将血液泵出。

2. 离心泵结构

（1）驱动部分：由电机和泵头组成。电机具有体积小、重量轻、噪声小、磨损小等优点。目前新型离子泵头平滑，预充体积小，为了减少长期使用产生血栓的缺点，甚至设计为没有中轴的磁悬浮结构，离心泵的转子与电机用导线连接，增加了活动性，可进行远距离操作。泵头内采用了涂层技术，生物兼容性好，可不用或少用肝素，更增加了离心泵的安全性。

（2）控制部分：要求操作简便、调节精确、观察全面。所有的离心泵均采用计算机控制技术以达到上述要求，可对自身状态进行检测，一旦出现问题，及时报警并出现提示信息以利于调整。为了预防意外断电，离心泵还备有内部电池，在断电时能在 5.0L/min 流量下工作近 30 分钟。

虽然离心泵安全性较高，但由于离心泵具有非阻闭的特点，体循环阻力或血压上升、动脉插管扭折、患者翻转时压迫胸腔都会导致泵输出量明显降低。同时血压或全身循环阻力降低、低血容量、静脉回流管路扭折也会因引流量减少而导致泵输出量降低。此外，有报道在低流量（0.3L/min）时，使用离心泵比滚轴泵溶血指标显著升高，这是离心泵的高转速和产生的热量造成的。

现在离心泵的控制系统体积小、重量轻、移动性强、集成度高，能实时进行流量、压力、温度、气泡、血细胞比容和血氧饱和度等的监测。

（二）氧合器

目前 ECMO 所使用的氧合器，有排出二氧化碳、氧气交换与血液温度调节功能。根据其制造材质可分为两大类：硅胶膜与中空纤维。其中硅胶膜氧合器已不多见，临床主要使用中空纤维膜氧合器，可有效减少微气栓和血浆渗漏的发生，进一步提高了膜式氧合器的有效性和安全性。涂层技术可在不影响气体交换的情况下做到膜表面光滑、无微孔，具有很强大的抗血浆渗漏能力。

新的中空纤维进一步增加了气体交换能力，减少了交换面积。采用中空纤维外走血内走气的设计方案，可以很好地解决层流问题，血液在中空纤维之间流动时不断改变方向，使红细胞和血浆充分混合以达到单位面积的最佳氧合效果，从而大大减少了中空纤维的用量和预填充量。中空纤维的表面涂层技术增加了膜肺的生物相容性，加强了膜肺抗血浆渗透能力，明显提高了膜肺的使用时间而广泛应用于长期 ECMO 支持。

（三）ECMO 管路

ECMO 的管路由 PVC 管构成，管道的尺寸从新生儿和婴幼儿用的内径 1/4in 到儿童和成人用的 3/8in（1in＝25.4mm）。每个 ECMO 中心会设计一种最符合本单位需求的 ECMO 管路。监测探头和注射孔可以放置在不同的位置。ECMO 管路设计应符合以下原则。

1. 管路越短越好

管路中的阻力与长度成正比，而且 ECMO 管路越长，越增加血液与异物表面接触的表面积、预充液体总量和热量损失。管路长度应刚好够从泵到患者，并能保证患者安全运送。其次，接头越少越好，管路中每一个接头都增加湍流的发生。这些湍流的部位就是血栓形成的部位，并且会使红细胞破坏增加。另外，制造商应尽可能优化设计每一个接头，减少高压状态下脱落的可能性。

2. 表面涂层

血液接触异物表面时会激活血小板、补体及炎性介质等，补体系统的激活和炎性介质的释放会造成急性呼吸窘迫和其他脏器功能不全的发生。目前市场上已有多种涂层产品，其成分和原理不尽相同，目前的涂层管路产品大致分为生物活性表面和生物惰性表面两大类。

生物活性表面包含肝素结合表面，一氧化氮结合/释放表面，双嘧达莫和赖氨酸表面涂层等。其中肝素结合产品又分为早期的肝素可逆结合涂层和后来的肝素不可逆结合涂层，有一致的证据表明肝素涂层表面可以抑制补体的激活而减轻炎性反应。

血液与异物表面接触反应首先是蛋白的吸附，生物惰性表面涂层通过在聚合物血液接触表面形成交替排列的亲水和疏水（极性和非极性）微区域，改变表面对蛋白的吸附作用，达到最小化细胞和蛋白与表面相互作用的目的。

生物涂层技术在一定程度上减轻了炎症反应，更有利于血液保护。最理想的涂层表面应该是血管内皮，但目前成本及活体细胞保存问题等尚未解决。

（四）变温器

ECMO 的变温器应能将血液加热至略高于体温，为避免溶血和气泡形成，上限约为 40℃，也有的变温器可以实现降温的功能。另外，其内的水流必须为低压，通常为 0.21～0.28mmHg/cm²。这保证了在热交换器有破漏时，水浴的水不会进入血流。许多加热器有微处理器控制的温度感受器和调节装置。控制器可设定所需的血液温度，加热器相应地将水浴加热。体外循环中使用的水箱完全符合 ECMO 的使用需求。

1. 热交换器

因为血液在管路中流动时与外界接触的表面积很大，很多热量在体外循环过程中丢失。虽然手术室中常规使用低温，但一般 ECMO 的目标是常温，所有的 ECMO 系统都有一个热交换器。目前 ECMO 的热交换器一般是内置于氧合器，由高分子材料制成。流过热交换器的热水流与血流相向而行以尽可能保持最大温度阶差，这确保了热量高效转移到血液中。

2. 常用变温水箱

虽然有诸多因素影响到热交换器的变温效能，但影响降温、复温速度较为重要的是通过热交换器达到最大效率的水流量。因此，为了能迅速达到满意的温度，不仅要有一个效能良好的热交换器，还要有一个能提供足够水流量的变温水箱。一般热交换器达到最大效率的满意水流量为 15～20L/min。

（1）便携式变温水箱：目前市场上常见的便携式水箱主要有 MEDTRONIC 和 MAQUET 两种品牌，此类型水箱主要用于保温，其温度控制可在 33～39℃，体积小，移动方便，操作简单。通常可整合到 ECMO 装备套件中。需要特别注意的是，由于此种水箱不具备降温功能，如患者体温较高，可能并不能满意地控制体温。

（2）全自动变温水箱：具有自动制冷、制冰、加温、温度显示及温控报警功能。此类水箱体积大，不易搬动，变温能力强。实际临床中 ECMO 患者通常只会应用到升温的功能，但在中国的台湾曾经有对脑伤患者使用局部降温以减少脑部损伤，取得了良好的效果，因此未来 ECMO 患者之变温器选择可能更有弹性。

（五）监测系统

ECMO 的附加设备包括监测仪和安全装置。ECMO 的任一组件失灵都会导致患者出现生命危险。所以监测 ECMO 系统，不单是监测功能是否正常，还要监测是否有失灵的征象，最好的"监测仪"是 ECMO 专业人员。只有注意细节、持续监测 ECMO 系统和患者情况，才能降低设备失灵的风险，或在失灵时做出快速反应。现对其监测系统进行介绍。

1. 持续性血气和氧饱和度监测

要监测 ECMO 对患者心肺的支持是否有效，需在一定时间采集并检查血气分析。ECMO 系统能在静脉端和动脉端持续监测血液 pH、血氧饱和度（SaO_2）、氧气分压（PO_2）和二氧化碳分压（PCO_2），这些指标可为临床医生提供有价值的资料。大多数中心监测静脉血氧饱和度（SvO_2）。ECMO 系统中动脉端 PO_2、SaO_2 和 PCO_2 直接代表气体交换装置的功能，间接反映患者心脏和肺脏的功能。SvO_2 反映了氧气输送的有效性、患者氧气消耗状况与患者肺脏功能，目标是 70%～75%。

2. 流量测定装置

超声流量仪可精确测量 ECMO 的流量。对判断 ECMO 系统中的旁路血液灌注有非常重要的作用。通过超声测定管道内血流速度，根据管道的截面积可计算管道内的血流量。

3. 气泡探测器

气泡探测器用来探测是否有空气进入 ECMO 系统并报警。在 VA-ECMO 模式中，如果空气进入动脉系统将直接流入脑循环。气泡探测器使用超声或红外技术。超声感测器将信号经过管道发送至接收器，穿过液体的信号成为参照值，300~600μl 的气泡就能触发报警，必须注意快速输入不同密度的液体（如血小板）也会触发报警。红外感受器使用吸收光作为参照，液体中通过的气泡会改变吸收光而触发警报，使用红外技术探测能发现 500μl 的空气量。

4. 凝血监测

血液与管道内壁接触会发生凝血，所以要输注抗凝药物。为确保凝血时间保持在可接受的范围内，每小时从管路中抽取少量血液，测定激活凝血时间（ACT）、激活部分凝血活酶时间（aPTT）。根据 ACT、aPTT 结果调整肝素或其他抗凝药物剂量。目前在各 ECMO 中心，使用多种方法不同的机型测定 ACT。大多数中心公认 ACT 在 180~220 秒，aPTT 在 60~80 秒是一个合理的范围。

目前监测患者凝血功能状态比监测患者抗凝状态可能更为重要，如可以利用血栓弹力图（TEG）监测患者血液实际凝血功能状态（纤维蛋白、凝血因子、血小板功能）。TEG 监测可以进一步评估 ECMO 患者凝血机制病理变化，包括纤维蛋白形成、血块形成、血块稳定性、血小板功能及纤溶过程，从而直观地反映纤维蛋白原水平，血小板功能，凝血因子活性，是否纤溶亢进等。

5. 压力监测器

（1）负压监测：可以监测静脉引流是否足够，帮助判断容量状况和静脉插管位置是否合适。负压超过 40mmHg 容易造成患者血液溶血，因此在负压过大时及时调整插管位置或补充血容量，解除其他影响静脉引流的因素。

（2）正压监测：通过对氧合器进、出的压力与压力差的监测，可得知患者血容量及血压高低、动脉插管是否受阻、氧合器中是否有血栓、循环管路是否有血栓等。例如，氧合器出口压力上升了，可能是患者动脉插管扭折或高血压及高泵流量造成；氧合器出口压力差上升，最有可能是由于在气体交换装置中有血块形成。

6. 游离血红蛋白监测仪

ECMO 长时间支持会对患者血液产生破坏，其中最严重的并发症为溶血。持续使用游离血红蛋白监测仪可以得知目前患者的溶血程度。ECMO 中游离血红蛋白的动态范围为 100~200mg/L。动态监测该指标意义更大，游离血红蛋白急剧上升或超过 800mg/L 可作为更换已形成血栓的氧合器和离心泵的指征。

7. 胶体渗透压监测仪

血浆胶体渗透压（COP）是由血浆蛋白形成的对抗血浆中水分从血管内转移到血管外的一种牵制力，对稳定血容量和预防组织水肿有着重要的作用，所以需使用胶体渗透压监测仪动态监测。

五、ECMO 的临床管理

（一）ECMO 建立前的准备工作

伴随 ECMO 技术的深入开展，ECMO 目前的适应证正在逐渐扩大，现在 ECMO 支持治疗不仅可以以病变的器官的功能恢复为目标，而且可以过渡到器官移植，作为器官供体捐献、紧急情况下以临时生命支持为特点，达到争取时间寻找原因并解决问题的目的。因此，除明确禁忌证外，ECMO正在扮演着越来越重要的角色。ECMO建立前的准备工作包括以下内容。

（1）了解患者既往病史，全面熟悉现病史情况。

（2）判断患者自身的心肺功能、心功能分级，左、右心室功能状态，心脏节律，有无心律失常病史，心脏形态、大小。

（3）肺部X线判断肺内病变严重程度，胸腔或心包腔积液，患者病情的变化趋势，对目前药物治疗效果做出评估。

（4）经胸心脏彩超或术中食管超声确定心脏功能改变的原因，判定心脏功能的可恢复性。

（5）动态评估患者氧的供需平衡、血容量及循环灌注情况，有利于监测病情变化，临床上需动态观察血气分析、血液乳酸水平、尿量等指标变化，全面评估患者的病情及预后，为ECMO的应用提供参考依据。

（6）ECMO前需要注意患者的肝肾功能，胆红素浓度过高对中空纤维材料具有一定的破坏作用，不利于中空纤维型氧合器的长期使用。

（7）患者诊断是否明确、术前患者血流动力学情况、术后心内畸形矫正是否满意、冠脉循环建立是否确切、药物治疗是否得当、机械辅助呼吸效果如何，需要内科、外科、ICU、麻醉科和体外循环医生共同讨论进行评估。

（8）除无明确原因的心搏骤停外，绝大多数危重患者病情变化通常经历一定的发展过程。对于常规治疗不能维持生命体征，给予新的治疗措施无明显预期疗效，连续观察2～6小时血流动力学状态逐渐恶化，反复出现室性心动过速或心室颤动，动脉压力不能维持者，需要高剂量血管活性药支持。

（9）代谢指标提示组织缺氧逐渐加重，伴或不伴严重呼吸功能不全，尿量减少，可以考虑ECMO支持治疗，但必须考虑ECMO后下一步治疗方案。

预计经ECMO循环辅助一定时间后心肺功能有望恢复，可以顺利脱机，或能够得到进一步治疗（手术治疗、心脏移植、安装人工心脏等），无明确ECMO禁忌证，获得家属知情同意，经多学科会诊协商可行ECMO支持治疗。

（二）ECMO团队的职责分工

组织ECMO治疗团队讨论病情，决定ECMO辅助支持的必要性、ECMO种类及可行性，进行系统的组织分工。

1.《ECMO知情同意书》的签署

主管医生就患者当前情况为患者亲属及相关监护人做详细全面的解释，并获得同意后签署《ECMO知情同意书》。通常需要注明以下几个方面内容：何谓体外膜氧合（ECMO）；ECMO治疗的长期性；ECMO支持的常见严重并发症；ECMO辅助的特点，即通过有效的体外生命支持为原发病治疗赢得宝贵时间；ECMO治疗可能存在的巨大风险等。

2. 动静脉置管

ECMO动静脉置管需要在高级别的无菌环境下完成，通常手术室是首选的安装场所，置管需要血管外科医生或心脏外科医生的参与，经皮穿刺通常由熟练的麻醉医生或监护室医生完成。监护室内的ECMO紧急建立也越来越成为常规，通常需要完备的ECMO装备车和训练有素的ECMO团队支持，需要护士在短时间内准备好开展紧急床旁手术的设备并完成各种流程。

3. ECMO 建立过程中的麻醉及呼吸循环管理

患者安装 ECMO 过程中需在全身麻醉、呼吸机辅助呼吸方式下完成，需要建立必要的有创动脉血压监测和快速输血、输液通路，为 ECMO 期间患者的生命体征监测做好准备。熟练并训练有素的麻醉医生或急救医务人员可以通过快速气管插管、有效的呼吸支持而缩短患者的抢救时间，为后续治疗奠定良好的基础。

4. ECMO 系统的管理

通常需要经验丰富的体外循环医师或接受过 ECMO 培训的专业人员 1～2 名来负责并完成，具体包括以下内容。

（1）ECMO 辅助通路的选择：确定 ECMO 辅助支持后选择辅助类型，VA-ECMO 通常选择右心房-升主动脉、股静脉-股动脉、颈静脉-无名动脉等通路；VV-ECMO 常选颈内静脉-股静脉之间建立连接，也可选择双腔管经颈内静脉到达右心房。

（2）设备物品准备：根据患者体重及病变情况选择插管类型及型号大小，右心房-升主动脉建立的 VA-ECMO 需要选择较粗的动静脉插管，以保证充分的静脉引流和较低的动脉插管阻力，达到减少血液破坏的目的。通常股动静脉插管受到动静脉粗细的影响，往往选择较细的型号，而且股静脉插管需要多侧孔的股静脉插管以确保 ECMO 期间的静脉引流，动脉插管选择薄壁腔大的动脉插管。

（3）ECMO 系统安装与预充：ECMO 系统通常为已经配置完整的成套系统，根据患者需要或临床经验可做适当调整，安装完成并确认无误后迅速预充，充分排气并试运行，低体重患儿及术前贫血的患者需要考虑适当预充库存血液。

（4）ECMO 管理配合：连接好动静脉插管，确认管路连接无误后即可开始 ECMO 辅助支持。通常 ECMO 启动初期由于容量置换、血液稀释、温度变化等因素的影响，血流动力学可能发生较大波动，需要引起 ECMO 管理者的注意。

（5）ECMO 系统及患者的转运：ECMO 转运过程中体外循环需要全盘照顾，确保系统的可靠性和患者循环状态的稳定性。防止血液管路和气体管路的扭曲、牵拉，密切关注系统氧合及泵流量变化等情况。

（三）系统预充运行

1. ECMO 系统预充排气

ECMO 系统是密闭系统，预充排气不同于传统体外循环。不同的 ECMO 系统因设计、安装的不同而需要不同的预充方法，往往快速预充排气是决定 ECMO 可否快速建立的重要因素。其具体预充方法：

（1）常见的预充液可以是生理盐水、乳酸钠林格注射液、复方电解质注射液等晶体液。

（2）根据预冲液来路的位置通常将 ECMO 管道系统分为两部分：动、静脉管道包和离心泵氧合器。

（3）通过管道钳分别控制预充液先后预充动静脉端和离心泵氧合器端，预充排气的废液出口通常在氧合器的出口或上缘。

（4）排气时确保足够的重力落差，避免预充液流速过快，轻敲管道系统即可将附壁气泡赶出。

（5）预充前也可适当用二氧化碳气体驱除管道系统内的空气。

2. 预充后的 ECMO 系统试运行

预充完成确认系统排气完全后，打开控制器开关，自检完成无误后打开流量开关，观察离心泵运转是否正常，流量计数调零，设定流量报警范围，负压管调零，松开离心泵进出口管道钳和动静脉管道钳，观察流量显示是否正确，检查管道各接口和膜肺有无渗漏、氧气管连接是否正常、气源供应是否正确。再次检查 ECMO 系统内有无气体，确保一切正常后夹闭动静脉管道，机器预充调试完毕，可以移至床旁安装 ECMO。

3. 预充液置换

（1）成人 ECMO 系统用晶体预充液排气后可适当用人工胶体液来维持 ECMO 预充液的胶体渗透压，从而避免大量晶体液导致的血液黏稠度下降和组织间隙水肿的发生。

（2）ECMO 前患者血红蛋白浓度过低，估测 ECMO 期间 HCT 达不到目标值者，在时间允许的前提下也可以提前预充库存红细胞。

（3）对于低体重患者尤其是婴幼儿及新生儿，需要对 ECMO 系统的预充液进行适当调整，需要根据患儿一般状况补充库存血、新鲜冰冻血浆、人血红蛋白等血制品，排除多余晶体成分；根据预冲液血气指标调整预冲液酸碱度、重要离子浓度，维持胶体渗透压（COP）、血红蛋白水平接近正常；预充液置换完毕还需要氧合、保温；尽量避免大量预充液对婴幼儿血流动力学及内环境的不利影响。

（四）ECMO 系统建立

1. 患者准备

（1）主管医师向家属交代病情，解释 ECMO 辅助循环的必要性及方法、可能发生的结果及并发症，并签署《ECMO 知情同意书》。

（2）如急诊抢救的患者清醒，则要说明手术的意义，减少患者的紧张情绪，需要机械性辅助呼吸者及早行气管插管，维持呼吸道通畅。

（3）患者需要全身麻醉时，可使用镇静、镇痛和肌松药物，需要给予芬太尼和维库溴铵作为基础麻醉行气管插管，并建立动静脉通路进行监测、给药。

（4）严格无菌操作，局部消毒，铺单。

（5）插管前 5 分钟使用肝素 50~100U/kg 静脉推注，维持血液抗凝，使 ACT 在 300 秒以上。

2. ECMO 辅助方式及插管途径选择

（1）VV-ECMO 方式因其单纯的呼吸支持特点仅适用于单纯肺功能不全、心功能良好的患者。

（2）VA-ECMO 方式以其有效的循环、呼吸共同辅助适用于心肺功能不全的患者，常用于心脏辅助支持，部分呼吸支持的患者也会首选 VA-ECMO 辅助。

（3）动脉插管的途径根据需要可以选择升主动脉、腋动脉、股动脉、颈动脉。静脉插管途径有右心房、股静脉、颈静脉。

（4）双腔静脉插管（DLC）和配合股动脉插管的下肢灌注插管也比较常用。

（5）通常应该选择熟悉的插管部位以便快速熟练地完成 ECMO 系统的建立，缩短建立时间。

（6）选择插管的原则为根据患者体重或体表面积预测 ECMO 最高辅助流量，结合插管部位血管粗细，依据现有插管的压力流量曲线选择插管。

（7）动静脉插管口径在血管条件允许的情况下尽量选择大号插管。目的在于尽量降低血液流动过程中产生的压差，降低血液破坏，达到保护血液的目的。

3. ECMO 运转前设备检查

（1）机电部分：检查电源、备用电源、离心泵手动摇把或滚压泵摇把、离心泵头是否安装到位；检查流量计安装方向，打开主电源、旋转流量开关观察泵头运转情况、有无振动和异常声音；检查流量报警设定，流量和压力调零点，检查动静脉氧饱和度仪是否校正。

（2）管道部分：检查管道各个接头是否牢固，管道是否扭曲打折，固定管道防止脱落；检查桥连管、预充管和内循环管是否夹闭；检查气源连接管路，氧气管连接无误，有气体流出，变温水箱正确连接，无渗漏，关闭血样采集三通；检查静脉负压监测管路连接牢固，确保动静脉管道钳夹到位。

4. ECMO 启动

（1）插管与管路连接完成后，台上和台下分别查对引流与回血管道方向。

（2）台上先松开管道钳，而后台下先松开静脉引流管道钳，旋转流量开关，转速达到离心泵设计要求转速（1500r/min）以上后，再打开离心泵后管道钳，ECMO 开始运转，并逐渐提高转速使 ECMO 流量达到预计目标。

（3）首先观察血流方向和流量读数，打开空氧混合器的流量开关，根据预计流量给适当通气量。

（4）观察动脉血颜色，检查动静脉氧饱和度读数是否正常，观察静脉有无抖动和负压读数（$>-40mmHg$，绝对值$<40mmHg$）。

（5）检查膜肺和各个接头有无渗漏，观察患者动脉血压、中心静脉压、左心房压力、脉搏氧饱和度。

（6）ECMO 启动初期需要通过转速与对应流量来确认当前插管可以达到的最高辅助流量，而后结合患者的实际情况观察需要辅助的最佳流量。倘若需要的最佳流量低于当前的最高辅助流量，建议在启动5~10分钟后逐渐降低转速，降低 ECMO 辅助流量至患者需要的有效辅助流量即可。

（7）如果流量达不到最佳流量，可能需要调整插管位置，甚至重新插管。

（8）VV-ECMO 尚需观察静脉氧饱和度判定"再循环"比例，适当调整插管位置和方向来获得适当的"再循环"，从而获得最佳的辅助效果。

（9）一旦确定最佳辅助流量后，ECMO 辅助流量就不要再随意调整，设法维持在此流量下持续辅助，等待病变脏器功能的恢复。

（五）ECMO 参数的调整

在 VA-ECMO 辅助过程中初期建立的辅助流量一般较高，达到目标流量［成人40~80ml/（kg·min），儿童80~120ml/（kg·min），新生儿及婴幼儿100~150ml/（kg·min）］，目的是尽快偿还氧债，改善微循环，增加组织器官的供氧，使心肺得到休息，表现为脉搏和静脉氧饱和度升高，末梢循环改善，有尿排出，血液乳酸水平逐渐下降，酸中毒减轻。

机械辅助呼吸方面要逐步降低呼吸支持参数，使肺得到充分休息，ECMO 稳定期膜肺氧浓度调至 40%～50%，仍维持较低的辅助呼吸指标，定期检测血气，维持较好的供氧和酸碱平衡。ECMO 后期降低流量的同时降低氧浓度，观察血气指标，为停机做准备。

（六）ECMO 效果评估

1. VV-ECMO 效果评估

ECMO 辅助开始后即可根据实时监测的动静脉血氧饱和度来判定辅助效果的好坏，结合患者血气结果可以更确切地了解机体动脉系统血液的氧合及二氧化碳排出情况，通过 ECMO 流量、通气量、氧浓度等的调节，达到正常理想的呼吸支持功能。

2. VA-ECMO 效果评估

ECMO 开始运转后体内氧合血增多，静脉血和脉搏氧饱和度逐渐升高，血气表现为 PaO_2 升高、$PaCO_2$ 降低，随着循环功能改善、乳酸水平降低、酸中毒减轻，即使降低呼吸参数，也能维持良好的氧代谢，表明 ECMO 呼吸支持有效。当采用股动静脉插管进行 VA-ECMO 时，如果患者自体氧合功能差，可能会造成下半身高氧合、上半身低氧合的情况，这样会导致脑部缺氧，需要提高灌注流量，加用腋动脉或右侧颈内静脉插管，提高上半身血氧分压，改善心脏及脑部低氧状况。

超声心动图可以实现观察左右心室收缩和舒张情况、房室壁厚度、房间隔运动、心内血栓形成及畸形矫治情况。动态观察更加有意义，可以反映心功能恢复趋势，判断 ECMO 患者预后。

六、ECMO 凝血与抗凝的管理

ECMO 是一个密闭的、长时间运行的部分体外循环，抗凝贯穿整个 ECMO 的始末，是 ECMO 面临的一大难题，ECMO 中通过抗凝治疗尽量抑制血小板和凝血因子的激活，从而减少血栓的形成，同时又能最大限度地维持足够的内源性凝血活性，避免出血的发生，使凝血和抗凝处于动态平衡是最理想的状态。

（一）ECMO 对血小板的影响

ECMO 中血小板计数随时间延长而减少。一般在转流后 18～24 小时，循环中血小板数量明显减少。

1. 血小板功能降低

血液与人工材料表面接触后，血小板被激活、聚集，发生形态及脱颗粒等改变，激活的血小板加速凝血因子的释放和凝血酶的形成。ECMO 中肝素、鱼精蛋白以及它们形成的复合物可激活体内补体，温度的变化会激活蛋白酶、肌肽链系统，许多生物活性物质的释放激活血小板，致血小板黏附、聚集功能障碍。

2. 肝素诱发血小板减少症（HIT）

肝素诱发血小板减少症常会发生于再次使用肝素的患者，轻者 1～2 天后出现血小板计数 $<80×10^9$/L，重者 7～14 天后血小板计数 $<50×10^9$/L。可能与免疫有关，首先肝素使机体致

敏，当再次使用肝素可激发免疫机制而产生抗体；此外，可将肝素视为半抗原，与血小板膜结合形成全抗原。在特异性 IgG 的作用下促使血小板分泌腺苷二磷酸（ADP）和血栓素 A_2（TXA_2），并使血小板聚集。

（二）ECMO 中出凝血异常

1. 出血

出血是 ECMO 期间面临的最大挑战，难以控制的出血往往是被迫中止 ECMO 的主要原因之一。出血的部位除肉眼可见的外科切口外，还可发生在消化系统，如胃肠道、鼻腔、胸腔内出血导致心脏压塞及颅内出血等；隐性出血表现为血细胞比容、血红蛋白持续下降。ECMO 期间引起出血的主要原因如下。

（1）抗凝过度，主要是肝素剂量过大。

（2）血小板功能低下。

（3）血小板数量减少。

（4）凝血因子缺乏。

（5）鱼精蛋白过量。

（6）纤维蛋白溶解亢进。

（7）弥散性血管内凝血。

（8）先天性或获得性凝血紊乱。

（9）肝素诱导的凝血障碍。

2. 血栓形成

ECMO 期间患者要在很窄的范围内维持出血与凝血的动态平衡，抗凝不足增加管道中血栓的形成。血栓形成一般发生在管道、膜肺、离心泵的底座、插管接头等处。其危害有给患者造成器官栓塞的潜在危险、溶血、血浆渗漏、氧合和二氧化碳排除障碍等。常见原因有以下几个方面。

（1）抗凝不足。

（2）血小板大量激活、聚集。

（3）心脏手术患者，组织损伤大，组织因子激活外源性凝血系统，增加机体凝血状态。

（4）在补充新鲜血浆和血小板后，肝素的剂量没有及时调整。

（5）尿量过多或体温较高时，肝素代谢过快而没有及时补充。

（6）低流量、低泵速时，血流速度减慢，肝素用量不足。

（7）在 ECMO 中补充库存血时，外源性的微粒或聚合物进入循环系统。

（三）ECMO 中的抗凝策略

ECMO 抗凝应明确抗凝剂的作用机制和各种实验室检测方法的特点及临床应用，在出血和血栓形成之间一个很窄的范围内维持动态平衡。

1. 抗凝剂

（1）标准肝素（普通肝素）：是应用最广泛的抗凝剂，优点在于容易被鱼精蛋白拮抗中和。其抗凝作用主要是通过增强与 AT Ⅲ和 TFPI（组织因子途径抑制剂）结合后抗凝血酶的活性，以加快 AT Ⅲ抗凝血酶反应 1000 倍。

ECMO 插管前首次给予肝素剂量 50～100U/kg，ECMO 建立后，持续泵入肝素维持 ACT 180～220 秒。早期 ACT 每间隔 1 小时测一次，ACT 稳定后可间隔 3～6 小时测一次。通常情况下，抗凝平稳后，肝素的输注速率为 10～30U/（kg·h）。在确定要撤除 ECMO 时，应给予肝素的负荷量，一般为 50～100U/kg，使 ACT 值＞400 秒。拔出插管后，使用 1∶1 鱼精蛋白中和肝素。

（2）阿加曲班：用于对肝素过敏和 HIT 的患者，它是凝血酶的抑制剂，半衰期较短，其抗凝时间和稳定性很好，从半小时到 3 小时一直很稳定，监测要用 APTT 和抗-Ⅱa 活性。

目前，低分子量肝素、重组水蛭素、Ⅹa 凝血因子抑制剂等仍在实验阶段，其临床疗效仍有待确认。

2. 抗凝监测

（1）ACT 监测：是目前 ECMO 期间监测抗凝的常用手段。ACT 的生理值为 60～120 秒，ECMO 中 ACT 维持在 180～220 秒。监测中 ACT 仪器至关重要，国产 ACT 仪与进口 ACT 仪差别很大，建议使用精准度高的进口 ACT 仪器。

（2）APTT 监测：反应凝血因子Ⅰ、Ⅱ、Ⅴ、Ⅶ、Ⅸ、Ⅹ、Ⅺ、Ⅻ的活性，正常值＜31 秒，在 ECMO 中一般维持在 60～80 秒。对是否补充凝血因子有积极的指导意义。

（3）抗Ⅹa 因子活性水平：目前在很多单位开始使用抗Ⅹa 活性分析作为抗凝金标准来调整肝素剂量。抗Ⅹa 分析不是测定肝素的浓度，而是测定肝素的抗凝效果，相比 ACT 和 APTT，它更有特异性，且不受凝血病、血栓病、血液稀释的影响。

（4）血栓弹力图：检测整个凝血块的动力学，模拟整个血液从凝血到纤溶的过程，其中还包括了血小板及肝素对抗凝的影响。理论上能更好地区分由凝血因子缺乏、纤溶亢进、血小板数量或功能异常、肝素残留等所致的出血。

3. 补充凝血因子、血小板

原则上 ECMO 期间凝血因子的补充应缺什么补什么，根据 APTT、PLT，甚至 TEG 及时地补充新鲜血浆和血小板，如血小板＜$50×10^9$/L 时及时予以补充。

4. 肝素诱导的血小板减少和血栓形成

肝素诱导的血小板减少与血栓形成（HITT）的发生率为 1%～5%，成人发生率高于婴幼儿，往往导致顽固性出血，而且会伴随发生血管内凝血，常常是致命的并发症。其主要原因是肝素诱导血小板被激活，循环血液中的血小板功能下降和数量不断减少，同时凝血酶生成促进血栓形成，有血栓形成时检测血中肝素诱导抗体滴度增高。

七、ECMO 的转运和撤除

随着 ECMO 技术的发展，ECMO 患者的转运为常规转运方式下高死亡率、高致残率的危重患者提供了一个新的选择，不仅适用于院内转运、院际之间转运（可通过救护车、直升机或固定翼飞机）以谋求更佳治疗，而且也适用于院外（如自然灾害、交通事故、战场等）建立 ECMO 转运至院内。由于 ECMO 这项支持手段操作比较复杂，所涉及的仪器也比较多，ECMO 的转运过程需要很多部门专业人员的紧密配合和协作。

（一）ECMO 转运前的准备

1. 转运必要性

由于患者病情危重，随时可能危及生命，需要转运至上一级医院继续治疗，且患者不能耐受一般转运方案，需要院外紧急建立 ECMO，ECMO 可使患者的生命体征趋于平稳。ECMO 开始运行越早，患者多器官功能衰竭机会和死亡率越有可能降低。但是否需要 ECMO 转运要综合各种因素考虑，且最终征得患者和（或）家属同意，方能实施。

2. 转运可行性

一旦决定行 ECMO 转运，就要综合考虑转运的可行性，这涉及安全合适的交通工具，途中能否提供紧急抢救措施，ECMO 团队能够提供安全转运，ECMO 运行是否稳定，患者能否耐受转运等。综合衡量其风险及可行性，这需要双方负责人员共同研究决定，评估转运风险，制定转运计划，准备防范及处理突发事件的措施等；接收单位做好接收准备，包括接收患者、床位安排、抢救物品准备、医护人员调动等。

（二）人员设备的准备

1. 人员准备

ECMO 转运团队是为特殊转运而建立的，在远距离转运时，牵涉人员众多，一般基本人员包括外科医生、麻醉医生、重症监护医生、护士及其他特殊需要人员的陪同，以确保在转运途中有意外情况能够及时、准确地做出反应和给予适当处理。

2. 设备准备

ECMO 基本设备应包括离心泵、配套管道、各个型号动静脉插管、空氧混合器、血氧饱和度监测仪、ACT 测定仪、压力表、小型变温器、多组不间断电源、医用瓶装氧气、药品箱等。地面 ECMO 转运时需要的交通工具包括 1 辆救护车和可以运载转运人员及装备的车辆。即便是空中转运，在前往机场或离开机场时仍需地面转运。

医院间转运按转运患者的距离，可分为当地转运、地区性转运或长距离转运，一般按如下定义分类：①当地转运，<250km，经由地面转运；②地区性转运，250～1500km，需经直升机或一般飞机转运；③长距离转运，>1500km，一般要经喷气式飞机转运。

（三）转运意外及处理

1. 电源

电源故障最常发生，由于备用电源无间断供电（UPS）设备数量准备不足，维持时间较短，转运途中非人为拖延时间，电池老化及充电不足，电缆断裂脱落，驱动系统电力故障，都会造成 ECMO 系统设备失去电力，不能进行有效的循环辅助，所以一定要在转运过程中准备充足的备用电源。一旦出现 ECMO 系统电源不足的情况，首先要重新建立循环支持，采用离心泵者要夹闭动静脉管道，摘下离心泵头，将其安装到手摇驱动泵上，手摇驱动离心泵，松开动静脉管道钳，观察患者动脉血压，估计手动驱动流量，以期达到之前辅助流量，积极寻找事故原因，快速处理，等待故障排除，重新转运。

2. 氧气

氧气供应是 ECMO 转运必不可少的，短途转运可以只使用纯氧，不会对患者造成影响，长距离长时间转运最好同时有压缩空气，通过空氧混合器提供合适浓度的氧气。转运途中氧气瓶压力不足，氧气泄漏，氧气管意外脱落或挤压，都会造成膜肺氧合不良，表现为动脉血颜色加深，血氧饱和度持续下降，患者可能出现血压下降、心律失常。此时要快速检查氧气管道、气源压力，及时恢复氧气供应。

3. 管道

离心泵管道可以缩短，因其非阻闭性也不易爆裂，途中维护比较简便，因此长距离运送时最好选用离心泵。管道可能出现受压扭曲、打折、脱落、划伤等，接头和三通部位易出现漏血、脱落、折断，导致开放性出血并管路进气等，一旦出现应使用备用管道做适当修复替换。

4. 膜肺

膜肺作为 ECMO 系统的核心部件，运送过程中要妥善安放，膜肺安置不当易被碰撞，造成脱离支架、管道脱落、接头折断漏血、氧气管脱落，中途出现血浆渗漏、氧合不良、抗凝不足造成血栓形成、过度通气等，所以在搬运过程中膜肺要放置在内侧不易碰到的位置，固定妥当，定时检查膜肺连接部件。

5. 其他

转运途中交通工具出现故障，发生交通事故；途中环境温度过低或过高影响患者体温；搬动时或途中造成患者外伤；患者病床和 ECMO 转运车不能进入电梯间；电梯出现故障；转运途中 ECMO 转运车翻倒；转运途中患者出现室性心动过速、心室颤动、出血；流量旋钮无意被碰到，造成流量加大或减小。

转运途中可能出现的意外不能一一描述，一旦发生，首先要分清意外主次，分先后处理，快速寻找解决办法，尽快恢复正常循环支持，确保患者安全到达。

（四）ECMO 的撤除

经过一段时间的 ECMO 支持后，患者各项指标好转，包括动脉和混合静脉氧饱和度恢复正常；血流动力学参数恢复正常；气道峰压下降，肺顺应性改善；胸部 X 线片改善；血气和水、电解质正常。患者整体病情好转，可考虑停止 ECMO。

1. VA-ECMO 撤除

ECMO 辅助期间血流动力学平稳，当机械通气达到 $FiO_2 < 50\%$，潮气量（PIP）$< 30cmH_2O$，PEEP $< 8cmH_2O$，血气指标满意，可逐渐降低膜肺氧浓度，并逐渐降低辅助流量（$< 1L/min$），观察患者生命体征，当流量降至正常血流量的 $10\% \sim 25\%$ 后，仍能维持血流动力学稳定，血气指标满意，可考虑停机。停机后断开动静脉管路并建立短路连接，ECMO 系统备用。拔管前需要静脉注入肝素 $50 \sim 100U/kg$，严格消毒铺单。一般先拔出静脉插管，再拔出动脉插管，认真清创，仔细修复血管。术后肝素可以不用中和，也可给予鱼精蛋白中和。

2. VV-ECMO 撤除

ECMO 撤除前可以通过减低 ECMO 辅助流量［最小流量 $40ml/（kg \cdot min）$］和降低膜肺

氧浓度的方法评价患者自体肺功能。加大呼吸机通气浓度到 1.0，观察患者 PaO_2，如果患者随着氧浓度的提高 PaO_2 也迅速提高，证明患者肺功能良好。而后关闭膜肺气源，封闭膜肺气体出入口，观察 1～2 小时后再查血气，如果血气指标可以接受，可考虑撤除 ECMO。因 VV-ECMO 经静脉插管，撤机相对简单，停机后在无菌条件下拔出静脉导管，认真清理创口，拔出插管后压迫止血，体内也不需要使用鱼精蛋白中和。

八、ECMO 并发症及其预防处理

ECMO 为长时间人工呼吸和（或）循环支持措施，是针对严重呼吸或循环衰竭患者治疗的有创性辅助方法。因大量人工装置的长时间介入、ECMO 过程中普遍容易出现各种并发症。对相关并发症的认识、预防，以及及时、准确地判断和处理，是 ECMO 心肺支持成功的关键之一。

（一）血栓形成

ECMO 系统内，特别是氧合器血栓形成，是 ECMO 运行中常见的并发症。处理不当，会导致 ECMO 运行故障，甚至导致患者体内血栓形成，造成危险。

1. 原因

（1）抗凝不充分：ECMO 的非生物表面会导致血液的凝血机制激活，是 ECMO 系统内容易形成血栓的基础原因。因此，ECMO 使用中需持续抗凝，长时间不抗凝或抗凝不充分易形成血栓。

（2）抗凝监测不及时：ECMO 患者抗凝系统的影响因素众多，需要及时监测凝血功能变化，国内目前广泛应用的是 ACT、APTT 监测凝血，未及时监测可导致抗凝不足。

（3）血流过缓：当 ECMO 系统血流缓慢时，往往易导致血栓形成，此时，需加大抗凝力度防止血栓形成。

2. 预防与处理

（1）ECMO 运行时，需常规使用肝素抗凝。置管前，予 50～100U/kg 体重肝素的负荷量，ECMO 置管成功后，予肝素持续泵入，维持 ACT 在 180～220 秒，需定时监测凝血指标。同时可以监测 APTT，作为校正，维持在 60～80 秒；还可以监测 TEG。

（2）当 ECMO 系统血流量减少时，需相应加大肝素用量，提高 ACT 的目标值。

（3）注意观察 ECMO 回路（特别是氧合器）内有无血栓。定期 B 超检查观察引血、回血，管内及管路周围有无血栓。一旦有血栓形成，需根据血栓面积、流量考虑是否更换管路。

（二）出血

1. 原因

（1）ECMO 运行时需全身肝素化，凝血功能降低，否则会增加出血风险，特别是患者本身患有血小板减少、血友病、消化性溃疡等基础疾病时，更容易出血。

（2）部分 ECMO 患者为心脏或其他手术术后患者，本身存在创面，容易在肝素化后出血。

（3）部分 ECMO 患者行切开置管术，创面在肝素化后出血。

（4）部分行经皮穿刺置管的患者，穿刺时不顺利，反复穿刺后导致血管损伤，肝素化后出血。

2. 预防与处理

（1）选择 ECMO 病例时注意指征，当患者有出血倾向，有使用抗凝药物禁忌时，权衡利弊，慎重决定是否行 ECMO。

（2）外科术后患者行 ECMO 时，术中需注意严格止血，杜绝血管性出血，行 ECMO 后适当降低抗凝强度。

（3）切开置管的患者，术中严格止血，出现出血后，适当降低抗凝强度。

（4）经皮穿刺置管不顺利的患者，不要反复尝试，要及时更换穿刺部位或改为切开，在直视下置管，避免不必要的穿刺等介入操作。

（三）VA-ECMO 时动脉插管侧肢体缺血、坏死

1. 原因

（1）VA-ECMO 患者通常需行股动脉插管，为逆动脉血流方向插管。因此，插管后，插管处远端血流难以保证，易导致远端肢体缺血、缺氧、坏死。

（2）VA-ECMO 患者多为心源性休克患者，远端肢体灌注不足，长时间会导致肢体缺血、缺氧。

（3）VA-ECMO 患者多经过一段时间的抗休克、复苏治疗，往往应用了大剂量的血管活性药物。缩血管药物的应用，可导致肢体血管收缩，加重肢体缺血缺氧，在行 ECMO 后，更容易出现肢体坏死。

2. 预防与处理

（1）VA-ECMO 患者在动脉管路置管后，常规放置远端灌注导管，保证远端肢体血流。

（2）患者建立 ECMO 循环后，逐步减少血管活性药物的用量。

（3）及早纠正患者存在的休克、低灌注，避免肢体长时间缺血和缺氧。

（四）空气栓塞

1. 原因

（1）静脉端空气栓塞：ECMO 静脉端为负压，接头连接不紧密、密封不严，都可以导致静脉端进气，产生空气栓塞。

（2）动脉端空气栓塞：当大量空气经由静脉端负压进入管路后，若未能及时处理，可导致空气进入氧合器和动脉端管路，从而进入循环系统，导致严重的空气栓塞。

2. 预防与处理

（1）连接预充管路时注意接口紧密性、牢固性，防止管路进气。

（2）ECMO 运行过程中，定时检查管路及各个接口，保持管路的气密性。尽管不在管路中连接输液管进行输液、抽血等操作，如需对管路进行操作，必须先停止离心泵，夹闭前后端管路后再行操作。

（3）注意监测静脉端压力，避免静脉端过度负压。

（4）发现较大量空气进入 ECMO 管路或氧合器时要及时停止离心泵，防止气栓形成。

（五）溶血

1. 原因

（1）血液中补体等成分激活：ECMO 系统的人工材料表面，激活了血液中的补体等成分，导致红细胞肿胀、破坏等。

（2）红细胞机械破坏：ECMO 系统的氧合器、离心泵、管路等，都会对血细胞产生机械破坏作用。

（3）静脉系统的负压：ECMO 静脉系统的负压会破坏血细胞。

2. 预防与处理

（1）控制泵速及流量，避免不必要的高流量和高转速，减少机械原因对红细胞的破坏。

（2）控制静脉端压力，避免静脉端过度负压。

（3）缩短 ECMO 运行时间，减少血细胞破坏。

（4）注意监测血常规，及时输血，补充破坏的血细胞。

（5）注意观察尿液颜色，及时发现肉眼血尿，注意监测尿常规。

（6）碱化尿液，适当补液以维持尿量。

（六）机械相关并发症

1. 原因

（1）置管问题：常见于插管位置异常，插管松脱，插管处血管受损。

（2）氧合器功能异常：因高流量辅助、抗凝不足、脂肪乳剂的应用等原因导致气体交换膜的完整性遭到破坏，血浆渗漏、气体交换功能下降。

2. 预防与处理

（1）针对置管问题的预防和处理措施有以下几个方面：

1）定位确定后再固定。

2）坚持观察血流阻力、引流负压和局部周围组织变化，有异常立即调整。

3）患者处于烦躁状态时，予以镇静药物。

4）一旦确认动脉损伤，需要重新插管，如果原位重新插管困难，需要改变插管位置。

5）外科手术修补损伤血管。

6）ECMO 中出现不明原因血红蛋白浓度降低时，需排除插管局部出血。

（2）针对氧合器问题的预防和处理措施有以下几个方面：

1）氧合器流量是否与血流量匹配。

2）氧合器血流量是否在其性能范围内。

3）气体管道连接是否正确。

4）氧合器气体出口是否开放。

5）氧合器气体出口内积液是否清亮。

6）氧合器顶端是否有气泡。

7）评估氧合器前后压力差。

8）目视氧合器内有无血栓形成。

9）更换套包。

10）尽快结束 ECMO。

九、ECMO 的患者护理

（一）ECMO 相关设备、物品的管理

1. 床单位

收治患者前准备出足够的空间与足够的电源连接装置；床单位的预先合理铺垫非常重要，如在头、背、臀和脚等易压易损部位放置防压疮脂肪垫进行提前防护准备。

2. 人员准备

床旁 ECMO 安装多属于临床紧急治疗手段，信息的通畅、相关人员和物品的快速到位是抢救成功的重要保障。监护人员的相对固定可使监护工作具有连续性，避免不必要的疏漏。

3. 物品与药品

抢救物品、药品固定放置，定时检查有效期、是否损坏、是否齐全等。

4. 定期培训

ECMO 的认知和监护需要受过培训的专业人员参与，并进行定期培训以增强团队配合和护理管理。

（二）EICU 的监护配合

（1）准确观察并记录相关数据，明确影响患者生命和术后效果的一些危险因素，为 ECMO 应用过程中的效果评价提供可靠的临床信息。

1）血流动力学指征：肺动脉压、肺毛细血管楔压、中心静脉压、血氧饱和度、体温等指标。

2）呼吸指标：动脉血氧分压、氧饱和度、二氧化碳分压和酸碱度等指标。

3）血管活性药物使用：接受药物治疗的类型、浓度和剂量。

4）各种检查：血气分析、生化、血常规、细菌培养、尿常规、ACT、APTT、肝肾功能、游离血红蛋白、胶体渗透压、心电图、床旁 X 线检查和超声心动图等。

5）危险因素评估：年龄、肺、肾、肝、脑、外周血管、消化系统、感染等。

（2）及时反馈临床呼吸循环恶化指标和各项检测阳性指标。

（3）在全身肝素化建立 ECMO 之前，完成各种中心静脉和外周血管穿刺置管操作。

（4）手术创面及插管处出血监测：密切观察手术创面及插管处出血和渗血情况，同时监测 ACT、血小板、体温等指标，如有异常报告医师及时处理。

（5）肢体血运的监测：结合血气结果，通过观察头面部、末梢皮肤颜色、温度及末梢血氧饱和度来评估组织灌注情况及机体缺氧状况的改善程度；检查置管后肢体动脉搏动及皮肤颜色、温度、感觉与置管前的变化，准确记录发生异常的时间、部位，及时报告医师。

（三）强化相关护理措施

1. 管道护理

固定管道位置，避免牵拉、打折、移位，确保机器正常运转。插管部位每日皮肤消毒更换敷料，容易污染的三通定期更换。

2. 神志观察

此类患者临床表现多为不清醒或烦躁、定向力下降、不自主动作增加等，监护中各班需仔细观察患者神志变化，特别是瞳孔变化、能否准确应答，认真做好记录，配合医师排查神志不清的因素。

3. 精神症状

患者治疗期间可能会表现为被迫害妄想症等精神症状，导致患者不能很好地配合治疗，护理中要做好心理疏导，情绪安抚，症状严重者需要做好安全防护，给予适当约束，配合抗焦虑、镇静等药物治疗，防止意外事件发生。

4. 呼吸道护理

依据吸痰时的量、色、味初步评估有无呼吸道感染，结合血常规、X线片等，实施感染监控，为医师治疗提供依据；每日各班清理口鼻咽腔，切忌损伤黏膜，因ECMO期间患者处于抗凝状态，一旦黏膜破损容易造成局部出血，逆流进入气管，造成呼吸道感染。护理的关键放在口鼻腔清洁、避免损伤、监控感染，预防呼吸机相关并发症的发生。

5. 出入量监测

依据临床循环指标、有效血容量、胶体渗透压、尿量、是否超滤或血滤、X线片等进行液体出入量调整，为临床医师调整方案提供依据。

6. 消化道

护理中各班监控并评估胃内排空、胃肠蠕动、肠胀气、排气、排便等情况，观察胃液的颜色、有无反流，如有异常及时实施胃肠减压并留取胃液标本鉴定，配合医师药物治疗并观察疗效。

7. 营养

适时利用肠内营养，配合静脉营养治疗，注意静脉营养治疗以氨基酸、糖类等晶体液为主，慎用脂肪乳以防膜肺中空纤维损害。

8. 基础护理

严格到位的基础护理，可有效减少并发症的发生，重点完成口、鼻、咽、耳、肢体、皮肤、会阴等部位的观察与清洁。

第三十八章　机械通气技术

机械通气（MV）是在患者自然通气和（或）氧合功能出现障碍时，运用器械（主要是呼吸机）使患者恢复有效通气并改善氧合的技术方法。机械通气为临床医疗中必不可少的生命支持手段，为治疗原发病提供了时间，极大地提高了对呼吸衰竭的治疗水平。

一、生理学效应和治疗目的

充分理解机械通气的生理学效应是明确机械通气目的的关键，而明确机械通气的目的，对于合理把握机械通气的指征和应用时机具有重要意义。

1. 降低呼吸功耗

由于疾病状态下气道阻力增加、呼吸系统顺应性降低和内源性呼气末正压（PEEPi）的出现，呼吸功耗显著增加，严重者出现呼吸疲劳。此类患者应用正压机械通气可大大减少呼吸肌做功，既可以缓解呼吸肌疲劳，还可以有效改善氧合。

2. 改善肺泡通气，纠正急性呼吸性酸中毒

机械通气通过提供一定的驱动压以克服人工气道和呼吸系统的阻力，把一定潮气量按照设定的频率送入肺内，在有效降低氧耗量的同时，可以改善肺泡通气，从而降低肺泡二氧化碳水平，达到纠正呼吸性酸中毒的目的。

3. 纠正低氧血症，改善组织氧合

机械通气纠正低氧血症的手段包括改善肺泡通气，提高吸氧浓度，增加或维持吸气末肺容积和呼气末肺容积，减少氧耗，使组织氧合得到改善。

4. 减轻肺损伤

机械通气在纠正低氧血症的同时，可导致机械通气相关性肺损伤（VALI），甚至导致或加重多器官功能障碍综合征，而合理应用机械通气则有助于减少和防止 VALI。因此，在改善氧合的同时，避免 VALI 同样是机械通气治疗的目标。

5. 防止肺不张

对于可能出现肺膨胀不全的患者（如术后胸腹活动受限、神经肌肉疾病等），机械通气可增加肺容积而防止发生肺不张。

6. 为使用镇静药和肌松剂提供保障

对于需要部分抑制或完全消除自主呼吸的患者，如需要降低自主呼吸功耗的患者（如急性呼吸窘迫综合征、心源性肺水肿、严重人机对抗等），或接受手术或某些特殊操作的患者，呼吸机可为使用镇静药和肌松剂提供安全保障。

二、呼吸机的工作原理及类型

目前大多数呼吸机的工作原理为正压通气，即吸气时，在气道口施以一个正压，超过肺内压，将气体压至肺内，呼气时借用胸肺自身弹性回缩力产生呼气。

呼吸机的类型，按其动力来源可分为气动、电动、电—气动三种类型。

按呼吸机呼吸气的互相转换方式可分为以下几类。

1. 定压型

以压力切换完成吸气向呼气转换的呼吸机称为定压型呼吸机。气流进入呼吸道，使肺泡扩张，当气道内压达到预设的压力时，供气停止转为呼气，呼气时呼吸机呼气阀打开，靠患者肺与胸廓的弹性回缩力呼出气体。待呼吸道压力降至某预定值或负压峰值时，吸入气流又发生，如此周而复始产生通气。本型呼吸机产生的潮气量和流速除受呼吸机的工作压力影响外，还受到胸廓、肺弹性和气道阻力变化的影响，因而潮气量不恒定。该类呼吸机的优点是结构简单、轻便、同步性能好。本型呼吸机适用于病情轻或长期控制治疗后要求锻炼自主呼吸的康复患者。

2. 定容型

本型呼吸机向患者提供预定的潮气量，当预设的潮气量达到后，呼吸机停止供气，转为呼气，呼气时呼吸机呼气阀打开，靠患者肺与胸廓的弹性回缩力呼出气体。本型呼吸机可保证提供预设的潮气量或每分通气量，可通过设定压力上限来防止气道压力过高，其潮气量、呼吸频率、呼吸时间及其比例均可直接调节。适用于肺部病变较重的患者。

3. 定时型

本型呼吸机按预设的呼、吸时间进行吸气呼气转换，当达到预设的吸气时间即停止吸气而转向呼气。潮气量由吸气流速和吸气时间控制。

4. 流速控制型

本型呼吸机吸气时的流速波形随时间而变化，当流速降到设定水平时，吸气转为呼气。

5. 复合型

本型呼吸机又称为多功能型呼吸机，是指在同一台呼吸机兼有定压、定容、定时型呼吸机的转换装置，目前大多数高端呼吸机均为此类型。

三、机械通气的适应证

1. 适应证

（1）中枢性呼吸功能衰竭：头部外伤、脑肿瘤、脑炎、脑膜炎、脊髓病变、心脏复苏后的脑功能障碍、麻醉剂过量、镇静剂或药物中毒等导致昏迷，呼吸中枢抑制而出现呼吸衰竭。

（2）呼吸肌麻痹：脊髓灰质炎、急性多发性神经根炎、重症肌无力、肌萎缩侧索硬化症、胸腺瘤术后、高位截瘫、肌松剂中毒、神经毒蛇咬伤等，可使呼吸驱动力不足出现呼吸衰竭。

（3）呼吸肌功能失常：呼吸肌疲劳或衰竭造成的急性呼吸功能不全，其机制尚未完全明了，应适时采用机械通气。

（4）肺和胸廓异常：慢性阻塞性肺疾病、哮喘持续状态、肺间质病变（急性呼吸窘迫综合征、重症肺炎、肺水肿、肺间质纤维化等）及胸廓病变（胸廓脊柱后侧凸、多发性肋骨骨折）。

（5）循环功能衰竭：急性心肌梗死、充血性心力衰竭、休克、弥散性血管内凝血等所致呼吸功能不全。

（6）麻醉及外科手术后的呼吸管理。

（7）意外事故、心搏骤停与各种疾病的终末期。

（8）其他需要呼吸机辅助的情况。

2. 机械通气的生理指标

以下情况是机械通气的参考指标：①呼吸频率＞35 次/分；②氧合指数＜300（ PaO_2/FiO_2 ）；③ $PaCO_2$ ＞60mmHg；④潮气量＜5ml/kg。

四、机械通气的禁忌证

（1）气胸及纵隔气肿未行引流者：正压机械通气可致气体从肺脏的破损处或纵隔胸膜的破损处进入胸腔或纵隔，使原有病情加重或造成患者死亡。

（2）肺大疱：在正压通气过程中容易受压或过度膨胀而破裂。

（3）低血容量性休克：如果采用正压通气可能使心排血量进一步降低。

（4）缺血性心脏病及充血性心力衰竭：由于心功能较差，心排血量下降，正压通气会因静脉回流受阻或对心脏的压迫作用，使心排血量进一步下降。

（5）大量胸腔积液：大量胸腔积液使肺脏受压，肺容量明显下降，同样的潮气量可使肺内压增高，使通气良好的肺泡过度充气，造成气胸。

（6）其他：如活动性肺结核、大咯血等。

五、判断是否行机械通气的其他因素

（1）动态观察病情变化，若使用常规治疗方法仍不能防止病情进行性发展，应及早上呼吸机。

（2）在出现致命性通气和氧合障碍时，机械通气无绝对禁忌证。

（3）撤机的可能性。

（4）社会和经济因素。

需要指出的是，机械通气的适应证十分广泛，过去的许多禁忌证现已变成适应证，临床医生应熟悉呼吸机的功能，治疗原发病，并结合患者的具体情况进行辨证分析，才能正确地使用呼吸机。

六、机械通气对机体的影响及并发症

（一）对呼吸功能的影响

1. 对呼吸肌及呼吸中枢的影响

机械通气一方面全部或部分替代呼吸肌做功，使呼吸肌得以放松、休息；另一方面通过纠正低氧和二氧化碳（CO_2）潴留，使呼吸肌做功环境得以改善。但长期应用呼吸机会使呼吸肌出现失用性萎缩，功能降低，甚至产生呼吸机依赖。对呼吸中枢主要为抑制作用，机械通气使肺泡膨胀并改善缺氧和 CO_2 潴留，使肺牵张感受器和化学感受器传入呼吸中枢的冲动减少，自主呼吸受到抑制。

2. 对呼吸系统压力的影响

机械通气吸气时通过提供一定的驱动压以克服呼吸机管路和呼吸系统的阻力，把一定潮气量的气体按一定频率送入肺内，因此气道内压、肺泡内压、胸腔内压均较自然呼吸时有不同程度的提高，但肺泡内压的增高，易引起肺泡破裂，产生气压伤。

3. 对呼吸负荷的影响

正压通气通过减轻肺水肿和增加肺表面活性物质的生成，使肺顺应性改善。但气道压过高，肺泡过度扩张和肺表面活性物质的减少，使肺顺应性降低。机械通气一般可降低气道阻力和减少患者的呼吸做功。

4. 对肺容量、肺通气及肺换气的影响

适当的机械通气使潮气量增加，减少生理无效腔通气量，气体分布趋于均匀，弥散功能改善，缺氧及二氧化碳潴留减轻，使肺血管痉挛和肺内分流相对缓解，使通气/血流比得到改善，气体交换增加。但过度的机械通气将会产生相反的作用。

（二）对循环系统的影响

机械通气对心血管功能和血流动力学的影响有利有弊。正常自主呼吸时，吸气时胸腔负压使周围静脉与中心静脉压力差增大，有利于静脉回流和右心室充盈。机械通气时胸腔负压减少甚至正压，中心静脉压增加，周围静脉与中心静脉压力差减少，导致静脉回心血量减少。另外由于机械通气导致静态肺容量的增加和肺泡扩张，使肺血管阻力增加，右心室腔压力升高，室间隔左移，左心室舒张末期压力增高而充盈减少，心排血量减少。正压通气吸气时间长，气道压力高，使用 PEEP 等对减少静脉回流和心排血量有较大的影响。虽然机械通气对循环有不利的影响，但经机械通气治疗后，随着缺氧和二氧化碳潴留的改善，血液重新分配，心肌收缩力增强等代偿性改变，循环功能可得到改善。

（三）医院内感染

1. 机械通气增加医院内感染机会

上机患者由于自身抵抗力差及广谱抗生素和激素的应用、人工气道的建立和吸痰等气道管理操作使污染机会增加。机械通气的医院内感染主要表现为支气管-肺部感染（呼吸机相关

肺炎）和人工气道周围感染、鼻窦炎及可能继发的全身性感染。呼吸机相关肺炎占 ICU 内院内获得性肺炎（HAP）的 90%，使得患者住 ICU 的时间增加 13 天，并且呼吸机相关肺炎的死亡率较普通 HAP 高 2～10 倍。

2. 预防医院内感染措施

医护人员在接触患者前后认真洗手以避免交叉感染；在进行气管插管、切开及吸痰等气道管理操作和操作呼吸机、雾化器等治疗设备时需规范操作，尽量减少不必要的污染；呼吸机管道中冷凝水必须及时倒掉，严禁将冷凝水引向湿化器甚至患者气道中；防止咽部滞留物误入下呼吸道，在气囊放气前需彻底吸除气囊上的滞留物；患者采用半卧位，以防误吸；有条件的单位可设置空气净化装置，以减少空气中病原对开放气道患者的污染；严格掌握广谱抗生素、激素等药物的使用指征；对气道内分泌物进行定期培养，监测其病原体及菌群变化；采用有创-无创序贯机械通气策略辅助撤机可有效降低呼吸机相关肺炎的发生率。

（四）氧中毒

长时间吸入高浓度氧会对机体产生毒性作用，即氧中毒。氧中毒可发生于中枢神经系统、红细胞生成系统、内分泌系统和呼吸系统。机械通气患者则以呼吸系统的表现最为突出，其作用机制主要为高浓度氧产生的大量氧自由基和诱发的炎性细胞对肺泡上皮的损伤。临床表现无特异性，通常在长时间吸入高浓度氧（$FiO_2>60\%$）后出现动脉血氧分压降低，肺泡-动脉血氧分压差增大和肺静态顺应性下降，X 线片表现为斑片状模糊浸润影。在排除其他原因所致病情加重时可考虑氧中毒。关键在于预防，应尽可能将 FiO_2 控制在 50% 以下。目前尚无确切延缓或逆转氧中毒的方法。

（五）对其他器官功能的影响

1. 消化系统

正压通气时下腔静脉回流受阻，胃肠道瘀血，从而导致消化道出血和损伤。另外，机械通气时胆汁反流，胃肠道 pH 降低可使上皮细胞受损，加之正压通气本身也可作为一种应激性刺激引起腹胀和胃肠道功能受损，故机械通气患者易并发上消化道出血。正压通气时肝脏血液灌注和回流受阻，肝功能受损，胆汁分泌亦受一定影响。但机械通气能纠正缺氧和二氧化碳潴留对胃肠道黏膜和肝脏的损伤作用，从而有保护胃肠道和肝脏功能的作用。

2. 肾脏

由于正压通气时回心血量和心排血量减少，使肾脏灌注不良，并激活肾素-血管紧张素-醛固酮系统（RAAS），同时抗利尿激素（ADH）分泌增加，从而导致水钠潴留。但缺氧和二氧化碳潴留的改善又有利于肾功能的恢复。

3. 中枢神经系统

脑血流主要受 $PaCO_2$ 及 PaO_2 的影响，$PaCO_2$ 降低使脑血管收缩，脑血流量减少，颅内压随之降低。正压通气使胸膜腔内压升高，颅内静脉血回流障碍，同时心排血量减少，颅内灌注压下降可引起颅内压的升高，这种作用又以 PEEP 更为明显，所以，颅内高压的患者（如脑外伤、脑水肿等）应避免使用 PEEP，必要时建议 PEEP$<5cmH_2O$。

总之，正压通气对机体的影响是双向的和全身性的。在实施正压通气时，既要权衡利弊，把握住矛盾的主要方面，又要着眼于全身，注意对各器官功能进行监测，以随时调整通气模式和有关参数。

七、呼吸机与患者的连接

呼吸机的连接方式有很多种，如接口或口含管、面罩、喉罩、经口或经鼻气管插管、气管切开造口置管等。面罩、气管插管、气管切开造口置管是目前临床上最常用的连接方式，连接方式的选择应当根据病情缓急程度、机械通气的时间、各种连接方式的特点等因素权衡利弊后决定。

1. 面罩

（1）优点：①简便、无创伤；②可短期、间断应用；③无须特别护理。

（2）缺点：①常漏气，通气效果不理想；②易造成胃肠胀气。

2. 经口气管插管

（1）优点：①插管容易，适合急救场合；②减少无效腔通气量；③管腔相对大，吸痰容易，气道阻力小；④气道密闭性较好，呼吸机治疗效果好。

（2）缺点：①下颌活动及口腔分泌物易造成导管移位、脱出；②清醒患者不易长时间耐受；③口腔护理不方便，可造成牙齿、口咽部损伤；④长时间留管可能发生喉、会咽部损伤。

3. 经鼻气管插管

（1）优点：①易耐受，留置时间较长；②易于固定，不易脱出；③便于口腔护理；④发生咽喉损伤的可能性比经口插管少。

（2）缺点：①管腔较小，不易吸痰，气道阻力大；②不易迅速插入，不适合急救场合；③易发生鼻出血、鼻骨折。

4. 经气管切开造口置管

（1）优点：①明显减少无效腔通气量，减少呼吸功的消耗；②插管意外少，口径大，阻力小；③便于吸出气管内分泌物；④口腔护理方便；⑤可保持数月或数年。

（2）缺点：①创伤较大，可发生切口出血或感染等并发症；②需要特别护理，经常更换敷料；③操作复杂，不适宜紧急抢救；④痊愈后颈部留有瘢痕，可能造成气管狭窄。

八、呼吸机的通气模式及其选择

（一）控制通气

控制通气（controlled ventilation）是指当患者自主呼吸减弱或消失，或有特殊通气要求时，由呼吸机完全控制患者呼吸，其通气参数（频率、潮气量、压力和吸呼比等）完全决定于呼吸机的设定值。如果自主呼吸较强时应采取有效的措施予以抑制。控制通气是一种呼吸机完全替代自主呼吸的通气方式，包括容积控制通气和压力控制通气。

1. 容积控制通气

容积控制通气是呼吸机预设潮气量和呼吸频率，吸气开始后，呼吸机提供的气流快速令潮气量达到预设水平，之后送气速度减慢直到预设的吸气时间后吸气结束，呼气开始。

（1）优点：①保证通气效果，如潮气量和每分钟通气量的供给；②完全替代自主呼吸，可最大限度地减轻呼吸肌负荷和呼吸氧耗，缓解呼吸肌疲劳；③允许实施"非生理性通气"，如反比通气等；④对于气道阻力过大或顺应性较差的患者，气道压力较高，需根据监测结果及时调整通气参数。

（2）缺点：①若自主呼吸与呼吸机不同步，易产生人机对抗；②通气受呼吸机参数设置的影响，设置不当会造成通气过度或不足；③应用时间过长易导致呼吸机依赖和呼吸肌萎缩。

（3）适应证：①自主呼吸停止；②自主呼吸不规则或频率过快，呼吸机无法与患者的自主呼吸同步；③需要对患者的呼吸力学进行监测，如呼吸阻力、静态顺应性、内源性呼气末正压等；④呼吸机本身的同步性能不佳；⑤实施"非生理性"特殊通气。

2. 压力控制通气

压力控制通气是呼吸机预设压力控制水平和吸气时间，吸气开始后，呼吸机提供的气流快速令气道压达到预设水平，之后送气速度减慢以维持预设压力直到预设的吸气时间后吸气结束，呼气开始。

（1）优点：①气道压可以预先设定，防止气压伤的发生；②达到预设的气道压后仍有减速气流持续到呼气开始，有利于气体在肺内的再分布和交换；③潮气量比压力转换通气多，变化幅度小；④可配合间歇正压通气（IPPV）、同步间歇指令通气（SIMV）、压力支持通气（PSV）等通气模式使用。

（2）缺点：压力设置不当会导致通气不足，使用时需要监测通气量。

（3）适应证：①新生儿、婴幼儿呼吸衰竭；②急性呼吸窘迫综合征；③哮喘、慢性阻塞性肺疾病合并呼吸衰竭；④气胸合并呼吸衰竭。

（二）辅助通气

辅助通气是指患者在自主吸气时，由于气道压或气流流速的改变触发呼吸机供气，呼吸频率随自主呼吸变化，通气量（或压力）根据设置的参数由呼吸机提供。可分为容量辅助通气和压力辅助通气，辅助通气是一种最基本的辅助通气模式。

（1）优点：①由于与患者的自主呼吸同步，减轻机械通气对机体血流动力学的不良影响；②减少人机对抗，减少或避免使用镇静剂；③预防呼吸肌萎缩；④有利于撤离呼吸机。

（2）缺点：①触发灵敏度设置过高或过低，可导致通气过度或呼吸功消耗增加；②自主呼吸不稳定或停止时，呼吸机不能提供足够的通气支持；③通气量不受自主呼吸的影响。

（3）适应证：①自主呼吸较稳定的呼吸衰竭患者；②撤离呼吸机时。

（三）辅助/控制通气

辅助/控制通气是辅助通气和控制通气两种通气方式的结合。自主呼吸频率超过预设呼吸频率时为辅助通气，低于预设呼吸频率时则为控制通气。预设呼吸频率起"安全阀"的作用。

（1）优点：①呼吸机与患者的自主呼吸同步，可减少或避免使用镇静剂；②预设呼吸频率起备用作用，以防通气过度或不足。

（2）缺点：通气量设置不当，可导致通气过度或不足。

（3）适应证：各种呼吸衰竭患者。

（四）间歇正压通气

间歇正压通气（IPPV）模式时，呼吸机在吸气相产生正压，气流进入呼吸道，当气道内压达到预设的压力时，供气停止转为呼气，呼气时呼吸机呼气阀打开，患者靠肺与胸廓的弹性回缩力呼出气体，呼气相压力为零。根据预设的容量或压力，IPPV 又分为定容和定压两种。此种通气模式是目前临床最常用的通气方式之一。

（1）优点：①操作简单，使用方便；②定容 IPPV 能保证通气量的需要；③定压 IPPV 能防止气压伤的发生。

（2）缺点：①调节不当可导致通气过度或不足；②长期应用易产生呼吸机依赖，不利于撤机。

（3）适应证：各种类型的呼吸衰竭患者。

（五）间歇指令通气和同步间歇指令通气

间歇指令通气（IMV）实质上为自主呼吸合并 IPPV。IMV 是呼吸机按照设置的参数，间歇提供正压通气，两次机械通气间歇期允许患者自主呼吸。IMV 由于指令通气和自主呼吸不一定同步，故临床上少用。由呼吸机触发的指令通气则称为同步间歇指令通气（SIMV），SIMV 是指呼吸机在每分钟内按事先设置的呼吸参数给予患者指令通气，在触发窗出现自主呼吸，便触发指令通气，若无自主呼吸，在触发窗结束时呼吸机自动给予 IPPV。SIMV 分为容积控制间歇指令通气和压力控制间歇指令通气。

（1）优点：①减低气道平均压；②改善通气/血流比；③锻炼呼吸肌，避免呼吸机依赖和呼吸肌萎缩；④呼吸机与自主呼吸互相协调，减少镇静剂的使用；⑤易与其他通气模式相结合，提高治疗效果；⑥可根据患者需要提供通气支持，增强患者的舒适度，减少并发症的发生。

（2）缺点：①自主呼吸经过呼吸机进行，呼吸道阻力增大，增加患者的呼吸功消耗，应用不当可导致呼吸肌疲劳，使撤机时间延长；②当患者通气需求变化时不能做出相应调整，可导致通气不足。

（3）适应证：①用于呼吸衰竭早中期，目前已成为长期辅助通气支持的标准技术之一；②用于呼吸机的撤离，随自主呼吸的增强，逐渐减少 SIMV 的频率，最后达到撤离呼吸机的目的。

（六）压力支持通气

压力支持通气（PSV）是在患者有自主呼吸的条件下，每次吸气时呼吸机提供一高速气流，使气道压很快达到预设辅助压力水平，以帮助克服气道阻力和扩张肺脏，并维持此压力到吸气流速降低至吸气峰流速的一定百分比时，吸气转为呼气。由呼吸机施加设置的恒定压力，而患者自己决定吸气时间、流速、呼吸深度等，当吸气流速降到一定程度时，压力支持即中止。

（1）优点：①减少呼吸肌做功，增加潮气量，减慢呼吸频率；②与自主呼吸同步；③气道峰压和平均压较低，较少发生气压伤，对循环功能影响小；④不易发生呼吸机依赖。

（2）缺点：①潮气量不稳定，当患者的气道阻力增加或肺顺应性降低时，需及时调整压力支持水平，否则不能保证足够的通气量；②不适宜无自主呼吸的患者；③呼吸不稳定的患者，呼吸频率和通气量不能保证。

（3）适应证：①锻炼呼吸肌，防止呼吸肌的萎缩；②准备撤离呼吸机；③自主呼吸和呼吸机不协调时。

（七）双相气道正压通气

双相气道正压通气（BiPAP）属定压型通气方式，可分别设置吸气相压力（IPAP）和呼气相压力（EPAP）进行气道正压通气。通过调节参数可设计出 PCV、SIMV、CPAP 等模式，属全能型通气方式。该模式可允许自主呼吸在两个压力水平上间断随意发生，改善人机配合。

（1）优点：①属非创伤通气连接方式，容易被神志清醒患者接受；②连接方式简便快捷，便于护理，感染等并发症少；③流速触发，同步性能好；④提供 IPAP，克服气道阻力，减少患者呼吸肌做功，提供较小的 EPAP，增大功能残气量防止肺泡萎陷，改善通气/血流比，改善缺氧；⑤有 S、T 和 S/T 模式，使用安全。

（2）缺点：①通气时支持压力过高，患者有不适感；②通气时湿化不充分，患者口鼻分泌物干燥。

（3）适应证：①阻塞型睡眠呼吸暂停低通气综合征患者；②支气管哮喘伴呼吸衰竭患者；③慢性阻塞性肺疾病急性加重期的康复；④麻醉和外科手术后恢复的患者；⑤神经肌肉疾病导致的呼吸功能不全恢复。

（八）呼气末正压通气

呼气末正压通气（PEEP）是指呼吸机在吸气时产生正压，将气体压入肺内，呼气相气道压始终保持在正压水平的通气模式。呼气末正压借助于呼气管路中的阻力阀等装置使气道压高于大气压水平即获得 PEEP。

（1）优点：①增加肺泡内压和功能残气量，在整个呼吸周期维持肺泡的开放，使气道压处于正压水平，使肺泡气-动脉血氧分压差缩小，有利于氧向血液内弥散；②一定水平的 PEEP，通过对小气道和肺泡的机械性扩张作用，使萎陷的肺泡重新开放，肺表面活性物质释放增加，肺水肿减轻，故可以使肺顺应性增加，气道阻力降低，加之对内源性呼气末正压的对抗作用，有利于改善通气；③功能残气量增加，气体分布在各肺区趋于一致，肺血分流率（Qs/Qt）降低，通气/血流比（V/Q）改善。

（2）缺点：①可能增加气道峰压和平均气道压；②减少回心血量，降低心排血量，使血压下降；③增加静脉压和颅内压；④可能引起肺气压伤。

（3）适应证：①急性呼吸窘迫综合征或急性肺损伤；②重症肺炎；③重症支气管哮喘经积极平喘治疗不能缓解，出现呼吸衰竭时可用低水平 PEEP；④肺水肿；⑤大手术后预防、治疗肺不张；⑥慢性阻塞性肺疾病、急性左心衰竭致呼吸衰竭可加用低水平 PEEP。

（九）持续气道内正压

持续气道内正压（CPAP）实质上即是在完全自主呼吸的基础上合并 PEEP，呼吸机在整个呼吸周期中提供一恒定的压力，气道压在吸气相和呼气相都保持一定的正压水平。该模式要求患者自主呼吸较强。它与 PEEP 不同之处在于前者是通过对持续气流的调节而获得动态的、相对稳定的持续气道内正压，而后者是通过在呼气末使用附加阻力装置获得一个静态的、随自主呼吸强弱波动的呼气末正压。CPAP 的生理学效应与 PEEP 基本相似。

随着呼吸机的发展，指令分钟通气（MMV）临床上已较少应用，一些新的通气模式如压力调节容积控制通气（PRVCV）、容积支持通气（VSV）、成比例辅助通气（PAV）、气道压力释放通气（APRV）、神经调节辅助通气（NAVA）等不断应用于临床中，弥补了其他通气模式的不足，在治疗中发挥作用。

九、呼吸机参数的设置和调节

进行机械通气治疗，要充分发挥机械通气的效能，并避免和减少并发症及不良反应，必须进行合理的参数设置。首先做初步设置，然后根据机械通气后临床情况和监测指标做进一步调整。机械通气参数初步设置的主要依据：①常规通气时各种参数设置的范围；②疾病的病理生理特点；③所使用呼吸机的功能特点；④在机械通气实践中积累的临床经验。通气参数初步设置合理与否直接影响通气效能，为危重患者的抢救赢得时间。

（一）通气量

每分通气量为潮气量与呼吸频率的乘积，三者互相影响、相互作用，通气量设置是否合适主要以动脉血气分析结果作为判断标准。

1. 设置潮气量应考虑的因素

（1）身高和体重：身高和体重是影响潮气量的重要因素，身材高大者能量消耗大，所需的潮气量也较大。

（2）代谢状态：发热、抽搐等可导致机体代谢增加，耗氧量增加，二氧化碳产生量增加；摄入碳水化合物增加，二氧化碳产生量也增加，这些情况都需要增加潮气量。

（3）无效腔改变：潮气量是平静呼吸时每次吸入或呼出的气量，在生理状态下为 8～10ml/kg，它包括无效腔通气量和参与气体交换的有效潮气量。解剖无效腔通气量相对恒定，正常成人在 150ml 左右。经鼻或口气管插管，解剖无效腔通气量增加；气管切开，解剖无效腔通气量减少；经面罩机械通气，解剖无效腔通气量明显增加，并与面罩内腔容积有关。此外，肺部疾病变重时，肺泡无效腔增大；而病变减轻时，肺泡无效腔减少。

（4）肺部病理改变：阻塞性通气功能障碍，潮气量可以大一些；而限制性通气功能障碍，肺扩张受限，潮气量相应减少。

2. 潮气量设置方法

潮气量的设置和调节方式随呼吸机的种类和模式而异。容量转换模式，潮气量直接设置。压力转换模式，通过改变呼吸压力调节潮气量，潮气量的大小取决于吸气压力、气道阻力和胸肺顺应性三者的变化。时间转换模式，潮气量决定于吸气时间和吸气流速。压力支持通气时，潮气量由支持压力和患者自主呼吸共同决定。

3. 潮气量设置和调节

（1）原来肺功能正常患者：潮气量一般以 10ml/kg 作为初步设置的标准。

（2）阻塞性通气功能障碍（如慢性阻塞性肺疾病、支气管哮喘等）患者：应选择较大潮气量、较慢的呼吸频率，使呼吸周期延长，吸气时间、呼气时间延长，气流速度相对减慢，气道阻力下降，并有利于气体的分布，使肺泡内通气/血流比趋于合理，肺泡通气和换气功能得到改善。

（3）限制性通气功能障碍（急性呼吸窘迫综合征、胸廓畸形、肺间质纤维化和大量胸腔积液等）患者：需选择较小的潮气量和较快的呼吸频率，使吸气峰压降低，减少气压伤的发生和降低正压通气对循环功能的影响。

（4）急性呼吸窘迫综合征患者：宜选择较小潮气量和较快呼吸频率。近年提出小潮气量通气（5~6ml/kg）和允许性高碳酸血症的通气策略，能减少容量性肺损伤。允许性高碳酸血症就是在保证患者安全的前提下，通过限制吸气压或吸气量使肺泡扩张减小，有意识地通气不足，允许动脉血二氧化碳分压超过正常值。对于肺顺应性严重变差的重度急性呼吸窘迫综合征患者，由于其气道峰压被限制在 22~25cmH$_2$O，并同时应用呼气末正压使潮气量进一步减小，导致可允许的高碳酸血症。伴随 PaCO$_2$ 上升引起的 pH 减低，肾功能正常患者多数在数小时到数日内得到代谢性代偿。

（二）呼吸频率的设置和调节

呼吸频率的设置和调节需考虑患者的基础肺功能及疾病的严重情况。

1. 患者自主呼吸频率

（1）患者自主呼吸停止或自主呼吸微弱，应使用控制通气模式（CV），选择呼吸频率比较简单，一般成人选择 14~20 次/分，同时注意潮气量的选择，保证达到每分通气量的要求。

（2）自主呼吸频率基本正常，用辅助/控制通气模式，设置频率应低于自身频率 2~4 次/分备用。

（3）对自主呼吸频率增快的患者，应用同步性能好的呼吸机，选择压力支持通气模式（PSV）或辅助通气（AV）模式，设置频率低于自身频率 2~4 次/分，对自主呼吸影响不大者，往往较少发生人机对抗。

（4）对于自身呼吸频率>40 次/分的患者，最好先采用手控通气以略低于自主呼吸频率的机械通气给患者过度通气，同时提高吸入氧浓度，抑制自主呼吸，逐步将通气频率降至 20 次/分左右，再行控制通气。如果呼吸机不具备手控通气按钮，可使用简易呼吸球囊过渡，也能取得较好的效果。

（5）应用间歇指令通气（IMV）方式进行机械通气治疗时，通气频率可在 2~20 次/分的范围内选择，主要根据患者自主呼吸能力，一般选择 8~10 次/分。IMV 频率<4 次/分时可考虑脱离呼吸机。

2. 根据患者病情设置

满足通气需要的肺泡通气量取决于潮气量、呼吸频率和无效腔通气量。当潮气量减低或无效腔通气量增高时，必须增加呼吸频率才能满足肺泡通气量。

阻塞性通气功能障碍的患者，应选择慢的呼吸频率，设置范围为 12~15 次/分；限制性通气功能障碍的患者，应选择快的呼吸频率，设置范围为 18~24 次/分；中枢性疾病、呼吸肌麻痹和镇静安眠药等引起的呼吸衰竭，其肺功能正常，常常采用 CV 模式，呼吸频率设置范围为 14～20 次/分。

呼吸频率过快，使呼吸周期缩短，于是吸气时间缩短，使气体弥散不均匀，吸气流速上升，吸气峰压提高，同时吸气时间缩短，可引起内源性呼气末正压，使肺泡内压和胸腔内压增高，回心血量减少，心排血量减低。因此，当通气导致峰压过高时，对血压偏低或低氧血症者，减慢呼吸频率是一种有效的处理方法。

（三）每分通气量的设置和调节

每分通气量与潮气量、呼吸频率有关，只要潮气量和呼吸频率确定，每分通气量便确定。每分通气量设置应考虑无效腔通气量。若无效腔通气量大，为维持肺泡通气量不变，必须增加每分通气量。患者身材越高、体重越重，每分通气量也相应越多。考虑通气量是否适当的主要指标是 $PaCO_2$，$PaCO_2 < 35mmHg$ 表示过度通气，$PaCO_2 > 50mmHg$ 表示通气不足。当然对于慢性呼吸性酸碱失衡，肾脏已有充分代偿，在调节通气量时更应重视维持 pH 在正常范围内。

（四）呼吸时间

机械通气的呼吸时间由吸气时间、吸气暂停时间和呼气时间组成。吸气时间一般小于呼气时间，只有反比通气模式是吸气时间大于呼气时间。延长吸气时间或采用吸气末暂停有利于气体在肺内的均匀分布，从而增加氧合。呼气时间延长则有利于二氧化碳的排出和防止气体潴留，降低内源性呼气末正压。

1. 设置吸气时间、呼气时间应考虑的因素

设置和调节吸气时间、呼气时间应综合考虑患者的基础疾病、肺功能状态及吸气时间、呼气时间对患者呼吸动力学、血流动力学、氧合和自主呼吸的影响。吸气时间延长，气流速度缓慢，气道阻力较小，有利于改善氧合，但对血流动力学的影响较大；吸气时间缩短，气流速度快，气道峰压增高，易产生气压伤。呼气时间缩短，气体潴留，引起内源性呼气末正压，使胸腔内压增加，不利于静脉血回流。

（1）肺功能基本正常的患者，一般吸气时间为 0.8～1.2 秒，吸呼气时间比为 1∶（1.5～2.0）。

（2）阻塞性通气功能障碍患者，应延长呼气时间，减慢呼吸频率，吸呼气时间比选择 1∶（2.5～3）。

（3）限制性通气功能障碍患者，应缩短吸气时间、呼气时间，增快呼吸频率，吸呼气时间比例选择 1∶1.5。

2. 呼吸时间的设置方法

呼吸时间的设置方法随呼吸机的种类和性能不同而异，主要有以下几种。

（1）直接设置：设置比较简单，将旋钮或开关置于相应的位置，即完成吸呼气时间比设置，并且一旦确定，不会随病情变化和呼吸机其他参数调整而改变。

（2）调节吸气时间设置：在通气频率设定的前提下调节吸气时间，即确定了呼气时间和吸呼气时间比。

（3）调节流速设置：预先设定呼吸频率和潮气量的情况下调节吸气流速，即可改变吸呼气时间比。

3. 吸气末暂停

在吸气末呼气前，呼气活瓣延迟开放一定时间，此时呼吸机不供应气体。肺内气体发生再分布，使不易扩张的肺泡充气，气道峰压下降，称为吸气末暂停、吸气末屏气或吸气平台。

许多呼吸机都设有吸气时间暂停调节钮。但吸气末暂停时间从零增加到占呼吸周期的30%，动脉血氧分压逐渐增加、吸气暂停时间过长可导致肺泡内正压时间过长，影响回心血量和心排血量。通常情况下，吸气暂停时间设置为呼吸周期的10%左右，一般不要超过吸气周期的15%～20%。

（五）压力

在机械通气中需调节的压力主要有吸气压力和呼气压力。

1. 吸气压力

对于不同呼吸机的不同通气模式，其吸气压力的设置和调节各具特点。

（1）压力转换（PC）模式：一般压力设置为20～30cmH$_2$O，并根据通气后的血气分析结果进行调整。

（2）压力控制通气（PCV）模式：一般压力控制的水平为20～35cmH$_2$O，并且根据不同病情和动脉血气分析结果进行调整。

（3）PSV模式：有自主吸气触发，呼吸机提供恒定正压支持自主吸气。若压力支持的水平为5～10cmH$_2$O，可抵消呼吸机的通气阻力，慢性阻塞性肺疾病的压力支持水平一般选择15～25cmH$_2$O，急性呼吸窘迫综合征的压力支持水平一般选择20～35cmH$_2$O。

2. 呼气压力

（1）呼气末正压（PEEP）：一般从3～5cmH$_2$O开始，20～30分钟后测PaO$_2$，如达不到氧合目标值，可每次增加2～3cmH$_2$O，逐渐提高，一般不超过15cmH$_2$O。对抗内源性呼气末正压，一般采用相当于70%内源性呼气末正压的外源性PEEP。

（2）呼气末负压（NEEP）：一般首次设置以不超过–5cmH$_2$O为宜，然后根据患者的病情变化，逐步调整提高，使其发挥最大作用，而副作用最小。

3. 其他

（1）双相气道正压（BiPAP）模式：一般选择吸气压力为20～30cmH$_2$O，可根据动脉血气变化和患者的耐受程度进行调整。呼气压力根据病情特点、病理生理改变和氧合情况，可在0～15cmH$_2$O选择。

（2）连续气道正压通气（CPAP）模式：CPAP设置的水平应适当、合理，一般为5～15cmH$_2$O。

（六）压力报警的设置和调节

压力报警的下限一般设置在呼吸机正常工作时气道峰压以上5～10cmH$_2$O，如果是定容型控制通气模式，压力上限应该<50cmH$_2$O，如果是定压型控制通气模式，压力上限为呼吸机设置的压力。

（七）吸气流速

吸气流速的合理设置和调节对于充分发挥呼吸机的作用十分重要。在吸气时间固定的情况下，吸气流速与潮气量成正比。在潮气量固定的情况下，吸气流速与吸气时间成反比。在通气动力固定的情况下，吸气流速与气道阻力成反比。

1. 吸气流速的设置和调节

吸气流速，成人为 20～60L/min。吸气流速的调节应考虑下列因素：患者的基础疾病和肺功能变化，呼吸机设置的潮气量和吸呼气时间比，气道阻力的增减，患者与呼吸机的协调性等。

2. 流速波形的选择

呼吸机上一般可选择四种吸气流速波形：方波、递减波、递增波、正弦波，常用的为前两种。方波维持高流量，故吸气时间短，峰压高，平均气道压低，更适用于循环功能障碍或低血压的患者。递减波可改善气体交换，故应用较多。

（八）触发灵敏度

辅助通气时，呼吸机通过传感器来感知患者自主呼吸时气道内的压力或流速变化，然后触发吸气。因此，压力或流速触发敏感度的设置和调节十分关键。

大多数呼吸机采用压力触发方式，触发灵敏度一般设置在-2.0～0.5cmH$_2$O。通过实验和临床应用研究均证明，流速触发比压力触发更敏感，呼吸机的反应时间较短，更易实现人机同步。流速触发灵敏度一般为 60ml/s 或 1～3L/min。

（九）吸入氧浓度

吸入氧浓度的选择和确定应注意几个方面的因素：①患者的基础疾病；②呼吸衰竭的类型；③机械通气后患者动脉血气分析指标的变化。

1. 高浓度给氧（FiO$_2$＞60%）

应用于心肺复苏、急性肺水肿、急性左心衰竭、急性呼吸窘迫综合征、肺间质纤维化等患者的抢救。一般情况下，连续应用 FiO$_2$ 为 60%者，不宜超过 24 小时；连续应用 FiO$_2$ 为 80%者，不宜超过 10 小时；连续应用 FiO$_2$ 为 100%者，不宜超过 4～6 小时。应尽量避免长时间高浓度吸氧，以减少氧中毒的发生。可采取 PEEP、吸气末暂停和反比呼吸等方法，降低 FiO$_2$浓度，防止氧中毒。

2. 中浓度给氧（FiO$_2$ 为 40%～60%）

对于上述高浓度吸氧的患者，应积极采取措施降低 FiO$_2$ 浓度，以尽可能低的 FiO$_2$ 浓度达到 PaO$_2$＞60mmHg、氧饱和度＞90%以上。

3. 低浓度给氧（FiO$_2$＜40%）

对于Ⅱ型呼吸衰竭的患者，若为自主呼吸，应采取持续低流量供氧，以避免缺氧纠正后对低氧外周化学感受器的刺激减少，导致自主呼吸抑制和二氧化碳潴留更加明显。

十、人机对抗的处理

人机协调是机械通气的前提，然而人机对抗或呼吸机与自主呼吸不协调是经常发生的。机械通气初期患者自主呼吸浅速，或在撤离呼吸机之前自主呼吸能力增强，更易出现人机对抗现象。人机对抗对患者的通气和换气功能产生不利影响，轻者可引起潮气量和每分通气量的下降，导致缺氧和二氧化碳潴留加重；又因患者呼吸肌做功增加，耗氧量增加，二氧化碳产生量增加，也可使气道压力增大等。重者可发生气压伤，如气胸和（或）纵隔气肿，也因加重循环系统负担，引起急性左心衰竭。因此，及时处理人机对抗十分重要。

（一）人机对抗的原因

1. 患者因素

（1）机械通气初期：该时期为发生人机对抗最多的时期。

1）自主呼吸频率过快：刚接上呼吸机，或在吸痰和气道湿化等操作暂时脱离呼吸机后再次连接呼吸机时，自主呼吸频率与呼吸机设置频率之间存在较大差异，如果不采取过渡措施，往往产生人机对抗。

2）低氧血症：低氧通过兴奋颈动脉窦和主动脉弓的化学感受器，反射性地刺激呼吸加深加快，导致自主呼吸频率与呼吸机频率不协调。

3）气道分泌物引流不畅或阻塞气道：气道阻塞可导致气道阻力明显增加，自主呼吸频率浅快，与呼吸机频率不协调。

4）中枢神经系统病变：引起呼吸节律的快慢不均，可造成人机对抗。

5）心理和情绪：疾病本身的痛苦，患者由此产生的焦虑和紧张，与机械通气不配合，也是导致人机对抗的常见原因。

（2）机械通气中后期：在机械通气过程中，由于病情恶化，使肺顺应性下降，气道阻力上升，呼吸做功增加，或体位改变，也可导致人机对抗；当病情好转，自主呼吸功能增强时，也可产生人机对抗。

1）频繁咳嗽：与吸入气流对抗，使气道压显著增加。

2）急性左心衰竭：肺泡、肺间质水肿，以及导致的严重低氧血症，均可引起患者自主呼吸加深、加快，产生人机对抗。

3）发热、抽搐或肌肉痉挛：使耗氧量和二氧化碳产生量增加，原来设置参数已不能满足机体的需要，引起自主呼吸频率增快。

4）心理和情绪：疼痛、烦躁使自主呼吸频率增快。

5）气胸、肺不张、肺栓塞、支气管痉挛：自主呼吸浅速。

6）代谢性酸中毒：刺激呼吸中枢，导致患者自主呼吸加深加快。

7）随着病情的好转，自主呼吸增加，咳嗽反射能力增强，尤其使用非同步呼吸机时，容易出现人机对抗。

2. 呼吸机及连接管道方面的原因

（1）呼吸机同步性能：非同步的定容型呼吸机用于存在自主呼吸的患者，往往产生人机对抗。具有同步功能的呼吸机，其同步性能好坏主要与呼吸机制造工艺和同步装置有关，流速触发装置比压力触发装置灵敏。

（2）同步触发灵敏度的设置：触发灵敏度的设置要考虑患者基础疾病的情况、自主呼吸能力及机械通气支持目的等因素。触发灵敏度应设置在合理范围内，否则会造成触发困难而致人机对抗。

（3）呼吸机通气模式和（或）参数设置：由于患者病情不同，选择通气模式和通气参数必须根据具体情况有所区别，而且应随着病情变化而进行调整，否则在治疗过程中易产生人机对抗。

（4）呼吸机同步触发装置发生故障或失灵。

（5）人工气道或呼吸机管道漏气，不能触发同步供气，压力转换通气达不到设置压力水平，不能进行吸气、呼气转换。容量转换通气因漏气使通气不足，导致缺氧和二氧化碳潴留，自主呼吸频率增快。

（6）人工气道内分泌物堵塞、管道中积水过多、PEEP 阀故障。

（7）气管插管过深，进入右侧主支气管，也容易产生人机对抗。

（二）人机对抗处理

1. 分析原因

发生人机对抗时，首先应分析原因。原因一时不清楚或无法解决时，应首先使患者脱离呼吸机，采用手动简易呼吸球囊过渡，或者应用呼吸机上的手控通气按钮通气。通过增加通气量，提高 FiO_2 浓度，抑制患者的自主呼吸，一般可达到控制通气的目的。然后从患者、呼吸机和连接管道等方面寻找人机对抗原因。

2. 去除引起人机对抗的原因

（1）低氧血症：缺氧是引起人机对抗的常见原因之一。分析导致缺氧的原因并采取针对性措施给予纠正。

1）如果缺氧是气道湿化和吸引所造成，可在气道湿化和吸引前给予 100% 氧吸入 5 分钟，然后进行操作。操作完成后再给予 100% 氧气吸入，使氧饱和度达到 90% 以上后，再将 FiO_2 浓度降至原先水平。

2）如果是由支气管痉挛造成的，应用茶碱类和糖皮质激素等解痉药解除支气管痉挛。

3）如果是由肺水肿造成的弥散功能障碍和肺内动静脉分流造成的低氧血症，则需要使用 PEEP 或反比通气等通气技术，结合提高 FiO_2 浓度来解决人机对抗。

（2）剧烈咳嗽：对于咳嗽剧烈的患者，应检查气管插管位置是否适当，气道有无较多的分泌物，并进行相应处理。由于咳嗽反射是患者的保护性反射，一般不主张给予抑制。剧烈咳嗽时可向气管内注入 1% 丁卡因 1～2ml 或 2%～4% 利多卡因 1～2ml，进行表面麻醉。如果采取上述措施仍不能缓解，应选择同步性能较好的呼吸机，采用压力控制通气模式，防止气道压过度升高，避免气压伤的发生。

（3）代谢性酸中毒：当 pH<7.20 时，可考虑适当补碱，首次予 5% 碳酸氢钠注射液 80～100ml 即可，以后再根据动脉血气分析结果进行适当调整。

（4）急性左心力衰竭：采用强心、利尿、扩血管等药物，并用辅助通气模式通气。

（5）发热、抽搐和（或）肌肉痉挛：降温、止痉，并用辅助通气模式通气。

（6）气胸：应立即进行胸腔闭式引流，解除气胸对肺组织的压迫。

（7）呼吸道分泌物阻塞：充分吸引分泌物，解除梗阻。

（8）呼吸机选择不当：存在自主呼吸的患者应选择同步性能好的呼吸机。选择适当的触发灵敏度，尽可能用流速触发方式。

（9）机械通气模式选择和参数设置不当：IPPV 模式容易产生人机对抗，而选择 SIMV、PSV、CPAP 模式不易产生人机对抗。通气参数如潮气量、呼吸频率和 FiO_2 等要根据每个患者的具体情况进行设置。

（10）患者的心理情绪：对于神志清楚的患者，在使用呼吸机之前应对患者说明机械通气的目的、意义、方法和配合治疗的要求，使其能够理解机械通气的必要性，主动、积极地配合医护人员进行治疗，医生在开始机械通气时应在患者身边，鼓励和指导患者适应机械通气，消除其恐惧心理。

3. 手控通气过渡

对于呼吸急促、烦躁不安和紧张不配合的患者，通过下列方法过渡。

（1）应用简易呼吸球囊与人工气道相连接，开始选择与患者自主呼吸频率相近的通气频率，逐步提高潮气量，使患者过度通气，降低 $PaCO_2$ 水平，同时提高 FiO_2、PaO_2 水平，减少对呼吸中枢的刺激，抑制自主呼吸。一旦控制自主呼吸，逐步降低人工通气的频率，直至接近呼吸机设置的频率，再连接呼吸机进行机械通气。

（2）使用呼吸机上手控通气按钮，根据患者自主呼吸频率设置较大的潮气量，给患者过度通气，给予 100%氧吸入，以快速抑制患者自主呼吸，然后降低通气频率、潮气量和 FiO_2 至需要的数值。

4. 药物的应用

经过上述各种治疗措施，仍有一部分患者的人机对抗未能解除，必须采用药物进一步控制。常用药物包括镇静剂（如地西泮）、镇痛剂（如吗啡、哌替啶、芬太尼）和肌松剂（如琥珀胆碱、阿曲库铵、哌库溴铵、筒箭毒碱等）。

（1）用药指征：①人机对抗原因不明确；②人机对抗原因已明确，但短时间内不能去除；③针对人机对抗的原因已进行相应处理，但仍存在人机对抗。

（2）用药选择：选择药物应考虑患者基础疾病，但一般不必担心药物对自主呼吸的抑制作用。

1）地西泮：一般情况下首选地西泮，该药具有抗焦虑、镇静、催眠、抗惊厥及中枢性骨骼肌松弛作用。其优点是很少成瘾，起效较快，对循环影响较小，可短时间内反复使用。缺点是对呼吸的抑制较其他药物弱。一般每次 5～10mg，静脉滴注，儿童或老年人酌减。

2）吗啡：具有镇痛、镇静、镇咳等作用，其优点是镇静作用较强；对呼吸中枢有直接抑制作用，小剂量可降低呼吸中枢的兴奋性，大剂量可导致呼吸停止。缺点是抑制迷走神经兴奋和直接抑制窦房结、房室结功能，使心率减慢，出现心动过缓；扩张周围血管，使血压下降，在血容量不足时更明显。多在地西泮使用无效或效果不佳时使用吗啡协调人机对抗。由于吗啡的扩血管作用能够降低右心后负荷和左心前负荷，增加冠脉血流量，因此对心功能不全患者协调呼吸机时常首选吗啡。常用剂量为每次 5～10mg，静脉滴注。

3）琥珀胆碱：是最常用的去极化型肌松剂。作用快，持续时间短暂，肌肉松弛在极短时间起效，药效易于控制。用药后体内不释放组胺，临床用量无神经节阻断作用，血压稳定。该药是呼吸机协调常用药物，一般先给予 1～2mg/kg，静脉滴注，然后再加入补液中持续静脉滴注（浓度为 0.1%），应用的剂量以能够协调呼吸机的最小剂量为准，总入量可控制在 800～1000mg。

4）阿曲库铵：一般用 0.4～0.5mg/kg，静脉滴注，1～2 分钟起效，3～5 分钟达到高峰，维持 15～30 分钟，重复给药无蓄积作用。它对循环干扰较小，并且在体内自行分解，肝、肾功能不全时可以选用。

5）哌库溴铵：为长效竞争性非去极化型肌松剂。几乎无呼吸系统、心血管系统或与组胺释放有关的不良反应。静脉滴注初始剂量为 0.04～0.05mg/kg，补充剂量为首剂的 1/4。静脉滴注后 2～3 分钟起效，并持续 50～60 分钟。大剂量用药可使肾功能不全者产生蓄积中毒。

（3）注意点：①保持水、电解质平衡；②在使用肌松剂时，除非患者神志不清，否则应先给予镇静剂，消除意识；③肌松剂药效消失后才能撤离呼吸机，使用长效肌松剂时更应注意；④应用非去极化型肌松剂的拮抗剂（新斯的明）前 5 分钟可先静脉滴注阿托品 1mg，以防严重心动过缓或心搏骤停；⑤注意各种药物的副作用。

十一、呼吸机的撤离

机械通气对急性呼吸衰竭的救治有着其他方法无可代替的治疗作用，为救治呼吸衰竭患者的原发病赢得了宝贵的时间。但是，机械通气也会对人体带来一些负面影响，长时间的机械通气可导致患者对呼吸机的依赖，使撤机困难，因此在患者的原发病得到控制的同时应尽早结束机械通气，拔除气管导管。从某种意义上说，呼吸机能否顺利撤离是判断机械通气是否成功的一个重要指标。

（一）撤机指征

急性呼吸衰竭患者通过机械通气改善了机体的供氧，纠正了酸碱失衡和水、电解质紊乱，呼吸肌疲劳得以恢复，肺部感染得到控制，此时应尽早将撤机提到议事日程上来，需要从以下几个方面综合判断患者能否进行撤机。

1. 一般状态

对一些机械通气时间较长的患者，在积极治疗原发病的同时，应每日观察患者一般状态的改善情况，积极创造撤机机会，及时进行撤机尝试。准备撤机的患者一般状态应较稳定，神志清楚，精神状态良好，体温正常，呼吸、循环稳定，无新并发症的发生。

2. 呼吸衰竭原发病和诱因的治疗

患者的呼吸衰竭往往由不同的原发病引起，因此撤机必须在患者的原发病和主要诱因好转或基本得到控制时进行，应根据患者病情的控制程度，找出合适的撤机时机。

3. 呼吸功能

判断呼吸功能改善的主要指标有以下几种。

（1）自主呼吸能力的增强，表现为机械通气时辅助通气频率减少而以自主呼吸为主，且自主呼吸的频率<20～25 次/分。

（2）咳嗽有力，自主排痰能力增强。

（3）血气指标稳定，降低吸入气氧浓度及减少通气支持时患者无明显不适，无缺氧和二氧化碳潴留。

（4）气道阻力降低，表现为呼吸机进气压力降低，呼吸音正常，未闻及明显干、湿啰音。

4. 水、电解质及酸碱平衡

各种原因引起的水、电解质紊乱和酸碱失衡对撤机影响较大，尤其是水、电解质的紊乱，因此在撤机前应确定水、电解质紊乱及酸碱失衡已纠正。

（二）撤机前准备

原则上讲，一旦患者有了撤机的指征，就应该为撤机做积极的准备。撤机的准备应包括生理准备和心理准备。国外的观点认为，撤机前的心理准备与生理准备同等重要。充分的生理准备和心理准备能保证撤机顺利实施。

1. 生理准备

所谓生理准备就是将患者的生理状态调整到本人的最佳状态，以利于撤机的顺利进行。

（1）对呼吸衰竭原发病和诱因的治疗进行评估：分析原发病的病因是否已解除，判断原发病治疗是否有效，全面评估原发病治疗情况是撤机成功的保证。

（2）改善和维护患者的主要器官功能：呼吸衰竭的发生往往同时伴有其他器官功能的损害，而其他器官功能损害也会影响呼吸功能的恢复，尤其是心、脑、肾的功能状态对呼吸功能的恢复影响较大。呼吸功能的改善主要观察肺的通气和换气功能的改善，临床上可通过肺功能和血气指标进行评价。

（3）纠正电解质紊乱和酸碱失衡：低钠、低钾、呼吸性碱中毒、代谢性碱中毒均可加重缺氧和导致呼吸肌无力，撤机前应予以纠正，但对慢性阻塞性肺疾病、慢性呼吸衰竭患者不可苛求达到正常水平，如能达到此次发病前的基础水平即应考虑进行撤机尝试。

（4）增加营养，保持正氮平衡：营养支持应以肠道营养支持为主，可采用鼻饲高能量要素饮食；同时可静脉补充脂肪乳、氨基酸等；对有低蛋白血症的患者可酌情输入白蛋白。

2. 心理准备

医生在给患者进行机械通气的同时，应逐步向患者告知撤机的可能性和必要性，以使患者在心理上早做准备，医生在患者面前的言行举止及处理问题的果断、沉着也会给患者一种可信任感。撤机前应尽量避免一些对患者不利的刺激，保证充足的睡眠，但应慎用镇静剂。

（三）撤机方法

1. 直接撤机法

经过撤机前的准备，如患者已基本达到撤机条件，且一般状态较好，机械通气时间不长，一般指<2周，可试用直接撤机法进行撤机。具体方法：向患者说明撤机的必要性和可行性，使患者愿意主动配合，停机开始时间应选择上午患者精神、体力和情绪较好的时间。准备好简易呼吸球囊，建立静脉通道，必要时可静脉滴注呼吸兴奋剂，充分吸净气道分泌物，继续机械通气一段时间，待呼吸及心律平稳后，撤去呼吸机，将鼻氧导管插于气管导管内 1/4～1/3 处，或面罩给氧，$FiO_2$35%～45%，监测患者的呼吸频率、节律及心率、血压、指尖血氧饱和度，观察有无汗出、发绀、呼吸窘迫等情况。

2. 同步间歇指令通气（SIMV）法撤机

目前的观点认为，一旦患者自主呼吸恢复，就应该尝试让患者减少控制通气而采用辅助通气模式。SIMV 是基于这一观点而设计的一种较好的辅助通气模式。既能保证患者的每分通气量，又可调动患者自主通气的积极性，避免过度通气。具体操作：首先选择 SIMV 通气模式，设定触发灵敏度，根据患者的吸气力量可将灵敏度调至 $1\sim3cmH_2O$。以控制通气的呼吸频率为基础，逐步减少指令通气的通气频率，开始时可每次减少 $1\sim3$ 次/分，以后根据患者的呼吸频率、心率，以及血气分析中 pH、PO_2、PCO_2 的变化和患者的适应情况进一步调整。注意，在降低呼吸频率和触发灵敏度时应以患者不感到呼吸费力为原则。

3. 压力支持通气（PSV）法撤机

由于患者吸气时呼吸机供给一个正压气流，其气流速度在一定程度上与患者自身吸气速度同步，因此克服了定容型呼吸机辅助通气时气流速度和吸气速度不同步及 SIMV 时患者吸气费力的不足，患者吸气较省力，自主呼吸做功较少。具体操作：设定触发灵敏度；调节 PSV 压力，以能维持 $PaCO_2$ 正常或偏高水平为宜，并重点监测患者的呼吸频率和血气。随着自主呼吸潮气量的增加，逐渐减少 PSV 压力支持水平。

4. SIMV 和 PSV 联合撤机法

采用 SIMV 和 PSV 联合应用进行撤机是目前比较常用的脱机方法。既有利于呼吸肌的锻炼，又可以防止呼吸肌疲劳，具有更明显的优越性。具体操作：以控制通气的呼吸频率为基础，转为 SIMV，设定触发灵敏度和 PSV 水平，以后根据患者的监测指标逐步减少机械呼吸频率和降低压力支持水平，直至随后撤机。

5. T 管撤机法

T 管撤机法是指气管插管或气管切开患者经 T 形塑料管呼吸湿化、温化的气体（空气或空氧混合气），自主呼吸稳定后的撤机方法。T 管撤机属于完全自主性呼吸，故撤机后不容易发生心、肺功能紊乱。应用 T 管撤机时，必须充分抽出导管气囊内的气体，且应从辅助通气开始，以免引起患者的不适，试验过程中，若出现呼吸肌疲劳的表现就应停止。如果撤机失败，在随后的 24 小时内无须尝试其他撤机方案。

6. T 管联合 CPAP 撤机

不管是否存在基础疾病，T 管联合 CPAP 撤机方案符合人体的呼吸生理特点，T 管停机时，气管插管的气囊放气导致声门开放，使上气道的气流阻力骤然降低，短时间内呼气迅速增多，容易导致呼气末肺容积减少，甚至肺泡陷闭，使用 $5cmH_2O$ 的 CPAP 可阻止其发生。对于气道陷闭导致气流阻塞（如慢性阻塞性肺疾病或合并阻塞型睡眠呼吸暂停低通气综合征）的患者，CPAP 能通过对抗内源性呼气末正压降低呼吸功。对于心功能不全的患者，它有助于心功能的持续改善。直接使用呼吸机进行 T 管撤机时，可通过调节 CPAP/PEEP 旋钮较好地完成 T 管联合 CPAP 撤机。

（四）撤机失败

撤机失败的主要临床表现有撤机时或撤机后出现呼吸困难、心动过速、血压升高、神经/精神改变等。导致这些临床症状的原因有通气负荷过高、呼吸性因素、非呼吸性因素和心理因素。

（1）导致通气负荷过重的原因：呼吸机送气阀敏感性差、气管插管的管径因痰痂黏附而变小等。

（2）导致撤机失败的呼吸性因素：气道痉挛、气道分泌物过多、药物性通气驱动抑制、原发病未得到控制等。

（3）导致撤机失败的非呼吸性因素：心血管循环功能的不稳定，代谢水平的增加，酸碱及水、电解质平衡紊乱未纠正，营养不良等。

（4）心理因素：如上述情况均已排除，患者仍无法脱机，就应该考虑心理因素。患者常因焦虑而休息不好，进而发展成呼吸困难，最终无法撤机。

十二、机械通气的护理

（1）床边护理：严密观察患者病情变化。

（2）重视呼吸监护：注意各项通气参数的变化，根据病情随时调整。

（3）严密观察呼吸机运转情况，及时发现并排除故障。

（4）检查氧气或空气压缩机的压力是否符合要求。

（5）人工气道的护理：确保导管固定、通畅、气囊压力适当。

（6）口腔护理。

（7）预防压疮。

（8）加强呼吸道湿化：使用加温加湿器，要求吸入气体温度在 32~36℃，相对湿度为100%，24 小时湿化液量至少 250ml。

（9）保持呼吸道通畅：通过呼吸道湿化、吸痰、经常翻身拍背以促进痰液排出。

（10）预防感染：严格按照无菌操作，各种器械必须达到消毒要求，应尽量使用一次性物品。

第三十九章　连续性肾脏替代治疗技术

连续性肾脏替代治疗（CRRT）是指一组体外血液净化治疗技术，是所有连续、缓慢清除水分和溶质治疗方式的总称。目前主要包括以下技术：缓慢连续性超滤（SCUF）、连续性静脉-静脉血液滤过（CVVH）、连续性静脉-静脉血液透析（CVVHD）、静脉-静脉血液透析滤过（VVHDF）。

一、CRRT 的原理

1. 弥散

溶质依靠浓度梯度从半透膜浓度高的一侧向浓度低的一侧转运。溶质弥散转运能量来源于溶质分子的不规则运动（布朗运动）。主要利用弥散原理的血液净化方式包括间歇血液透析（IHD）和连续血液净化中的连续性静脉-静脉血液透析。影响弥散的因素有：①膜通透性，由膜的面积、厚度、结构、孔径大小及膜所带的电荷决定；②膜表面积，膜表面积越大，弥散清除效率越高；③溶质的浓度梯度差，溶质清除率与膜两侧的浓度梯度差成正比；④溶质的分子量，溶质的分子量与清除率成反比，分子量越大，清除率越低；⑤温度，温度越高，分子的不规则运动（布朗运动）越快，清除率越高；⑥其他因素，增加透析液流量和血流量，可以最大限度地保持溶质的浓度梯度差，降低血液滞留液体层厚度，减少膜的阻力，提高小溶质的清除率。溶质分子所带电荷与透析膜所带的电荷及其亲水性均可影响某些溶质的清除量。

2. 对流

在跨膜压作用下液体从压力高的一侧通过半透膜向压力低的一侧移动，液体中的溶质也随之通过半透膜，驱动力是膜两侧的压力差，不受溶质浓度梯度差的影响。影响对流清除率的因素有：①溶质的分子量；②膜两侧的净压力差（跨膜压）；③其他因素，如超滤系数、温度、血液成分血浆蛋白浓度、血细胞比容及血液黏滞度等。

3. 吸附

利用溶质的电荷、疏水性、亲水性等物理特性，用吸附材料将溶质吸附清除的方式。

二、适应证

1. 肾脏疾病

伴有血流动力学不稳定、严重水钠潴留、需要大量补液、严重高分解代谢状态、严重电解质紊乱等情况的危重患者，包括：①合并上述情况的急性肾损伤，以及合并急性颅脑损伤或其他原因导致颅内压增高或脑水肿的急性肾损伤；②合并上述情况的终末期肾病。

2. 非肾脏疾病

多器官功能障碍综合征、全身炎症反应综合征、急性呼吸窘迫综合征、挤压综合征、乳酸酸中毒、急性重症胰腺炎、心肺体外循环手术、心力衰竭、肝性脑病、药物或毒物中毒、严重的电解质和酸碱代谢紊乱、横纹肌溶解、高热等。

三、禁忌证

CRRT 无绝对禁忌证，但存在以下情况时应慎用。

（1）无法建立合适的血管通路。

（2）严重的凝血功能障碍。

（3）严重的活动性出血，特别是颅内出血。

四、血管通路的建立

血管通路的类型应根据患者病情需要和身体条件，结合不同血管通路的特点进行选择，理想的血管通路应具备以下特点：①容易建立体外血液循环，可反复使用；②操作方法简单，成功率高；③血流量充分；④并发症和感染发生率低。虽然慢性肾功能不全患者的自体动静脉瘘、长期中心静脉导管和自体或人工合成的移植血管等也可以用作 CRRT 的通路，但中心静脉导管是 CRRT 最普遍的选择。

中心静脉导管可分为单腔、双腔和三腔导管三种。目前除了婴幼儿可能用单腔导管行 CRRT 治疗外，一般选择双腔或三腔静脉导管。

中心静脉导管的置管位置需要考虑个体化因素：如血管存在血栓或动脉瘤等局部异常；局部存在气管切开等手术切口；同步后有放置漂浮导管或 ECMO 插管需求；避免在皮肤受损、感染等部位进行穿刺置管；避免选择曾经多次穿刺置管、血栓形成风险大的血管。

改善全球肾脏病预后组织（KDIGO）指南建议：首选右颈内静脉，其次选择股静脉，再次选择左侧颈内静脉，最后选择优势侧的锁骨下静脉。

五、CRRT 治疗模式的选择

1. 缓慢连续超滤

缓慢连续超滤主要是以超滤的方式清除多余的水分。目前临床主要用于严重全身性水肿、难治性心力衰竭创伤或大手术复苏后伴有细胞外液容量过负荷者。

2. 连续性静脉-静脉血液滤过

利用对流原理清除血液中溶质及多余水分的血液净化模式。主要用于清除血液中的中、小分子溶质。

3. 连续性静脉-静脉血液透析

连续性静脉-静脉血液透析指利用弥散原理清除血液中溶质的血液净化模式。这种模式对于小分子物质，如尿素氮、肌酐等清除效果要优于中分子物质，也能清除血液中多余的水分。

4. 静脉-静脉血液透析滤过

静脉-静脉血液透析滤过将血液滤过和血液透析有机地融合在一起，既利用了对流的原理，也利用了弥散的原理，主要用于清除血液中的中、小分子溶质。

六、CRRT 的抗凝

1. 全身抗凝

（1）全身肝素抗凝：首次负荷剂量 1000～3000U 静脉滴注，然后以 5～15U/（kg·h）的速度维持输注，每 4～6 小时监测 APTT 或 ACT，调整普通肝素用量，维持 APTT 在正常值的 1.5～2 倍。

（2）低分子量肝素抗凝：首次负荷剂量 15～25U/kg，然后以 5～10U/（kg·h）维持。有条件者监测抗 Ⅹa 因子水平，将其维持在 0.25～0.35U/ml。

2. 局部抗凝

（1）肝素/鱼精蛋白局部抗凝：在血管通路滤器前输注肝素（用法同全身肝素抗凝），在滤器后以鱼精蛋白 1mg：普通肝素 100～130U 的比例持续输注。根据滤器前后 ACT 调整肝素剂量，使滤器前血液 ACT 达 200～250 秒，体内血 ACT 正常。

（2）枸橼酸/钙剂局部抗凝：以下为关键要点。

1）枸橼酸的初始输注速度：血流量的 1.3～1.4 倍。

2）枸橼酸输注速度的调整：见表 39-1。

表 39-1　枸橼酸输注速度的调整

滤器后离子钙（mmol/L）	枸橼酸泵速
<0.2	降低 5ml/h
0.2～0.4	不变
0.4～0.5	增加 5ml/h
>0.5	增加 10ml/h

3）离子钙的补充：初始速度为 10%葡萄糖酸钙：2×（2%枸橼酸+4‰置换液），调整速度见表 39-2。

表 39-2　离子钙补充的调整速度

体内离子钙（mmol/L）	10%葡萄糖酸钙泵速
>1.45	降低 6.1ml/h
1.20～1.45	降低 3.1ml/h
1.0～1.2	不变
0.9～1.0	增加 3.1ml/h
<0.9	推注 3.1ml/kg 后，增加 6.1ml/h

3. 无抗凝

对于高危出血风险、有活动性出血或新近发生过出血的患者，可采用无抗凝策略。可采用以下措施减少管路的凝血：①预充液加入 5000~20000U 的肝素，延长预充时间；②治疗过程中每 1 小时用生理盐水 100~200ml 冲洗管路；③适当提高血流速；④采用 CVVH 模式时，尽可能采用前稀释输入置换液（图 39-1）。

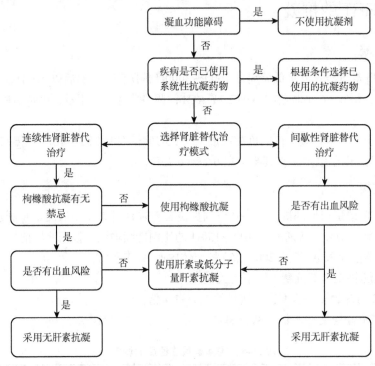

图 39-1 无抗凝策略图

七、CRRT 的参数设置

1. 血流速

血流速指单位时间内流经滤器的血流量。在常规治疗剂量下，一般血流速设置为 100~200ml/min。对血流动力学不稳定的患者，可从 50~100ml/min 开始，再逐步上调至目标值。对血流动力学稳定的患者，可直接将血流速设置为 150~200ml/min。

2. 前稀释/后稀释

置换液在滤器前输入为前稀释，在滤器后输入为后稀释。后稀释时溶质清除效率高，但血液浓缩较明显，滤器内凝血的风险较大；前稀释的溶质清除率低，为后稀释的 15%~20%，但血液浓缩较少，滤器相对不易发生凝血。临床上选择前稀释或后稀释时，首先要评估一下患者是否容易发生滤器凝血，如行无抗凝 CRRT 治疗或在治疗过程中滤器频繁发生血栓堵塞，应避免行治疗后稀释；其次是操作人员的熟练程度，对于尚未十分熟悉操作流程的医护人员，选择前稀释会减少治疗的难度。

3. 置换液的配制

（1）置换液配制的原则：必须保证置换液是无菌和不含致热原的；置换液的成分应该和正常人血液的 pH、渗透压、电解质浓度接近；应根据患者的具体需要做相应的调整。

（2）自配置换液：优点是成本低、配方可随时调整；缺点是增加污染机会和人力成本。改良 Port 配方是常用的置换液配方之一（表 39-3）。

表 39-3　改良 Port 配方

配方	含量（ml）	成分	浓度（mmol/L）
NS	3000	Na^+	143.6
5%GS	1000	Cl^-	116
10%$CaCl_2$	10	Ca^{2+}	2.07
25%$MgSO_4$	3.2	Mg^{2+}	1.56
10%KCl	5～12	HCO_3^-	34.9
5%$NaHCO_3$	250	葡萄糖	65.4
总液体量	4270		

注：钙剂和镁剂会与 HCO_3^- 发生化学反应，形成沉淀，不能配制在一起

（3）成品置换液：预先配置的，袋装的，与血浆成分接近的无菌溶液，相对于自行配制的置换液，安全系数较高，是今后发展的趋势（表 39-4）。

表 39-4　成品置换液基本配方

组分	标示量	
	mmol/L	mg/ml
无水葡萄糖（$C_6H_{12}O_6$）	10.6	1.91
氯离子（Cl^-）	118	4.18
镁元素（Mg）	0.797	0.0194
钙元素（Ca）	1.60	0.0639
钠元素（Na）	113	2.60

4. 治疗量

2012 年 KDIGO 指南推荐 CRRT 的治疗剂量为 20～25ml/（kg·h），在实际治疗时，常因前稀释的应用、滤器凝血、蛋白被吸附或沉淀在滤器表面引起滤器效能下降，以及机器故障引起治疗暂停等因素，导致实际治疗剂量小于处方剂量，故在实际临床工作中，设定处方剂量为 25～30ml/（kg·h），才能实现 20～25ml/（kg·h）的实际治疗剂量。一般来说，后置换时，置换液量设置为 2L/h，清除溶质的能力相当于肾小球滤过率为 33ml/min 时的肾功能。

5. 超滤率

超滤率指相对 CRRT 设备而言，单位时间内额外超滤出的液体量。由于患者外周还有输液、进食等入量和自身的尿量、引流量等出量，超滤率并不是患者最终的全身液体平衡。超滤率需要根据患者的血流动力学状态、外周输液速度及液体平衡目标做动态调整。

6. 温度

过高的体温可能改变血管反应，导致低血压，早期将置换液温度控制在36℃，能够升高平均动脉压和降低儿茶酚胺类药物的剂量。另外，对于某些疾病，如颅脑外伤等，控制体温是不宜的，可利用体外管路的散热作用，降低患者的体温。

八、CRRT 的报警处理

1. 漏血报警

（1）原因：①滤器破膜；②滤器与管路连接不紧，混入空气；③探测器污染故障；④假报警（如患者黄疸或服用利福平）。

（2）处理：①更换滤器；②上机前严格按程序安装管路，避免进入空气，如有空气进入，排净空气后紧密连接管路各接头；③用酒精棉球擦拭漏血池表面及探测器；④漏血池内废液未满，将漏血壶装满；⑤分析原因，如非真实漏血，可临时采用假的漏血壶。

2. 空气报警

（1）原因：①管路连接不紧密；②静脉壶液面过低，静脉壶内有气泡或杂质；③血流量不足，空气从动脉管路进入；④更换置换液时，未排净空气；⑤置换液加热时的生气泡；⑥静脉壶表面不光洁，探测器故障。

（2）处理：①紧密连接管路各接口；②调整静脉壶液面；③调整血流速度；④少量气体进入时，可通过轻拍敲打等方法使气体进入排气室，借助外排方式将气体抽出；⑤大量气体进入，暂时分离引血端及回血端，接生理盐水重新进行预冲，排除管路、滤器中的空气，按照上机程序继续治疗；⑥排除探测器故障，用酒精擦拭静脉壶表面或更换。

3. 跨膜压报警

（1）原因：①滤器凝血；②管路扭曲或夹闭；③超滤率设置过高。

（2）处理：①更换滤器；②解除管路扭曲或夹闭状态；③降低超滤率，适当提高血流量。

4. 动脉压（PA）低报警

（1）原因：①患者血容量不足；②中心静脉导管置管位置不当；③管路受压、扭曲。

（2）处理：①调整患者血流动力学状态，提高血容量；②调整导管置管位置，解除管路压迫；③检查管路，解除管路受压、扭曲状态。

5. 动脉压（PA）高报警

（1）原因：①管路受压、扭曲、夹闭；②患者体位不当。

（2）处理：①检查管路，解除管路受压、扭曲状态；②保持患者适当体位。

6. 静脉压（PV）高报警

（1）原因：①管路受压、扭曲；②患者体位不当；③管路内有血凝块。

（2）处理：①检查管路，解除管路受压、扭曲状态；②保持患者适当体位；③清除血凝块或更换管路。

7. 静脉压（PV）低报警

（1）原因：①管路受压或扭曲；②管路断开或破损；③压力报警设置不当。

（2）处理：①检查管路，解除管路受压、扭曲状态；②更换管路；③调整压力设置范围，提高血流速度。

8. 温度报警

（1）原因：①温度设置不当；②置换液加热器的门未关闭；③置换液提前加热温度过高；④室温过高。

（2）处理：①合理设置温度；②连接好管路与加热器；③置换液提前加热至适当温度；④调节合理室温。

9. 平衡报警

（1）原因：①置换液袋/废液袋位置不当、摇摆或破损；②夹子未打开；③置换液/废液袋体积过大触及机器周围部位；④插入滤液袋的针头根部打折、扭曲。

（2）处理：①正确悬挂置换液/废液袋、检查是否漏液、是否触及机器周围部位；②解除管路打折、扭曲状态；③打开夹子。

九、CRRT 并发症的处理

1. 中心静脉导管出血、渗血、血肿、动脉瘤及假性动脉瘤

（1）原因：①置管操作不当；②患者自身凝血功能障碍；③导管脱落。

（2）防治措施：①提高穿刺技术，如采用超声引导下穿刺，术前纠正凝血功能障碍；②治疗过程中密切监测凝血功能的变化，及时调整抗凝方案；③密切关注穿刺部位变化，如穿刺部位出血，给予压迫止血，必要时予输血等对症治疗。

2. 中心静脉导管血栓形成

（1）原因：①导管留置时间过长；②抗凝效果不佳；③穿刺部位的影响，如股静脉发生血栓的可能性更大。

（2）防治措施：①密切监测患者穿刺肢体表现，观察有无血栓形成表现，如出现穿刺侧肢体深静脉血栓形成，拔除导管，予规范溶栓、抗凝治疗；②CRRT 治疗过程中选择合适的抗凝方案；③每次治疗结束后，按规范做好封管（先用生理盐水 10～20ml 弹丸式注入两侧管腔，再以相当于管腔容量的肝素盐水封管，在即将推注完毕时迅速夹闭管路，避免血液回流）。

3. 导管相关感染

（1）原因：①导管留置时间过长；②无菌操作不严格；③患者自身免疫功能下降。

（2）防治措施：①加强无菌操作，治疗时导管连接处覆盖无菌纱块，治疗结束后立即消毒封管；②一旦怀疑导管相关感染，应立即拔除，留取导管尖端、经导管血及外周血标本进行病原学培养；③确诊导管相关感染后，选择敏感抗菌药物进行规范抗感染治疗。

4. 过敏反应

（1）原因：滤器生物相容性不良；血膜反应；血液中补体、蛋白酶、缓激肽、细胞因子等免疫炎症介质激活。

（2）防治措施：使用生物相容性高的滤器；出现过敏反应时停止治疗，给予抗过敏治疗。

5. 低血压

（1）原因：超滤量过大；出血；出现过敏反应；患者病情发生变化。

（2）防治措施：减少超滤量，停止超滤，减慢血流速度，补液治疗，如血压好转，可逐渐恢复超滤，如血压仍无好转，予再次扩容，必要时停止治疗，行血流动力学监测，对症治疗；如发现出血，予止血疗法，必要时输血治疗；如为过敏反应，积极抗过敏治疗。

6. 酸碱失衡及水、电解质紊乱

（1）原因：碳酸氢钠输注不当；置换液配置不合理。

（2）防治措施：加强治疗过程中的监测，合理配置置换液，根据 pH 及时调整碳酸氢钠输注速度。

7. 营养不良

（1）原因：CRRT 治疗过程中，会丢失某些机体需要的重要营养成分，包括葡萄糖、氨基酸、蛋白质、维生素及微量元素等。

（2）防治措施：合理安排治疗，避免不必要的长期治疗，加强营养支持，给予补充必要的维生素及微量元素。

第四十章　急诊床旁超声检查

急诊床旁超声检查的对象是急诊室中的急危重患者，其目的是迅速解决急危重症临床处理中重要和迫切的问题，强调在患者诊疗中的时效性、准确性、床旁即时性的临床策略。急诊床旁超声技术直观报告病情和病因，减少了数据分析的时间，增加了临床判断的准确性，拉近了医生与病因及病情判断的距离，标志着临床治疗进入可视化时代。

一、超声原理

超声采用"脉冲-回声"原理，电流经过换能器的晶体后转变成声波，压电效应产生一种高频、纵向的恒定脉冲式机械波，可被测量和计算。这种脉冲波以相对恒定的速度传播，直到遇到一个反射界面，此处，小部分声波反射回换能器的晶体，返回的波撞击晶体时产生一个可被转换成信息的电脉冲，而最终被处理成诊断图像。

（一）成像类型

1. A 型

A 型即"振幅"，是利用超声波评价人体的一种独创方法。A 型超声通过示波器显示一个返回振幅的信息，而无传统的图像存在。

2. B 型

B 型即"辉度"，把振幅波形转换成能与解剖结构相关的更好图像。根据返回信号振幅的大小分配一个灰阶像素，灰阶扫描可显示最多达 256 个灰阶的信息，这些灰阶数可显示组织内的细微差别。超声仪能根据仪器的对比分辨率或动态范围将回声分成不同灰阶。

3. M 型

M 型即"活动"，可将二维 B 型（2-D）图像和特征波形同时显示。图像纵轴代表相对于探头的组织活动或偏转，横轴代表时间或心动周期的变化。M 型技术在孕期检查、测量和记录胎儿心脏活动的急诊室和监护室更具价值，它还显示心动周期与时间的变化，如在识别继发于心包积液的右心室舒张期塌陷时有用。同样，肺的滑动或类似的应用也可用 M 型记录。

4. D 型

D 型即"多普勒"，有许多不同的表示形式。频谱多普勒提供了一个特征曲线，可通过连续波或脉冲波进行血流分析的定量研究。脉冲多普勒发射短促的声脉冲，它使用相同的晶体发射和接收信号，探头在特定的间歇接收回声，可以精确判定反射波的来源，因而具有"选通分辨力"。彩色多普勒利用"脉冲-回声"原理产生彩色图像，彩色图像叠加在二维图像上，红色和蓝色均提供了血流方向与平均流速的信息。它不能显示瞬时峰值速度，而且也不是真正的量化指标。彩超顶部的颜色代表流向探头的血流，底部的颜色代表离开探头的血流，它对探头位置很敏感。能量多普勒成像依赖于运动的振幅或强度，以一种连续的颜色代表。它对卵巢或睾丸扭转等低速或低容积状态的血流更敏感，通过比较或平均多段心动周期中存储的多帧图像的累计流量显示血流，所以需要额外的处理时间以减慢帧频。它较少有角度依赖，但对活动伪差较敏感。

（二）急诊床旁超声特征

1. 有助于急诊患者诊断与病情评估

（1）诊断：可以辅助诊断。如钝性伤患者有无腹水，右上腹痛患者有无胆囊炎或胆囊结石，气促患者有无心力衰竭、有无心脏压塞、有无肺水肿等。

（2）病情评估：心肺复苏患者，通过左心室射血功能评估，可以了解心功能恢复程度，以进行下一次救治策略决策。

2. 急诊操作的帮手

急诊床旁超声常用于颈部深静脉置管、心包穿刺、胸腹腔穿刺的引导，减少急诊操作的失误，提高高危急诊操作的安全性和困难操作的顺捷性。

（三）急诊床旁超声机的性能要求

（1）体积小巧，利于携带，配有线阵探头、凸阵探头、相控阵探头。

（2）对组织的分辨率高，显示效果佳，方便医生的操作。

（3）具有穿刺引导线及穿刺支架：对目标血管及组织定位更精确，引导穿刺针直达目标位置，穿刺更准确，操作更安全。

（4）动态存储，图像存储后可再测量、再修改，方便医院教学及学术研究。

（5）能对微创介入引导资料过程进行连续录像，为避免医患及与其他科室纠纷提供有利的证据。

（6）具有图像数据无线传输功能。

二、急诊床旁超声应用

（一）创伤中的临床应用

美欧等发达国家在创伤救治中应用床旁超声始于20世纪90年代早期，可以准确地检测到体腔内的游离液体，并且具有迅速、无创、可在床边进行和使患者免于射线暴露等优点。此时，床旁超声检查被定义为"创伤患者腹部重点的超声检查"或FAST检查，后来被改名"针对创伤的有重点的超声评估"，但目标仍然保持一致，即在超声的帮助下评估创伤患者。缩略词"FAST"意味着要对腹腔和心包进行快速的超声扫查。一般情况下，扫查可以在3～5分钟内完成，可以与复苏同时进行，或者用作对稳定患者的二次评估。通过摆动探头及将探头转动90°角，在每一个扫查窗口都进行双切面的观察，还要辅以进一步的扫查操作，保证探查到所有潜在的空间。通常在一个有代表性的检查窗上冻结一幅图像。

1. FAST 检查的临床适应证

（1）急性钝器或锐器伤。

（2）妊娠期创伤。

（3）小儿创伤。

（4）亚急性躯干创伤。

（5）不明原因的低血压。

2. 超声成像特点

（1）腹腔游离液体：创伤患者中通常可以在腹腔的低垂部位包括肝肾隐窝、脾周腔隙、盆腔和结肠旁沟检测到液体（血液）。一般来说，游离液体表现为无回声（黑色），可以由它所处腔隙的边界来确定。例如，肝肾隐窝内的游离液体以前外侧的肝包膜或肝脏及后内侧的肾筋膜或肾脏为界。许多因素会影响腹腔内液体的影像和位置，包括最初出血的部位、血液积聚的速度、伤后经历的时间和液体在腹腔内的流动等。

（2）实质脏器损伤：肝实质损伤表现为低回声或高回声的正常结构的破坏，表现为弥漫性高回声区域内部可见连续性的中断，肝包膜下积液和腹水。脾脏损伤表现为弥漫性的回声不均，形成高回声或低回声的月牙形病灶，脾内不连续的高回声或低回声区域，腹腔积血或脾包膜下积液，脾实质正常结构的回声改变。

（3）心包积液：表现为与心脏轮廓一致的无回声带。在大部分患者中，积液和心腔内的血液一样，表现为无回声的暗区。

3. 基本检查部位

（1）肝脏周围（右上腹部）：又被称为肝肾隐窝或者肝脏周围的扫查，一般被认为是创伤超声扫查的标准部位。在这片区域中可以观察肝脏和右肾之间潜在间隙中的游离液体，还可以发现肋膈角区膈上和膈下的液体及膈下的腔隙。

（2）脾脏周围（左上腹部）：左上腹超声检查可以看作是脾脏周围的扫查。

（3）盆腔（直肠子宫陷凹或直肠膀胱陷凹）：是腹腔内最低垂的区域之一，积液可以首先在这里被发现。

（4）心包（心脏）：剑突下扫查是显示心脏结构和心包区最常用的、最方便的途径。

4. 其他方案

e-FAST 检查：是在 FAST 检查基础上，增加了气胸、血胸的筛查。e-FAST 检查操作步骤：①FAST 检查；②两侧胸腔，筛查血胸；③两侧前胸壁，筛查气胸。e-FAST 检查可快速评估创伤患者呼吸困难的病因。对于血流动力学不稳定患者，在不宜搬动等 CT 检查条件不具备时，床旁超声的快速筛查胸腹腔和心包腔有助于快速提供有效的信息以及时手术。对于血流动力学稳定的患者，动态床旁超声监测，可以及时发现病情变化，及时采取干预措施。

BEAT 方案：是指联合心肺大血管超声对创伤休克患者进行超声评估，包括评估血容量状态、心泵功能，监测循环状态，指导液体复苏。BEAT 方案的操作步骤：①胸骨旁长轴切面，评估左心功能；②两侧胸腔+心包腔，筛查胸腔（心包腔）积液；③心尖四腔心切面，观测左右心比例，评估右心功能；④剑突下切面，下腔静脉直径及呼吸变异度，评估容量状态及液体反应性。通过 BEAT 方案，可明确创伤休克病因，是否需要补液及补液是否获益等。

（二）急性呼吸困难中的临床应用

呼吸困难的病因众多，主要包括肺源性、心源性、神经精神性、血源性及中毒性。而其中心肺疾病所致的呼吸困难占到了绝大多数。呼吸困难是急诊科常见的急危重症主诉之一，随着超声影像技术的发展，特别是肺部超声的研究，肺超声不只局限于胸腔积液，还可以对危重患者很多胸部问题进行诊断。原因在于受损肺脏的肺泡和间质充气、含水量的改变产生一些特征性超声影像及伪影，这些特征性超声影像及伪影与普通 X 线片对比，对心肺疾病诊断具有更加良好的敏感性和特异性。

1. 肺部超声成像特点

（1）肺滑动征：超声探头沿纵轴垂直于双肋间的皮肤表面，调节合适的深度，屏幕正中可以显现出胸膜线。同时在两侧肋骨回声中间有起自胸膜线深约 0.5cm 的强回声影，脏胸膜线和壁胸膜线同时显现。胸膜线随着呼吸周期滑动，并在吸气相时出现闪烁，即"肺滑动征"。由于强有力的心脏射血带动肺脏摆动，并将这一征象叠加在脏胸膜而出现肺脏搏动影像学表现。存在肺滑动征与肺搏动征是排除气胸的最主要征象，然而没有肺滑动征与肺搏动征并非为确诊气胸的方法。

（2）肺点：也是诊断气胸的一个方法，产生于正常滑动的肺脏与气胸存在的区域的交界处。

（3）A 线：是由这两个组织界面产生的伪影征象。有一条或多条线，与胸膜线水平。A 线与胸膜线之间的距离取决于胸膜距皮肤表面的距离，肺滑动与 A 线并存是肺脏正常通气的表现。

（3）B 线：起自胸膜线，方向垂直于胸膜，呈放射状散射至屏幕底端，可以在每个区域出现一条或多条（彗尾征），掩盖 A 线，通常跟随肺滑动同步摆动。由胸膜下少量积液或改变组织密度产生的征象。B 线存在可以排除气胸。B 线的产生与异常肺泡和肺间质有关。

（4）实变：实变的肺组织与肝实质的组织密度相同。如果肺实变时显著侵及主支气管，气管内可能仅有少量气体，在呼吸周期产生动态影像学表现，从而出现强回声的支气管征象。

（5）胸腔积液：脏胸膜、壁胸膜分离，解剖边界包围形成的相对低回声区就是胸腔积液。

2. 急性呼吸困难常见病因的超声影像特点

（1）肺水肿：超声可见多条与胸膜表面垂直的大 B 线及火箭征，为双侧对称性。

（2）肺炎：可出现肺实变征象即肝样变、碎片征、胸腔无回声区，还可出现胸膜改变和胸膜下结节、支气管征象。

（3）气胸：肺滑动征及肺搏动征消失伴 A 线，M 型超声下可见条码征。肺点则为局灶性气胸的特异性征象。

（4）肺栓塞：床旁心脏彩超诊断肺栓塞主要依赖间接征象，主要包括右心室增大、肺动脉增宽和肺动脉压升高，胸膜下结节，且能早期对肺栓塞进行干预的影像信息。

3. 床旁超声应用于急性呼吸困难中的临床流程

（1）BLUE 方案：2008 年 Lichtenstein 和 Meziere 率先针对急性呼吸衰竭患者制定了 BLUE 方案并发表于 *Chest*。主要检查区域包括：上 BLUE 点，左手第 3、4 掌指关节处；下

BLUE 点，右手掌中心；膈肌线，右手小指的横线；PLAPS（posterolateral alveolar and/or pleural syndrome）点，下 BLUE 点垂直向后，与同侧腋后线的相交点。检查步骤：第一步，两手并列放置（拇指叠加）于患者前胸部，左手小指位于锁骨下缘，手指尖达正中线位置，此时右手小指的位置指示为肺前下界（横膈线），腕关节通常位于腋前线，分隔前、侧壁；第二步，从腋前线扫查至腋后线（下界由横膈水平界定）；第三步，肺后部——PLAPS 点，即下 BLUE 点横行延长线与腋后线交叉处，通过 PLAPS 点，在肺脏完全充气状态下探查，探头位置略高于膈肌；第四步，患者取侧卧位或坐位以充分扫查后胸壁。BLUE 方案的主要影像学特征为：A 表现，仰卧位或半坐位的患者前胸部主要表现为 A 线，如存在胸膜滑动多见于慢性阻塞性肺疾病、肺栓塞、后背部肺炎；如胸膜滑动消失多见于气胸。B 表现，仰卧位或半坐位的患者前胸部主要表现为 B 线，多见于心源性肺水肿，基本可除外慢性阻塞性肺疾病、肺栓塞及气胸。A/B 表现：左肺为 B 线，右肺为 A 线，通常见于肺炎。

（2）ETUDES 方案：2009 年有学者提出利用肺部超声 B 线联合脑钠肽（BNP）诊断急性心源性肺水肿的 ETUDES（emergency thoracic ultrasound in the differentiation of the etiology of shortness of breath）方案，该方案将双侧胸腔分为 8 个区域，记录各区域 B 线数目，双侧胸壁出现 3 条以上 B 线的区域越多，心源性肺水肿可能性越大。如每侧胸壁有 3 个以上区域均有 3 条以上 B 线出现，则诊断心源性肺水肿可能性超过 90%。

（3）CCUS 方案：2015 年，用于早期诊断急性低氧性呼吸衰竭的 CCUS（critical care ultrasonography）超声诊断流程发表于 Chest，该方案主要评估 B 线区域、胸腔液性暗区、左心功能及下腔静脉状态。根据综合表现判断引起急性低氧性呼吸衰竭的常见病因如肺炎、急性呼吸窘迫综合征、心源性肺水肿等。

（三）休克容量评估中的临床应用

目前根据休克的发生机制通常将休克分为以下 4 种类型：①低血容量性休克，各种原因出血或体液丢失导致血容量减少；②分布性休克，最常见病因是脓毒症休克，炎症因子释放引起外周血管扩张导致血容量不足；③心源性休克，心脏泵衰竭导致心排血量下降，不能维持重要脏器血供，常见病因有心肌梗死、心肌病或瓣膜病急性加重；④梗阻性休克，常见病因为心脏压塞、大面积肺栓塞或张力性气胸。

1. 超声成像特点

（1）低血容量性休克：心脏收缩增强，心腔变小；下腔静脉、颈静脉塌陷；可出现腹水、胸腔积液；血管超声可发现腹主动脉瘤、主动脉夹层等。

（2）分布性休克：心脏收缩亢进（脓毒症早期）或减弱（脓毒症晚期）；下腔静脉正常或变窄（脓毒症早期）；可出现胸腔积液和（或）腹水。

（3）心源性休克：心脏收缩减弱，心室腔扩大，下腔静脉、颈静脉扩张；可出现胸腔积液、腹水。

（4）梗阻性休克：心脏收缩增强；中、大量心包积液，心脏压塞；右心室壁塌陷；心脏血栓；下腔静脉、颈静脉扩张；肺滑行征消失（气胸）。

2. 特殊影像特征

（1）心包积液（心脏压塞）超声影像：心包积液超声表现为心包和心肌之间的黑色的

无回声暗区，如果是血性渗出或炎性渗出，回声会轻度增加。少量心包积液表现为细的暗带，量多则表现为环绕心脏周围的液性暗区。心包积液会导致心包腔内压力升高，心脏受压而出现血流动力学不稳定。检查右心房、右心室是否有舒张期塌陷来判断是否有心脏压塞。

（2）下腔静脉（IVC）超声影像：将探头置于剑突下，采用下腔静脉长轴切面，在距离下腔静脉与右心房交界处 2cm 测量下腔静脉直径，也可将探头旋转 90°，测量下腔静脉横切面，可以作为长轴切面的补充。当患者吸气时，由于胸腔负压，下腔静脉会出现塌陷，将 M 型超声扫描线置于下腔静脉上，可以记录下腔静脉直径随呼吸的动态变化情况。研究显示，下腔静脉直径及呼吸变异度与中心静脉压（CVP）/右心房压（RAP）有较好的相关性，美国超声心动图协会（ASE）指南做出以下推荐：用力吸气时，IVC 直径≤2.1cm 伴随呼吸变异率≥50%，对应于 RAP 值 3mmHg（0～5mmHg，1mmHg=0.133kPa），IVC 直径>2.1cm 伴随呼吸变异率<50%，对应的 RAP 值为 15mmHg（0～20mmHg）；如 IVC 直径≤2.1cm 伴随呼吸变异率≤50%或 IVC 直径>2.1cm 伴随呼吸变异率>50%，提示对应的 RAP 值可能为 8mmHg（5～10mmHg），此时应考虑采用其他指标来估测 CVP/RAP。其他文献报道数值略有不同，平静呼吸时，IVC 直径≤2cm 伴随呼吸变异率≥50%，对应于 CVP 值≤10mmHg，可见于低血容量性休克和分布性休克患者；IVC 直径>2cm 伴随呼吸变异率<50%，对应的 CVP 值>10mmHg，可见于心源性休克和梗阻性休克患者。

（3）右心室压力负荷增高超声影像：正常心脏左心室内径大于右心室，在超声上，左心室和右心室正常比值为 1：0.6。测量比值时宜选择胸骨旁心室长轴（短轴）和心尖四腔切面，使用剑突下切面时要注意显示右心室整个长轴，否则容易低估。任何导致肺循环压力突然升高的因素都会引起右心室急性扩张，典型病因是大块肺动脉主干栓塞，由于肺动脉流出道突然梗阻，右心室为代偿出现急性扩张。而且，当右心室压力急剧升高时，室间隔从右心室偏向左心室，在胸骨旁心室短轴切面左心室呈"D"形。研究显示，床旁超声发现右心室扩张用于帮助临床医生诊断肺栓塞的敏感性只有中度，但特异性和阳性预测值非常高，特别是对不明原因低血压的患者。

3. 左心室功能评价

（1）左心室收缩功能评估：左心室的收缩功能，可用视觉估计左心室收缩和舒张时心肌移动的幅度、容量改变比例进行整体评估。收缩功能良好时左心室在 2 个心动周期内容量改变很大，而收缩功能差的左心室容量改变则很小，常伴有心室腔扩大。胸骨旁长轴（PLAX）和短轴（PSAX）切面是首选的检查切面，如果这两个切面不满意，可让患者取左侧卧位，获取心尖四腔心切面（A4C）了解左心室功能。剑突下切面也可用于分析，但左心室在这个切面位于远场，图像质量可能不佳。根据评估结果可将左心室收缩功能分为正常（左心室射血分数 50%～70%）、轻度降低（左心室射血分数 30%～49%）、严重减低（左心室射血分数<30%）和过度增强（左心室射血分数>70%）四个类别。了解患者的左心室收缩功能，可以指导急诊科医生更好地进行容量复苏，如果患者心功能差，应考虑尽早使用血管活性药物。如果患者的左心室在收缩末期前后壁几乎贴近，称为"亲吻征"，高度提示左心室充盈欠佳、容量不足，多见于低血容量性休克。也可使用 M 型超声选取胸骨旁左心室长轴切面，将 M型取样线垂直穿过左心室后壁放在二尖瓣叶前方，测定左心室缩短分数（FS），左心室缩短分数=（左心室舒张末内径-左心室收缩末内径）/左心室舒张末内径，正常值为 25%～45%，但不适用于存在心尖或基底部室壁运动障碍的患者。还可以使用 M 型超声在胸骨旁左心室长轴切面，测定舒张早期二尖瓣前叶与室间隔之间的最小距离（EPSS），正常值≤5mm，>1cm 提示左心室收缩功能减低。

（2）左心室流出道（LVOT）血流速度时间积分（VTI）：每搏输出量（SV）是休克液体复苏时反映容量反应性的重要参数，扩容后每搏输出量如能较前增加 10%～15%，提示容量反应性好，心脏超声能通过实时监测每搏输出量来判断临床治疗效果，指导液体复苏。每搏输出量= 左心室流出道面积×速度时间积分，LVOT 面积可以在胸骨旁左心室长轴切面通过测量 LVOT 内径后计算获得，VTI 可通过在心尖五腔心切面使用脉冲多普勒技术测量 LVOT 的血流速度获得，由于 LVOT 面积相对固定，故可以通过 VTI 数值的变化反映每搏输出量的变化。临床工作中可以使用心脏超声检查 VTI 的变化来判断容量反应性和指导休克患者的治疗，但对存在严重 LVOT 梗阻或主动脉瓣反流的患者则应用受限。

4. 休克的超声诊断草案和流程

（1）RUSH 草案：2010 年，Perera 提出了休克患者的 RUSH 草案，2012 年，Perera 和 Seif 对草案做出了进一步修订。RUSH 草案分 3 步进行重点超声检查：第一步是对心脏泵功能进行检查，内容包括是否有心包积液（心脏压塞），左心收缩功能是否正常和右心室大小。第二步对容量状态进行评估，包括下腔静脉和颈内静脉，FAST 检查和胸部超声明确是否有腹水和胸腔积液、肺水肿和气胸。第三步是血管检查，包括腹主动脉和下肢深静脉，除外主动脉瘤或深静脉血栓形成。

（2）FALLS 草案：2015 年，Lichtenstein 在 BLUE 草案的基础上制定了 FALLS 草案，用于处理急性循环衰竭患者。FALLS 草案通过逐步排除梗阻性休克、心源性休克、低血容量性休克，以明确分布性休克（常为脓毒性休克）的诊断。这些检查都可通过简单的便携式超声机和凸阵探头来完成。

（四）心肺复苏中的临床应用

1. 心脏超声的监测视窗

在心肺复苏过程为了避免超声监测对于胸外按压的干扰，以及在心脏按压过程中对心脏进行扫描，剑突下四腔心视窗是最为理想的视窗。

2. 心肺复苏期的床旁超声对心脏运动的判定

在紧急急救状态下，触诊或听诊外周脉搏很难对心搏骤停或低血压患者做出评估。心搏骤停、心室颤动和室性心动过速都可表现在心电监护仪上，而无脉电活动的诊断依赖于脉搏。心脏超声不仅可探及心脏运动，还能探测导致无脉电活动的常见原因，如心脏压塞、张力性气胸、肺栓塞、低血容量性休克等，超声心搏骤停表现为无心室收缩。如离开心肺复苏则无心脏收缩，医师可据此判断预后并决定何时停止复苏。在心脏终点事件发生时，心房和二尖瓣可能依然会有少量收缩，用心室收缩情况去评判预后更有意义。另外应注意，在做超声检查时应停止胸外按压及人工呼吸以避免其对心室运动带来的影响。M 型超声可用来协助判断心肌运动缺失情况。在胸骨旁长轴切面或剑突下切面，M 线跨越左心室室壁。当运动图像长时间显示为一条宽的直线时，代表心搏骤停时的静态图像。

（五）介入超声在急危重症中的诊断及治疗

1. 超声引导下血管穿刺

（1）设备选择：用于引导血管穿刺的超声探头通常选用 4～12MHz 的高频线阵探头；高频线阵探头成像质量较高，穿透能力弱，因而主要用于浅表小器官的检查，大多的目标血管均位于浅表位置，正符合线阵探头的特点。在某些情况下需要穿刺较深的血管时，可以选用 1～5MHz 的低频凸阵探头。超声模式的选择，在穿刺时通常都是使用普通二维黑白超声进行引导，但在目标血管识别、穿刺位置的确认时，我们往往需要结合彩色多普勒或脉冲多普勒来辅助判断。穿刺前探头必须用无菌探头套套扎，耦合剂必须使用一次性使用的无菌耦合剂，操作人员必须穿无菌手术衣并戴无菌手套，穿刺部位必须严格消毒并铺无菌巾。此外患者体位通常可以和常规穿刺时一致，但要注意体位应尽可能利于超声探头的放置和操作。

（2）血管识别：超声识别动静脉的方法有以下四种。

1）加压法：由于静脉血管缺乏富含弹性纤维的中膜，管壁较薄，相对于伴行的动脉更容易被压闭，因此可以通过探头加压的方式来观察，首先被压闭的是静脉。

2）彩色血流法：找到目标血管后，打开超声的彩色多普勒血流显像时，迎向探头的血流会显示为红色，背离探头的血流显示为蓝色，因此结合血管的解剖学基础及超声探头的朝向就可以区分出动静脉。

3）远端加压信号增强法：打开超声的彩色多普勒血流显像时，可以看见红色、蓝色血流，颜色的亮度代表了血流的速度，血流速度越快，颜色越亮。利用这个原理，可以在目标血管远端挤压肌肉组织，这会使静脉在短时间内回心血量增加，血流速度加快，血流的颜色会短暂变亮，而伴行动脉无此变化，从而确定这变亮的血管为静脉。

4）脉冲多普勒法：找到目标血管后，打开超声的脉冲多普勒血流显像，将采样框放到相应的血管上，就可以看见相应血管的血流频谱，动脉血流呈规律搏动样高频信号，而静脉血流呈连续性低频信号。

（3）穿刺步骤

1）平面内穿刺法的操作方法：首先将探头长轴与目标血管走向平行，此时就可看见深部血管影像，然后将穿刺针从探头一侧指示点处进针，进针方向一定要与探头长轴平面平行，此时就可在超声仪上看到穿刺针影像与位置，适当调整穿刺针与探头的夹角，使其在超声影像范围内能够穿入血管。在超声监视下缓慢进针，直至针尖穿破血管前壁并抽出血液，即可停止进针，此时血管穿刺已经成功。如果需要进一步置入中心静脉导管，则可以让助手从穿刺针中插入中心静脉置管导丝，之后置入中心静脉导管。

2）平面外穿刺法的操作方法：首先在血管短轴确认目标血管后，将目标血管放置于超声探头正中位置，然后将穿刺针从探头正中位置、在垂直于探头长轴的平面内进针，此时应严密观察探头下方图像，搜寻针尖位置，一旦发现针尖出现在图像平面中，则一边向穿刺方向移动探头，一边缓慢进针，以确保超声图像上始终显示针尖的影像，直至针尖穿破血管前壁进入血管内，此时穿刺针可抽出血液，停止进针，插入中心静脉置管导丝，之后置入中心静脉导管。

2. 超声引导下胸腔穿刺术

（1）穿刺前准备：了解患者基本病情，与家属谈话，签署知情同意书；器械准备；穿刺前常规进行超声检查，设计穿刺路径、测量进针深度，应包括以下内容。

1）确定患者的体位：轻症患者取坐位，重症患者取平卧位或半卧位、侧卧位。与穿刺操作时体位保持一致。

2）评估积液：明确是游离性积液还是包裹性积液，确定积液的部位及深度，判断积液量。

3）选择进针途径：超声全面检查胸腔积液情况及分布，寻找积液较深位置。确定穿刺点及进针路径，记录积液深度，了解是否合并胸膜增厚，积液腔内有无沉淀、絮状物及分割。这些可以作为选择穿刺针粗细的参考。若有可能，操作者应先观察胸部 X 线或胸部 CT 后进行超声检查，这样可使超声扫查更为全面，图像分析和穿刺引导更为准确可靠。

4）操作前超声检查：患者取端坐位，背对操作医生端坐于凳子上，双臂平放在桌面上，头轻枕双手，并将后背弓起，一般在肩胛线和腋后线上选择穿刺点；半卧位或平卧位者通常在腋中线肋间选择穿刺点，避免位置过后，卧位对引流管的压迫可影响胸腔积液的引流。最佳穿刺点应选在液深较大，尽量选择第 9 肋以上，其位置不宜过低，避免靠近肋膈角穿刺，误伤心脏、肝脾等腹部器官。在胸壁皮肤上用记号笔标记穿刺点。

（2）操作步骤

1）按照术前超声检查的相同体位，复核穿刺位点后，常规消毒铺巾、局部麻醉、无菌穿刺探头准备。

2）穿刺抽液：患者保持平静呼吸，紧贴胸腔积液体定位处，在超声引导下用 18～21G PTC 针穿刺至积液内，肋骨上缘插入针头，针头在超声屏幕上显示为液性暗区中的强回声点，导丝及导管在胸腔积液中可见。实时超声下穿刺可见大部分穿刺针及针尖显示。拔出针芯，连接引流管和集尿袋。

3）术后评估：置管成功后，将导管与引流袋连接，持续引流，每次不能超过 800～1000ml，并及时补充血浆白蛋白。置管后每 24～48 小时，超声及时评估胸腔积液量、胸腔积液性状。

3. 超声引导下腹腔穿刺术

（1）穿刺前准备：了解患者基本病情，与家属谈话，签署知情同意书；器械准备；穿刺前常规进行超声检查，设计穿刺路径，测量进针深度，应包括以下内容。

1）操作前排空膀胱，无须禁食。

2）确定患者的体位：进行腹腔穿刺术时患者通常取仰卧位，或略抬高床头。明确腹水的分布。临床上，游离性腹水占绝大多数。包裹性腹水穿刺风险较高，更需要超声引导下穿刺引流，提高腹腔穿刺的成功率、减少并发症。

3）穿刺针的选择：腹腔穿刺针头的选择取决于是行诊断性穿刺还是行治疗性穿刺。一般来说，应尽可能选择最细的针头进行穿刺，以使针头刺入血管或肠管的概率降至最低。对于较瘦体形的患者施行诊断性腹腔穿刺术时，可以用 10ml 或 20ml 注射器，肥胖患者则选择 60ml 注射器。对于治疗性腹腔穿刺术，应使用更大的 15G 或 16G 针头以加快腹水抽取。

4）穿刺点的选择：腹腔穿刺术通常在左下腹（反麦氏点）进行。在正中线脐上或脐下处，可能有腹壁侧支血管，因此穿刺前先用彩色多普勒超声检查，并避开这些区域。也应避开手术瘢痕及可见的静脉。如果不确定，可以使用超声在穿刺过程中进一步确认腹水、腹穿针（留置管）的存在，以及确认穿刺范围内没有漂浮的小肠或肿大的脾脏。选择穿刺点后，用记号笔做标记。

（2）操作步骤

1）穿刺点周围皮肤常规消毒、铺巾，注意不要擦去标记痕迹。

2）使用"Z"型技术穿刺：进行治疗性腹水引流时，大量腹腔穿刺放液（抽取腹水量大于 5L）尤其要注意。施行麻醉，然后可在选好的穿刺点沿切线方向进针行皮肤麻醉，注射少量利多卡因形成皮丘。形成皮丘后，退出针头，将针头置于穿刺点垂直腹壁。使用"Z"型路径技术，逐渐注射 3～5ml 利多卡因麻醉整个软组织路径。"Z"型路径技术在皮肤和腹水之间建立一个非直线的路径，从而有助于降低腹水渗漏的可能。穿刺针沿麻醉路径穿入皮肤后，刺入腹腔前，针头在皮下水平前进，穿刺针进入腹腔并抽吸到腹水。诊断性腹腔穿刺收集到足够的标本后，拔出穿刺针，局部压迫 5 分钟后纱布覆盖。治疗性腹腔穿刺选择深静脉导管，应用 Seldinger 法置管，连接三通管及引流袋。腹带加压包扎，以免腹腔压力下降过快，引起血流动力学变化。

3）术后评估：如果大量腹腔穿刺放液，应及时评估患者的血压、心率、血氧饱和度等生命体征及腹部穿刺位置的渗漏及引流情况。

4. 超声引导下心包穿刺术

（1）心包穿刺的禁忌证：出血倾向，穿刺部位感染，心包积液量过少，无法选择合适的穿刺部位，患者不能配合穿刺。

（2）心包穿刺超声应选择心脏探头。

（3）穿刺路径的选择：临床上穿刺路径通常有 3 种，剑突下、心尖区及胸骨旁。用心脏超声探及的数个超声窗（肋下、胸骨旁、心尖）进行系统性超声，估测心包积液的分布情况。

1）剑突下途径：在剑突下与左肋弓下缘之间，朝向左肩方向，与皮肤成 15°～30°，将穿刺针刺入心包腔内，缓慢推进的同时连续抽吸。如果未吸到液体，应及时退针并再调整方向。针刺需要的深度受患者解剖特征的影响。对于大多数患者，7～9cm 长的针就足够，但对肥胖患者，可能需要更长的针（12cm）。对婴儿和儿童，4cm 长的针已足够。如果第二次穿刺仍未抽到液体，退针到皮肤后调整针，使针的方向与上次穿刺针的路径在患者偏右侧成 15°，逐渐从患者左侧向右侧逐步调整抽吸方向，直到穿刺针朝向患者的右肩。超声引导通常可使临床医生避免在穿刺时误刺入其他器官。

2）心尖区途径：心尖区穿刺入路靠近厚壁的左心室，且心尖区冠状动脉细小，可降低心脏并发症的风险。但靠近左侧胸膜腔，增加了发生气胸的风险。心尖进针区在左乳头外侧肋间隙，心尖搏动最明显处，从肋骨上缘进针，朝向患者的右肩方向。

3）胸骨旁途径：胸骨左缘是胸骨旁路径的标记。左胸骨旁路径最常使用，在第 5 肋或第 6 肋骨上缘紧邻胸骨边缘处，垂直于皮肤进针，左肺的心切迹在此处显露出心包。避免太靠外侧（胸骨缘外 1cm 以上）进针，以防损伤胸廓内动脉。当超声提示右侧入路更好时，偶尔也会应用类似的右侧胸骨旁入路。

（4）操作步骤：根据床旁心脏超声观察结果，必要时综合胸部 CT 检查，选取适当体位和穿刺入径。常规消毒、铺巾和局部麻醉。心包穿刺准备材料包括基础治疗盘 1 套，心包穿刺包 1 个（内含心包穿刺导管、穿刺针、导丝、止血钳、纱布数块、孔巾 1 块、弯盘 1 个），50ml、10ml、2ml 注射器各 1 支，无菌治疗碗 1 个，量杯 1 个，无菌手套 2 副，试管数支，心电监护仪及心肺复苏器械。同时需准备 2%利多卡因及急救药品如肾上腺素、多巴胺等。让患者保持平稳呼吸，再次确认穿刺位点和部位，用深静脉置管针，以 Seldinger 法沿导丝置入中心静脉导管或猪尾导管，确保导管放置位置深度足够后，退出导丝并保留引流管，用皮肤缝线将引流管固定于皮肤并覆盖纱布固定，接无菌引流袋。

第四十一章　气管插管术

一、适应证

（1）各种呼吸功能不全而导致严重低氧血症或高碳酸血症，需较长时间进行人工加压通气或辅助呼吸而暂不考虑进行气管切开者。

（2）呼吸心搏骤停而进行高级心肺复苏者。

（3）昏迷或神志不清而胃内容物反流，随时有误吸危险者。

（4）呼吸道内分泌物不能自行咳出需气管内吸引者。

（5）大咯血的患者。

（6）需建立人工气道而行全身气管内麻醉的各种手术患者。

（7）颌面部、颈部等部位大手术，呼吸道难以保持通畅者。

二、禁忌证

口腔损伤者，不能经口气管插管，应选择气管切开。除此之外，下列情况可导致插管困难或有引起上呼吸道阻塞和脊髓严重损伤的可能，应慎重操作或选择建立其他人工气道。

（1）喉头水肿、急性喉炎、喉头黏膜下血肿。

（2）咽喉部烧伤、肿瘤或异物残留者。

（3）主动脉瘤压迫气管者。

（4）下呼吸道分泌物潴留所致呼吸困难，难以经插管清除者，应考虑气管切开。

（5）颈椎骨折或脱位者。

三、准备工作

1. 沟通与病情了解

进行气管插管前最好先了解患者凝血功能状况和药物过敏史，除紧急插管外，气管插管前必须确认患者静脉通路畅通无阻以应急救之需，并向患者或家属详细解释交代插管的必要性、并发症等相关事项。

2. 患者准备

（1）困难气道识别，选择使用 LEMON 法进行困难气道评估，LEMON 法是使用一系列体格评估来确定是否可能出现喉镜显露困难。具体步骤如下：

L：观察外表——操作者观察患者是否会发声困难。患者是否具有异常的面容或体型、不寻常的解剖结构，或者面部创伤。

E：评估——按"3-3-2 法则"进行评估，即通过测量下颌骨的大小、颏与舌骨之间的距离和张口程度，判断直接喉镜能否成功的重要几何学决定因素（图 41-1）。如果不能满足以上 3 个指标，则预示着直接喉镜检查难以看到声门。

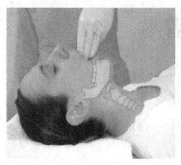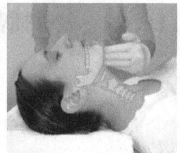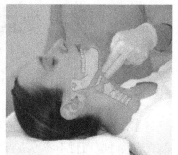

图 41-1　3-3-2 法则

·3：该指标提示进入气道的难易度。正常患者的张口程度足以让自己的 3 根手指放入切牙之间。充分张口有利于喉镜的置入和直接观察声门。

·3：该指标用于估计下颌下间隙的大小。正常患者能够将自己的 3 根手指沿着下颌骨底部放入颏与颈/下颌骨关节（接近舌骨）之间。

·2：该指标能确定喉相对于舌根部的位置。正常患者的喉上切迹中能容纳 2 指手指，该处即位于甲状软骨上切迹与颈/下颌骨关节之间的间隙，接近舌骨。如果喉在颈部的位置过高，则很难或无法实施直接喉镜，因为此时需要的操作角度难以实现。

M：Mallampati 评分——Mallampati 分级是一种简单的评分系统，可协助预测困难插管（图 41-2），Mallampati 分级（Ⅰ～Ⅳ级）将张口度与舌的大小进行了关联，能够估计可用于直接喉镜经口插管的空间。总体而言，Mallampati Ⅰ级或Ⅱ级预示喉镜容易置入，Ⅲ级预示喉镜置入困难，Ⅳ级预示喉镜置入极为困难。

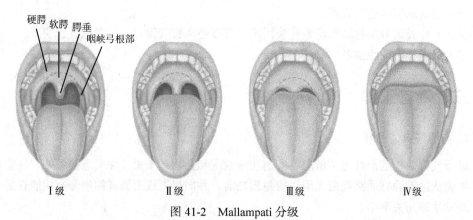

图 41-2　Mallampati 分级

O：梗阻/肥胖——上气道梗阻会妨碍喉镜检查和插管。声门上的肿块或感染、血肿性创伤、上气道破坏性损伤、声带肿块（如肿瘤）和其他情况均会阻碍声门的显露和（或）使气道变窄而阻断插管的通道。肥胖患者上气道周围过多的组织增大了直接以喉镜观察声门的难度。

N：颈部活动度——理想情况下，患者应取嗅物位插管。嗅物位即将颈部向身体前方屈曲（胸椎）并抬高头部。因此，颈椎活动度降低会对直接喉镜的视野造成不利影响。

（2）预充氧：增加患者氧储备，延迟呼吸暂停后出现氧饱和度下降的时间，从而有更多的时间来开放气道。尽可能加大吸氧量，提高血氧分压，以防插管过程中因缺氧导致呼吸心搏骤停。可将氧源与人工简易呼吸囊、面罩等相连接，加压给氧。

3. 物品准备

（1）喉镜、带充气套囊的气管导管、衔接管、导管管芯、牙垫、喷雾器、开口器、10ml注射器、胶布和固定带、吸引装置、无菌石蜡油、吸痰机。

（2）气管导管的选择必须参考患者身高、性别、插管途径、鼻腔大小、留置导管时间长短等因素。儿童气管导管比较难选择，2～12岁儿童选择内径编号（mm）=4.5+（岁数/4）的导管，导管内径 4.5～6.5mm，成人女性 7.0～8.0mm，男性 7.0～8.5mm。导管的阻力与其内径和长度密切相关，建立人工气道后气道阻力将增加 16 倍以上，因此应尽可能选择大口径的导管来减少阻力。一般成年人经鼻插管选用内径 8.0mm 的气管导管为宜，经口插管可选内径较大的气管导管。

（3）药物准备：准备利多卡因、麻黄碱、肾上腺素、镇静药、静脉麻醉药物和肌肉松弛药。如患者有躁动等情况影响气管插管操作时，可以在实施插管前适当应用镇静药物。

四、操作方法

在实施气管插管之前，应该根据危重症患者的情况，首先确定插管途径是经口气管插管还是经鼻气管插管。一般来说，如果患者是清醒的，或者估计上机后很快清醒者（如 COPD、呼吸衰竭的患者），或估计气管导管需停留较长时间者，如果有条件，以经鼻气管插管为佳。临床检查如发现患者有上切齿突出、颈短而粗、下颌退缩（即小颌关节综合征）、最大张口时上下切齿距离小于 3cm 等情况，均易造成喉镜置入及气管插管困难。此外，颞颌关节或颈椎固定使声门显露困难，经口插管亦不易成功。故患者如有上述情况，应该考虑采用经纤维支气管镜引导经鼻气管插管，此插管途径不但成功率高，固定容易，也可同时清除气道内分泌物，减少并发症。

1. 体位

患者取仰卧位，用软枕使患者头位垫高约 10cm，使经口、经咽、经喉三轴线接近重叠。

2. 术者位置

位于患者头端，如不宜于床头操作者，也可位于患者头部旁侧；用右手推患者前额，取嗅物位。如未张口，应用右手推下颌并用拇指拨开下唇，避免喉镜置入时下唇被卷入挤伤。

3. 具体操作要领

左手持喉镜自患者右侧口角置入，将舌体推向左侧，再把镜片移至正中，见到腭垂。沿舌背弧度将镜片再稍向前置入咽部，即可见到会厌。

如用直喉镜片，将其置于会厌的喉面挑起会厌，以显露声门；如用弯喉镜片，只需将其远端伸入舌根与会厌之间的会厌谷，再上提喉镜，使会厌向上翘起，紧贴镜片而显露声门。

右手以握笔状持导管从右侧弧形斜插口中，将导管前端对准声门后，轻柔地插入气管内，拔出导管管芯，继续向前置入气管插管至合适深度。

确定气管导管位置正确，通过5点听诊法（胃泡区、双上肺、双下肺），判断导管位置，亦可选择呼气末二氧化碳测定。确定在位后即可置牙垫于磨牙间，退出喉镜，用胶布将气管导管和牙垫妥善固定。

导管接呼吸机，套囊内充气，同时听两侧呼吸音是否对称，再次确认导管插入气管内。置入深度（cm）=12+年龄/2，14岁接近成人。成人男性22～24cm，女性20～22cm。

五、注意事项

（1）应按置管的目的和患者的不同选择插管方法，若需较长时间置管可选经鼻插管，而手术麻醉一般选经口气管插管。

（2）对鼻插管者，应先检查鼻腔是否有鼻中隔歪曲异常等，选择通气良好侧鼻孔。

（3）操作喉镜时，不应以门牙为支持点，以防门牙脱落。

（4）对颈短、喉结过高、体胖而难以暴露声门者，可借助手按压喉结、肩垫高以便清楚暴露声门。

（5）插管时，喉头声门应充分暴露，动作要轻柔、准确而迅速，以防损伤组织，尽量减少患者的缺氧时间以免发生心肺骤停，或迷走反射亢进等并发症而产生不良后果。

（6）插管后应检查两肺呼吸音是否对称，以确保导管位置正确，防止过深或过浅。导管插入深度一般为鼻尖至耳垂外加4～5cm（小儿2cm），然后适当固定，以防引起单侧通气或滑脱。

（7）注意调整气囊压力，避免压力过高引起气管黏膜损伤，同时压力又不能过低，气囊与气管之间出现间隙，无须对气囊进行定期的放气或充气。

（8）呼气末二氧化碳测定是证实气管导管放置在患者气管内的最准确方法，每次插管时都应使用这一方法。但应注意，在最初几次正压通气期间，食管可能产生少量但能被检测到的二氧化碳，因此，必须有明显的至少5次呼气末二氧化碳水平一致，才能确定气管导管位于气管内。体格检查和胸片可提供有用的信息，但不能作为导管放置正确的证据。

（9）口插管留置时间一般不超过1周，鼻插管不超过2周。

（10）拔除气管导管时，应注意发生喉头水肿的可能，须采取必要的防范措施。

（11）拔管后应观察患者发音情况，必要时给予适当的对症处理。若发现由于环杓关节脱位而导致的发音困难，应及时给予复位。

六、护理要点

（1）气管插管要固定牢固并保持清洁，要随时观察固定情况和导管外露的长度。

（2）注意插管后的各种护理，保持导管通畅。

（3）湿化气道。

（4）保持口、鼻腔清洁。

气管插管的技术操作

第四十二章 深静脉置管术

深静脉置管术指经体表穿刺至相应的静脉，插入各种导管至大血管腔内或心腔的一种急诊常见抢救技术；是急诊抢救和危重手术的创伤性血流动力学监测，以及临床输血输液扩容、输注全静脉营养液，安装临时起搏器的前提；也是重症病房、大手术和救治危重病员不可缺少的手段。深静脉置管术包括颈内静脉穿刺置管术、锁骨下静脉穿刺置管术、股静脉穿刺置管术。

一、深静脉置管目的

（1）用于外周静脉穿刺困难，需要开通静脉大通道，便于大量、快速输液输血治疗。

（2）用于需要输注低渗、高渗及刺激性溶液的治疗（高营养、化疗药物等）。

（3）用于血流动力学监测，包括危重患者抢救和大手术期行 CVP 监测，指导补液量；Swan-Ganz 漂浮导管监测。

（4）用于静脉造影或经静脉的介入治疗，如进行血液透析或血浆置换过滤（血滤）、静脉支架的放置等。

二、适应证

（1）各类休克患者，脱水、失血和血容量不足，中心静脉压测定。

（2）大量输血、换血疗法。

（3）静脉输血、给药和静脉高营养。

（4）需长期输液而周围血管硬化，纤细或萎陷脆弱不易穿刺者。

（5）心血管及其他大而复杂的手术。

（6）年龄＞70 岁行腹部中等以上手术。

三、相对禁忌证

（1）有出血倾向者。

（2）局部皮肤有感染者。

（3）有躁动不能配合者。

（4）重症肺气肿及呼吸急促者（置管风险大且成功率低）。

四、操作方法

器械准备：中心静脉穿刺包、利多卡因、肝素钠盐水、消毒用品（碘伏、氯己定、酒精等）。

术前向患者说明深静脉置管术的目的、方法和安全性，消除患者紧张情绪，取得患者配合。

（一）颈内静脉穿刺置管术

1. 相关解剖结构

颈内静脉和颈内动脉及迷走神经包含在颈动脉鞘内，位置相对固定，颈内静脉位于颈内动脉前外侧靠前；其上段位于胸锁乳突肌内侧、颈内动脉后方，中段位于胸锁乳突肌两个头的后方、颈内动脉和颈总动脉的后外侧，下段位于胸锁乳突肌胸骨头与锁骨头之间的三角间隙内、颈总动脉的前外侧，最后与锁骨下静脉汇合成头臂静脉。

2. 穿刺路径

颈内静脉穿刺置管有 3 种入路：中路、后路及前路。一般选择中路，因为此点可直接触及颈总动脉，不易误入颈动脉，也不易伤及胸膜腔；方法简便、可靠。

穿刺多选择右侧颈内静脉，原因：①右颈内静脉解剖位置较固定，体表解剖标志较为明显，包括胸骨上窝、锁骨、胸锁乳突肌以及在多数患者中可以触摸到的颈动脉搏动点；②右颈内静脉进入上腔静脉的行程短而直，也便于行右心腔内的置管术，无穿破胸导管致胸导管淋巴液漏的危险；③成功率高；④方便麻醉医生的术中用药，中心静脉压的监测和管理。

3. 操作步骤

（1）患者仰卧、去枕，肩下垫薄枕，头尽量转向对侧，头低脚高位，成 15°～30°角，使颈内静脉充盈，以便穿刺成功，且可避免并发气栓；操作者站在患者头前。

（2）找出胸锁乳突肌的锁骨头、胸骨头和锁骨三者所形成的三角区，该区的顶部即为穿刺点；如解剖部位不明显，可于平卧后将头抬起，以显露胸锁乳突肌的轮廓；或取锁骨上 3cm 与正中线旁开 3cm 的交叉点为穿刺点。

（3）再触颈总动脉搏动点，一般采用"3"指法，即用稍稍分开的左手第 2、3、4 指，触摸到颈总动脉搏动点，在搏动点的外侧缘画点，连成一线，即相当于颈内静脉的走向。

（4）皮肤常规消毒，铺无菌洞巾。在搏动的外侧进针，局部浸润麻醉，并以此针头做试探性穿刺，由穿刺点刺入，使其与矢状面平行，与冠状面成 30°，向下向后及稍向外进针，指向胸锁关节的下后方，穿刺方向朝向同侧乳头方向，边进针边抽吸，见有明显回血（一般进针深度 3cm 左右）即表明已进入颈内静脉。如针已深入 3～5cm，仍未见到回血，须将针回拨至皮下，改变穿刺方向。

（5）试穿成功后，沿相同穿刺点和穿刺方向用穿刺针穿刺，当回抽到静脉血时，表明针尖位于颈内静脉，然后减小穿刺针与额平面角度。当回抽血十分通畅时，固定针头不动。插入导引钢丝，注意插导引钢丝时不能有阻力。有阻力要重新调整位置，无阻力则插入导引钢丝过针头约 5cm，退出穿刺针。

（6）绷紧皮肤，沿引导丝插入扩张管，轻轻旋转扩张管扩张皮肤。将导管套在导引钢丝外面，钢丝必须伸出导管尾部，用左手拿住，右手将导管与钢丝一起部分插入。成人置管深度一般以 13～15cm 为宜，亦可根据公式：身高＞100cm，深度（cm）=身高/10-2；身高＜100cm，深度（cm）=身高/10-1。待导管进颈内静脉后，边插导管边退出钢丝。

（7）用肝素钠生理盐水注射器与导管各腔末端连接进行试抽，在抽出回血后，向导管内注入 2～3ml 肝素钠生理盐水，取下注射器，拧上肝素帽。将导管固定处与皮肤缝合固定。连接三通管，用敷料覆盖。

4. 并发症及预防

（1）颈动脉损伤：当发现穿到动脉或导管置入动脉后，立即拔除穿刺针或导管，外部加压至少5分钟，防止血肿。

（2）气胸：颈内静脉穿刺时有穿破胸膜和肺尖的可能，其主要由穿刺时针体的角度和针尖的方向不当所致。如果仅为一针眼产生少量气胸无须特殊处理，可自行吸收。如果针尖在深部改变方向使破口扩大再加上正压机械通气，气胸会急剧加重甚至形成张力性气胸，这时需要外科医生介入，打开胸膜，并处理肺部破口。

（3）血胸：颈内静脉穿刺尤易损伤动脉，只要及时退针局部压迫3~5分钟可止血。若同时穿破胸膜势必会引起血胸。必要时外科医生手术探查，胸腔内缝合止血。

（4）液胸：在送管时穿透静脉而送入胸腔内，此时液体都输入胸腔内。此路输液通畅但抽不出回血。

（5）空气栓塞：穿刺前未使患者采用头低位，如患者处于低血容量状态，穿中静脉后一旦撤掉注射器与大气相通，将由于心脏的舒张而使空气吸入心脏。穿刺时应注意避免。

（6）折管：由于导管质量差，术后患者躁动，或做颈内静脉置管时术后颈部活动频繁而造成，并多从导管根部折断。

（7）心肌穿孔：由于导管太硬且送管太深直至右心房，心脏收缩而穿破心房壁（也有穿破右心室壁的报道），在心脏直视手术切开心包即能发现，给予适当处理即可。但在非心脏手术或是抢救危重患者时常常引起心脏压塞，如不能及时发现做出正确诊断，后果十分严重，死亡率很高。预防方法：不用劣质导管，送管不宜过深。理想的导管位置是导管尖位于上腔静脉内，与血管壁平行，在上腔静脉与右心房相连处上方，相对的体表标志为两侧锁骨头连线下缘和第3肋之间，即T_4、T_5椎间隙水平，气管隆嵴，右颈静脉置管深度一般在13~15cm，一旦发生穿孔，行心包穿刺引流或紧急开胸止血引流方能挽救患者生命。

（8）感染：引起感染的因素是多方面的，如导管消毒不彻底；穿刺过程中无菌操作不严格；置管后护理不当；导管留置过久。在病情允许的情况下留置时间越短越好，若病情需要，最长7~10天应该拔除或重新穿刺置管。

5. 注意事项

（1）颅内高压或充血性心力衰竭患者不应采取头低足高位。

（2）颈内静脉穿刺进针深度一般为1.5~3.0cm，肥胖者为2.0~4.0cm，以不超过锁骨为度。

（3）注意判断动静脉，插管过程中需注意回血的颜色及观察穿刺针头后针柄的乳头处是否有血液搏动。此外，导管与压力换能器或自由流动的静脉输液袋相连后可通过压力来判定。误穿动脉则退针压迫5~15分钟，若系导管损伤动脉应予加压包扎。

（4）置入导管时必须首先将引导丝自导管的尾端拉出，以防引导丝随导管一起被送入血管引起严重后果。

（5）导管插入困难时，可行Valsalva手法（将口鼻闭住，关闭声门，强行呼气，以增加胸膜腔内压，从而减少静脉回流）以增大静脉口径。

（6）置管后各导管尾部均要回抽见血以证实开口在血管内。

（二）锁骨下静脉穿刺置管术

锁骨下静脉穿刺置管术，因为操作方便、护理便利、不易感染、容易固定等优点得到人们的重视。

1. 相关解剖结构

锁骨下静脉是腋静脉的延续，起于第 1 肋的外侧缘。静脉的前面为锁骨的内侧缘，下面是第 1 肋宽阔的上表面，后面为前斜角肌。静脉越过第 1 肋轻度向上呈弓形，然后向内、向下、轻度向前跨越前斜角肌，最后与颈内静脉汇合入无名静脉。成人的锁骨下静脉长 3～4cm。左侧锁骨下静脉与上腔静脉的夹角成锐角，穿刺及置管都较困难，再加上左侧胸膜较右侧高，发生气胸的可能性较大。基于以上，主张采用右侧锁骨下静脉穿刺。

2. 穿刺路径

（1）锁骨下：锁骨中、内 1/3 交界处的锁骨下 1cm 为穿刺点。刺入皮肤后，针尖方向直对胸骨切迹或甲状软骨下缘，紧靠锁骨后面。穿刺过程中始终保持一定的负压，并尽量保持穿刺针与胸壁呈水平位，一般 3～5cm 即达锁骨下静脉。

（2）锁骨上：胸锁乳突肌锁骨头外侧缘的锁骨上约 1cm 处为穿刺点。刺入皮肤后，针尖指向胸锁关节或对侧乳头，穿刺针与皮肤成 15°或与冠状面保持平行，进针 1.5～2cm 即可进入静脉。

3. 操作步骤

（1）患者肩部垫高，头转向对侧，取头低位 15°。

（2）消毒皮肤、铺巾、穿刺点局部麻醉，穿刺工具同颈内静脉穿刺。

（3）按锁骨下或锁骨上径路穿刺。

（4）其余同颈内静脉置管术。

4. 并发症及预防

（1）气胸：是较常见的并发症，多发生于经锁骨下的锁骨下静脉穿刺。穿刺后患者出现呼吸困难、同侧呼吸音减低，就要考虑到有此并发症的可能。应及早摄胸片加以证实，以便及时作胸腔抽气减压或闭式引流等处理。

（2）血胸：穿刺过程中若将静脉或锁骨下动脉壁撕裂或穿透，同时又将胸膜刺破，血液可经破口流入胸腔，形成血胸。患者可表现为呼吸困难、胸痛和发绀。胸片有助于诊断。临床一旦出现肺受压症状，应立即拔出导管，并做胸腔穿刺引流。

（3）局部出血、动脉损伤：其发生的原因主要在于反复穿刺。为此，应规范操作，尽量避免反复穿刺，必要时加压覆盖抗菌敷料。

5. 注意事项

（1）定位准确。医生应选用自己最熟练的定位方法以提高穿刺准确率及减轻组织损伤。不要直接用粗针反复探试锁骨下静脉。

（2）置管深度。右侧置管深度（cm）=身高/10－4，一般置管深度为 10～13cm；左侧置管深度（cm）=身高/10－2，一般置管深度为 12～15cm，管头位于上腔静脉右心房入口处，此处血液流速较大，管头位不易形成附壁血栓。超过 15cm 中心静脉管进入心脏对心房、心室、瓣膜的刺激易出现心慌、胸闷、气急症状，严重者出现心律失常。

（3）置管后须常规拍胸片检查，注意观察有无血胸、气胸。

（三）股静脉穿刺置管术

股静脉穿刺置管术在急诊情况下，可用于粗径短导管快速输液抢救，也是临床常用的深静脉置管方法之一。

1. 相关解剖结构

股静脉为髂外静脉的延续，在大腿根部腹股沟韧带下方与股动脉同行于股血管鞘内，位于动脉的内侧，在腹股沟韧带下 1.5～2cm 处有大隐静脉汇入。由于此处股动脉搏动容易触及，定位标志明确，与之伴行的股静脉直径较粗大，故行股静脉穿刺容易成功。

2. 穿刺路径

可选用任一侧股静脉，但因右侧股静脉与下腔静脉连接处夹角小，更常选用。触诊股动脉最明显点，可采用双指法即食指与中指分开触诊股动脉，可确定股动脉位置及走行。股静脉位于股动脉内侧 0.5～1cm，腹股沟韧带下方 2～3cm 处作为穿刺点。

3. 操作步骤

（1）患者取仰卧位，膝稍屈，髋关节外旋外展45°。

（2）穿刺点：一般多选用右侧，右手持穿刺针，与皮肤成 30°～45°经选定穿刺点，针尖指向正中线上的肚脐缓慢进针。

（3）其余同颈内静脉置管术。

4. 并发症及预防

（1）出血和血肿。应避免经同一部位多次穿刺，一旦误入动脉，应迅速拔针并及时按压，时间最好在 15 分钟以上，一般可以避免血肿形成。

（2）感染。严格无菌操作，加强局部护理，防止局部皮肤表面细菌通过皮肤与血管之间的开放性窦道侵入，造成感染；留置时间不宜过长，原则上不超过 2 周，最多不超过 3 个月。

（3）深静脉血栓形成。对无自主运动的患者，应定时被动活动肢体，平时抬高下肢15°～30°，以促进下肢静脉回流。

5. 注意事项

（1）局部必须做皮肤清洁、严格消毒。

（2）穿刺时不要过浅或过深，若过深时，带着负压回退，可顺利抽取静脉血说明已经在深静脉内。若需要向股静脉内输注液体时，穿刺时其针头不应垂直刺入，而应改为45°斜刺，以免穿透血管，同时，一定将针头固定好。

（3）若穿刺时，抽出鲜红色血液即提示穿入股动脉，应另换注射器重新穿刺，局部加强按压。

（4）如需进行中心静脉压测定，需用较长导管且准确性较上腔静脉差。

（5）影响患者活动，不能长期留置。

中心静脉压的监测　　深静脉穿刺的技术操作

第四十三章　骨髓穿刺术

骨髓穿刺术（bone marrow puncture）是采集骨髓液的一种常用诊断技术，其检查内容包括细胞学、原虫和细菌学等几个方面。

一、临床意义

临床上骨髓穿刺术常用于血细胞形态学检查，也可用于造血干细胞培养、细胞遗传学分析及病原生物学检查等，以协助临床诊断、观察疗效和判断预后。其可用于以下几个方面。

（1）用于造血系统疾病的诊断，如对白血病的鉴别诊断，对各种贫血的鉴别，对多发性骨髓瘤和血小板增加或减少性疾病的诊断。

（2）用于不明原因发热的诊断和鉴别诊断，也可用于某些感染性疾病如感染性心内膜炎、疟原虫感染和黑热病原虫感染的诊断等。

（3）用于确定恶性肿瘤（如肺癌、乳腺癌、胃癌、前列腺癌等）是否合并骨髓转移，判断疾病进展和治疗效果。

（4）用于骨髓干细胞培养、染色体核型检查、骨髓细胞免疫学分型试验等。

二、适应证

（1）血液病的诊断、分期和疗效的评估。

（2）了解非血液系统肿瘤有无骨髓侵犯。

（3）临床疑难病例，疑有隐匿的造血淋巴系统疾病。

（4）感染性疾病或发热待查，病原生物学培养。

（5）造血干细胞培养、免疫分型，细胞遗传学分析。

（6）采取骨髓液做骨髓移植。

（7）特殊毒物检验及鉴定，如酚、醌等。

（8）紧急情况下输液（静脉输液路径建立失败等）。

三、禁忌证

（1）由于凝血因子缺乏而有严重出血者，如血友病。

（2）穿刺部位皮肤有感染者。

（3）晚期妊娠者。

（4）生命体征不稳定，或躁动不能配合者。

四、操作方法

器械准备：骨髓穿刺包（弯盘 1 个，18 号、16 号或 12 号骨髓穿刺针 1 个，消毒碗 1 个，镊子 1 把，止血弯钳 1 把，消毒杯 2 个，纱布 2 块，干棉球数个，无菌洞巾）、无菌手套（2 副）、5ml 注射器 2 个及 20ml 注射器 1 个、2%利多卡因 1 支、载玻片 10 张、推片 1 个、持物钳、砂轮、酒精棉球。

术前向患者说明骨髓穿刺的目的、方法和安全性，消除紧张情绪，取得患者配合。

1. 穿刺部位及体位选择

骨髓穿刺部位选择一般要从以下几个方面考虑：①骨髓腔中红髓要丰富；②穿刺部位应浅表、易定位；③应避开重要脏器。故临床上成人最为理想的穿刺部位是髂嵴（包括髂后上棘、髂前上棘），还可穿刺胸骨、胫骨等，各穿刺部位的特点如下。

（1）髂后上棘：位于骶椎两侧、臀部上方突出的部位。此部位骨质薄，进针容易，骨髓液丰富，被血液稀释的可能性小，故髂后上棘为临床上最常用的穿刺部位。患者取侧卧位。

（2）髂前上棘：位于髂前上棘后 1~2cm 处，该处骨面平坦，易于固定，危险性极小，但此部位骨质硬、骨髓腔小，故易导致穿刺失败，所以髂前上棘常用于翻身困难、需多部位穿刺等患者。患者取仰卧位。

（3）胸骨：位于胸骨柄、胸骨体相当于第 1、2 肋间隙的部位。胸骨是人体骨髓造血功能最旺盛的部位，但胸骨较薄，后面有重要的脏器，故临床上不常用。当在骨髓纤维化、骨髓增生低下、白血病等情况下，其他常规部位穿刺不成功时，可考虑胸骨穿刺，但必须由操作经验丰富的医学工作者来做。患者取仰卧位。

（4）其他部位：如腰椎棘突穿刺点，腰椎棘突突出的部位。患者取坐位或侧卧位。2 岁以下小儿可选择胫骨粗隆前下方。局部有症状者，可直接穿刺有症状的部位（即定位穿刺），如局部压痛处、X 线下的可疑病灶等，定位穿刺临床上常用于骨髓转移癌、多发性骨髓瘤等。

2. 手卫生

术者按 7 步洗手法认真清洗双手后，准备操作。

3. 检查备物

打开穿刺包，术者戴无菌手套（在严格无菌条件下，助手将一次性洞巾、注射器递给术者放至穿刺包内），检查穿刺包物品是否齐全；检查骨髓穿刺针是否通畅，成人用 16 号或 18 号穿刺针，儿童用 12 号穿刺针，将骨髓穿刺针的固定器固定在适当的长度上（髂骨穿刺约 1.5cm，胸骨穿刺约 1.0cm）；检查注射器有无漏气。

4. 消毒

由助手持持物钳将 2.5%~3%碘酒棉球、75%酒精棉球分别夹入 2 个消毒杯内（注意持物钳应水平或向下持拿，整个过程避免污染），术者左手持镊子，夹持碘酒棉球水平交至右手的弯止血钳中，以穿刺点为中心顺时针方向消毒局部皮肤 3 遍，（每 1 圈压上一圈 1/3），直径大约 15cm，待干燥后再用酒精棉球脱碘 3 遍、脱碘范围一次比一次小，最后 1 次应超过碘酒的最外层。消毒时弯盘应置患者体侧，消毒后的棉球、弯止血钳置于消毒碗内由助手取走。

5. 麻醉

铺无菌洞巾；术者与助手核对麻药无误；用 5ml 注射器抽取 2%利多卡因 3ml；左手拇指、食指固定穿刺部位皮肤，用 2%利多卡因做局部皮肤、皮下和骨膜麻醉。注意先水平进针、打一直径约 0.5cm 的皮丘，再垂直骨面一直麻醉到坚硬的骨膜，并应上、下、左、右多点麻醉，以充分麻醉，降低穿刺时患者的疼痛感；纱布覆盖穿刺点右手拇指稍用力按压以充分浸润。

6. 穿刺

操作者左手拇指和食指固定穿刺部位，右手持骨髓穿刺针与骨面垂直刺入，若为胸骨穿刺则应与骨面呈 30°～45°刺入（穿刺针向头侧偏斜）。当穿刺针针尖接触到坚硬的骨质后，沿穿刺针的针体长轴左右旋转穿刺针，并向前推进，缓缓刺入骨质（注意向下压的力量应大于旋转的力量，以防针尖在骨面上滑动）。当突然感到穿刺阻力消失，且骨髓穿刺针已固定在骨内时，表明穿刺针已进入骨髓腔。如果穿刺针尚未固定，则应继续刺入少许以达到固定为止。注意观察患者反应并处理。

7. 抽取骨髓液

拔出穿刺针针芯，接上干燥的 20ml 注射器，用适当的力量抽取骨髓液。当穿刺针在骨髓腔时，抽吸时患者感到有尖锐酸痛，随即便有红色骨髓液进入注射器。抽取的骨髓液一般为 0.1～0.2ml，若用力过猛或抽吸过多，会使骨髓液稀释。如果需要做骨髓液细菌培养，应在留取骨髓液计数和涂片标本后，再抽取 1～2ml，以用于细菌培养。若未能抽取骨髓液，则可能是针腔被组织块堵塞或"干抽"，此时应重新插上针芯，稍加旋转穿刺针或再刺入少许。拔出针芯，如果针芯带有血迹，再次抽取即可取得红色骨髓液。如未能抽得骨髓液，可能是针腔被皮肤、皮下组织或骨片填塞，也可能是进针太深或太浅，针尖未在髓腔内，此时应重新插上针芯，稍加旋转或再钻入少许或再退出少许，拔出针芯，如见针芯上带有血迹，再行抽吸可望获得骨髓液。

8. 涂片

将 20ml 注射器水平移至载玻片上方，迅速将骨髓液滴在载玻片上，用推片蘸取骨髓小粒丰富的骨髓液少许，置于玻片右端 1/3 处，使推片、玻片和骨髓液接触后骨髓液扩散成一均匀的粗线，然后使推片和玻片成 30°～45°，自右向左，均匀地向前推。玻片要干净、无油腻，推片边缘要光滑，因骨髓液中的纤维蛋白原含量较高，故制作骨髓涂片时动作要快，否则易使骨髓液凝固。应取骨髓小粒多的骨髓液制作涂片，一般要 6～10 张，自然干燥。制作的涂片要完好，同时在头部位置一般留出约 2cm 长的空间，用于骨髓细胞学检查完毕贴标签，在血膜干后，在血膜的头部注明患者的名字，以免出差错。

9. 加压固定

骨髓液抽取完毕，重新插入针芯。左手取无菌纱布置于穿刺处，右手将穿刺针（稍旋转）拔出，并将无菌纱布敷于针孔上，按压 1～2 分钟后，局部酒精棉球消毒，换消毒纱布覆盖，胶布加压固定。

10. 涂片

制备血涂片 2～3 张一并送检。

五、并发症

1. 穿透胸骨内侧骨板，伤及心脏和大血管

此并发症很罕见，但非常危险。这是胸骨穿刺时，用力过猛或穿刺过深发生的意外。因此胸骨穿刺时固定穿刺针长度很重要，一定要固定在距针尖约 1cm 处，缓慢左右旋转骨穿针刺入，且开始用力一定要轻，特别是对老年人骨质疏松和多发性骨髓瘤患者。初次操作者最好先不从胸骨穿刺开始。

2. 穿刺针被折断在骨内

此情况很罕见，常由于骨穿针针头进入骨质后，操作者摆动过大；或在穿刺过程中，由于骨质坚硬，难以达到骨髓腔时，强行进针所致。为了防止穿刺针被折断，应于骨穿针针头进入骨质后，不要摆动过大；穿刺过程中，如果感到骨质坚硬，难以达到骨髓腔时，不可强行进针。若穿刺针被折断在骨内，可请外科处理。

3. 局部皮肤出血和红肿感染

对症处理即可。

六、注意事项

（1）骨髓穿刺前应检查出血时间和凝血时间，有出血倾向者行骨髓穿刺术时应特别注意，血友病患者禁止行骨髓穿刺检查。

（2）骨髓穿刺针和注射器必须干燥，以免发生溶血。穿刺针针头进入骨质后要避免过大摆动，如果感到骨质坚硬、难以进入骨髓腔时，不可强行进针，以免折断穿刺针。胸骨穿刺时不可用力过猛、穿刺过深，以防穿透内侧骨板而发生意外。应注意的是，穿刺前先检查针芯是否已经合套，穿刺时手一定要顶住穿刺针的针芯。

（3）做骨髓细胞形态学检查，抽液时牢记用力缓慢、平稳适中，强调"针嘴见红即止"是获取理想标本的关键；抽取的骨髓液不可过多，以免影响骨髓增生程度的判断、细胞计数和分类结果。行骨髓液细菌培养时，需要在骨髓液涂片后，再抽取 1～2ml 骨髓液用于培养。

（4）由于骨髓液中含有大量的幼稚细胞，极易发生凝固。因此，穿刺抽取骨髓液后应立即涂片。送检骨髓液涂片时，应同时附送 2～3 张血涂片。

（5）出现干抽，要考虑为再生障碍性贫血、骨髓纤维化、骨髓增生异常综合征者，可直接进行活检，并将活检组织滚片染色观看，还有不除外高白细胞性白血病、真红细胞增多症所致高黏稠状态和骨髓化疗后严重抑制、增生低下所致者。

（6）抽出血水，可能为骨髓坏死，可多次更换穿刺点尝试抽取。

（7）对于肥胖患者，可让助手将腹部赘肉推到对边，左手用力卡好骨面，针刻度调长些，关键动作是打完麻药左手卡住不动，右手握好准备好的针原地进针，易找好骨面。

（8）巨大型脾脏：穿刺点可换为对侧髂前或髂后穿刺，否则应注意左手固定好骨面，勿让针滑动。

第四十四章 胃管置入术

一、适应证

（1）急性胃扩张、幽门狭窄及食物中毒等。

（2）消化道出血，急性胰腺炎，胃、十二指肠穿孔，口腔、面部、食管、胃肠手术患者，腹部较大手术患者，机械性肠梗阻或麻痹性肠梗阻等。

（3）钡剂检查或手术治疗前的准备。

（4）昏迷、极度厌食者置管行营养治疗。

（5）口腔及喉部手术须保持手术部位清洁者。

（6）胃液检查、服毒自杀或食物中毒需要洗胃的患者。

二、禁忌证

严重的食管静脉曲张，腐蚀性胃炎，鼻腔阻塞，食管、贲门狭窄或梗阻，严重呼吸困难。

三、准备工作

1. 患者准备

（1）明确患者病史、适应证，确认患者无严重的食管静脉曲张、腐蚀性胃炎、鼻腔阻塞、食管或贲门狭窄或梗阻、严重呼吸困难等禁忌证。操作前再次核对医嘱、患者床号、姓名（床头卡、手腕带）等。

（2）评估：①患者的病情、置管目的、心理需求、意识和合作能力、过敏史等；②患者鼻腔情况，如有无鼻中隔偏曲、鼻腔炎症、阻塞、脑脊液鼻漏或其他不宜插管的疾病等；③不能进食的原因，有无口腔疾病、吞咽困难等。

（3）患者沟通：①留置鼻胃管的目的、方法，可能出现的不适，减轻不适的方法等；②留置鼻胃管后的护理配合和注意事项（指导患者置管时深呼吸及吞咽的技巧）。

（4）患者取半坐卧位或坐位，头偏向一侧，平卧者取右侧卧位，头颈部自然伸直。若戴眼镜或义齿者，取下并妥善放置。

2. 器械准备

（1）操作者洗手、戴口罩。

（2）环境清洁、无异味、无尘埃。

（3）用物：治疗盘内放换药碗（内盛胃管1根，纱布包裹）、弯盘、甘油、镊子、纱布2块、液状石蜡、压舌板、棉签、胶布、治疗巾、夹子或者橡皮圈、听诊器、别针、温开水、一次性手套、纸巾。

四、操作方法

（1）洗手，备齐用物，携至患者床旁。核对患者信息，向患者及家属解释留置胃管的目的及注意事项。

（2）嘱患者取平卧位或半卧位，选择无损伤且较宽的一侧鼻孔，并清洁鼻腔。

（3）测量并标记胃管应置入长度，润滑鼻胃管。

（4）戴上无菌手套后插入鼻胃管。

对于不同病情的患者，插入胃管时具体方法有所不同：①清醒患者胃管置入法。胃管插入 10～15cm 时，嘱患者做吞咽动作，顺势送入胃管，目的是分散患者注意力，缓解紧张情绪，减轻胃管对咽喉部的刺激，通过吞咽反射使胃管易进入食管而不易误入气管。②昏迷患者胃管置入法。将胃管插入 10～15cm 后，则用左手将其头部托起，使下颌靠近胸骨柄，缓缓插入胃管至预定长度。

（5）胃管留置长度。传统置入长度为 45～55cm（即食管 25～35cm+咽喉长度 12cm+鼻部长度 8cm），或按照体表标志：前额发际到剑突的距离/鼻尖到耳垂再到剑突的距离。

（6）留置胃管的确认

1）抽取胃液法。

2）将听诊器置于体表胃区，经胃管快速向胃内注入 10ml 空气，听到气过水声。

3）将胃管末端置于盛水的治疗盘中，无气泡逸出。

（7）固定胃管。反折，并用纱布覆盖后用橡皮圈绑好，并将胃管用别针二次固定在枕头或床头。

（8）脱手套，整理床单位，整理用物，贴管道标识（操作后再次核对）。

（9）洗手（消毒手）并记录。

五、护理要点

（1）定时观察胶布固定处的皮肤情况。胃管固定要牢固，防止移位或脱出，尤其是胃肠手术后胃肠减压，胃管一般置于胃肠吻合口的远端，一旦胃管脱出应及时报告医生，切勿再次置管。因置管时可能损伤吻合口而引起吻合口瘘。

（2）对于躁动、不合作的患者，适当约束双上肢，防止非计划性拔管。

（3）胃肠减压者维持有效负压，每隔 4～6 小时用注射器抽吸胃管一次，以保持引流通畅。

（4）每天注食、注药前先回抽，观察回抽液的性质。确认鼻胃管在胃内方可注食、注药，注食、注药完毕后应注入温开水冲洗管道，防止堵塞。如发现回抽液呈咖啡色或血性，要及时通知医生并留取标本进行检验，做好护理记录。

（5）观察并记录引流物颜色、性质和量，有无出血。一般胃肠手术后 24 小时内，胃液多呈暗红色，2～3 天后逐渐减少。若有鲜红色液体吸出，说明术后有出血，应停止胃肠减压，并通知医生。

（6）观察胃肠减压后的肠功能恢复情况，并鼓励患者适当活动以促进胃肠功能恢复。指导患者活动时避免牵拉胃管，预防胃管脱出。

（7）加强口腔护理。预防口腔感染和呼吸道感染，必要时给予雾化吸入，以保持口腔和呼吸道的湿润及通畅。

（8）加强宣教，告知患者及家属留置鼻胃管的目的及重要性，以提高依从性。

（9）拔胃管时，先将吸引装置与胃管分离，反折胃管末端，嘱患者屏气，迅速拔出，以减少刺激，防止患者误吸。

第四十五章 导 尿 术

一、适应证

（1）各种原因导致的尿潴留需要引流者。

（2）行大型手术，为方便观察术中及术后患者尿量者。

（3）行盆腔内器官手术时，为避免术中误伤膀胱者。

（4）因某些泌尿系统疾病行手术，术后为便于持续引流和冲洗，减轻手术切口的张力，加快愈合者。

（5）昏迷、截瘫或会阴部有伤口，需保持会阴部清洁、干燥者。

（6）抢救危重、休克患者时，需准确记录尿量、测尿比重者。

（7）检查膀胱功能，为测定膀胱容量、压力及残余尿量，需向膀胱注入造影剂或者气体等以协助诊断者。

（8）急救患者急需注入造影剂或药物，以便进一步诊断和治疗者。

（9）收集无菌尿标本做细菌培养。

（10）为膀胱肿瘤患者进行膀胱化疗。

二、禁忌证

（1）急性尿道炎患者。

（2）急性前列腺炎患者。

（3）急性附睾炎患者。

（4）骨盆骨折，尿道损伤试插尿管失败者。

（5）尿道狭窄，导尿管无法插入的患者。

（6）女性月经期。

三、准备工作

1. 做好评估

术前要评估患者的年龄、性别、病情、导尿目的、意识状态、合作程度、过敏史等。确认患者有无膀胱疾病、尿道疾病、前列腺疾病，以及患者的膀胱充盈度、会阴部情况等。

2. 准备用物

一次性无菌导尿包，包括导尿管、小弯盘3个、消毒棉球、镊子、润滑剂、纱布、无菌手套、洞巾、标本试管，导尿管、一次性引流袋、胶单、治疗巾、胶布等。导尿管：一般成人 16～18 号，小儿 10～12 号，新生儿 8 号。

也可使用一次性导尿包，其为生产厂家直接准备的已消毒灭菌的导尿用物，包括初步消毒用物、再次消毒和导尿用物。

3. 环境准备

整洁，光线充足，室温合适，关门窗，屏风遮挡。

4. 操作者准备

着装整洁，洗手，戴口罩，了解患者病情，熟悉导尿的目的及方法。

四、操作方法

（1）核对患者信息，包括床号、姓名、性别，做好解释。

（2）患者仰卧，双手放于胸前，协助患者脱去一侧裤腿，遮盖好双腿，臀下垫胶单或一次性垫巾，嘱患者屈膝外展，充分暴露操作部位。

（3）打开导尿包外层，将弯盘置于患者两腿之间，戴手套，初步消毒：女性依次消毒阴阜、腹股沟、大阴唇、小阴唇外侧面、小阴唇内侧面、尿道口、会阴、肛门；男性依次消毒阴阜、阴茎、阴囊、尿道口、龟头及冠状沟。消毒部位要均匀，不留空隙。

（4）在患者两腿之间打开导尿包，严格遵守无菌原则，戴无菌手套，铺洞巾，整理用物，检查导尿管气囊有无漏气、破损，润滑导尿管前端。

（5）打开消毒棉球包装，再次消毒：女性分别消毒尿道口、小阴唇内侧面、尿道口；男性分别消毒尿道口、龟头及冠状沟。

（6）导尿。女性：持导尿管插入尿道 4～6cm，见有尿液溢出时，再将导尿管插入 1～2cm，向气囊内注射 10～20ml 无菌等渗盐水，轻拉导尿管有阻力感，接导尿袋或贮尿瓶。男性：提起阴茎，与腹壁成 60°角，持导尿管插入尿道 20～22cm，见有尿液溢出时，再将导尿管插入 1～2cm，向气囊内注射 10～20ml 无菌等渗盐水，轻拉导尿管有阻力感，接导尿袋或贮尿瓶。

（7）撤去洞巾及其他污染物品，检查引流袋，固定于床边。

（8）脱手套，贴尿管标识，做好记录，协助患者穿好裤子，取舒适体位，清理用物。

五、注意事项

（1）用物需严格消毒灭菌，并按无菌操作规程进行，预防尿路感染。

（2）导尿管一经污染（疑有污染）或拔出均不得再使用。

（3）选择粗细合适且光滑的导尿管。

（4）导尿时，动作应轻柔、缓慢，以免损伤尿道黏膜。

（5）对膀胱过度充盈者，排尿宜缓慢，第一次导尿量一般不超过 1000ml。

（6）测定残余尿量时，患者应先自行排尿再导尿，残余尿量超过 100ml，提示有尿潴留。

（7）使用气囊导尿管应确定导尿管气囊在膀胱内方可充气。

（8）男性患者插管后注意将包皮复位。

（9）尿管妥善固定，防止滑脱，躁动患者应适当约束防止意外拔管。

（10）集尿袋妥善固定在低于膀胱高度，防止尿液反流，并且留出引流管长度足够患者床上翻身。

六、护理要点

（1）导尿管需长期留置者，应先剃除阴毛，每日用消毒溶液消毒尿道口，并用密闭式冲洗法冲洗膀胱 1～2 次，冲洗液吊瓶每日更换 1 次。

（2）贮尿瓶或导尿袋中尿满时，应及时倾倒，并记录尿量。倒尿时，不可将橡胶引流管末端提高，应夹闭尿管，以防尿液逆流。

（3）一次性尿袋或玻璃接管、橡胶管、贮尿瓶每 3 天更换 1 次，一次性抗反流尿袋每周更换，导尿管每周更换 1 次（乳胶尿管每两周更换 1 次，硅胶尿管每月更换 1 次）。要经常清洁外阴部，以保持尿道口清洁，防止感染。

（4）如尿道口有脓性分泌物，应用手自阴茎根部向前轻轻按摩，以利于尿道分泌物排出。

（5）保持引流通畅，引流管应放置妥当，低于耻骨联合，若患者站立行走，应告知患者尿袋应低于腰部以下，避免受压、扭曲、堵塞等造成引流不畅，以致观察、判断病情失误。

（6）定时夹闭尿管，尿急时再打开，锻炼膀胱功能。

（7）若发现尿液中出现结晶、分泌物、血块，应给予膀胱冲洗或膀胱灌注，并视病情留取标本。

第四十六章　洗　胃　术

一、适应证

1. 经口摄入有毒物质

凡经口摄入各种有毒物质，如农药、过量药物、食物中毒者，为迅速清除毒物，均应尽早尽快洗胃。

2. 检查或术前准备

幽门梗阻伴大量胃液潴留患者需做钡餐检查或手术前的准备，急性胃扩张需排出胃内容物减压者均宜置入导管抽吸及灌洗。

二、禁忌证

（1）消化性溃疡、食管梗阻、食管静脉曲张、胃癌。

（2）误服腐蚀性毒物、药物时会损伤食管、胃肠道，洗胃时需防穿孔。

（3）昏迷患者不能配合，洗胃时需谨慎。

三、准备工作

1. 物品器材

（1）洗胃液最常用 37～40℃ 温开水，也可用生理盐水、1∶5000 高锰酸钾液、2% 碳酸氢钠液等。

（2）洗胃盘 1 套，包括粗号胃管或漏斗式洗胃器，50ml 或 100ml 注射器、开口器、舌钳、液状石蜡、纱布、治疗巾、橡皮布。

（3）其他：水温计、量杯、水桶、检验标本瓶。有条件者准备电动洗胃机。

2. 患者配合

患者应取下活动义齿，清理口腔，清醒患者应向其说明洗胃目的和简要程序，取得合作。

四、操作方法

1. 口服催吐法

若患者清醒而合作，让患者口服洗胃液（1000～1500ml），用压舌板刺激咽部引起呕吐。如此反复进行，直至胃内容物洗净为止。

2. 胃管洗胃法

洗胃术可分为胃管法、漏斗胃管洗胃法和电动洗胃机法三种。

（1）患者取半卧位或左侧卧位，头偏斜，将治疗巾铺于颈肩后和颌下胸部。

（2）置入胃管及灌洗

1）胃管法：用注射器将洗胃液经胃管注入胃内，每次 300～500ml，如此反复进行，直至毒物洗净。

2）漏斗胃管洗胃法：举漏斗高过头部 30～50cm，将洗胃液慢慢倒入漏斗 300～500ml，当漏斗内尚余少量溶液时，迅速将漏斗降低至低于胃的位置，并倒置于盛水桶，利用虹吸作用引出胃内灌洗液；若引流不畅时，可挤压橡胶球吸引，直至排尽灌洗液，然后高举漏斗，注入溶液，如此反复灌洗，直至洗出液澄清无味为止。

3）自动洗胃机法：将配好的洗胃液放入塑料桶内，将 3 根橡胶管分别与洗胃机的进液管、胃管和污水管口连接。将进液管的另一端放入洗胃液液桶内，污水管的另一端放入空塑料桶内，胃管的一端和患者洗胃管相连接。打开电源后，按"开始"键，自动洗胃机即开始进行自动洗胃，如此反复多次直至清洗干净为止。

五、注意事项

（1）中毒患者洗胃前应留取标本做毒物分析。

（2）洗胃时间掌握总的原则为越早越好，尽快实施。一般原则服毒后 4～6 个小时内洗胃最有效。但有些患者就诊时已超过 6 个小时，仍可考虑洗胃，以下因素可使毒物较长时间留在胃内：①患者胃肠功能差，使毒物滞留胃内时间长；②毒物吸收后再吸收；③毒物进入胃内较多；④有的毒物吸收慢，如毒物本身带有胶囊外壳等。

（3）凡呼吸停止、心脏停搏患者应先行心肺复苏，再行洗胃术。

（4）洗胃前应进行充分评估，如有缺氧或呼吸道分泌物过多，应先吸取痰液，保持呼吸道通畅，再行洗胃术。

六、护理要点

（1）胃管置入应轻柔敏捷熟练，置管时如出现剧咳、呼吸急促或发绀挣扎表明误入气道应迅速拔出重新插管。昏迷和插管时伴呕吐者易发生吸入性肺炎，应予以警惕预防。

（2）洗胃液应根据不同的毒物类型进行选择，以温开水最常用且有效安全。2%碳酸氢钠液常用于有机磷农药等中毒，但应注意不宜用于敌百虫、水杨酸盐和强酸类中毒；1∶5000高锰酸钾溶液对生物碱、毒蕈碱类有氧化解毒作用，但禁用于对硫磷中毒者。

（3）洗胃时每次灌注量不宜过多，一般每次灌入 300～500ml，以防灌注量过大引起急性胃扩张甚至胃穿孔，一次灌注量过多还易造成多量毒物进入肠内，致毒物吸收增多。

（4）洗胃过程中注意观察患者病情变化，如出现腹痛、流出血性灌洗液等，立即停止洗胃。

自动洗胃机洗胃术

第四十七章　胸腔穿刺术

胸腔穿刺术指对胸腔积液或气胸患者，进行胸腔穿刺抽取积液或气体的一种技术，是胸外科最基本的有创诊疗技术之一，对胸腔积液或气胸的诊治有重要意义。

一、胸腔穿刺术目的

1. 诊断性穿刺

诊断性穿刺是确定胸腔内有液体。通过穿刺液体实验室检查及病理检查，确定积液的性质和病因。

2. 治疗性穿刺

治疗性穿刺是通过抽液或抽气，减轻胸腔内的压迫。胸腔内注入药物来治疗脓胸、胸膜炎等。

二、适应证

1. 胸腔积液的病因诊断

抽取胸腔积液，检查并明确胸腔积液的性质，明确胸腔积液的病因（炎症、特殊病原体感染、肿瘤、创伤等）。

2. 治疗性胸腔穿刺术

（1）大量积液产生压迫症状时，需进行放液治疗。
（2）感染炎症、脓胸、肿瘤等情况需要向胸腔内注入抗生素、抗肿瘤药等时。
（3）气胸：肺容积压缩＞30%的单侧或双侧气胸，可考虑经穿刺抽气治疗。
（4）创伤导致的大量局限性血胸。

三、禁忌证

胸腔穿刺无绝对禁忌证，相对禁忌证如下：
（1）体质衰弱、病情危重难以耐受穿刺术者，如心脏疾病未得到控制，呼吸功能不稳定的患者。
（2）对麻醉药过敏。
（3）凝血功能障碍，有严重出血倾向的患者。

（4）有精神疾病或不合作者。

（5）穿刺部位或附近有感染者。

（6）需要机械通气呼吸支持者。

（7）肺气肿合并肺大疱的患者需要谨慎。

四、操作过程

1. 体位选择

嘱患者面向椅背坐于椅上，两前臂置于椅背上，前额伏于前臂上。如病重不能起床者，可取仰卧位或半卧位，将前臂置于枕部，行侧胸腔穿刺。

2. 穿刺点选择与定位

穿刺前应在胸部叩诊实音最明显的部位进行，或通过超声检查明确穿刺部位。穿刺点可用蘸甲紫的棉签在皮肤上做标记。

（1）穿刺抽液：一般选择肩胛后线、腋后线，或腋中线第 7、8 肋间，右侧胸腔穿刺时可以适当提高一个肋间。

（2）少量气胸需要穿刺排气时，多选择锁骨中线第 2 前肋间隙。

（3）对少量局限性积液或血胸，穿刺前建议行胸片、彩超或 CT 明确定位。

3. 消毒、铺巾及麻醉

穿刺部位皮肤常规消毒，戴无菌手套，铺洞巾。用较细的针头抽取 1%～2%利多卡因注射液 2～3ml，先在穿刺点打一皮丘，再沿穿刺点的下肋上缘进针，逐层注入麻药浸润麻醉，直至胸膜，并刺入胸腔，待抽出胸腔积液或气体时可确认针尖进入胸腔，记录针头刺入深度后拔出针头。

4. 穿刺抽液或注药

将带有胶皮管（大于 7cm）的穿刺针由穿刺点刺入皮肤，保持负压进针，待抽出胸腔积液或气体时可确认针尖进入胸腔，或进入胸膜腔时有阻力突然消失感；一般针头进入胸腔 0.5～1cm 为宜。让助手用血管钳在皮肤表面固定穿刺针，避免针头进入过深。注射器抽满后，夹紧胶皮管，取下注射器，将液体注入弯盘中，以便记录或送检。如此反复，每次排除注射器内液体时应夹紧胶皮管，以防空气进入胸膜腔。抽液完毕，需胸内注药者可注入适量药物，然后拔出穿刺针，局部碘酒、酒精消毒，无菌纱布覆盖，用胶布固定后嘱患者静卧。疑有支气管胸膜瘘时，可注入亚甲蓝或甲紫 2ml，观察术后患者是否咯出紫色痰液。

五、常见并发症及处理

1. 气胸

胸腔穿刺抽液时气胸发生率达 3%～20%。产生原因：一种为气体从外界进入，如接头漏气、更换穿刺针或三通活栓使用不当，这种情况一般无须处理，预后良好；另一种为穿刺过程中误伤脏胸膜和肺脏所致。无症状者应严密观察，摄片随访。如有症状，则需行胸腔闭式引流术。

2. 出血

一般出血量非常少，理论上存在损伤肋间动脉引起大量出血的可能，但极少发生。少量出血多见于胸壁皮下出血，一般无须处理。如形成胸膜腔积血，需立即止血，抽出胸腔内积血。肺损伤可引起咯血，小量咯血可自止，较严重者按咯血常规处理。如持续、大量引流出新鲜血液（出血>150ml/h，并持续3小时以上，或第1小时>500ml），需要手术开胸止血。

3. 胸膜反应及胸膜休克

部分患者穿刺及抽液、抽气过程中出现头昏、面色苍白、冷汗、心悸、胸部压迫感或剧痛、昏厥等症状，称为胸膜反应。多因精神紧张、疼痛、胸膜刺激、血管迷走神经反射所致，此时应停止穿刺。患者经平卧、吸氧、止痛后一般可自行缓解。若症状严重，如胸膜休克者，可予吸氧、地塞米松、肾上腺素皮下注射等，症状可逐渐缓解。充分局部麻醉有助于降低胸膜反应及胸膜休克的发生率。

4. 胸腔内感染

胸腔内感染主要见于反复多次胸腔穿刺者，为操作者无菌观念不强，操作过程中引起胸膜腔感染所致。一旦发生应全身使用抗菌药物，并进行胸腔局部处理，形成脓胸者应行胸腔闭式引流术，必要时外科处理。长期留置引流管者，需要定期换药，保持术口敷料干结，同时保持引流通畅，减少胸腔内感染的风险。

5. 复张性肺水肿

复张性肺水肿多见于大量胸腔积液或气胸者，经大量抽液或抽气后，萎陷肺迅速复张导致急性肺水肿发生。大多发生于肺复张后即刻或1小时内，一般不超过24小时。患者表现为气促、发绀、剧烈咳嗽、呼吸困难、胸痛、烦躁、心悸等，继而出现咳大量黄白色或粉红色泡沫痰，甚至出现休克及昏迷。处理措施包括纠正低氧血症，稳定血流动力学，必要时给予机械通气。

六、注意事项

（1）操作前应告知患者穿刺目的及注意事项，消除患者顾虑，包括体位、可能出现的不适、操作过程保持平静呼吸，避免激烈咳嗽。对于精神过于紧张者，可于术前半小时给予口服药物镇静止痛。

（2）整个操作过程注意夹闭穿刺针，避免空气从穿刺针进入胸腔，并注意观察患者神志、血压及心率等生命体征变化。

（3）进针不宜过深或过浅，过高或过低。应避免在第9肋间隙以下穿刺，以免穿透膈肌损伤腹腔脏器。

（4）一次抽液不可过多、过快，防止抽液、抽气后复张性肺水肿发生。一般首次800～1000ml，以后每次不超过1500ml；操作中应不断观察患者的反应，如有头晕、面色苍白、出汗、心悸、胸部压迫感或剧痛、晕厥等胸膜过敏反应，或出现连续咳嗽、咳泡沫痰等现象时，应考虑复张性肺水肿的可能。

（5）在操作完成后，所有患者均应行胸部X线或CT检查，以便评估治疗效果和排除各种并发症的发生。

第四十八章　腹腔穿刺术

腹腔穿刺术是借助穿刺针直接从腹前壁刺入腹膜腔的一项诊疗技术，也称腹膜腔穿刺术。

一、腹腔穿刺术目的

（1）抽取腹水明确其性质，找出病因，协助临床诊断；行诊断性穿刺，明确腹腔有无积血、积脓。

（2）对大量腹水引起严重胸闷、气促、少尿等难以忍受的症状，适量抽出腹水，以减轻患者腹腔内的压力，减少静脉回流阻力，改善血液循环，缓解相关症状。

（3）腹腔内注射治疗性药物。

（4）行人工气腹作为诊断和治疗手段。如注入大量空气增加腹压，上抬膈肌，缩小胸腔容量，减少肺活动度，有利于肺空洞的愈合；在肺结核空洞大出血时，人工气腹可作为一项止血措施。

（5）施行腹水浓缩回输术。

二、适应证

（1）腹水原因不明，或疑有内出血者。

（2）大量腹水引起难以忍受的胸闷、气促、腹胀等症状者。

（3）需腹腔内注药或腹水浓缩再输入者。

三、禁忌证

（1）广泛腹膜粘连者。

（2）有肝性脑病先兆、巨大卵巢囊肿及棘球蚴病者，禁忌腹腔穿刺放腹水。

（3）大量腹水伴有严重电解质紊乱者禁忌大量放腹水。

（4）精神异常或不能配合者。

（5）妊娠或有严重肠胀气者。

（6）穿刺点或附近皮肤有感染，禁忌腹腔穿刺者。

（7）若患者有严重的出凝血功能障碍，肝功能严重损害，不宜行腹腔穿刺术。

四、操作过程

1. 准备

与患者沟通，向患者说明穿刺的目的和大致过程，消除患者顾虑，争取充分合作；术前嘱患者排尿，以防刺伤膀胱。

2. 体检

术前应测量腹围、血压、脉搏，检查腹部体征。如放腹水，背部先垫好腹带。

3. 体位

根据病情和需要可取坐位、半卧位、平卧位，并尽量提高患者舒适度，以耐受较长的操作时间。对疑为腹腔内出血或少量腹水者行诊断性穿刺，取侧卧位为宜。

4. 穿刺点选择

（1）穿刺点一般常选于左下腹部脐与髂前上棘连线中 1/3 与外 1/3 交界处，此处可避免损伤腹壁下动脉，肠管较游离不易损伤。放腹水时通常选用左侧穿刺点，此处不易损伤腹壁动脉。

（2）取脐与耻骨联合上缘中点上方 1cm，偏左或右 1.5cm 处，此处无重要器官，穿刺较安全，且容易愈合。

（3）侧卧位穿刺点一般选择脐平面与腋前线或腋中线的交点处，此处穿刺多适用于腹膜腔内少量积液的诊断性穿刺。对少量或包裹性腹水，常须超声指导下定位穿刺，定位后需用甲紫标记。

5. 消毒、铺巾

将穿刺部位常规自内向外消毒 2 次，消毒范围直径约 15cm，第二次的消毒范围不要超越第一次的范围；戴无菌手套，铺消毒洞巾。

6. 局部麻醉

自皮肤至壁腹膜逐层用 2% 利多卡因做局部麻醉。先在皮下打皮丘（直径 5～10mm）。注药前应回抽，观察无血液、腹水，方可推注麻醉药。麻醉的重点在于皮肤与腹膜的麻醉。

7. 穿刺

术者左手固定穿刺处皮肤，右手持针经麻醉路径逐步刺入腹壁，待针尖抵抗突然消失时，表示针尖已穿过壁腹膜，助手戴手套后，用消毒血管钳协助固定针头，术者即可抽取和引流腹水。行诊断性穿刺时，可直接用无菌的 20ml 或 50ml 注射器和 7 号针尖进行。大量放液时，可用针座接一橡胶管的 8 号或 9 号针头。在放腹水时若流出不畅，可将穿刺针稍作移动或变换体位。当患者腹水量大、腹压高时，应采取移行进针的方法，即穿刺针自穿刺点斜行方向刺入皮下，然后再使穿刺针与腹壁呈垂直方向刺入腹膜腔，以防腹水自穿刺点滑出。术中注意观察患者反应，并注意保暖。

8. 放腹水的速度和量

放腹水的速度不应该过快，以防腹压骤然降低，内脏血管扩张而发生血压下降甚至休克等现象。初次放腹水者，一般不要超过 3000ml，并在 2 小时以上的时间内缓慢放出，放液中逐渐紧缩已置于腹部的多头腹带。

9. 术后处理

结束放液后，拔出穿刺针，穿刺点用碘伏消毒后，盖上消毒纱布，局部压迫数分钟，并用多头腹带包扎腹部，用胶布固定。术后测量患者腹围、血压、脉搏。交代患者注意事项，术后当天穿刺点口不要弄湿，尽量体位使穿刺口朝上；若腹压高的患者，穿刺后需腹带加压包扎。

五、并发症及处理

1. 肝性脑病和电解质紊乱

处理：①术前严格把控穿刺的禁忌证；②放腹水的速度不应该过快，放液量不能过大，一次不要超过 3000ml；③出现症状时，立即停止抽液，按照肝性脑病原则处理，并维持水、电解质、酸碱平衡。

2. 出血、损伤周围脏器

处理：①术前要复核患者的凝血功能；②要规范操作动作，且动作轻柔，熟悉穿刺点，避开腹部血管。

3. 感染

处理：①严格按照无菌操作原则进行操作；②发生感染后根据具体情况使用抗感染治疗。

4. 腹膜反应、休克

如出现头晕、面色苍白、出汗、心悸等不适症状，应该考虑到腹膜反应或休克，是由腹膜反应，或抽液过快、过多，导致腹压急剧降低，内脏血管扩张而发生血压下降，甚至休克。处理：①注意控制放液的速度；②立即停止操作，并做适当处理，如吸氧、补液支持、应用肾上腺素等。

5. 麻醉意外

处理：①术前要详细询问患者的药物过敏史，特别是麻醉药过敏史；②使用普鲁卡因麻醉时，术前应做皮试；③术前应备好肾上腺素等抢救药物。

第四篇

急诊传染病防控

第四十九章　中医药防控疫病简史

中华五千年文明是人类唯一一个没有中断的古老文明，中华文明的演进史就是一部不断同自然斗争、共处的发展史，其中一个关系繁衍生存至关重要的因素就是中医药学的贡献。中医学历经数千年的积累和发展，从粗糙、笼统、简单的认识，经过临床实践的不断丰富与学术理论的不断充实，对疾病的认识不断深入，辨证论治体系逐渐完善，治则治法日益丰富。据统计，在我国的历史记载中，从西汉到公元 1840 年，至少经历了 321 次疫病流行，中医学在防治瘟疫方面积累了丰富的实践经验。

一、古代文献中对抗疫经验记载

1. 殷周时期和秦汉时期瘟疫防治

殷商时期甲骨文已有"疾"字的写法，形如一人卧于床榻，津津汗出之状，说明对发热、汗出等温热病已有较多观察，进而抽象为疾病的代称。《周礼》载西周时期人们已经把瘟疫的发生、流行和季节气候的变化密切结合起来，如《周礼·天官》谓："春有痟首疾，夏有痒疥疾，秋有疟寒疾，冬有嗽上气疾。"说明周朝人已经注意到疫病的季节性和流行性，同时设有与清洁卫生有关的官员和除害防疫的专职人员，提倡保持室内外卫生环境的习惯。

东汉时期疫病流行较严重，据载已有"病坊"的设置，用于传染源的隔离。这一时期实施的隔离检疫医事制度在很大程度上防止了瘟疫的扩散和传播，如《汉书》所载"民疾疫者，舍空邸第为置医"，其为最早医院雏形的记录。《魏书》载北魏宣武帝将患病者"咸令居处，严敕医署，分师疗治"，是早期政府实施的隔离防病措施，对传染病实施专人、专科、专地治疗。《晋书》亦载"永和末，多瘟疫，旧制朝臣家有时疫染易三人以上者，身虽无病，百日不得入宫"，是最早的居家隔离防疫制度，为后世应对疫病采取相应措施提供了有益参考。汉朝医著《论衡》《说疫气》和《伤寒杂病论》等对于病因病机、治疗方药、防疫制度、隔离措施等方面有了进一步的记载，尤其是《伤寒杂病论》，是针对东汉末年大规模流行的疫病而作，建立六经辨证理论体系是对当时疫病治疗经验的实践总结，为后世防治瘟疫提供了有益借鉴。

2. 魏晋南北朝及隋唐时期瘟疫防治

魏晋南北朝时期对瘟疫的隔离措施更加周密，据记载当时已经采取了对密切接触但尚未发病者的隔离措施，南北朝时期梁国民间设立"收养疠疾"，而且"男女别坊"，成为我国民办病坊的最早记载，与新型冠状病毒肺炎疫情设置的方舱医院颇为类似。东晋葛洪《肘后备急方》记载了较多防治疫病的治法和方剂，率先提出了类似于现代人工自动免疫的疗法。关于瘟疫病因，提出了"其年岁月中有疠气兼挟鬼毒相注，名为温病"的观点，创立了疠气说，并认识到引起瘟疫的原因除"疠气"之外还有特定致病原"鬼毒"的存在。首先提出了空气消毒法，以雄黄、雌黄、朱砂等药物制成药囊佩带于胸前、挂于门户、烧烟熏居所防治疫病。

隋代设立"养疠坊"，由国家发起对传染病患者的隔离措施，并开启了早期由政府负担治疗费用的医事制度。唐代沿袭隋朝疫病隔离制度，如《续高僧传》中记载："疠人坊：又收养疠疾，男女别坊，四时供养，务使周给。"隋代医家巢元方和唐代医家孙思邈在上述基础上多有创新和发展，有些预防和治疗方药至今仍有沿用。

3. 宋元明清时期瘟疫防治

北宋时期运气学说盛行，医家多结合运气诠释疫病，如《圣济总录》记载的六十年运气图和南宋陈言提出的运气十六方，把运气学说在疫病方面的应用推向了高潮。发展至金元时期，虽社会动荡变迁，但学术争鸣甚为活跃，金元四大家在前人学术继承和发展基础上逐渐形成了许多新的认识。其中刘完素针对当时疫病流行的特点提出"六气皆能化火"，以火热病机论疫病，提倡重用寒凉治疫。与刘完素同时代的张从正也对此持相同的观点，他认为"伤寒、温疫、时气、冒风、中暑，俱四时不正之气也"，治疗上不可皆用辛温之剂，而要因时因地，重视祛邪，对汗、吐、下三法的运用具有独到见解。李东垣以"气虚阴火"论病机，"内伤热中"辨疫证，"甘温除热"治疗疫病，创立了补土论，并创制了补中益气汤，成为后世扶正祛邪的代表性方药。朱丹溪发展了相火论提倡治疗中多用滋阴之法。王好古《阴证略例》集阴证论之大成，完善了疫病的阴证学说，这些均为疫病学说理论体系的丰富和发展起到重要的推动作用。

明清时期，社会动荡不安，战争频发，疫病猖獗，据文献记载，明清发生疫情约 140 次，牵涉甚广，波及江西、山东、北京等地，民众死伤甚多。正是在此背景下，大量温病医家通过治疫实践，促使疫病治法和理论突破创新，逐渐形成相对独立、完整的学说，也就是后世所说的温病学派。温病学派形成始于明末清初，以吴又可《温疫论》的问世为标志，继有戴天章、杨栗山、刘奎等医家在吴又可的基础上发展温病学说，至温病四大家叶桂、薛雪、吴瑭、王孟英，温病学体系达到巅峰。

二、温病理论代表性的学术思想

明代医家吴又可编撰出我国医学发展史上首部温病学专著《温疫论》，为后世温病学说的发展奠定了基础。明代以前，医家以伤寒统称各种外感病，吴又可对"温疫"和"伤寒"病名进行驳正。《温疫论·原序》中认为"夫温疫之为病，非风，非寒，非暑，非湿，乃天地间别有一种异气所感"，提出"异气"是导致温病发生的原因。《温疫论·原病》中说"疫者，感天地之病气……此气之来，无论老少强弱，触之者即病，邪从口鼻而入"，明确指出口鼻传染的途径，这与目前发生的新型冠状病毒肺炎的传播途径相吻合。治法上吴又可提出"以逐邪为第一要义"设立"注意逐邪勿拘结粪"专篇，重视对病邪的攻逐，强调下不厌早、下不厌频、祛邪务尽，不拘于结粪，将大黄用于疫病治疗经验至今沿用。提出"温疫之邪，伏于膜原，如鸟栖巢，如兽藏穴，营卫所不关，药石所不及"，创立"开达膜原"治疗方法，创制"达原饮"用于疫病治疗，为后续温病学说的发展奠定了基础。

继明代医家吴又可后，明清医家对疫病认识逐步深化，辨证方法日趋成熟。如清代医家喻嘉言《尚论篇》中所述："病前预饮芳香正气药，则邪不能入，此为上也。邪既入，则以逐秽为第一义。上焦如雾，升而逐之，兼以解毒，中焦如沤，疏而逐之，兼以解毒；下焦如渎，决而逐之，兼以解毒"，这种将疫病分为上中下三焦进行论治的方法，为三焦辨证开创了先河。后续薛雪《湿热病篇》详细阐述湿热病的因、证、脉、治，该专著被公认为湿热病研究的里程碑，提出湿热病的治疗当立足于分解温热，分立三焦，提出气化三焦的观点，为吴鞠通三焦辨证论治提供借鉴。直至吴鞠通《温病条辨》中详细论述"温病由口、鼻而入，鼻气通于肺，口气通于胃，肺病逆传，则为心包，上焦不治，则传中焦，胃与脾也，中焦病不治，即传下焦，肝与肾也，始上焦，终下焦"的传变规律，确立"治上焦如羽，非轻不举""治中焦如衡，非平不安""治下焦如权，非重不沉"的三焦温病治疗原则，才正式形成三焦辨证的辨证纲领，拟定了宣痹汤、三仁汤等方剂，为温病的辨证论治及处方选药提供了理论依据和临床范例。

此外清代叶天士《外感温热篇》提到"温邪上受，首先犯肺，逆传心包，肺主气属卫，心主血属营。辨卫气营血，虽与伤寒同，若论治法，则与伤寒大异也""大凡看法，卫之后方言气，营之后方言血，在卫汗之可也，到气才可清气，入营犹可透热转气"，指出疾病感染途径、病位所在，创立"卫气营血"辨证方法，成为温病学辨证的又一基本纲领，提出清营汤、甘露消毒丹等代表性名方。亦有医家融合各家辨证方法，如俞根初《通俗伤寒论》所述，"六经钤百病为确定之总诀，以三焦赅疫证为变通之捷诀的观点，熔六经、卫气营血、三焦、脏腑辨证于一炉"，主张"寒温统一"论治疫病。后续有医家如周扬俊、王孟英等对温病病因、病机、证候、治法等方面有比较全面而深刻的论述。

三、近现代抗疫史，中医温病续写新篇章

1. 近现代瘟疫防治

清末至民国年间，战乱不断，国内政局动荡，内部矛盾激化，我国鼠疫、天花、霍乱、伤寒、疟疾等瘟疫暴发频繁，死伤甚多。在此期间温病学术思想百花齐放，大量温病医家如张锡纯、王德宣、郭可明等留下颇多瘟疫治疗经验，为现代疫病治疗提供借鉴。

张锡纯《医学衷中参西录》认为疫病为传染病，经口传播，提出"瘟疫之证，虽宜重用寒凉，然须谨防其泄泻，若泄泻，则气机内陷，即无力托毒外出矣""治温疫，世习用东垣普济消毒饮；治寒疫，世习用巢谷世圣散子，然温疫多而寒疫少，拙拟之青盂汤，实专为治温疫设也"。此外当代如王德宣、陈务斋、施今墨、郭可明、赵绍琴等对疫病的治疗颇有见解，王德宣《温病正宗》提出瘟疫是传染病，病邪自口鼻而入的观点，在治疗上，认为"夫温病与瘟疫，病源既殊，治法各异，古人分辨，本极明了，不可以混同也"。陈务斋善于应用中草药治疗疫病，施今墨对瘟疫的治疗倡导给邪气以出路。著名温病学家郭可明先生，善用白虎汤、清瘟败毒饮治疗暑病、瘟疫。赵绍琴教授继承其父赵文魁的思想，认为温病有传染性，从口鼻吸收而来，通过呼吸道传播，如不能加强预防，可造成大面积流行，即为瘟疫。治疗方面，赵绍琴推崇其父宣透法治疗瘟疫。

由上可见，近代医家在长期与瘟疫治疗斗争中积累了丰富的经验，提出很多行之有效的治法方药，如张锡纯的青盂汤、郭可明的加减白虎汤等都为目前新型冠状病毒肺炎的治疗提供了借鉴，从而取得了良好的治疗效果。

2. 现代病毒类呼吸系统公共卫生事件防治

在历代学术思想的指导下，自 2003 年以来，对 SARS、甲型 H1N1 流感、新型冠状病毒

肺炎这三种新发突发传染病，从病因病机、传变规律和流行特点，结合现代医学的救治方法，采取了中西并重的综合治疗和预防措施，有效地防治这些疾病的传播流行，取得了良好的临床疗效。

（1）SARS：全称为严重急性呼吸综合征，是一种严重的急性呼吸道感染，首次被发现于2003年2月，其病原体是冠状病毒，主要发生在冬季和早春，可通过近距离空气飞沫和密切接触传播。中医学认为，SARS的致病因素有别于风、寒、暑、湿、燥、火等六淫之气，为疫疠之气从口鼻而入，直接犯肺，疫毒壅肺为核心病机。根据SARS发病特点、传播途径和症状特征，认为其属于瘟疫范畴。对于SARS治疗，中医强调通过调摄精神，加强锻炼，规律饮食起居，药物调节等措施来扶助正气，增强机体的抗病能力；其次是规避病邪，防止侵害。国家中医药管理局制定SARS的防治措施，拟定6首中药预防处方，明确各处方主要功能，在实际使用过程中，因时、因地、因人选择中药预防。

（2）甲型H1N1流感：是流行性感冒的一种，因其发热、传染性强，属于中医学"瘟疫"范畴。甲型H1N1流感主要通过近距离空气飞沫和密切接触传播，具有较强的传染性，人群普遍易感。疾病传变方面，甲型H1N1流感患者有一定的潜伏期，病情重，传变快，该病演变以三焦传变为多见，从上焦肺到中焦脾胃，重者既可逆传心包，也可出现邪入下焦，病及肝肾。该病病位中心在肺脾，变证在心肾。病理特点主要在气分，重则入营血，传变一般顺传，重证可出现逆传。疾病防治方面，患者应生活规律、定期环境消毒、饮食有节、药物预防。政府对该病的预防十分重视，邀请多位名老中医进行分析，拟定5套防治方案，制定预防方。

（3）新型冠状病毒肺炎（COVID-19）：2019年12月武汉地区开始暴发不明原因肺炎，并迅速蔓延至全国，2020年2月11日，世界卫生组织将新型冠状病毒感染的肺炎命名为"Corona Virus Disease 2019，COVID-19"，与此同时，国际病毒分类委员会将新型冠状病毒命名为"SARS-CoV-2"。新型冠状病毒肺炎传播流行速度很快，且人群易感。疫情暴发以来，中医温病专家第一时间参与救治，国家中医药管理局统计数据显示，全国新型冠状病毒肺炎确诊病例中，有74 187人使用了中医药，占91.5%，其中湖北省有61 449人使用了中医药，占90.6%。临床疗效观察显示，中医药总有效率达到了90%以上。中医药能够有效缓解症状，减少轻型、普通型向重型发展，能够提高治愈率、降低病亡率，能够促进恢复期人群机体康复。中医药诊治新型冠状病毒肺炎的方案被国家卫健委制定的《新型冠状病毒肺炎诊疗方案》第3～8版方案采用。

第五十章　急诊科感染性疾病的院感防控总体要求

急诊科接诊的是急症、危重症患者，其中本属传染病疾病的患者也往往首先就诊急诊科，尤其是发热门诊由急诊科管理的医院，急诊科所面临的疾病具有不可预测性、就诊患者病情危重等复杂情况，医务人员为了争分夺秒抢救患者的生命，在患者没有明确诊断的情况下就投入抢救，如果医务人员自我防护意识相对薄弱或院感防护意识不到位，易导致医务人员受到传染，发生院内交叉感染，尤其是新发突发传染病时，接诊医务人员对之没有认识，在时间上也不允许医护人员先行自我保护。为降低急诊科医务人员被感染和交叉感染的风险，进一步提升自我防护能力和意识，急诊科医院感染预防与控制可从以下几个方面着手干预。

一、传染病相关概念

1. 感染性疾病的定义

感染性疾病指由病原微生物如病毒、朊粒、细菌、真菌、螺旋体、衣原体、立克次体和寄生虫等通过不同方式侵入人体导致健康受到损害的疾病，包括传染病和非传染性感染病。

2. 传染病

传染病是由致病微生物或寄生虫引起的、具有传染性的疾病。传染病在人群中造成流行，必须具备的基本条件：

（1）传染源：指体内有病原体生存、繁殖，并能将病原体排出的人或动物，包括传染病患者、病原携带者和受感染的动物。

（2）传播途径：病原体离开传染源后到达另一个易感宿主的途径称为传播途径。传播途径分为空气传播、水源传播、食物传播、接触传播、土壤传播、垂直传播等。

（3）易感人群：指人群对某种传染病缺乏免疫，容易受传染。

3. 医院感染的概念

医院感染指住院患者在医院内获得的感染，包括在住院期间发生的感染和在医院内获得出院后发生的感染，但不包括入院前已开始或者入院时已处于潜伏期的感染。医院工作人员在医院内获得的感染也属于医院感染。

二、急诊科院感管理组织

（1）成立急诊科院感管理小组，科主任任组长，护士长任副组长，设立院感监控医生（师）、院感监控护士（师），明确管理小组人员职责。

（2）科室院感管理小组应依据《中华人民共和国传染病防治法》、《医院感染管理办法》、

《医院隔离技术规范》《医务人员手卫生规范》《医务人员艾滋病病毒职业暴露防护工作指导原则》《医疗机构医疗废物管理办法》《医疗机构消毒技术规范》《传染病防治方法》等制度条例，结合本院本科室特点，制定急诊科医院感染管理制度，如《急诊科医疗保健相关感染病例报告制度》《急诊科医务人员培训制度》《急诊科医务人员手卫生制度》《急诊科清洁消毒和隔离制度》《急诊科预检分诊制度》《急诊科个人防护制度》《急诊科医疗废物管理制度》《急诊科职业暴露报告处置制度》等。

（3）每月自查院感制度的落实情况，并定期召开会议进行讨论和整改，并上报医院感染管理科。

三、培训和宣教

（1）医务人员院感培训：①急诊工作人员的培训。依据急诊工作人员的岗位特点开展有针对性培训。培训内容为急诊科医源性感染预防与控制工作的特点、医院感染管理相关制度、基本的感染预防与控制措施，如手卫生、标准预防措施、血源性病原体职业防护、人防护用品的正确选择和使用、清洁消毒的方法和频率、医疗废物管理、多重耐药菌管理等，有疫情发生时，培训内容应包括相应的预防与控制知识及技能。②从事医院感染管理的兼职人员的培训。培训内容还应包括标准防护和手卫生依从性观察、环境物表监测方法等。

（2）患者和家属、陪同人员的宣教。应对进入急诊的人员开展多种形式的宣教，可采用折页、宣传画、宣传海报、宣传视频等；宣传内容宜包括手卫生、呼吸卫生、咳嗽礼仪和医疗废物分类等；对确诊或疑似经空气和（或）飞沫传播疾病的患者，应进行口罩正确使用方法和手卫生方法的宣教；对确诊或疑似经接触传播疾病的患者，应对患者和家属宣教相应的隔离措施。

（3）制定医院感染暴发应急预案，每年至少演练1次。

四、监测与报告

监测内容与频率：①标准防护依从性的监测，至少每季度1次。②开展手卫生依从性的监测，至少每季度1次。③开展环境卫生学监测，每季度1次对输液室、清创室进行空气监测，由急诊科自行完成；每季度1次对急诊科各区域的环境物表、工作人员手、消毒液、清洁/使用中的诊疗器械进行抽查监测，由医院感染管理科完成。④如有院感暴发或疑似院感暴发，院感管理科随时采样监测和进行流行性调查。⑤开展医源性感染病例监测，医务人员发现医源性感染病例24小时内上报院感管理科；院感管理科进行调查和信息核实，遵循院内《医院感染报告与流行控制制度》。⑥发现特殊病原体的医院感染（指发生甲类传染病或依照甲类传染病管理的乙类传染病的医院感染）或新发病原体医院感染，立即报告院感科和公共卫生科，并于2小时内将传染病报告卡通过网络直报。⑦每季度开展风险评估，并根据评估结果选择优先改进项目，制定改进措施并落实；每月开展质控自查，定期会议反馈。

五、急诊科预检分诊

（1）预检分诊人员职责：急诊科预检分诊工作人员必须有3年以上急诊工作经验，一般是护理人员，如有疫情发生可加入临床经验丰富的临床医生。主要职责是对急诊来院患者进行预检分诊，对疑似传染病采取隔离，同时对"陪同人员"进行排查。

（2）设置预检分诊点（处），严格执行《传染病预检分诊制度》，发现传染病患者，及时针对传播途径采取相应隔离措施，并指引确诊或疑似传染病患者至发热门诊、肠道门诊就诊。

（3）急诊室设立隔离抢救室/观察室，并配备防护用品，制定就诊流程和应急预案，对应急预案每年进行1次以上演练。

六、急诊科隔离留观区域设置

（1）急诊室需要设置隔离区域，收治疑似传染病患者，分三区：清洁区、污染区、半污染区；三通道：医务人员通道、患者通道、医疗废物通道，条件有限的情况下必须有医务人员和患者通道，医疗废物密闭转运（图50-1）。

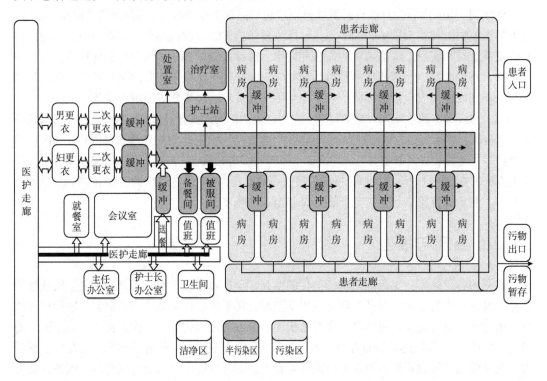

图 50-1　隔离区设置

（2）急诊室必须配置标准预防箱，定点放置，专人管理，用完及时补充。

（3）医务人员一般采取二级防护，使用以下防护用品：隔离衣、防护目镜、医用防护口罩、手套、鞋套，如有进行有创操作如给呼吸道传染病患者进行气管插管、切开吸痰、支气管镜检查时，则需加强防护，采用三级防护，在二级防护的基础上，可使用面罩、头罩、防护服。

七、急诊科人员管理

（1）医务人员掌握标准预防和基于传播途径的防控措施，有疫情发生时，应接受针对性的培训和考核。

（2）接诊任何患者时，应采取标准预防的措施。

（3）疫情发生期间，应在标准预防的基础上，根据疾病传播途径穿戴相应的个人防护用品。

八、急诊科预防和控制感染的基本措施

1. 手卫生

急诊科每间诊室均设置手卫生设施，包括流动水洗手设施和（或）速干手消毒液，科室负责人随时督查手卫生设施的完整，并确保手卫生用品方便取用；急诊科所有人员手卫生应遵循《医务人员手卫生规范》。

2. 标准预防

标准预防指医院将普遍预防和体内物质隔离的许多特点进行综合，认定患者血液、体液、分泌物、排泄物均具有传染性，需进行隔离，不论是否有明显的血迹污染或是否接触非完整的皮肤与黏膜、接触上述物质者必须采取防护措施的一种预防手段。

（1）日常防护：急诊科所有人员穿工作服、工作帽，佩戴医用外科口罩，口罩一般4小时更换1次，如口罩潮湿或有污染时随时更换。

（2）个案防护：对各项诊疗操作提前进行风险评估，对患者进行吸痰、气管插管等诊疗护理时，可能发生血液、体液、分泌物及排泄物喷溅，可穿防渗隔离衣，佩戴护目镜/面屏，医用防护口罩；对已经隔离治疗的患者，检验检查尽量在床旁防护下完成，包括床旁快速检测（POCT）、床旁超声检查等，以减少患者转运。

（3）疫情防护：在基本防护的基础上根据诊疗危险程度，使用以下防护用品，如隔离衣、防护目镜、医用防护口罩、手套、鞋套，若须进行有创操作如给呼吸道传染病患者进行气管插管、切开吸痰、支气管镜检查，在加强防护的基础上，可使用面罩、防护服。根据传染病的不同传播方式采取不同的防护措施（表50-1）。

表 50-1　个人防护用品类别

传播途径	个人防护用品类别							
	帽子	医用外科口罩	医用防护口罩	护目镜或防护面屏	手套	隔离衣	防护服	鞋套或防水靴
接触传播	+	+	−	±[a]	+	±[b]	−	±[c]
飞沫传播	+	+	±	+	+	+	±[d]	±[c]
空气传播	+	−	+	+	+	+	±[d]	±[c]

a 预计可能出现血液、体液、分泌物、排泄物喷溅时使用

b 大面积接触患者或预计可能出现血液、体液、分泌物、排泄物喷溅时使用

c 接触霍乱、SARS、人感染高致病性禽流感、新型冠状病毒肺炎、埃博拉出血热等疾病时按需使用

d 在进行有创操作如气管插管等急救操作时按需使用

注："+"指需采取的防护措施；"±"指根据工作需要可采取的防护措施；"−"指无须采取的防护措施

3. 防护用品的使用

（1）手套：医务人员在下列情况时需佩戴手套，直接接触患者血液、体液、分泌物、排泄物等或被其污染的物品时；接触黏膜、不完整的皮肤或其他有潜在传染性物质时；有经接触传播的疾病如多重耐药菌感染、呼吸道合胞病毒感染等患者时；当工作人员皮肤感染或破损时等。下列情况不戴手套，常规皮下、皮内和肌内注射时，触摸电梯、电话、电脑及工作台面时等。

（2）医用外科口罩：可能发生血液、体液、分泌物及排泄物喷溅时；对非传染病患者进行可能产生气溶胶的诊疗、护理操作（如吸痰、气管插管）时；手术及麻醉等相关操作、护理免疫功能低下患者；进行体腔穿刺、留置导管、鞘内注射化疗药物等操作时；近距离（＜1m）接触确诊或疑似有经飞沫传播疾病的患者时；急诊从事预检分诊工作人员；候诊的呼吸道疾病患者病情允许时等。

（3）医用防护口罩：接触经空气传播疾病患者或对经飞沫传播疾病患者进行可产生气溶胶的诊疗、护理操作时；在使用医用防护口罩时必须进行密合性测试。

（4）护目镜或防护面屏：对患者进行吸痰、气管插管等诊疗护理操作，可能发生血液、体液、分泌物及排泄物喷溅时；接触有经飞沫传播疾病患者时。

（5）隔离衣：工作服或皮肤可能有血液、体液、分泌物、排泄物暴露风险时，如直接接触大小便失禁或呕吐物等；对免疫抑制患者或需要实行保护性隔离的患者实施操作时；离开接受隔离患者环境前、操作完毕后应尽快脱隔离衣，并执行手卫生。

（6）防护服：接触甲类或按甲类管理的乙类传染病时，接触新发传染病或突发不明原因传染病患者时；接触疑似或确诊为埃博拉出血热、SARS、新型冠状病毒肺炎、人感染高致病性禽流感、霍乱等疾病时；对患者进行吸痰、气管插管等诊疗护理操作，可能发生血液、体液、分泌物及排泄物喷溅时。

4. 使用个人防护用品的注意事项

（1）工作人员应熟练掌握个人防护用品（PPE）使用方法，进行培训及考核。

（2）在进行任何一项诊疗、护理操作之前，工作人员应评估人体被血液、体液或感染性物质暴露的风险，根据评估结果选择适宜的个人防护措施；注意使用适合个体型号的个人防护用品。穿脱防护用品前后注意手卫生，摘除 PPE 时应避免污染工作服和皮肤；如防护用品遇到污染、破损或潮湿时应及时更换。

5. 安全注射

（1）医务人员应掌握治疗和用药的指征，减少不必要的注射；注射应使用灭菌的、一次性使用的注射装置；对有血源性传播疾病的患者实施注射时宜使用安全注射装置。

（2）不应将同一个注射器、输液或给药装置用于多个患者，包括更换针头或通过中间管路给药；不应重复使用同一注射器，抽取药物或稀释液；使用后的注射针头等锐器应直接放入耐刺密闭、防渗漏的锐器盒内。

（3）医用物品的管理：诊疗使用的医疗物品应符合国家有关规定，购入前应查验经营者资质和产品合格证明文件，并按照产品说明书和标签标示要求运输、储存、使用；所有消毒液和无菌物品启用都要标注开启时间和有效期并签名。

6. 环境及物体表面清洁消毒

（1）对不同污染程度的区域环境及物体表面进行清洁与消毒。

（2）急诊环境污染程度可分为以下三区：轻度环境污染风险区域包括急诊医护办公室、急诊药房内部、挂号室内部等区域，平时采取通风，物表地面湿式卫生 1~2 次/日；中度环境污染风险区域包括急诊大厅挂号和缴费窗口、候诊区、普通诊室、心电图室、超声科和其他功能检查室等区域，可采取通风、等离子空气消毒机进行空气消毒，地面物表湿式卫生，每日 2 次，可辅助清洁剂；高度环境污染风险区域包括采血室、发热急诊、急诊手术室、清创室、五官科、化验室等区域，采取通风、等离子空气消毒机或紫外线空气消毒，地面 500mg/L 含氯消毒液拖地，每日 2 次，物表消毒湿巾纸或 500mg/L 含氯消毒液擦拭。

（3）环境物表如有污染随时清洁消毒，疫情发生时增加消毒频次和消毒液浓度；所有保洁工具一次一用，拖把和抹布分区使用，标识清晰，用后集中清洗消毒。

7. 空气净化措施的要求

（1）普通诊室：首选自然通风，自然通风不良可采用机械通风、集中空调通风系统、循环风紫外线空气消毒器或静电吸附式空气消毒器或其他经审核合格空气消毒器。应根据产品特性、使用区域空间大小配置适宜的消毒器。

（2）诊治经空气或飞沫传播疾病的患者时，使用持续空气消毒机，患者离开后宜尽快对房间进行清洁和消毒。

8. 基于传播途径的预防措施

应执行预检分诊制度，尽可能早期识别有呼吸道症状、腹泻、皮疹、引流伤口或皮肤损伤等可能有活动性感染的患者；应在标准预防的基础上，根据疾病的传播途径采取相应的隔离与防护措施。

9. 医疗废物处置

医疗废物管理应遵照《医疗机构医疗废物管理办法》，进行分类、密闭、专人运送，每次做好称重、登记、双签名交接工作，记录应保存 3 年。如遇传染病患者、耐药菌或者特殊病原菌感染患者，医疗废物放在双层黄色垃圾袋内扎紧，贴上标识，注明感染类型。所有生活垃圾桶和医疗废物垃圾桶均应上盖。

九、职业暴露后处理

（1）医务人员严格遵守各项操作规程，认真执行消毒隔离、安全注射制度。

（2）发生职业暴露及时处置。

第五十一章 呼吸道传染病防控

一、概述

呼吸道传染病指病原体从人体的鼻腔、咽喉、气管和支气管等呼吸道感染侵入而引起的传染性疾病。常见的呼吸道传染病有流行性感冒、麻疹、水痘、风疹、流行性脑脊髓膜炎、流行性腮腺炎、肺结核等。常见病原体主要有病毒、细菌、支原体、衣原体等，如流感病毒、麻疹病毒、脑膜炎球菌、结核杆菌等。呼吸道与外界相通，受各种病原体的侵袭机会较多，呼吸道传染病的发病率较其他部位常见。冬春季节是呼吸道传染病的高发季节。儿童、老年人、体弱者、营养不良或慢性疾病患者、过度劳累者、精神高度紧张者等人群容易患呼吸道传染病。

二、呼吸道传染病的共性特征

经呼吸道进行传播的传染病，了解其共性有助于日常预防。

（1）呼吸道传染病流行有一定的季节性，冬季和春季为发病高峰期，夏秋两季发病较少。呼吸道传染病之所以容易在冬、春季肆虐，这是因为寒冷的天气里，人体的上呼吸道的抗病能力会变得薄弱，这使各种病原微生物侵入的机会增多。冬季寒冷，室内开窗通风少，有利于病原体的传播。

（2）传染源明确，幼儿及体弱多病者易被感染。呼吸道传染病经常是群体性发病，比如家庭中一个成员被感染，其他人也很容易在短时间内受到感染，这与疾病的传播途径有直接关系。相对而言，儿童的免疫功能较弱，所以感染概率也就更大。

（3）空气流通较差、人员较为密集的地方发病率较高。

三、呼吸道传染病的预防措施

患者或携带者的鼻涕、痰液等呼吸道分泌物中含有大量病原体，通过咳嗽、打喷嚏时将带有细菌或病毒的呼吸道分泌物散布到空气中，易感者随呼吸吸入方式感染，称为飞沫传播。易感者亦可接触被病原体污染的衣物、体温计、听诊器、门把手等工具和环境表面，而后接触口、鼻或眼部引起感染，称为接触传播。

预防呼吸道传染病应当具备如下健康行为：

（1）养成良好的个人卫生习惯，避免随地吐痰。咳嗽、打喷嚏时无纸巾、手帕遮挡时，建议用胳膊肘遮挡口、鼻。

（2）保持空气流通，打开门、窗自然通风，改善室内空气质量，可有效降低室内空气中微生物的数量和密度，减少人与病原体接触的机会。

（3）保护老幼、体弱者或慢性疾病患者等易感人群，在呼吸道疾病流行期间，少去人群密集、空气不流通的公共场所，到公共场所应佩戴口罩。

（4）积极锻炼身体、有规律的生活作息和均衡的膳食可提高人体免疫力。当人体受凉时，呼吸道血管收缩，血液供应减少，呼吸道上皮细胞分泌抗体、黏液等功能下降，病原体容易侵入，故寒冷时节应注意保暖。

四、急诊常见呼吸道传染病

（一）甲型 H1N1 流感

甲型 H1N1 流行性感冒是由甲型 H1N1 流感病毒引起的急性呼吸道传染病。主要通过呼吸道飞沫、直接或间接接触、吸入气溶胶等方式传播。临床主要表现为发热、咳嗽、流涕、全身酸痛等流感样症状，少数病例病情严重，演变迅速，出现病毒性肺炎、呼吸衰竭、多器官功能衰竭等并发症，甚至引起死亡。甲型 H1N1 流感在我国归类为乙类传染病。

1. 流行病学

（1）传染源：甲型 H1N1 流感患者、无症状感染者为主要传染源，目前尚无证据证明动物传染人类。

（2）传播途径：主要通过呼吸道飞沫传播，也可通过接触患者的呼吸道分泌物、体液和被病毒污染的物品后，经口腔、鼻腔、眼睛等处黏膜直接或间接接触传播。通过气溶胶经呼吸道传播有待进一步确证。

（3）易感人群：人群普遍易感，婴幼儿、年老体弱者病情重。

（4）流行特征：四季均可发病，冬、春季是本病的好发及流行季节。

2. 诊断要点

（1）临床特点：本病潜伏期一般 1～7 天，平均 1～3 天。早期症状与普通流感相似。起病急，可见发热、咳嗽、流涕、咽痛、肌肉酸痛、疲倦、厌食等症状，部分可出现消化症状如呕吐、腹泻。体征主要包括咽部充血和扁桃体肥大，高热 39～40℃，双肺听诊呼吸音增粗，可闻及干、湿啰音。

（2）实验室检查：白细胞总数正常或降低，重症者白细胞总数、淋巴细胞总数、血小板数均可降低。少数病例肌酸激酶、谷丙转氨酶、谷草转氨酶、乳酸脱氢酶升高。

（3）病原学检查：临床常用病毒核酸检测，PCR 法检测呼吸道标本（咽拭子、鼻拭子、鼻咽或气管抽取物、痰）中的甲型 H1N1 流感病毒核酸。血清抗体检查，动态检测双份血清抗体水平呈 4 倍或 4 倍以上升高。病毒分离为诊断金标准，但技术要求较高。

（4）胸部影像学检查：合并肺部感染者，X 线片可发现肺内斑片状炎性浸润影及相应病灶，必要时应检查 CT。

3. 诊断标准

结合流行病学史、临床特点和病原学检查可诊断，出现以下情况为重症、危重症甲型 H1N1 流感病例。

（1）出现以下情况之一者为重症病例：①持续高热＞3 天；②剧烈咳嗽，咳脓痰、血痰，或胸痛；③呼吸频率快，呼吸困难，口唇发绀；④神志改变，反应迟钝、嗜睡、躁动、惊厥等；⑤严重呕吐、腹泻，出现脱水表现；⑥影像学检查有肺炎征象；⑦肌酸激酶（CK）、肌酸激酶同工酶等水平迅速增高；⑧原有基础疾病明显加重。

（2）出现以下情况之一者为危重病例；①呼吸衰竭；②感染中毒性休克；③多脏器功能不全；④出现其他需进行监护治疗的严重临床情况。

4. 西医治疗

（1）一般治疗：注意卧床休息，多饮水，密切观察病情变化；对高热病例可给予退热治疗。

（2）抗病毒治疗：甲型 H1N1 流感病毒目前对神经氨酸酶抑制剂奥司他韦、扎那米韦敏感，对金刚烷胺和金刚乙胺耐药。

对于发病时病情严重、发病后病情恶化的病例，或预期容易演变为重症的患者应给予神经氨酸酶抑制剂。给药起始时间应尽可能在发病 48 小时以内（以 36 小时内最佳）。对于较易成为重症病例的高危人群，如年老体弱者、孕妇等，一旦出现流感样症状，无须等待病毒核酸检测结果，即可开始抗病毒治疗。

奥司他韦：成人用量为 75mg，2 次/日，疗程为 5 天。对于危重或重症病例，奥司他韦剂量可酌情加至 150mg，2 次/日。对于病情迁延病例，可适当延长用药时间。扎那米韦：用于成人及 7 岁以上儿童，用量为 10mg 吸入，2 次/日，疗程为 5 天。

5. 中医治疗

（1）风热犯卫
临床表现：发病初期，发热或未发热，咽红不适，轻咳少痰，无汗。舌质红，苔薄或薄腻，脉浮数。
治法：疏风清热。
方药：金银花 15g，连翘 15g，桑叶 10g，杭菊花 10g，桔梗 10g，牛蒡子 15g，竹叶 6g，芦根 30g，薄荷 3g（后下），生甘草 3g。

（2）热毒袭肺
临床表现：高热，咳嗽，痰黏，咯痰不爽，口渴喜饮，咽痛，目赤。舌质红，苔黄或腻，脉滑数。
治法：清肺解毒。
方药：炙麻黄 3g，杏仁 10g，生甘草 10g，生石膏 30g（先煎），知母 10g，浙贝母 10g，桔梗 15g，黄芩 15g，柴胡 15g。

（3）热毒壅肺
临床表现：高热，咳嗽咯痰、痰黄，喘促气短；或心悸，躁扰不安，口唇紫暗。舌质红，苔黄腻或灰腻，脉滑数。
治法：清热泻肺，解毒散瘀。
方药：炙麻黄 5g，生石膏 30g（先煎），杏仁 10g，知母 10g，鱼腥草 15g 葶苈子 10g，金荞麦 10g，黄芩 10g，浙贝母 10g，生大黄 10g，丹皮 10g，青蒿 15g。

（4）气营两燔
临床表现：高热，口渴，烦躁不安，甚者神昏谵语，咳嗽或咯血，胸闷憋气气短。舌质红绛，苔黄，脉细数。

治法：清气凉营。

方药：水牛角 30g，生地 15g，赤芍 10g，金银花 15g，丹参 12g，连翘 15g，麦冬 10g，竹叶 6g，瓜蒌 30g，生石膏 30g（先煎），栀子 12g。

（二）人感染高致病性禽流感

人感染高致病性禽流感是人接触甲型禽流感病毒感染的病禽、死禽或暴露在被甲型禽流感病毒污染的环境后发生的感染。病情轻重不一，轻者似普通感冒，严重者可致败血症、休克、多器官功能衰竭、肺出血等多种并发症而致人死亡。

1. 流行病学

（1）传染源：主要为患禽流感或携带禽流感病毒的鸡、鸭、鹅等家禽，尤其鸡是人禽流感的传染源，野禽在禽流感的自然传播中扮演了重要角色，与活的病禽密切接触是人类感染的主要原因。

（2）传播途径：主要经呼吸道传播，也可通过密切接触感染的禽类及其分泌物、排泄物、受病毒污染的物品和水，以及实验室直接接触病毒毒株被感染。目前尚无证据表明禽流感病毒能在人与人之间传播。

（3）易感人群：人禽流感的高危人群包括从事家禽养殖业者，在发病前 1 周内去过家禽饲养、销售及宰杀场所者，接触禽流感病毒感染材料的实验室工作人员，与病、死禽密切接触者。

（4）流行特征：本病全年均可发生，但多流行于冬春季节，通常伴随着家禽中禽流感暴发，呈零星分布。无明显性别差异，任何年龄均可发病，但儿童的发病率较高。

2. 临床特点

（1）潜伏期：潜伏期一般为 1~7 天，通常为 2~4 天，患者在潜伏期末即有传染性，病初 2~3 天传染性最强。

（2）临床症状：不同亚型的禽流感病毒感染人类后可引起不同的临床症状。感染 H_9N_2 亚型的患者通常仅有轻微的上呼吸道感染症状；感染 H_7N_7 亚型的患者主要表现为结膜炎；重症患者一般均为 H_5N_1、H_7N_9 亚型病毒感染。患者呈急性起病，早期表现类似普通型流感，体温大多持续在 39℃以上，热程一般为 3~4 日，也可为 1~7 日，可伴有流涕、咳嗽、呼吸困难、咽痛、头痛、肌肉酸痛，部分患者有腹痛、腹泻、稀水样便等消化道症状，少数患者可出现谵妄、烦躁等精神异常。查体可发现受累肺叶段有实变体征，初期常见于一侧肺的局部，随病情进展可扩展至双肺的多个部位，合并心力衰竭时，部分患者心脏听诊可闻及舒张期奔马律。

重症患者病情发展迅速，几乎所有患者都有明显的肺炎，可出现急性肺损伤、急性呼吸窘迫综合征、肺出血、胸腔积液、全血细胞减少、多器官功能衰竭、败血症、休克等多种并发症，严重者可致死亡。

3. 诊断要点

结合有流行病学史、临床表现、实验室检查、影像学检查和病原学检查，排除其他疾病，可明确禽流感的临床诊断。确诊诊断需患者呼吸道分泌物标本中分离出甲型流感病毒或检测到病毒核酸，或发病初期与恢复期双份血清抗禽流感病毒抗体滴度有 4 倍或以上升高。

4. 西医治疗

（1）隔离防护：对疑似病例、临床诊断病例和确诊病例应进行隔离治疗，防止病情恶化及疾病播散。

（2）对症治疗：注意卧床休息，多饮水，密切观察病情变化，有发热、咳嗽等临床症状者可应用解热药、缓解鼻黏膜充血药、止咳化痰药等，维持水、电解质平衡，加强营养支持。

（3）抗病毒治疗：应在发热 48 小时内使用抗流感病毒药物。目前抗禽流感病毒的药物有两类，即 M2 蛋白抑制剂及神经氨酸酶抑制剂。M2 蛋白抑制剂（金刚乙胺及金刚烷胺）不良反应大，且目前耐药株多见，故实际应用相当受限。虽然神经氨酸酶抑制剂治疗禽流感的经验及数据有限，世界卫生组织推荐使用奥司他韦和扎那米韦用于治疗本病感染。奥司他韦，成人每次 150mg，每日 2 次，疗程 10 日左右。扎那米韦是奥司他韦耐药株的后备选择。神经氨酸酶抑制剂及 M2 蛋白抑制剂联合治疗是否更有效目前尚无定论。

5. 中医治疗

（1）疫毒犯肺，肺失宣降

临床表现：发热，咳嗽，少痰，头痛，肌肉关节疼痛。舌红苔薄，脉数滑。

治法：清热解毒，宣肺止咳。

方药：银翘散合白虎汤。金银花 30g，连翘 15g，炒杏仁 15g，生石膏 30g，知母 10g，桑叶 15g，芦根 30g，青蒿 15g，黄芩 15g，生甘草 6g。

（2）疫毒壅肺，内闭外脱

临床表现：高热，咳嗽，痰少难咯，憋气，喘促，咯血，或见咯吐粉红色泡沫痰，伴四末不温，四肢厥逆，躁扰不安，甚则神昏谵语。舌暗红，脉沉细数或脉微欲绝。

治法：解毒泻肺，益气固脱。

方药：宣白承气汤合参萸汤。生大黄 10g，全瓜蒌 30g，炒杏仁 10g，炒葶苈子 30g，生石膏 30g，生栀子 10g，虎杖 15g，莱菔子 15g，山萸肉 15g，西洋参 15g。

（三）新型冠状病毒肺炎

新型冠状病毒肺炎（COVID-19），简称新冠肺炎，现已证实为 2019 新型冠状病毒感染引起的新发急性呼吸道传染病。主要临床表现是发热、体温≥38℃、干咳、肺炎影像学特征，发病早期外周血白细胞总数正常或降低，或淋巴细胞计数减少。自 2019 年 12 月以来，本病已成为全球重大的卫生公共事件，通过积极的防控和救治，我国境内疫情已基本得到控制，但由于全球疫情仍在蔓延，新冠肺炎在我国传播和扩散的风险也将持续存在，我国相应的防治指南版本亦在更新当中。本文为截至本书编写日期，参照我国《新型冠状病毒肺炎诊疗方案（试行第八版）》内容对本病进行简述。

1. 流行病学

（1）传染源：主要是新型冠状病毒感染的患者和无症状感染者，在潜伏期即有传染性，发病后 5 天内传染性较强。

（2）传播途径：经呼吸道飞沫和密切接触传播是主要的传播途径。接触病毒污染的物品也可造成感染。在相对封闭的环境中长时间暴露于高浓度气溶胶情况下存在经气溶胶传播的可能。由于在粪便、尿液中可分离到新型冠状病毒，应注意其对环境污染造成接触传播或气溶胶传播。

（3）易感人群：人群普遍易感。感染后或接种新型冠状病毒疫苗后可获得一定的免疫力，但持续时间尚不明确。

2. 临床特点

（1）临床表现：潜伏期 1～14 天，多为 3～7 天。以发热、干咳、乏力为主要表现。部分患者以嗅觉、味觉减退或丧失等为首发症状，少数患者伴有鼻塞、流涕、咽痛、结膜炎、肌痛和腹泻等症状。重症患者可出现呼吸困难、低氧血症，严重者可快速进展为急性呼吸窘迫综合征、脓毒症休克、难以纠正的代谢性酸中毒和出凝血功能障碍及多器官功能衰竭等。多数患者预后良好，老年人、有慢性基础疾病者、晚期妊娠和围产期女性、肥胖人群易发展为重症患者。

（2）实验室检查：发病早期白细胞总数正常或减少，可见淋巴细胞计数减少，部分患者可出现肝酶、乳酸脱氢酶、心肌酶和肌红蛋白水平增高；部分危重者可见肌钙蛋白水平增高。多数患者 C 反应蛋白和血沉升高，降钙素原正常。

（3）病原学及血清学检查

1）病原学检查：采用反转录聚合酶链反应（RT-PCR）和（或）第二代测序技术（NGS）方法在鼻咽拭子、痰和其他下呼吸道分泌物、血液、粪便等标本中可检测出病毒核酸。

2）血清学检查：新型冠状病毒特异性 IgM 抗体多在发病 3～5 天后开始出现阳性，IgG 抗体滴度恢复期较急性期有 4 倍及以上增高。

（4）胸部影像学：早期呈现多发小斑片影及间质改变，以肺外带明显。进而发展为双肺多发磨玻璃影、浸润影，严重者可出现肺实变，胸腔积液少见。

3. 诊断要点

结合有流行病学史、临床表现、实验室、影像学检查，排除其他疾病，可做出新型冠状病毒感染的疑似诊断，具备以下病原学或血清学证据之一者为确诊病例：

（1）实时荧光 RT-PCR 检测新型冠状病毒核酸阳性。

（2）病毒基因测序，与已知的新型冠状病毒高度同源。

（3）新型冠状病毒特异性 IgM 抗体和 IgG 抗体阳性。

（4）新型冠状病毒特异性 IgG 抗体由阴性转为阳性或恢复期 IgG 抗体滴度较急性期呈 4 倍及以上升高。

4. 西医治疗

（1）隔离防护：疑似及确诊病例应在具备有效隔离条件和防护条件的定点医院隔离治疗，疑似病例应单人单间隔离治疗，确诊病例可多人收治在同一病室。危重型病例应当尽早收入 ICU 治疗。

（2）一般治疗：卧床休息，加强支持治疗，保证充分热量；注意水、电解质平衡，维持内环境稳定；密切监测生命体征、指端血氧饱和度等。及时给予有效氧疗措施，包括鼻导管、面罩给氧和经鼻高流量氧疗，有条件者可采用氢氧混合吸入气治疗。重症、危重型病例在对症治疗的基础上，积极防治并发症，治疗基础疾病，预防继发感染，及时进行器官功能支持。

（3）抗病毒治疗：目前尚未发现治疗新冠肺炎的特效药物，可试用 α 干扰素、洛匹那韦/

利托那韦、利巴韦林、磷酸氯喹、阿比多尔治疗，不建议同时应用 3 种及以上抗病毒药物，出现不可耐受的毒副作用时应停止使用相关药物。

5. 中医治疗

本病属于中医学"疫病"范畴，病因为感受"疫戾"之气，各地可根据病情、当地气候特点以及不同体质等情况，参照下列方案进行辨证论治。

（1）医学观察期：藿香正气胶囊、金花清感颗粒、连花清瘟胶囊（颗粒）、疏风解毒胶囊（颗粒）。

（2）确诊病例：可酌情使用清肺排毒汤或以下辨证分型的方药论治。

1）清肺排毒汤：麻黄 9g，炙甘草 6g，杏仁 9g，生石膏 15～30g（先煎），桂枝 9g，泽泻 9g，猪苓 9g，白术 9g，茯苓 15g，柴胡 16g，黄芩 6g，姜半夏 9g，生姜 9g，紫菀 9g，款冬花 9g，射干 9g，细辛 6g，山药 12g，枳实 6g，陈皮 6g，藿香 9g。

2）轻型

寒湿郁肺证

临床表现：发热，乏力，周身酸痛，咳嗽，咯痰，胸紧憋气，纳呆，恶心，呕吐，大便黏腻不爽。舌质淡胖有齿痕或淡红，苔白厚腐腻或白腻，脉濡或滑。

治法：燥湿宣肺，芳香除秽。

方药：生麻黄 6g，生石膏 15g，杏仁 9g，羌活 15g，葶苈子 15g，贯众 9g，地龙 15g，徐长卿 15g，藿香 15g，佩兰 9g，苍术 15g，云苓 45g，生白术 30g，焦三仙各 9g，厚朴 15g，焦槟榔 9g，煨草果 9g，生姜 15g。

湿热蕴肺证

临床表现：低热或不发热，微恶寒，乏力，头身困重，肌肉酸痛，干咳痰少，咽痛，口干不欲多饮，或伴有胸闷脘痞，无汗或汗出不畅，或见呕恶纳呆，便溏或大便黏滞不爽。舌淡红，苔白厚腻或薄黄，脉滑数或濡。

治法：清热祛湿，宣肺达表。

方药：槟榔 10g，草果 10g，厚朴 10g，知母 10g，黄芩 10g，柴胡 10g，赤芍 10g，连翘 15g，青蒿 10g（后下），苍术 10g，大青叶 10g，生甘草 5g。

3）普通型

湿毒郁肺证

临床表现：发热，咳嗽痰少，或有黄痰，憋闷气促，腹胀，便秘不畅。舌质暗红，舌体胖，苔黄腻或黄燥，脉滑数或弦滑。

治法：宣肺清热解毒。

方药：生麻黄 6g，苦杏仁 15g，生石膏 30g，生薏苡仁 30g，茅苍术 10g，广藿香 15g，青蒿草 12g，虎杖 20g，马鞭草 30g，干芦根 30g，葶苈子 15g，化橘红 15g，生甘草 10g。

寒湿阻肺证

临床表现：低热，身热不扬，或未热，干咳，少痰，倦怠乏力，胸闷，脘痞，或呕恶，便溏。舌质淡或淡红，苔白或白腻，脉濡。

治法：芳化湿浊，透达宣肺。

方药：苍术 15g，陈皮 10g，厚朴 10g，藿香 10g，草果 6g，生麻黄 6g，羌活 10g，生姜 10g，槟榔 10g。

4）重型

疫毒闭肺证

临床表现：发热面红，咳嗽，痰黄黏少，或痰中带血，喘憋气促，疲乏倦怠，口干苦黏，恶心不食，大便不畅，小便短赤。舌红，苔黄腻，脉滑数。

治法：宣肺透表，化湿败毒。

方药：化湿败毒方。生麻黄 6g，杏仁 9g，生石膏 15g，甘草 3g，藿香 10g（后下），厚朴 10g，苍术 15g，草果 10g，法半夏 9g，茯苓 15g，生大黄 5g（后下），生黄芪 10g，葶苈子 10g，赤芍 10g。

气营两燔证

临床表现：大热烦渴，喘憋气促，神昏谵语，或发斑疹，或吐血、衄血，或四肢抽搐。舌绛少苔或无苔，脉沉细数，或浮大而数。

治法：清营养阴，凉血解毒。

方药：生石膏 30～60g（先煎），知母 30g，生地 30～60g，水牛角 30g（先煎），赤芍 30g，玄参 30g，连翘 15g，丹皮 15g，黄连 6g，竹叶 12g，葶苈子 15g，生甘草 6g。

5）危重型

内闭外脱证

临床表现：呼吸困难、动辄气喘或需要机械通气，伴神昏，烦躁，汗出肢冷，舌质紫暗，苔厚腻或燥，脉浮大无根。

治法：益气回阳救逆。

方药：人参 15g，黑顺片 10g（先煎），山茱萸 15g，送服苏合香丸或安宫牛黄丸。

出现机械通气伴腹胀便秘或大便不畅者，可用生大黄 5～10g。出现人机不同步情况，在使用镇静剂和肌松剂的情况下，可用生大黄 5～10g 和芒硝 5～10g。

6）恢复期

肺脾气虚证

临床表现：气短，倦怠乏力，纳差，呕恶，痞满，大便无力，便溏不爽。舌淡胖，苔白腻。

治法：益气健脾。

方药：法半夏 9g，陈皮 10g，党参 15g，炙黄芪 30g，炒白术 10g，茯苓 15g，藿香 10g，砂仁 6g（后下），甘草 6g。

气阴两虚证

临床表现：乏力，气短，口干，口渴，心悸，汗多，纳差，低热或不热，干咳少痰。舌干少津，脉细或虚无力。

治法：益气养阴，生津除热。

方药：南北沙参各 10g，麦冬 15g，西洋参 6g，五味子 6g，生石膏 15g，淡竹叶 10g，桑叶 10g，芦根 15g，丹参 15g，生甘草 6g。

服法：每日 1 剂，水煎 400ml，分 2 次服用，早晚各 1 次。

第五十二章　肠道传染病防控

一、概述

肠道传染病是急诊、发热门诊、肠道门诊中常见的，以消化道"粪-口"为传播途径的一大类传染病。按国家传染病分类主要包括甲类传染病的霍乱；乙类传染病的伤寒和副伤寒、细菌性痢疾、甲型病毒性肝炎、戊型病毒性肝炎、脊髓灰质炎；丙类传染病的感染性腹泻和食物中毒等。

本类病的主要原因是食入被病原体污染的食物，以发热、呕吐、腹泻、腹痛、黄疸、便血等为主要临床表现，亦可累及其他消化道外系统，如柯萨奇病毒引起的手足口病、病毒性心肌炎、病毒性脑炎、流行性结膜炎、疱疹性咽峡炎，脊髓灰质炎病毒侵犯中枢神经系统引起的小儿麻痹症等。

二、肠道传染病的流行时间特点

肠道传染病多流行于 5～10 月的夏秋季节。气温高、湿度大的环境，适合肠道传染病病原体的复制，在盐分、温度、酸碱度合适的条件下，细菌在污染食物中大量繁殖，随着人们饮食进入体内，容易造成发病和流行。夏秋季，人们在食用各种水产品时，为了突出一个"鲜"字，并不将其完全煮熟，如果摄入被疫水污染、加工过程中被污染的水产品，未被高温杀灭的病原体会被摄入体内引起发病。

在夏秋季，老鼠、苍蝇、蟑螂等携带病原体的动物、昆虫活动频繁，携带的病原体容易污染食物和水源引起传播。此外，天气炎热的季节，人们饮水量多，胃酸被饮水稀释，胃部消化道屏障的功能下降，摄入的病原体无法被胃酸杀灭，造成病原体入侵并在肠道大量繁殖，使之发病。以上因素都是肠道传染病容易在夏秋季节发病和流行的原因。

三、肠道传染病预防总则

肠道传染病的预防需要采取综合性举措，政府、卫生防疫机构、单位和个人统一协作。开展卫生宣传教育，提高个体的肠道传染病认识和保健意识，保护水源、改善食品卫生，防蝇灭蟑，开展疫情监测。

从传染病流行的三大环节来看，一是控制传染源，及时发现患者和带菌者，做好肠道传染病隔离和治疗。如伤寒患者需正规治疗临床症状消失后 2 周，尿、粪培养连续 2 次阴性，方可解除隔离。二是切断传播途径的措施，保护水源，加强饮食、饮水卫生、做好垃圾的管理，个人养成良好卫生与饮食习惯，做好手卫生，不饮生水，吃熟食等。三是保护易感人群，包括在流行区域、易接触病原体的环卫工作者、实验室人员及医护人员进行预防接种，密切接触者的预防性治疗等。切实做好预防肠道传染病的综合措施，肠道传染病是完全可以预防的。

1. 保护水源

做好水源的保护，禁止在供饮水源的河流、水塘和水井清洗排泄物、呕吐物污染的物品。离水源 30~50m 以内禁止修建未做好防渗漏设施的厕所、垃圾投放点，避免污染水源。

2. 做好水卫生

（1）煮沸消毒：最便利的饮水消毒法，经过煮沸几分钟后，一般的肠道病毒、细菌和寄生虫卵会被杀灭。

（2）漂白粉消毒：漂白粉可产生次氯酸钙，杀灭水中的致病菌，一般可用含次氯酸钙的漂白粉、漂白精片进行生活饮用水消毒。

3. 重视个人饮食卫生

用餐前做好手卫生，食用新鲜食物，不吃过期变质食品，隔餐的剩菜食前应充分加热。防止处理生熟食过程中的交叉污染。尽量不到卫生条件差的摊点就餐。旅行者避免在疫区当地进食生冷食品，避免接触牛、羊等动物。另外需要注意的是，某些细菌如葡萄球菌虽不耐热，煮沸可杀灭，但其分泌的肠毒素高温难以破坏，故食入被其污染的食物，即使事先煮沸亦不能避免患病。

四、急诊常见肠道传染病

（一）细菌性痢疾

细菌性痢疾（简称菌痢）是由志贺菌引起的一种急性肠道传染病，也是《中华人民共和国传染病防治法》规定的乙类传染病。该病不但发病率高，其中急性中毒型菌痢容易误诊，危及生命。患者和带菌者是菌痢的主要传染源，传播途径主要为粪口传播，人群对菌痢普遍易感，病后免疫力持续时间较短，不同型别菌株之间无交叉免疫，短时间内也可能再次发生感染。

1. 流行病学

（1）传染源：急性、慢性患者及带菌者为传染源。

（2）传播途径：主要为粪-口传播，即粪便直接或间接污染食物、水源及用品后，经口传播。

（3）流行特征：四季均可发病，其中以夏、秋两季多见。

2. 诊断要点

（1）流行病学：急性起病者多发生在夏秋之交，发病前多有不洁饮食史。

（2）临床特点：①普通型（典型），急性起病，畏寒发热，发热可达 39℃，伴全身中毒症状，腹痛、腹泻，排便特点：每日排便十余次至数十次，初为稀便，很快转为黏液、脓血便，量少，里急后重感明显，伴恶心、呕吐，查体可及左下腹有压痛，肠鸣音亢进。②轻型（非典型），全身中毒症状和肠道症状均较轻，不发热或低热，腹泻次数少，每日不超过 10次，无明显里急后重感。腹痛轻，病程短，3~7 天可自愈，亦可转为慢性。③中毒型，包括休克型和脑型。休克型（周围循环衰竭型），起病急骤，全身中毒症状明显，体温达 40℃以上，患者精神萎靡、皮肤湿冷、口唇发绀、嗜睡，甚至昏迷，而肠道炎症反应极轻。脑型，以中枢神经系统症状为主要表现，早期以头痛、呕吐、肌张力增高为主要表现，后期神志不清，瞳孔不等大，对光反射迟钝，呼吸节律不整，严重者可出现中枢性呼吸衰竭。④混合型，可同时具有休克型和脑型之表现，最为危险，病死率很高。

3. 西医治疗

（1）一般治疗：急性期应注意卧床休息，消化道隔离至临床症状消失，大便培养连续两次阴性。饮食上注意给予流质或半流质饮食，忌食生冷、油腻和刺激性食物。轻度脱水时给予口服补液，脱水明显者给予静脉补液。

（2）抗菌治疗：因痢疾志贺菌对抗生素的耐药性逐年增强，并呈多重耐药性，故应根据当地流行菌株及药敏试验选择敏感的抗生素。常用的抗生素为喹诺酮类药物，如左氧氟沙星0.2g，每日2次；诺氟沙星0.4g，每日2次，疗程5～7天。儿童不采用喹诺酮类药物。重症患者如中毒型患者，可选用三代头孢菌素如头孢曲松、头孢噻肟等。

（3）中毒型痢疾，治疗原则为控制体温，解除微循环障碍，积极防治休克、脑水肿及呼吸衰竭，及时应用有效的抗菌药物。

4. 中医治疗

（1）湿热痢

临床表现：腹痛阵阵，里急后重，下痢赤白，黏稠如胶冻，腥臭，肛门灼热，小便短赤，舌苔黄腻，脉滑数。

治法：清热化湿，调气行血。

方药：芍药汤。组方：芍药30g，当归、黄连、黄芩各15g，槟榔、木香、炙甘草各6g，大黄9g，肉桂5g。苔黄而干，热甚伤津者，去肉桂，加乌梅；苔腻脉滑，兼有食积，加山楂、神曲；热毒重者，加白头翁、金银花；痢下赤多白少，或纯下血痢者，加丹皮、地榆。

（2）疫毒痢

临床表现：发病急骤，高热，呕吐，继而大便频频，以致失禁，痢下脓血，腹痛剧烈，里急后重为甚；甚者四肢厥冷，神志昏蒙或神昏不清，呕吐频繁，惊厥，瞳仁大小不等。舌质红绛，舌苔黄燥，脉滑数或脉微欲绝。

治法：清热解毒，凉血止痢。

方药：白头翁汤。白头翁15g，黄连6g，黄柏12g，秦皮12g。里急后重较甚者，加木香、槟榔、枳壳；脓血多者，加赤芍、丹皮、地榆；夹有食滞者，加焦山楂、枳实。

（3）寒湿痢

临床表现：腹痛拘急，剩下赤白黏冻，白多赤少，或纯为白冻，里急后重，脘腹胀满，头身困重，舌苔白腻，脉濡缓。

治法：温中燥湿，调气和血。

方药：胃苓汤。苍术15g，厚朴12g，陈皮12g，甘草6g，桂枝5g，白术12g，茯苓15g，猪苓12g，泽泻20g。兼表证者，加防风、荆芥。

（4）虚寒痢

临床表现：腹部隐痛，缠绵不已，喜温喜按，痢下赤白清稀，无腥臭，或为白冻，甚则滑脱不禁，肛门坠胀，便后更甚，形寒畏冷，四肢不温，食少神疲，腰膝酸软，舌淡苔薄白，脉沉细而弱。

治法：温补脾胃，止痢固脱。

方药：桃花汤合真人养脏汤。赤石脂30g，干姜9g，粳米30g，人参、当归、白术各18g，肉豆蔻15g，肉桂、炙甘草各24g，白芍48g，木香42g，诃子36g。脾肾阳虚重，手足不温者，加附子；脱肛坠下者，加升麻、黄芪。

（5）休息痢

临床表现：暴痢或久痢迁延不愈，时发时止，腹胀食少，倦怠畏冷，常因饮食不当、受凉、劳累而发，发时大便次数增多，大便经常或间有赤白黏冻，舌质淡苔腻，脉虚数。

治法：温中清肠，调气化滞

方药：连理汤。干姜6g，人参6g，白术10g，炙甘草6g，黄连9g，茯苓12g。气滞者，加木香、枳实。

（二）霍乱

1. 流行病学

霍乱最明显的特征是暴发突然、传播快、可跨地区和年份流行，甚至引起全球性大流行。传染源是霍乱患者和带菌者，带菌者无症状却排菌，更易感染他人，是重要的传染源。霍乱弧菌经食物和水传播，常见的传播方式：①食用了污染的食品，尤其是海产品；②饮用水消毒不严或不消毒，被霍乱弧菌污染；③患者或带菌者粪便未经消毒处理而排入河流或池塘等中，造成霍乱暴发流行。霍乱具有普遍易感性。

霍乱的病原体是产霍乱毒素的霍乱弧菌，属于弧菌科弧菌属，为革兰氏阴性菌。根据菌细胞表面脂多糖抗原的不同，被分成200多个不同的血清群。目前发现引起暴发流行的霍乱菌株都属于O1群和O139群。霍乱弧菌在自然水体中，依附浮游动植物生存。

2. 临床特点

典型的霍乱病程分为3期：

（1）吐泻期：起病突然，开始为剧烈腹泻，继而出现呕吐，少数为先吐后泻。大便初始为烂便至水样便，后转为米泔水样或洗肉水样血便。每次量可达1000ml，腹泻每日达数次至数十次，重症患者失去自控。呕吐呈喷射状，呕吐物初为食物残渣，继而为水样。O1菌群所致病者多无腹痛，O139菌群可引起部分患者腹痛。一般无发热，少数有低热，儿童发热较成人多见。

（2）脱水期：因严重脱水，导致出现循环衰竭、电解质紊乱和代谢性酸中毒的相应症状体征。①一般表现：神志淡漠，眼窝凹陷，口干舌燥，皮肤湿冷，体温不高。②循环衰竭：极度虚弱，意识模糊，心率快，血压低，呼吸浅快，口唇发绀。少尿甚至无尿，每日尿量少于400ml。③水、电解质紊乱及代谢性酸中毒：严重吐泻使大量水分及电解质丢失，低钠可引起肌肉痉挛，低血钾表现为肌张力减低、心律不齐，心电图示T波低平或倒置，QT间期延长，可见U波。酸中毒可见呼吸深大。

（3）反应期（恢复期）：脱水纠正后，大多数患者可恢复正常，病程一般3～7天，少数可长达10天以上。部分患者可发热，以儿童多见，并持续1～3天后自行消失。少数严重休克患者可并发急性肾衰竭。

3. 西医治疗

（1）隔离：按甲类传染病隔离及处理。发现霍乱患者、疑似患者或带菌者的居住地点为疫点，根据具体情况，在相关更大范围确定疫区。坚持"早、小、严、实"的原则处理疫点疫区：即处理时间要早、范围要小、措施严格、落在实处。对疫点疫区进行严格的消毒处理。密切监测与管理疫区内饮食和环境卫生。

（2）补液治疗：原则应早期、快速、足量；先盐后糖，先快后慢，及时补充电解质。输液总量应包括丢失量、补充维持量。

（3）抗感染治疗：为辅助治疗，只能减少腹泻量及缩短排菌期。常用抗菌药物：首选多西环素或氟喹诺酮类，多西环素200mg，每日2次；左氧氟沙星200mg，每日2次；环丙沙星250～500mg，每日2次；复方磺胺甲噁唑，成人每次2片，每日2次；小儿30mg/kg，分2次口服。

4. 中医治疗

（1）寒霍乱

临床表现：急起呕吐不利，初有稀便，继则下利清稀如米泔水样或清水样，无里急后重，腹痛或不痛，胸脘痞闷，形寒肢冷，神疲乏力，甚则声音嘶哑，眼眶凹陷，筋脉挛急，苔白腻，脉濡。

治法：散寒燥湿，芳香化浊。

方药：藿香正气散加减。大腹皮、白芷、紫苏、茯苓各30g，半夏、白术、陈皮、厚朴、桔梗各60g，藿香90g，炙甘草75g。面色苍白，手足逆冷，脉微欲绝者，可合用附子理中丸。筋脉挛急者加木瓜、吴茱萸；腹痛剧烈，四肢不温者可加丁香、肉桂。

（2）热霍乱

临床表现：突发吐泻，发热口渴，心烦，吐泻物腐臭难闻，腹中绞痛，小便黄赤，四肢酸楚，筋脉拘挛，甚则唇甲色青，身热自汗，手足逆冷，苔黄脉数或脉沉伏。

治法：清暑泻热化湿。

方药：白虎汤合燃照汤加减。石膏30g，知母9g，甘草3g，粳米6g，草果仁3g，淡豆豉9g，炒山栀6g，制厚朴3g，半夏3g，黄芩4.5g，滑石12g。转筋腹痛者加木瓜、白芍；小便短少者加车前子、泽泻；四肢厥逆者加服紫雪丹、安宫牛黄丸等。

（3）干霍乱

临床表现：起病急骤，卒然腹中绞痛，欲吐不吐，欲泻不泻，烦躁闷乱，面色青，头汗出，四肢厥冷，脉沉伏，可迅速出现阳气亡脱而死亡。

治法：利气宣滞，避秽泄浊。

方药：玉枢丹或行军散，凉开水调服。

（三）伤寒

1. 流行病学

伤寒为由伤寒杆菌引起的严重急性肠道传染病。主要发生在亚洲、非洲和拉丁美洲地区，严重威胁人类健康。伤寒杆菌经粪-口途径传播，人类是唯一的传染源，因此伤寒与环境和食品卫生状况密切相关。伤寒杆菌在水中可存活2～3周，在粪便中可持续1～2个月。传染源是患者和带菌者，病后2～4周排菌量最多。慢性带菌者可长期排菌，人们感染后可产生持久免疫力，仅有2%可第二次发病，免疫力主要是细胞免疫作用。本病终年可见，以夏秋季多发，发病率以儿童与青壮年较高。

2. 临床特点

伤寒临床表现为持续发热，中毒症状，消化道症状，相对缓脉，以及玫瑰疹、肝脾大、白细胞减少等症状，且常伴有肠出血、肠穿孔的并发症。

（1）潜伏期：1～3周，最短48小时。菌量越多，潜伏期越短。

（2）初期（第1周）：发热，体温呈阶梯样上升，病情逐渐加重。5～7天达高峰，有畏寒，少有寒战，出汗不多。全身不适、乏力，食欲减退，咽痛，咳嗽。

（3）极期（第2～3周）：出现伤寒的典型表现。①高热：稽留热（指体温恒定地维持在39～40℃或以上的高水平，达数天或数周，24小时内体温波动范围不超过1℃），持续10～14天。②消化道症状：食欲减退、腹部不适、腹胀、便秘，可有右下腹轻压痛，伤寒舌，舌中间苔厚腻，舌尖及舌缘无苔，舌质红。③神经系统症状：中毒性脑病。主要由内毒素作用于中枢神经系统所致，表现为表情淡漠、呆滞、反应迟钝、重听、耳鸣，重者可出现感染中毒性精神样表现。④循环系统症状：常有相对缓脉或重搏脉，甚可发生中毒性心肌炎。⑤肝脾大：病程第6天开始出现脾大，质软有压痛，少数患者出现肝大，可有中毒性肝炎发生。⑥皮疹：病程第7～13天，部分患者出现玫瑰疹，多在10个以下，分批出现，多在胸、腹及背部，经2～4天消失。⑦并发症：肠出血、肠穿孔。

（4）缓解期（第3～4周）：体温呈阶梯样下降。各种症状减轻。肝脾回缩，并发症较多。肠出血、肠穿孔。人体对伤寒杆菌的防御能力逐渐增强，体温出现波动并开始下降。症状与体征逐渐缓解。病程第5周进入恢复期，通常在1个月左右逐渐恢复健康。

（5）恢复期（第5周）：各种病理变化完全恢复的过程。1个月左右完全恢复。

（6）其他类型：①伤寒复发，恢复期，已经退热后1～3周，临床症状再度出现。血培养阳性，由人体抵抗力低下，治疗不彻底，潜伏在病灶或巨噬细胞之内的伤寒杆菌再度繁殖入血所致。②伤寒复燃，指伤寒缓解期，未退尽的体温再度升高，持续5～7天后才正常，血培养阳性，可能与不规律治疗，菌血症尚未完全控制有关。

3. 西医治疗

（1）一般治疗：高热时用物理降温，必要时酌情使用退热药。以高热量、易消化饮食、少食多餐为原则。

（2）抗菌治疗：①氟喹诺酮，环丙沙星或左氧氟沙星0.2g，每日2次静脉滴注，疗程7～10日；②氨苄西林2g，或阿莫西林1g，每6～8小时一次，静脉滴注或口服，疗程14日；③第三代头孢菌素，儿童或孕妇首选，孕妇选用头孢哌酮或头孢他啶2g，每日两次静脉滴注，疗程10～14日。

4. 中医治疗

（1）湿重于热

临床表现：身热不扬，午后热甚，头重如裹，身重体倦，胸中满闷，咳嗽，面色淡黄，表情淡漠，大便稀溏，舌白而腻，脉沉缓而有力。

治法：清扬宣肺，芳香化湿。

方药：藿朴夏苓汤合三仁汤。藿香10g，淡豆豉10g，白蔻仁3g，厚朴6g，半夏10g，杏仁6g，茯苓10g，猪苓6g，泽泻6g，生薏苡仁20g。

（2）热重于湿

临床表现：壮热口渴，面赤气粗，汗多尿赤，身重脘痞，舌红苔黄，脉滑数。

治法：清泄阳明，兼燥脾湿。

方药：白虎菖蒲汤。石膏30g，知母9g，甘草3g，粳米6g，菖蒲30g。热毒盛者重用金银花、连翘；口渴甚者加淡竹叶、麦冬；大便干结者加大黄、厚朴。

（3）湿热并重

临床表现：发热，胸闷，腹胀，肢体酸痛，口干，咽红肿痛，或周身发黄，小便如浓茶，苔白滑润，或舌红，脉濡或数。

治法：清热利湿化浊。

方药：甘露消毒丹或王氏连朴饮。制厚朴6g，川连、石菖蒲、制半夏各3g，香豆豉、焦山栀各9g，芦根60g。若气分热势较盛者，加石膏、金银花、葛根；若出现黄疸，加茵陈、败酱草、栀子、大黄清利湿热退黄；若咽红肿痛甚者，加桔梗解毒利咽；胸闷胀甚者，加白豆蔻、大黄少许舒畅中焦。

（四）甲型病毒性肝炎

甲型病毒性肝炎（简称甲肝）是由甲型肝炎病毒（HAV）引起的，以肝脏炎症病变为主的传染病。

1. 流行病学

病毒以未受感染者（或未接种疫苗者）食用或饮用由甲肝病毒感染者粪便污染的东西的方式传播。该疾病与卫生条件差和不良个人卫生习惯有紧密联系。甲型肝炎属偶发疾病，在世界各地流行，有循环复发的趋势。据估计，每年世界各地甲型肝炎感染者有140万例。与食物或水受污染有关的疾病流行可突然暴发。

2. 临床特点

甲型肝炎临床上表现为起病急，有畏寒、发热、腹痛、腹泻、消化不良、食欲减退、恶心、疲乏、小便色黄、肝大及肝功能异常等。初起时往往误认为感冒，容易被人忽视，延误病情，继而引起暴发或散发流行。80%左右的甲肝患者有发热（大多在38～39℃），平均发热3天，但也有15%的患者发热超过5天。90%的患者有黄疸，消化道症状较重，谷丙转氨酶（ALT）升高的幅度大，其中ALT升高达800～2000U/L者可占55%。

3. 西医治疗

治疗以支持治疗为主，辅以适当药物，避免饮酒、疲劳及使用有肝损害的药物。强调充分休息，至症状明显减退，可逐步增加活动。

4. 中医治疗

（1）阳黄

1）热重于湿

临床表现：身目俱黄，黄色鲜明如橘色，口干口苦，恶心厌油，脘腹胀满，大便秘结，小便黄赤，舌红，苔黄腻，脉弦数或滑数。

治法：清热利湿，解毒退黄。

方药：茵陈蒿汤。茵陈18g，栀子12g，大黄6g。若恶心呕吐明显者，加竹茹、黄连以清热止呕；腹胀甚者加厚朴、枳实以行气化湿消滞；皮肤瘙痒者加苦参、白鲜皮以燥湿清热止痒。

2）湿重于热

临床表现：身目俱黄，面色晦暗不鲜明，头重身困，倦怠乏力，胸腹痞闷，纳呆便溏，舌苔厚腻微黄，脉弦缓。

治法：清热利湿，健脾和中。

方药：茵陈五苓散加减。茵陈4g，白术9g，赤茯苓9g，猪苓9g，桂枝6g，泽泻15g。若恶心厌油腻重者，加竹茹、法半夏以清热燥湿，和胃止呕；纳呆食少者，加砂仁、白豆蔻、谷芽、麦芽以芳香宣中、化湿醒脾开胃；便溏甚者，去泽泻加木香、黄连、苍术以清热燥湿行气，调节肠胃。

（2）阴黄

临床表现：身目发黄，黄而晦暗，形寒肢冷，大便溏薄，舌质淡，舌体胖，苔白滑，脉沉缓无力。

治法：温阳散寒，健脾利湿。

方药：茵陈术附汤。茵陈3g，白术6g，附子1.5g，干姜1.5g，炙甘草3g，肉桂1g。若湿阻气滞、腹胀较甚者，加大腹皮、木香以行气宽中化湿；皮肤瘙痒者，加秦艽、地肤子以燥湿止痒；黄疸消退缓慢者，加丹参、泽兰、虎杖、赤芍以增强活血解毒、利湿退黄之功。

（3）湿阻脾胃

临床表现：脘闷不饥，肢体困重，倦怠嗜卧，或见水肿，口中黏腻，大便溏，苔腻，脉濡缓。

治法：健脾利湿。

方药：藿朴夏苓汤。藿香10g，淡豆豉10g，白蔻仁3g，厚朴6g，半夏10g，杏仁6g，茯苓10g，猪苓6g，泽泻6g，生薏苡仁20g。若腹胀甚伴水肿者，加大腹皮、车前子以行气导滞、利水消肿；纳差者，加鸡内金以健脾开胃，消积导滞；便溏者，加白扁豆健脾渗湿。

（4）肝郁气滞

临床表现：胁肋胀痛，胸闷不舒，善太息，情志抑郁，不欲饮食，或口苦喜呕，头晕目眩，脉弦，苔白滑；妇女月经不调，痛经或经期乳房胀痛。

治法：疏肝解郁，行气活血，解毒祛邪。

方药：逍遥散。当归、茯苓、芍药、白术、柴胡各30g，炙甘草15g。若胁痛明显者，加川楝子、延胡索以行气止痛；纳差、腹胀者，加炒鸡内金以行气消滞，开胃健脾；失眠多梦者，加炒酸枣仁、百合以养阴安神。

第五十三章　虫媒传染病防控

一、概述

虫媒传染病，是由病媒生物传播的自然疫源性疾病，有很大的破坏性和传染性。如果不注意对其预防的话，很容易造成广泛性发病。常见的有流行性乙型脑炎、鼠疫、莱姆病、疟疾、登革热等危害性较强的传染病。虫媒传染病与鼠传疾病构成了媒介生物性疾病，习惯上均称虫媒传染病。

二、虫媒传染病的共性特征

哺乳动物、禽类对虫媒病原体均易感，除个别外，大多动物本身不"发病"。但病原体能在动物体内增殖，产生较高含量的病毒血症，形成极具危险的病原体储存宿主。根据动物的生活习性，可分为：①家养动物，包括家畜、家禽、观赏动物等；②野生动物；③半野生动物，包括鼠类、鸟类、蝙蝠等，其中鼠类危害最大。一般针对野生或半野生动物的管理较难，只能把工作重点放在消除传播媒介上，切断传播途径。而针对家养动物则容易些，对家养动物，可用圈养、改善管理条件和免疫接种或药物预防等科学管理办法结合消除传播媒介，切断传播途径，就能取得较好的效果。

三、虫媒传染病的预防措施

（1）控制传染源。老鼠、蚊子、虱子、跳蚤、蜱、螨等是虫媒传染病的主要传播媒介，主要是控制病毒长期宿主和扩散宿主，切断虫媒病毒的脊椎动物—节肢动物—脊椎动物的自然循环。通过大力开展爱国卫生运动，做好灭鼠、灭蚊、防蚊、灭虱、灭蚤等工作，以控制传染源。

（2）切断传播途径。采取个人防护措施，如夏季用蚊帐、纱窗、蚊香、防蚊油、驱虫剂等；改善居住环境，整治环境卫生，注意个人卫生，做好针对性的自我防护，从根本上切断传播途径。

（3）人群免疫。虫媒病毒的种类很多，不可能一一制备疫苗，况且疫苗要提前注射才能有预防作用，因此大规模使用虫媒病毒疫苗是不现实的。一般只在疫情流行地区或季节，或对从事有感染危险的工作人员进行免疫接种、预防服药。

（4）尽早发现患者及传染源，早报告、早隔离、早治疗。

四、急诊常见虫媒传染病

（一）登革热

登革热是由登革病毒引起的，主要通过埃及伊蚊或白纹伊蚊叮咬传播的急性传染病。登革热是一种全身性疾病，临床表现复杂多样。常见发热，头痛，全身肌肉、骨骼和关节疼痛，明显乏力、恶心、呕吐、腹痛，充血性皮疹或点状出血疹等症状，可有不同程度的出血现象。

1. 流行病学

（1）传染源：登革热传染源包括登革热患者、隐性感染者和带病毒的非人灵长类动物以及带毒的媒介伊蚊。患者在潜伏期末及发热期内有传染性。在流行期间，轻型患者和隐性感染者占大多数，可能是更重要的传染源。本病尚未发现慢性患者和病毒携带者。

（2）传播途径：埃及伊蚊和白纹伊蚊是本病的主要传播媒介。在东南亚和我国海南省，以埃及伊蚊为主；在太平洋岛屿和我国广东、广西，则以白纹伊蚊为主。伊蚊吸入带病毒血液后，病毒在唾腺和神经细胞内复制，吸血后 10 天伊蚊即有传播能力，传染期可长达 174 天。在非流行期间，伊蚊可能是病毒的储存宿主。

（3）易感人群：在流行区，人群普遍易感，但感染后仅有部分人发病，发病多以成人为主；在地方性流行区，当地成年居民，在血清中几乎都可检出抗登革病毒的中和抗体，而儿童缺乏，故发病以儿童为主。患者感染后对同型病毒有巩固免疫力，但对不同型病毒感染不能形成有效保护，再次感染可能演变成重症登革热。

（4）流行特征：登革热具有以下流行特征：①地域性，登革热在热带、亚热带地域可常年发病，在我国输入病例常年存在；尚无证据表明我国存在登革热地方性流行区。②季节性，登革热流行与伊蚊滋生有关，主要发生于夏秋雨季。在广东省为 5~10 月，海南省为 3~11 月高发。③周期性，在地方性流行区有隔年发病率升高的趋势，但近年来流行周期常表现为不规则性。

2. 临床诊断

（1）流行病学史：①发病前 14 天内去过登革热流行区；②居住场所或工作场所周围（如半径 100m 范围）1 个月内出现过登革热病例。

（2）临床表现：①急性起病，发热（24~36 小时内达 39~40℃，少数为双峰热），较剧烈的头痛、眼眶痛、全身肌肉痛、骨关节痛及明显疲乏等症状，可伴面部、颈部、胸部潮红，结膜充血等。②皮疹，于病程第 3~6 天出现多样性皮疹（麻疹样皮疹、猩红热样红斑、针尖样出血性皮疹）或"皮岛"样表现等。皮疹分布于四肢躯干或头面部，多有痒感，不脱屑，多持续 3~5 天。③出血倾向，部分患者可有不同程度的出血表现，如皮下出血、注射部位瘀点、牙龈出血、鼻衄及束臂试验阳性等。④严重出血，皮下血肿，肉眼血尿，消化道、胸腹腔、阴道、颅内等部位出血。⑤严重脏器损伤，急性心肌炎、急性呼吸窘迫综合征、急性肝损伤、急性肾功能不全、中枢神经系统损伤等表现。⑥休克，皮肤湿冷，烦躁，脉搏细数，心动过速，毛细血管充盈时间延长大于 3 秒，低血压和脉压小于 20mmHg 及血压测不到、尿量减少等休克表现。

（3）实验室检查：①白细胞计数减少和（或）血小板减少；②登革病毒 IgM 抗体阳性；

③发病 5 天内的登革病毒 NS1 抗原检测阳性；④登革病毒恢复期血清特异性 IgG 抗体滴度比急性期有 4 倍及以上增长，或阴性转为阳性；⑤从急性期患者血液、脑脊液或组织等中分离到登革病毒；⑥应用 RT-PCR 或实时荧光定量 RT-PCR 检出登革病毒核酸。

3. 登革热的诊断标准

根据流行病学史、临床表现及实验室检查结果，可做出登革热的诊断。在流行病学史不详的情况下，根据临床表现、辅助检查和实验室检测结果做出诊断。

（1）疑似病例：符合下列一项可诊断为疑似病例，①有流行病学史且出现登革热临床表现中的一项；②流行病学史不详但出现符合登革热临床表现中的一项，同时符合实验室检查中的一项。

（2）临床诊断病例：符合下列一项可诊断为临床诊断病例，①临床疑似病例第一种情况，出现皮疹和（或）出血倾向，且白细胞计数减少和（或）血小板减少；②临床疑似病例第二种情况，登革病毒 IgM 抗体阳性和（或）发病 5 天内的登革病毒 NS1 抗原检测阳性。

（3）确诊病例：疑似病例或临床诊断病例，并且符合实验室检查④⑤⑥中的任意一项，即可为确诊病例。

4. 重症登革热的诊断标准

临床诊断病例或确诊病例，并且符合临床表现④⑤⑥中的任何一项即可诊断为重症登革热。

5. 西医治疗

目前尚无特效的抗病毒治疗药物，主要采取支持及对症治疗措施。治疗原则是早发现、早诊断、早治疗、早防蚊隔离。重症病例的早期识别和及时救治是降低病死率的关键。

（1）一般治疗

1）卧床休息，清淡饮食。

2）防蚊隔离至退热及症状缓解，不宜过早下地活动，防止病情加重。

3）监测神志、生命体征、液体入量、尿量、血小板、电解质等。对血小板明显下降者，进行动静脉穿刺时要防止出血、血肿发生。

（2）对症治疗

1）退热：以物理降温为主，可用温水擦浴；对出血症状明显的患者，避免采用酒精擦浴。高热患者不能耐受时可给对乙酰氨基酚治疗。慎用阿司匹林（乙酰水杨酸）、布洛芬和其他非甾体抗炎药物等解热镇痛类药物，避免加重胃炎或出血，甚至出现严重并发症。

2）补液：口服补液为主，适当进流质食物，但应该用碳酸饮料。对频繁呕吐、进食困难或血压低的患者，应及时静脉输液。

3）镇静止痛：可给予地西泮、罗痛定等对症处理。

需要指出的是，高龄患者、孕妇及伴有基础疾病者建议及时住院诊治，密切观察和补液治疗。

（3）重症登革热的治疗：除一般治疗中提及的监测指标外，重症登革热病例还应动态监测电解质的变化。对出现严重血浆渗漏、休克、急性呼吸窘迫综合征、严重出血或其他重要脏器功能障碍者应积极采取相应治疗措施。

1）补液原则：重症登革热补液原则是维持良好的组织器官灌注。同时应根据患者 HCT、血小板、电解质、尿量及血流动力学情况随时调整补液的种类和数量，在尿量达约 0.5ml/（kg·h）的前提下，应控制静脉补液量。

2）抗休克的预防和治疗：出现休克时应尽快进行液体复苏治疗，初始液体复苏以等渗晶体液为主（如生理盐水等），对初始液体复苏无反应的休克或更严重的休克可加用胶体溶液（如白蛋白等）。同时积极纠正酸碱失衡。液体复苏治疗无法维持血压时，应使用血管活性药物；严重出血引起休克时，应及时输注红细胞或全血等。有条件可进行血流动力学监测并指导治疗。

3）出血的预防治疗：预防措施：①出血部位明确者，如严重鼻衄给予局部止血；胃肠道出血者给予制酸药；尽量避免插胃管、尿管等侵入性诊断及治疗。②严重出血伴血红蛋白低于 70g/L 者，根据病情及时输注红细胞。③严重出血伴血小板计数低于 30×10⁹/L 者，应及时输注血小板。

临床输血（包括红细胞、血小板等）时要注意输血相关急性肺损伤（TRALI）和血小板无效输注等。

4）重要脏器损害的治疗：针对不同脏器进行治疗，①急性心肌炎和急性心力衰竭，应卧床休息，持续低中流量吸氧，保持大便通畅，限制静脉输液及输液速度。存在房性或室性期前收缩时，给予美托洛尔或胺碘酮等抗心律失常药物治疗。发生心力衰竭时首先予利尿处理，保持每日液体负平衡在 500～800ml，其次给予硝酸酯类扩张血管以及强心、营养心肌等处理。②脑病和脑炎，给予降温、吸氧，控制静脉输液量和输液速度。根据病情给予甘露醇或利尿剂静脉滴注以减轻脑水肿。脑炎患者可给予糖皮质激素减轻脑组织炎症和水肿。出现中枢性呼吸衰竭时应及时给予辅助通气支持治疗。③急性肾衰竭，可参考急性肾损伤标准进行相应治疗，必要时予以血液净化治疗。④肝衰竭，部分患者可发生严重肝损伤，如出现肝衰竭，按肝衰竭常规处理。

5）其他治疗：预防并及时治疗各种并发症。

6. 中医治疗

（1）急性发热期

湿热郁遏，卫气同病

临床表现：发病初期，发热，恶寒，无汗，乏力、倦怠，头痛、腰痛、肌肉疼痛，口渴，可见出血性皮疹，多伴恶心、干呕、纳差、腹泻，舌红，苔腻或厚，脉濡滑数。

治法：清暑化湿，解毒透邪。

方药：甘露消毒丹、达原饮等加减。豆蔻 10g（后下），藿香 15g，茵陈 15g，滑石 15g，木通 10g，槟榔 15g，草果 10g，厚朴 15g，黄芩 10g，白芍 15g，炙甘草 10g，知母 10g。伴有疲倦、肌肉疼痛者，加威灵仙、石菖蒲化湿疏络；口干口渴者，加麦冬、太子参等益气养阴。

（2）极期

1）毒瘀交结，扰营动血

临床表现：热退，或发热迁延，烦躁不寐，口渴，多见恶心、呕吐，可见鲜红色出血样皮疹，多伴鼻衄，或牙龈出血，咯血、便血、尿血、阴道出血，舌红，苔黄欠津，脉洪大或沉细滑数。

治法：解毒化瘀，清营凉血。

方药：清瘟败毒饮加减。生地 15g，黄连 10g，黄芩 10g，丹皮 15g，石膏 50g，栀子 15g，甘草 10g，竹叶 15g，玄参 10g，水牛角 15g，连翘 15g，白芍 15g，知母 10g，桔梗 10g。口干胃热者，加太子参、石斛滋养胃阴，大便不通者，加厚朴、大黄行气通腑。

2）暑湿伤阳，气不摄血

临床表现：热退或发热迁延，乏力倦怠，皮疹隐隐，或见暗色瘀斑，或无皮疹，多伴鼻衄，或牙龈出血，咯血、便血、尿血、阴道出血，舌暗苔腻，脉细弱无力。

治法：温阳、益气、摄血。

方药：附子理中汤合黄土汤加减。熟附子（先煎）15g，人参 10g，炙甘草 10g，干姜 10g，干地黄 60g，白术 15g，阿胶 48g，黄芩 48g，灶中黄土半斤 120g（包煎）。阳虚不摄，倦怠乏力者，加黄芪、当归益气补血。

（3）恢复期

余邪未尽，气阴两伤

临床表现：发病后期，多见乏力倦怠，恶心，纳差，口渴，大便不调，多见皮疹瘙痒，舌淡红，苔白腻，脉虚数。

治法：清热化湿，益气养阴。

方药：竹叶石膏汤合生脉饮。淡竹叶 30g，石膏 30g，法半夏 15g，炙甘草 10g，麦冬 30g，五味子 15g，党参 15g。后期疲劳倦息不解者，加牛大力、千斤拔增加益气之力。

（二）恙虫病

恙虫病又名丛林斑疹伤寒，是由恙虫病立克次体所致的急性传染病，是自然疫源性疾病。啮齿类为主要传染源，恙螨幼虫为传播媒介。临床上以高热、毒血症、皮疹、焦痂和淋巴结肿大等为主要症状。

1. 流行病学

（1）传染源：主要为啮齿类动物，以黄毛鼠、黄线姬鼠和黄胸鼠等为主，鼠感染后在体内长期保留病原体；其次是食虫目动物，它们是恙螨的宿主和携带者。人被恙螨叮咬后，虽血中有病原体，但被再次叮咬的机会极少，故人作为传染源的意义不大。

（2）传播途径：恙螨为传播媒介，集居于温暖潮湿的草地和丛林，恙虫病立克次体在恙螨中通过卵巢传播而持续存活。恙螨感染恙虫病立克次体后，经"雌性-卵-幼虫-成虫"进行传播或自身贮存。人在疫源地工作、坐卧休息时可被受染幼虫叮咬而感染。人与人之间无传染性，尚无接触危重患者或带菌者的血液等体液导致传播的报道。

（3）易感者：人群普遍易感，与草地频繁接触和从事野外劳动者易得。得病后对同株病原体有持久免疫力，对不同株的免疫仅维持数月。

（4）流行特征：有明显的地区性和季节性，过去主要发生于长江以南，而后逐渐扩大到长江以北，波及范围较广，一般自 5 月开始出现病例，而以 6~9 月为高峰，但也有呈全年型，甚至冬季型者。我国一年四季均有发病。该病也流行于日本、东南亚、印度洋各岛屿等地区。

2. 临床表现

（1）焦痂和溃疡：为改变的特征之一，约 35% 患者可出现焦痂，约 50% 患者可出现皮疹。幼虫叮咬处先出现红色皮丘疹，成水疱后破裂，中央坏死、结痂成褐色或黑色形成焦痂。焦痂为圆形或椭圆形，伴有红晕，痂皮脱落后形成直径为 1~15mm 大小不一的小溃疡，边缘略耸起，底部为淡红色肉芽组织，多无痛痒感。经常位于腹股沟、腋窝、胸部、下背部和臀部等。恙虫病立克次体的基因型可能与皮疹、焦痂的出现频率相关。

（2）皮疹：多为斑疹或斑丘疹，暗红色，压之褪色，少数可出血；大小不一，直径多为3～5mm，多出现在躯干，可向四肢发展。少数患者可于疾病第7～8日在上颚或颊部出现细小红色皮疹。皮疹的发生率与病情、就诊时间、不同基因型相关。多于发病第2～8日出现，平均第5～6日，持续3～7天可消退。

（3）淋巴结肿大：全身浅表淋巴结多肿大，焦痂附近的淋巴结可肿大，伴压痛，不化脓，多可自行消退。

（4）其他：心肌炎多见；肝脾大多见，一般脾大较肝大多见；全身过敏、皮肤潮红等也可出现。

3. 实验室检查

（1）血常规：白细胞总数多减少，亦可正常或增高；分类常有核左移。

（2）血清学检查：①外斐反应，患者单份血清对变形杆菌 OX_K 凝集效价在 1∶160 以上或早晚期双份血清效价呈 4 倍增长者有诊断意义。最早第 4 天出现阳性，3～4 周达高峰，5周后下降。②补体结合试验，应用当地代表株或多价抗原进行试验，特异性高，抗体持续时间长，可达 5 年左右。效价 1∶10 为阳性。③间接免疫荧光试验，测定血清抗体，于起病第 1 周末出现抗体，第 2 周末达高峰，阳性率高于外斐反应，抗体可持续 10 年，对流行病学调查意义较大。

（3）病原体分离：必要时取发热期患者血液 0.5ml，接种小白鼠腹腔，小白鼠于1～3周死亡，剖检取腹膜或脾脏作涂片，经吉姆萨染色或荧光素标记抗体染色镜检，于单核细胞内可见恙虫病立克次体。也可作鸡胚接种、组织培养分离病原体。

4. 临床诊断依据

（1）病例诊断：依据流行病学史、临床表现和实验室检查结果进行诊断。在恙虫病流行区内、流行季节时，凡是有不明原因发热或淋巴结肿大者，应考虑恙虫病可能。

（2）流行病学史：流行季节，发病前 3 周内曾在或到过恙虫病流行区，并有野外活动史，主要有田间劳作、农村垂钓、野营训练、草地坐卧、接触和使用秸秆等。

（3）临床表现：①发热；②淋巴结肿大；③皮疹；④特异性焦痂或溃疡。

（4）实验室检查：①外斐反应试验阳性，单份血清 OX_K 效价≥1∶160；②间接免疫荧光试验阳性，双份血清 IgG 抗体滴度 4 倍及以上升高；③PCR 核酸检测阳性；④分离到病原体。

5. 诊断标准

（1）疑似病例：具备病例诊断+流行病学史+发热+淋巴结肿大/皮疹，且明确排除其他疾病；或无法获得明确的流行病学史，在流行季节具备病例诊断+发热+淋巴结肿大+皮疹。

（2）临床诊断病例：疑似病例+特异性焦痂；或具备病例诊断+流行病学史+外斐反应试验阳性；单份血清 OX_K 效价≥1∶160+分离到病原体。

（3）实验室诊断病例：疑似病例+间接免疫荧光试验阳性：双份血清 IgG 抗体滴度 4 倍及以上升高/PCR 核酸检测阳性/分离到病原体；或临床诊断病例+外斐反应试验阳性；单份血清 OX_K 效价≥1∶160+分离到病原体/间接免疫荧光试验阳性：双份血清 IgG 抗体滴度 4 倍及以上升高/PCR 核酸检测阳性/分离到病原体。

6. 西医治疗

本病西医治疗主要为抗病原治疗，必要时加以对症治疗。

（1）一般治疗：卧床休息，注意口腔、皮肤及居室卫生，进食高蛋白、高热量易消化食物，补充适量维生素，注意液体入量及水、电解质平衡。高热者可用解热镇痛药，重症患者可予糖皮质激素以减轻毒血症状。

（2）病原治疗：多西环素，0.2g 每日 1 次，连服 5～7 天，国外报道复发率较高，可能系不同株所致，复发以同样药物再治依然有效。不能使用四环素类药物者，可试用环丙沙星0.2g 每日两次或利福平治疗。β-内酰胺类及氨基糖苷类抗生素对恙虫病治疗无效。

7. 中医治疗

（1）湿热毒邪侵袭，卫气同病

临床表现：突然寒战，随后高热，头痛，全身不适，肌肉酸痛，面赤口干，或咳嗽，胸闷，苔薄腻，脉数大。

治法：解表散邪，清热利湿。

方药：银翘散加减。金银花 10g，连翘 15g，石膏 30g（先煎），滑石 12g，荆芥 10g，香薷 8g，甘草 3g。头身痛者，加葛根 12g，秦艽 12g；恶心呕吐者，加藿香 12g，佩兰 10g；如有便秘者，加大黄 9g，芒硝 15g。

（2）热入营血

临床表现：持续高热，身体赤疹发疮，皮肤有焦痂，神志不清或烦躁，谵语，抽搐。舌绛苔燥，脉细数。

治法：清营凉血解毒。

方药：犀角地黄汤合五味消毒饮。生地 12g，水牛角 30g（先煎），赤芍 20g，蒲公英 15g，紫花地丁 15g，金银花 10g，连翘 10g，竹心 10g，丹皮 10g，甘草 3g。皮疹明显者，加紫草10g，丹参 15g，大青叶 10g；高热者，加石膏 15g，知母 10g；惊厥者，加羚羊角 9g，钩藤10g；神昏重者，可送服安宫牛黄丸。

（3）湿热阻遏中焦

临床表现：发热，午后热甚，胸闷不饥，恶心呕吐，乏力，肌肉酸痛，纳差，舌红，苔黄厚腻，脉滑。

治法：清热利湿。

方药：三仁汤加减。杏仁 10g，蔻仁 10g，薏苡仁 20g，滑石 15g，蒲公英 15g，神曲 15g，法半夏 12g，麦芽 20g，甘草 3g。乏力纳呆者，加藿香 15g，佩兰 15g；腹胀者，加苍术 10g，厚朴 10g；大便黏滞者，加枳实 10g，黄连 10g。

第五十四章　血液（体液）传染病防控

一、概述

　　血液（体液）传播传染病是临床中常见的通过血液或体液交换为传播途径的一大类传染病。本类疾病的主要原因是通过皮肤和黏膜伤口暴露于患者的血液、体液、精液、黏膜分泌物中，病原体通过体液、血液途径进入人体而患病。临床上最常见的血液传染病为艾滋病、乙型肝炎、丙型肝炎、梅毒等。某些体液传染病非单一传播途径，如鼠疫既可以通过体液接触或带菌的蚤类叮咬形成腺鼠疫，亦可通过呼吸道飞沫传播形成肺鼠疫，手足口病除通过体液接触传播外，消化道、呼吸道也是重要的传播途径。本章主要对血液传染病的预防原则和常见血液传染病的基本要点进行介绍。

二、血液传染病的预防总则

　　预防胜于治疗，这项原则适用于任何类别的疾病，但对于血液传染病有特别重要的意义。血液传染病的预防是需要全社会共同协作的系统工作。对于目前尚未找到有效治愈方法的某些血液传染病（如艾滋病）而言，尤为重要。只有全社会的广泛动员和共同合作才能做好血液传染病的防控工作。做好传染病流行的三个环节的管控：传染源、传播途径及易感人群，需要全社会普及血液传染病的预防知识和自觉采取预防措施以避免感染。血液传染病的预防总则有以下几个共同的要点：

1. 宣传科普方面

　　加强宣传，全社会都要知晓血液传染病主要的三大传播途径：性接触（包括同性、异性、双性性接触）、血液及血制品（包括创伤性医疗操作、共用针具静脉吸毒等）和母婴传播（经胎盘、分娩时和哺乳传播）。意外暴露时，树立 HIV 携带者的治疗信心，早检查、早发现、早治疗，HIV 是可以长期控制的。

2. 发现传染源

　　加强血液传染病的检测，提高咨询检测的可及性。创新检测方式，推动自助检测，方便有意愿人群进行自我检测服务。促进早检测、早诊断，最大限度发现感染者。进行血液传染病的流行病调查，掌握数据，有利于国家制定法律、法规，针对不同地方的流行状况，采取科普宣传和有效防控措施。

3. 阻断传播途径

　　介绍及加强灌输一般性预防措施的概念，将自体外所有的血液或体液视为潜在的感染风险，处理相关标本及污染物时，采取防护措施，如接触血液或体液时戴手套，有可能接触患者的飞沫时戴好防护眼罩、防护面罩，中医针刺操作时注意自我保护等。推广使用安全防护的性观念，推进暴露前后的预防工作等。

4. 保护易感人群

突出保护重点地区、易感染血液传播疾病行为人群和经常接触血液传播疾病患者的医护人员等重点人群，增强血液传播疾病危害的警示性教育。发挥社会组织在动员检测和综合干预等方面的独特优势，广泛动员企业、基金会、有关组织和志愿者参与防治活动，营造全社会防治氛围。

5. 加强医护、公卫人员的业务培训

规范诊断和治疗，制定适合基层医疗系统的预防、诊断和治疗方案。提高随访治疗的规范性，强化对感染者的爱心帮扶和关怀救助，推广检测、咨询、诊断和治疗的"一站式"服务，提高抗感染的治疗质量。

三、急诊常见血液传染病

（一）乙型病毒性肝炎

乙型病毒性肝炎（简称乙肝）是由乙型肝炎病毒（HBV）导致的，主要通过血液传播、以肝脏病变为主的一种传染病，中医简称积聚。临床表现以食欲减退、恶心、上腹部不适、肝区疼痛、乏力为主要表现，部分患者可出现黄疸和肝大，伴有肝功能损害。乙型肝炎病毒携带者可长期携带而不出现症状，成为重要的传染源。HBV除了可以引起慢性肝炎、肝硬化外，还可导致肝癌。

乙型肝炎病毒属于嗜肝脱氧核糖核酸病毒科，由包膜、核心两部分构成，核心是乙型肝炎病毒复制的主体，其环境适应力很强，可耐受低温、干燥、紫外线以及一般消毒药剂。

1. 流行病学

（1）传染源：为急性、慢性患者以及病毒携带者。

（2）传播途径：主要为血液接触、性接触及母婴传播。如可通过输血以及血制品进行传播，共用注射器、牙刷和剃须刀可导致乙肝交叉感染；携带病毒的产妇在生产、母乳哺乳过程中，可使婴儿造成感染；性接触可造成感染。

（3）易感人群：人群对乙肝存在易感性，感染者不能获得持久性免疫力。

（4）流行特征：地域性不明显，全球都有暴发，没有明显的季节性，一年四季均可发病。

2. 临床表现

乙肝在临床上可分为急性乙肝和慢性乙肝，急性乙肝同样分为黄疸型和无黄疸型，症状与甲肝相似，具体内容如下。

（1）急性黄疸型乙型肝炎：又可分为黄疸前驱期、黄疸症状明显期以及恢复期。

1）黄疸前驱期：发热、食欲及食量显著下降、恶心、呕吐、厌油腻、全身无力、尿色深黄、肝区胀痛、腹泻等，上述症状大多持续1周左右。

2）黄疸症状明显期：发热症状减轻、全身皮肤泛黄、肝脏大、肋下有明显压痛感、皮肤瘙痒、尿色如浓茶，恶心、呕吐症状减轻，这一阶段可持续2～6周。

3）恢复期：肝脏明显缩小、尿色逐渐清透、黄疸消失，各项症状逐渐好转或康复，肝功能检测正常，这一过程可持续 1 个月左右。

（2）急性无黄疸型乙型肝炎：肝脏大、脾脏肿胀不明显，有食欲降低、呕吐、肝区疼痛，皮肤及巩膜没有黄疸，整体症状较黄疸型轻，发病较急性黄疸型肝炎隐匿。

（3）慢性乙型肝炎：诊断要点：①上述急性症状反复出现，迁延不愈，病程在 6 个月以上；② 病情较轻者可无明显症状，但肝功能指标可出现异常；③肝功能检查以及乙型肝炎病毒抗原检查出现异常；④此外还有少数重症患者会出现黄疸加重，以及精神异常、意识障碍、昏迷等症状。

3. 实验室检查

（1）乙型肝炎表面抗原检查：呈阳性。

（2）肝功能检查：转氨酶、胆红素升高。

（3）血常规检查：淋巴细胞数量上升，白细胞数量正常或略有下降。重症患者偶见白细胞与中性粒细胞数量上升。

（4）尿液检测：可见尿胆素原和尿胆红素阳性反应。

4. 诊断要点

根据临床症状以及流行病学资料进行初步诊断，最终确诊则需依据乙型肝炎病毒标志物检测以及肝功能检查明确。

5. 西医治疗

对于乙肝急性期或慢性期的患者，休息、调养是治疗重点，配合药物治疗。绝大多数成人急性乙肝是自限性疾病，95%以上的患者经过休息、营养支持和应用护肝药物即可痊愈，一般不用抗病毒治疗。慢性乙肝目标则是长期抑制 HBV 复制，达到持续的 HBV DNA 低于检测下限，ALT 正常，减轻肝细胞损伤和纤维化，减少并发症，延长生存时间。

治疗措施：①抗病毒治疗，针对慢性乙肝可使用干扰素、核苷酸类似物治疗。②对症治疗，久热不退者，可适当服用退热药。食欲不佳可用消化酶片、复合维生素。恶心呕吐可用甲氧氯普胺、多潘立酮。皮肤瘙痒可口服考来烯胺。③护肝治疗，护肝降酶药物如甘草酸制剂、谷胱甘肽、多烯磷脂酰胆碱片等，退黄利胆类药物如腺苷甲硫氨酸、熊去氧胆酸等；

6. 中医治疗

中医学认为慢性乙肝由湿热疫毒之邪内侵，当人体正气不足无力抗邪时发病，常因外感、情志、饮食、劳倦而诱发。由于本病的病因、病机、病位、病性复杂多变，病情交错难愈，故应辨明湿、热、瘀、毒之邪实与肝、脾、肾之正虚两者之间的关系。且慢性乙肝可以迁延数年，甚或数十年，治疗时应注意以人为本，正确处理扶正与祛邪，重点调整阴阳、气血、脏腑功能平衡，具体分型论治如下。

（1）肝胆湿热

临床表现：胁肋胀痛，纳呆呕恶，厌油腻，口黏口苦，大便黏滞秽臭，尿黄，或身目发黄。舌苔黄腻，脉弦数或弦滑数。

治法：清热利湿。

方药：茵陈蒿汤或甘露消毒丹加减。茵陈 15g，栀子 10g，大黄 5g，滑石 5g，黄芩 15g，虎杖 15g，连翘 10g。

（2）肝郁脾虚

临床表现：胁肋胀痛，情志抑郁，纳呆食少，脘痞腹胀，身倦乏力，面色萎黄，大便溏泻。舌质淡有齿痕，苔白，脉沉弦。

治法：疏肝健脾。

方药：逍遥散加减。北柴胡 10g，当归 10g，白芍 10g，白术 15g，茯苓 15g，薄荷 5g，甘草 15g。

（3）肝肾阴虚

临床表现：胁肋隐痛，遇劳加重，腰膝酸软，两目干涩，口燥咽干，失眠多梦，或五心烦热。舌红或有裂纹，少苔或无苔，脉细数。

治法：滋补肝肾。

方药：一贯煎加减。当归身 10g，北沙参 10g，麦冬 10g，生地 15g，枸杞子 10g，玄参 10g，石斛 10g，女贞子 10g，川楝子 5g。

（4）瘀血阻络

临床表现：两胁刺痛，胁下痞块，面色晦暗，或见赤缕红丝，口干不欲饮。舌质紫暗或有瘀斑瘀点，脉沉细涩。

治法：活血通络。

方药：膈下逐瘀汤加减。当归 10g，桃仁 10g，红花 10g，川芎 5g，赤芍 5g，丹参 10g，五灵脂 5g（包煎），枳壳 5g，香附 5g，延胡索 3g，乌药 5g，丹皮 6g，甘草 10g。

（5）脾肾阳虚

临床表现：胁肋隐痛，畏寒肢冷，面色无华，腰膝酸软，食少脘痞，腹胀便溏，或伴下肢浮肿。舌质暗淡，边缘有齿痕，苔白滑，脉沉细无力。

治法：温补脾肾。

方药：附子理中汤合金匮肾气丸加减。党参 15g，白术 10g，制附子 10g（先煎），桂枝 10g，干姜 10g，菟丝子 10g，肉苁蓉 15g。

（二）艾滋病

艾滋病是由人类免疫缺陷病毒（HIV，俗称"艾滋病病毒"）引起的一种传染病，又称获得性免疫缺陷综合征（AIDS）。感染了艾滋病会使人体自身免疫系统受到破坏，疾病终末期时可并发各种严重感染及恶性肿瘤，最终导致死亡。

HIV 在外界环境中存活能力比较弱，离体后常温下只能生存几个小时至数天，56℃环境下 30 分钟死亡，因此对 HIV 的杀灭可以选择沸水煮、蒸等方式。HIV 对消毒剂和去污剂敏感，在许多常用消毒药品（如酒精、0.2%次氯酸钠、2.5%漂白粉液）中浸泡 5 分钟可完全杀灭。

1. 流行病学

（1）传染源：为艾滋病患者和 HIV 携带者，艾滋病患者指感染 HIV 并且已经有症状出现的患者，HIV 携带者指受到 HIV 的感染但还没有发病的人。

（2）传播途径：性传播、血液传播、母婴传播三种途径。性传播和血液传播是目前我国艾滋病最主要的传播方式。一般的日常生活接触（如一起吃饭、握手、共用马桶等）不会传染艾滋病。

（3）易感人群：卖淫嫖娼者、男同性恋者、静脉吸毒者、有多个性伙伴的人、血友病患者，因疾病或手术多次接受输血以及血液制品者也容易感染 HIV。另外，艾滋病患者或 HIV 携带者所生的婴儿或母乳喂养的婴儿亦为易感人群。

（4）艾滋病的窗口期与潜伏期：窗口期指被 HIV 感染后至通过实验室检查可以检测出来的时间，一般为 6 周至 3 个月，在这段时间 HIV 抗体检测结果为阴性，但是体内实际上已经有了 HIV，而且具有传染性。

潜伏期指感染 HIV 后至发病的时间，一般为 7～10 年，在这段时间艾滋病患者及感染者外观上可能与正常人一样，但其具有传染性，可以将艾滋病传染给别人。

需要注意的是，窗口期与潜伏期都具有传染性，而且由于此期感染者不发病，所以很多感染者会忽略已感染的事实，如果健康人与处于此期的感染者有不洁性交就可能感染艾滋病。处于此期的感染者如果献血也会传播艾滋病。

2. 临床表现

艾滋病的常见临床表现为长期的淋巴结肿大、扁桃体肥大发炎、体重突然下降、极度疲倦、浑身酸痛、夜间出汗、腹泻、口腔溃疡、疱疹等症状，这些症状被称为艾滋病相关综合征。艾滋病患者的免疫系统常常变得很薄弱，即使常见的病原体亦可导致严重感染而死亡。但由于本病症状不典型，因此出现上述症状时并不能确诊感染艾滋病，应至正规医院或疾病预防与控制中心（CDC）进行咨询和 HIV 抗体检测。

3. 诊断要点

HIV/AIDS 的诊断需结合流行病学史，包括不洁性生活史、静脉注射毒品史、输入未经抗 HIV 检测的血液或血制品史，以及抗 HIV 阳性者所生子女或职业暴露史等。临床表现及实验室检查等需进行综合分析，慎重诊断。诊断 HIV/AIDS 必须是抗 HIV 阳性（经确证试验证实），而 HIV RNA 和 p24 抗原的检测有助于抗体"窗口期"的筛查，同时对于早期诊断新生儿 HIV 感染有帮助。

我国 HIV 抗体检测的时间为有艾滋病高危行为后 6 周至 3 个月。由于个人体质及病毒量的原因，检测结果以 3 个月时的检测结果为准，如果 3 个月时检测结果为阴性可排除感染。

4. 西医治疗

尽管目前还没有治愈艾滋病的方法，但抗 HIV 药物的研发已经超越其他抗病毒药物。尽早启动抗逆转录病毒治疗（ARV）能最大限度地持续性抑制病毒复制，来减缓 HIV 感染向艾滋病发展的可能，减少机会性感染及肿瘤的发生。目前采用的联合用药称为高效抗逆转录病毒治疗（HAART），即把不同作用机制的抗 HIV 药物联合应用，包括核苷类逆转录酶抑制剂、非核苷类逆转录酶抑制剂、蛋白酶抑制剂、融合抑制剂、整合酶抑制剂及辅助受体拮抗剂，共六大类 30 多种药物（包括复合剂型）。国内的 ARV 药物主要为核苷类逆转录酶抑制剂、非核苷类逆转录酶抑制剂、蛋白酶抑制剂及整合酶抑制剂四类共 12 种，具体药物使用详见相关治疗指南，不在本章详述。

5. 中医治疗

（1）气血两虚

临床表现：头晕目眩，头痛隐隐，心悸失眠，自汗，少气懒言，面色淡白或萎黄，唇甲色淡，心悸失眠，神疲乏力。舌质淡，苔薄白，脉沉细而弱。

治法：气血双补。

方药：八珍汤加减。党参30g，白术30g，茯苓30g，当归30g，白芍30g，川芎10g，熟地30g，甘草30g，生姜10g等。

（2）痰湿瘀滞

临床表现：咳喘咯痰，脘痞不舒，纳呆恶心，呕吐痰涎，头晕目眩；神昏癫狂，喉中痰鸣；肢体麻木肿硬，半身不遂，乳癖痰核，喉中有异物感。舌质淡紫或有斑点，苔白腻或黄腻，脉滑或弦涩等。

治法：燥湿化痰，调畅气血。

方药：二陈平胃散合血府逐瘀汤。法半夏15g，陈皮10g，茯苓10g，苍术10g，厚朴10g，川芎10g，桃仁10g，红花10g，赤芍10g。

（3）阴竭阳脱

临床表现：症见发热或高热持续不退，神志恍惚，无汗或有汗热不解，口唇干焦，虚羸少气，四肢不温，淡漠呆滞，不思饮食，便秘或溏泻。舌质红或暗淡，常见瘀斑，舌体瘦无神，苔焦黄或腐腻或少苔或剥落，多有裂纹舌，脉细弱或脉微欲绝。

治法：益气固脱，温阳救逆，清热生津。

方药：独参汤合竹叶石膏汤合附子汤。人参15g，石膏50g，天冬20g，淡竹叶5g，半夏10g，知母10g，熟附子10g（先煎），茯苓10g，白术15g，白芍10g，山茱萸10g，炙甘草10g。

6. 艾滋病"四免一关怀"政策

"四免一关怀"中的"四免"分别是：①农村居民和城镇未参加基本医疗保险等医疗保障制度的经济困难人员中的艾滋病患者，可到当地卫生部门指定的传染病医院或设有传染病区（科）的综合医院服用免费的抗病毒药物，接受抗病毒治疗；②所有自愿接受艾滋病咨询和病毒检测的人员，都可在各级疾病预防控制中心和各级卫生行政部门指定的医疗机构，得到免费咨询和HIV抗体初筛检测；③对已感染HIV的孕妇，由当地承担艾滋病抗病毒治疗任务的医院提供健康咨询、产前指导和分娩服务，及时免费提供母婴阻断药物和婴儿检测试剂；④地方各级人民政府要通过多种途径筹集经费，开展艾滋病患者遗孤的心理康复，为其提供义务教育。

"一关怀"指的是国家对HIV感染者和患者提供救治关怀，各级政府将经济困难的艾滋病患者及其家属，纳入政府补助范围，按有关社会救济政策的规定给予生活补助；扶助有生产能力的HIV感染者和患者从事力所能及的生产活动，增加其收入。

（三）梅毒

梅毒是由梅毒螺旋体感染所致的一种慢性传染病，其症状及体征复杂，早期主要侵犯皮肤及黏膜，晚期可侵犯全身各器官和组织，常见侵犯循环系统和中枢神经系统，并可通过胎盘传给下一代，危害极大，亦可无症状潜伏多年，直至终生。本病有"自愈"倾向，但易复发，根据感染的时期及临床表现，分为早期梅毒和晚期梅毒。

1. 流行病学

（1）传染源：梅毒患者是梅毒的唯一传染源。

（2）传播途径：梅毒通过性接触传播、血液传播、母婴垂直传播。主要传播途径为性接触，未经治疗的患者在感染后一年内的传染性最大，传染性随病期的延长而减小，感染 2 年后的梅毒患者，性接触一般无传染性。少数可以通过其他途径受传染，如接吻、哺乳。极少数接触有传染性损害患者的日常用品，如衣服、毛巾等感染。

（3）易感人群：男女普遍易感，人群对梅毒无先天免疫力。

2. 临床表现

早期梅毒的病期在感染后两年以内，包括一期梅毒和二期梅毒；晚期梅毒的病期在感染后两年以上，即三期梅毒。

（1）一期梅毒：发生在感染后 3 周（10～30 日）。在感染处出现一个硬的、无痛性的圆形结节。开始潮红、湿润，渐渐破溃、糜烂，形成溃疡，即一期梅毒硬下疳。

（2）二期梅毒：未得到治疗的患者，一般于感染后 6 周至 6 个月可发生二期梅毒。约 70% 的患者表现有皮疹，称为梅毒疹。梅毒疹可有多种不同表现，一般分布对称广泛，无痒感。

斑疹型梅毒疹（玫瑰疹）：这是最初出现的梅毒疹，为红色、棕色或色素沉着玫瑰疹，多先在躯干开始发生。其后发展到四肢、手掌及足底等。

丘疹型梅毒疹：好发于躯干、臀部、小腿、手掌、足底和面部等处，可表现有斑丘疹、丘疹、丘疹鳞屑性、环状、牛皮癣样等损害。

扁平湿疣：这是发生于外生殖器部、肛门周围等皮肤皱褶和潮湿部位的丘疹。损害表现为光滑、肥厚、扁平，表面覆有灰色薄膜，内含有大量梅毒螺旋体。扁平湿疣的传染性比其他二期梅毒疹更大。约 30% 的患者有口腔黏膜损害，称为黏膜斑。损害表面覆有灰色薄膜，内含有大量梅毒螺旋体。

（3）三期梅毒：出现于感染后两年以上。主要有以下几种：①晚期良性梅毒，其基本损害为树胶肿，皮肤损害表现有真皮或皮下结节、溃疡性结节和树胶肿。结节常发生于面部、躯干和四肢，呈群集分布不对称，无痛性，进展缓慢，逐渐发展成溃疡。②心血管梅毒，主动脉炎、主动脉瓣闭锁不全、主动脉瘤等。③神经梅毒，可有脊髓病、麻痹性痴呆、视神经萎缩等。

3. 诊断要点

梅毒的病程长，症状复杂，可与很多其他疾病表现相似，因此，必须结合病史、体检及实验室检查结果进行综合分析，才能做出可靠的诊断。常用的实验室检查有暗视野显微镜检查法、直接免疫荧光素标记抗体试验、银染色检查、梅毒血清学试验、分子生物学检测、神经梅毒的脑脊液检查等。

4. 西医治疗

梅毒的治疗现在主要以西药为主，自从 1943 年开始到现在，青霉素一直是系统治疗梅毒的首选药物，至今尚未发现耐青霉素的梅毒螺旋体株。90% 的早期梅毒经过规范治疗后可根治，不规则治疗可增加复发和促使晚期损害提前发生，不适当治疗者循环系统、中枢神经系统等严重损害的发生率达 40%，比未经治疗者结果更差。

早期梅毒常用方案为：苄星青霉素 G（长效西林），240 万 U，分两侧臀部肌内注射，每周 1 次，共 2～3 次。对青霉素过敏者用以下药物：四环素，500mg，每日 4 次，口服，每日总量 2g，连服 15 日（肝肾功能不全者禁用）。或红霉素，用法同四环素。多西环素 100mg，每日 2 次，连服 15 日。

晚期梅毒（包括二期皮肤、黏膜、骨骼梅毒，晚期潜伏梅毒或不能确定病期的潜伏梅毒）及二期复发梅毒。

苄星青霉素 G，240 万 U，肌内注射，每周 1 次，共 3 次。对青霉素过敏者口服盐酸四环素 500mg，每日 4 次，连服 30 日。或红霉素，用法同四环素。多西环素 100mg，每日 2 次，连服 30 日。

5. 中医治疗

以青霉素治愈本病后，中医药基本不再作为主要的治疗方式，但可作为辅助治疗手段，改善梅毒引起的症状。

（1）肝经湿热

临床表现：多见于一期梅毒。外生殖器疳疮质硬而润，杨梅疮多在下肢、腹部、阴部。兼见口苦口干，小便黄赤，大便秘结。舌质红，苔黄腻，脉弦滑。

治法：清热利湿，解毒驱梅。

方药：龙胆泻肝汤酌加土茯苓、虎杖。龙胆草 15g，栀子 15g，黄芩 5g，柴胡 5g，生地 10g，车前子 10g，泽泻 10g，土茯苓 10g，虎杖 10g。

（2）血热蕴毒

临床表现：多见于二期梅毒。周身起杨梅疮，色如玫瑰，不痛不痒，或见丘疹、脓疱疮、鳞屑；兼见口干咽燥，口舌生疮，大便秘结；舌质红绛，苔薄黄或少苔，脉细滑或细数。

治法：凉血解毒，泻热散瘀。

方药：清营汤加减。水牛角 30g，生地 20g，金银花 10g，连翘 10g，玄参 10g，黄连 20g，竹叶 20g，丹参 10g，麦冬 15g，桃仁 10g，赤芍 15g，红花 15g。

（3）毒结筋骨

临床表现：见于杨梅结毒。患病日久，在四肢、头面、鼻咽部出现树胶肿，伴关节、骨骼作痛，行走不便，肌肉消瘦，疼痛夜甚；舌质暗，苔薄白或灰或黄，脉沉细涩。

治法：活血解毒，通络止痛。

方药：五虎汤加减。五灵脂 10g（包煎），木鳖子 10g，穿山甲 30g，白芷 10g，大黄 5g，全蝎 5g，僵蚕 5g，蜈蚣 5g。

（4）肝肾亏损

临床表现：见于三期梅毒脊髓痨者。患病可达数十年之久，逐渐两足瘫痪或萎弱不行，肌肤麻木或虫行作痒，筋骨窜痛，腰膝酸软，小便困难；舌质淡，苔薄白，脉沉细弱。

治法：滋补肝肾，填髓息风。

方药：地黄饮子加减。熟地 10g，巴戟天 15g，山茱萸 15g，石斛 10g，肉苁蓉 15g，炮附子 10g（先煎），五味子 10g，肉桂 5g，茯苓 10g，麦冬 10g，石菖蒲 10g，远志 10g。

（5）心肾亏虚

临床表现：见于心血管梅毒患者。症见心慌气短，神疲乏力，下肢浮肿，唇甲青紫，腰膝酸软，动则气喘；舌质淡有齿痕，苔薄白而润，脉沉弱或结代。

治法：养心补肾，祛瘀通阳。

方药：苓桂术甘汤加减。茯苓 10g，桂枝 10g，生白术 5g，炙甘草 5g，磁石 30g（先煎），酸枣仁 15g。

第五十五章 传染病中医药防治

传染病属于中医学"疫病"、"瘟疫"的范畴。中医学对疫病的认识较早，早在《素问·刺法论》就指出"五疫之至，皆相染易，无问大小，病状相似"。治疗方面，以六经辨证的体系治疗急性热病的《伤寒杂病论》是中医治疗急性传染病的代表作。经后世医家不断扩展、补充，尤其清代温病体系的完善，丰富了中医药治疗传染病的内涵。

一、未病先防

（1）生活调护，顺应四时气候变化，及时增减衣物。如《内经》认为"虚邪贼风，避之有时"。保持生活环境整洁卫生，保持房间空气流通、阳光充足、温度适宜。饮食清淡、均衡、规律，戒烟限酒，勤喝水。劳逸结合，不熬夜。保持心情愉悦。加强体育锻炼，传统保健强身方法如太极拳、八段锦及各种运动等量力而动。

（2）佩戴香囊或药物熏蒸：如苍术 20g，川芎 15g，白芷 15g，艾叶 20g，藿香 15g，佩兰 15g，薄荷 5g，檀香 10g。将以上药物打成粉末，装入棉布袋缝制，随身佩戴或悬挂房间，可以起到芳香辟秽，化浊醒脾，通经活络，宁神开窍等作用；也可以采用苍术、艾叶烟熏剂在室内燃烧、烟熏，起到一定预防作用。

（3）常用穴位保健：可以选用足三里、气海、关元等保健要穴，通过艾灸、针刺、穴位贴敷等增强人体免疫力，达到一定程度预防疾病的作用。

（4）切断传播途径：《疫证治例》中指出"人在气交之中，呼吸吐纳，清浊混淆，中其毒者，率由口鼻入，口气通地，鼻气通天，口鼻受邪，直干肺胃，稽留气道，蕴蓄躯壳，病发为疫"。其认为急性呼吸道传染病最主要的传播途径是从"口鼻而入"，因此应注意切断空气中携带病毒的飞沫，疾病流行期间，尽量少出门、不聚会、不聚餐，出门戴口罩，外出后、饭前便后规范洗手。对于消化道传染病，应勤洗手，注意居住环境、饮水和饮食卫生，充分煮熟食物，对污染物有专门的处理，避免污染水源。

二、既病防变

中医学认为疫病的发生，是于外邪侵犯人体造成，或由皮毛而入，或由口鼻而入，因此，治疗上，也遵循一定的"分期"和治疗方法。如《伤寒论》将"外感热病"立"六经病脉证并治"六期分证，温病分"卫气营血辨证"、"三焦辨证"等。每个证期都有其主因、主症、主方，其共同思想是通过对疾病的早期治疗或某阶段的治疗，促进机体康复，防止疾病向里、向重发展。至于传染病的发生与发展，常以不同类型出现，如轻型、重型、再感染、重复感染、再燃、复发等，在中医学里也有分"合病、并病、顺传、逆传、食复、劳复"等区别进行辨治。

外感瘟疫既病防变的两个主要表现在于顾护津液和顾护正气。

1. 顾护津液

温热之邪容易耗伤津液，以下三种情况提示津液受损：第一，面色白苍者。温热之邪伤阴，或过度使用渗湿、苦寒之品，都容易导致津液受伤，水不涵木，故面露苍色，此时就算温邪十去六七，也应注意顾护阴液，慎投温补之品以免加重津液受损；第二，斑出热不解者。斑疹需要随汗外透而解，当患者出现斑已出但热不退者，考虑胃津不足，津液不足以透邪外出，此时需要使用甘寒之品，慎用苦寒；第三，邪气流连气分。叶天士提出温病与伤寒的其中一个不同点是，伤寒多有变证，温病虽久，在一经不移。虽然这个不是绝对，但也提示温邪可能在卫气营血的某一阶段缠绵难愈，尤其在气分流连之时，此时尚未正虚，适当给予养阴，胃津充沛后，有机会通过发汗的形式使汗出热退。吴又可在《温疫论》中认为，"疫乃热症"，"解后宜养阴而忌投参、术"，也提倡在温病后期顾护津液以促进机体恢复。

2. 顾护正气

岭南地区，气候潮湿，"湿胜则阳微"，尤其梅雨季节更易伤伐阳气；而在治疗瘟疫的过程中，医家稍有不慎，过多投以苦寒之品，也易攻伐体内阳气，使脾胃阳气受损，运化水湿功能减退，反过来更不利于湿热的祛除。《广温疫论》说："虽疫证为热证伤阴者多，然亦由用药太过而伤脏腑……为病药所伤，当消息气所伤在阳以施补阴补阳之法。"因此，在瘟疫的治疗过程中，尤其患者素体阳虚，中病十分之六七之后需要慎重，不可过于寒凉而使病情反复。

三、急性发热性传染病的中医外治法

发热是急性传染病的一种常见症状。中医外治法在治疗急性发热性传染病方面积累了丰富的经验。清代吴师机提出"虽治在外，无殊治内"、"外治之理，即内治之理。外治之药，亦内治之药，所异者法耳"的观点，认为中医外治法同内服药物一样可以起到治疗疾病的作用。

（一）针刺

针刺疗法是用不锈钢针具刺入穴位，通过经络的调节作用而达到治疗疾病的目的。该疗法包括普通体针、平衡针、腹针、火针、三棱针、皮肤针等不同针刺疗法。常用退热穴位搭配：曲池配合谷、太冲配合谷、大椎配合谷。

1. 常用穴位

（1）大椎穴：手足三阳及督脉之会，退热要穴。《玉龙歌》载"满身发热痛为虚，盗汗淋淋渐损躯，需得百劳椎骨穴，金针一刺疾俱除"。

操作方法：直刺，可配合电针、放血。

（2）曲池穴：手阳明经合穴，具有散风清热、调和营血的作用。

操作方法：行滞针手法持续 1～5 分钟，随后留针 30 分钟。

（3）足三里穴：足阳明胃经的合穴。《伤寒论》载"太阳病，头痛至七日以上自愈者，以行其经尽故也。若欲作再经者，针足阳明，使经不传则愈"。

操作方法：直刺 1～1.5 寸，随症补泻。

2. 特殊针刺方法

（1）多穴不留针：取法《内经》关于治疗热病的诸多针法原则，"报刺者，刺痛无常处……乃出针复刺之也"。讲的是治疗"痛无常处"，病邪弥漫的疾病要采用即刺即出，即出即刺的多穴针法。"热则疾之"（《灵枢·九针十二原》），"凡刺热邪越而苍……为开通，辟门户，使邪得出病乃已"（《灵枢·刺节真邪》）等论述则提示刺治热疾重在开窍，使邪有出路，应以速刺而不必久留其针。

（2）透天凉：是深入针，得气后采取三退一进的提插手法，急提慢按为泻，使患者产生凉感而达到疏通经脉气血，疏散邪气目的的针刺手法。行手法后一般留针 20 分钟。

（3）辨证补泻，泻法为主：与补法相比，捻转泻法、电针泻法和综合泻法均有明显的相对降热作用，尤其表现在治疗后的即时效应和降低发热高峰值的作用。

（二）刺血疗法

刺血疗法，又称"放血疗法"、"刺络疗法"，是用一定的针具（采血针、梅花针、三棱针）刺破人体穴位或血络（毛细血管或静脉），放出一定量血液，以治疗疾病的方法。《素问·刺热》载"肺热病者……刺手太阴、阳明，出血如大豆，立已"。

常用的部位包括大椎穴、耳尖、井穴等。

1. 大椎穴

刺络拔罐。

常用配穴：曲池、合谷、足三里、尺泽（泻法，或点刺放血）。

出血量：2～5ml。

留罐时间：10 分钟。

疗程：每日 1 次，不超 3 天。

2. 耳尖

粗毫针或三棱针放血。

定位：耳廓向耳屏方向对折，耳廓尖端处。

出血量：4～9 滴，单耳操作，高热者可选双耳。

疗程：每日 1～2 次。

3. 井穴

粗毫针或三棱针放血。

十二井穴位于四肢末端，具有泻热、醒神开窍的功效；研究发现，在消除咽痛、发热的症状中，井穴放血，尤其以少商、商阳两穴作用为佳。

（三）中药熏洗

常见中药熏洗包括中药熏蒸、沐足、药浴。研究以小儿药浴较为多见。

1. 外感风寒

常用的药物以辛温解表为主：桂枝、羌活、麻黄、生姜、防风、荆芥各 30g。

加减：加川芎、艾叶以除寒湿、增强活血之效；加白芍以防发汗太过；根据地域因素（岭南湿地）加藿香、威灵仙以增强祛湿之效。

2. 外感风热

常用的药物以辛凉解表为主：薄荷、柴胡、青蒿、连翘、炒牛蒡子、桑叶、蝉蜕、金银花各 30g。

加减：寒热错杂时加荆芥加强解表；兼夹积滞者加大黄、莪术以增强消积导滞之功；加川芎以增强经皮吸收。

3. 外感暑湿

常用的药物以解表化湿为主：青蒿、香薷、金银花、滑石各 30g。

（四）推拿

治疗外感发热，尤其是小儿外感发热，推拿也是一种常用的非药物疗法。医生在人体经络、穴位上以推、拿、提、捏、揉等手法进行治疗。根据辨证，常用的方法有解表类手法、清热类手法、扶正类手法。

1. 解表类手法

开天门：两手拇指指腹置于患者两眉之间的印堂穴，自印堂穴向上直抹到前发际处的神庭穴止。

推坎宫：用两拇指桡侧自眉心向眉梢做分推。

推太阳：用两大拇指推运太阳穴，称为推太阳或运太阳；向眼睛的方向推运为补，向耳朵的方向推运为泻。

推肺经：推运无名指末端罗纹面。通常以末节指纹推向指尖方向为清，称为清肺经；以旋推或反向直推为补。

辨证加减：内寒表证加推三关，揉按外劳宫、肺俞、风门；内热表证选加大椎、曲池；鼻塞流涕加揉迎香。

2. 清热类手法

推六腑：六腑位于前臂尺侧，肘横纹至尺横纹成一条直线。用拇指或食、中二指指面自肘向腕做直推。

3. 扶正类手法

补肺金：从无名指罗纹面的指尖方向推向末节指纹。

补脾土：拇指偏桡侧指腹上，做顺时针旋推或从拇指桡侧（拇指方向）边缘向掌跟方向直推。

补肾水：由小指尖推到小指根（向心推），逆时针摩腹，轻揉足三里、中脘等。

（五）刮痧

刮痧疗法是应用边缘钝滑的器具，如牛角刮板、瓷匙等，在患者体表一定部位反复刮动，使局部皮下出现瘀斑而达到治疗目的的一种治疗方法，具有活血化瘀、改善血液循环、祛邪排毒、益气扶正、调节免疫功能等作用。

常用穴位：合谷、外关、曲池、尺泽、大椎、风门、肺俞等。

常选经脉是督脉、肺经和膀胱经。

操作方法：每个部位一般刮拭 20～30 次，通常一个患者选 3～5 个部位。局部刮痧一般 10～20 分钟，全身刮痧宜 20～30 分钟。两次刮痧之间宜间隔 3～6 天，或以皮肤上痧退、手压皮肤无痛感为宜。

第五十六章　传染病防治技术

传染病防治是针对传染病采取的预防、控制、消灭等技术及措施。一方面对所有传染病均应采取针对传染源、传播途径和易感人群三个环节的综合性预防措施；另一方面应根据各种传染病的特点及不同时间、地区的具体条件，分清主次，采取最易实施、效果最好的措施，更有效地制止传染病传播。

一、消毒

消毒的目的是切断传染病的传播途径，杀灭或排除环境中的病原体，以防传染病的播散。

不同传染病的病原体，在外界环境中所能存活的时间有很大不同，有的病原体在排出体外后便很快死亡，仅用通风的方式即可杀灭病原体。有些病原体在离开人体后，可在外界环境中存活一段时间，因此必须进行消毒。全面加强消毒工作不仅可防止传染病的流行，控制院内交叉感染，更是保护医护人员健康的有效措施。

（一）消毒的种类

消毒的种类分为疫源地消毒和预防性消毒两类。

1. 疫源地消毒

疫源地消毒指有传染源存在或曾经存在的条件下所施行的消毒。

（1）随时消毒：是在传染源存在的情况下进行的，其目的是随时迅速杀灭刚排出体外的病原体，故对患者的一切排泄物、分泌物及被病原体污染或可能被污染的物体均应立即消毒。

在传染病医院或传染病隔离病房中，随时消毒是重要的措施之一。由于各种传染病的传播途径和病原体排出的方式不同，随时消毒的效果也不同，如肠道传染病随时消毒的效果要好于呼吸道传染病。

（2）终末消毒：传染源离开疫源地后（患者出院、痊愈或死亡）施行的最后一次消毒，称为终末消毒。其目的为杀灭遗留在疫源地内各种物品上活的病原体。因此，对在外界环境中抵抗力较强的传染病的病原体，终末消毒是非常重要的。

2. 预防性消毒

预防性消毒是对有可能被病原体污染的物品、场所等施行的消毒，如饮水消毒、餐具消毒以及皮毛原料等的消毒。

（二）需要进行消毒的传染病

1. 肠道传染病

肠道传染病如伤寒、副伤寒、痢疾、霍乱、病毒性肝炎、脊髓灰质炎等。

2. 呼吸道传染病

呼吸道传染病如白喉、猩红热、百日咳、结核病、SARS、高致病性禽流感、新型冠状病毒肺炎等。

3. 动物传染病

动物传染病如炭疽、布鲁氏菌病、鼠疫等。

（三）消毒的方法

1. 机械法

只能物理清除病原体而不能杀灭它，可与其他方法合并使用，如抖动、冲洗、淋浴、通风、过滤（主要用于空气、液体的净化）等。

2. 紫外线照射法

常用下列几种。

（1）日晒：一般需将应消毒的物品，暴晒于直射的日光下，利用自然的紫外线消毒，但需全面晒透，要多翻动，常用于衣服、被褥等的消毒，一般晒3～6小时即可达到消毒目的。但对抵抗力较强的病原体，则需连续暴晒数日。

（2）人工紫外线灯：适用于手术室、实验室、换药室、治疗室和隔离诊室、传染病房的空气消毒和一些物品的表面消毒。人工紫外线杀菌的有效波长为250～280nm，一般常用15W紫外线照射30分钟以上（每平方米需1W光能）。应用紫外线照射时，室内必须清洁，灯管上灰尘应擦干净，人必须离开现场。如工作需要不能离开时，应对眼睛、皮肤采取保护措施。

（3）漫射紫外线照射法：对人体损害较小，其装置为反光板装在灯下，紫外线直射天花板，然后漫射向下，每平方米亦为1W光能，但照射时间需长久一些，才能达到消毒目的。

3. 焚烧法

凡经济价值不高而又可燃的物品、烈性传染病的尸体等均应焚烧。

4. 加热法

利用高温使微生物的蛋白质变性或凝固，从而达到杀灭病原体的目的。

（1）煮沸消毒：一般微生物在沸水中几分钟即死亡，芽孢则需30分钟才死亡。通常煮沸消毒应持续煮沸15分钟。金属器械或器皿等煮沸消毒时加入1%～2%纯碱，可使脂肪蛋白溶解，消除物品上的污物，可提高消毒效果。

（2）流通蒸汽消毒：效果与煮沸消毒相同。通常用蒸笼、流通蒸汽锅，煮沸水产生蒸汽，温度在100℃以上，经15～30分钟可达消毒效果，但对芽孢要延长消毒时间至1小时以上，常用于食具、被褥、衣服、敷料消毒。

（3）高压蒸汽消毒：需设有高压蒸汽消毒器，通常温度为121℃，压力为每平方厘米

1.1kg，加热 20～30 分钟，即可杀灭病原体及芽孢，适用于各种器械、敷料、棉织品的消毒。

（4）干热消毒：需设有烤箱设备，温度可达 160～170℃，适用于实验室玻璃器具的消毒，时间为 1～2 小时。

（5）低温消毒：常用设备为水浴箱，加热 56℃ 1 小时，66℃ 30 分钟，71℃ 15 分钟，适用于在高温条件下易破坏的物品。采取低热消毒，可杀灭物品上的致病细菌或减少其细菌总数。

5. 化学消毒法

化学消毒法是利用化学药物作用于病原体，破坏其生理结构或功能，达到杀灭目的。应用化学药品消毒常用的方式有下列几种。

（1）喷雾消毒：使用压力喷雾器，将药液均匀地喷射。一般用于较大范围以及物体表面的消毒，如顶棚、墙壁、地面的消毒等。

（2）擦拭消毒：用布块浸泡于药液后，擦拭被消毒的物品，常用于家具、陈列物品的消毒。

（3）洒布消毒：洒布药液或药粉于被消毒物品的表面，多用于地面、垃圾堆的消毒。

（4）浸渍消毒：将被消毒的物品浸渍于消毒液内，并保持一定时间，多用于衣服、被单、食具等的消毒。

（5）熏蒸消毒：利用药物蒸发所产生的气体进行消毒，适用于室内、病床、担架、床垫等的消毒，也可用于病历、化验单、纸币、血压计等物品的消毒。

（6）混合消毒：将消毒药液或药粉与被消毒的物品混合搅匀，多用于排泄物、分泌物、废弃物的消毒。

（四）常用消毒剂

1. 来苏与苯酚溶液

常用浓度均为 3%～5%，多用于消毒地面、厕所、便器、痰盂、家具等。

2. 醇类

常用 70%～75%的乙醇溶液，用作皮肤消毒。

3. 石灰

生石灰加适量水，即成熟石灰，10%～20%熟石灰水悬液，可用于消毒粪便、墙壁等。

4. 漂白粉与氯胺

漂白粉一般有效氨含量为 25%～36%，但有效氨易散失，用前应预先测定，常用于消毒饮水、食具、患者的排泄物、分泌物等。若有效氨低于 15%，则不能用于消毒。本品不可用于金属和棉制品的消毒。氯胺较漂白粉稳定，有效氨不易散失，且易溶于水，常用浓度为0.5%～5%，但价格较贵。

5. 乳酸

乳酸用于室内空气消毒，每 100 平方米熏蒸 2～4ml。

6. 过氧乙酸

常用浓度为 0.2%～0.5%，氧化作用强，消毒效果好，可用于除金属与橡胶制品外的各种医疗、生活用品的消毒，也可用于消毒地面、墙壁、家具、食具等。如用熏蒸法和喷雾法消毒病房时，用量为每立方米 1g。

7. 高锰酸钾

常用浓度为 0.1%～0.5%，用于食具和瓜果的消毒。

8. 苯扎溴铵

常用浓度为 0.05%～0.1%，可用于金属、塑料制品的消毒，并可消毒茶具、食具等。

9. 醋酸氯己定

消毒效果较好，毒性低，常用浓度为 0.1%～0.5%，可用于消毒皮肤、伤口，浸泡手术器械、衣服、被单等，并可喷雾于地板、墙壁消毒。泡手用 1∶5000 醋酸氯己定水溶液，3～5 分钟。

10. 消毒净

常用浓度为 0.05%～0.1%，可用于手和皮肤、金属器械、塑料用品、生活用具的消毒。

11. 甲醛溶液

甲醛溶液为 40%甲醛液，有较强的杀菌力，常用于消毒被污染的皮毛、被褥等，需用密闭的消毒箱或密闭房间熏蒸消毒。用量一般为每立方米 20ml，加等量水，维持 10 小时；用于杀灭芽孢则需每立方米 80ml，加等量水，维持 24 小时。

12. 环氧乙烷

环氧乙烷有较强的杀菌力和强穿透力，消毒效果好，可用于消毒贵重仪器、皮毛、衣服等。需用密闭房间或密闭消毒箱，用熏蒸法，用量为每立方米 0.4～0.7kg，维持时间为 8～24 小时。

（五）应用化学消毒剂的注意事项

（1）消毒剂的选择：主要应选择对人体无毒或毒性小、不损坏被消毒的物品、不留残毒的消毒剂。

（2）化学消毒剂应先配成溶液使用。在排泄物、分泌物含水分较多时，可将粉剂直接加入，同时搅拌均匀，使药物与病原微生物能充分直接接触。

（3）应严格控制消毒剂的浓度和作用时间，做到用量、浓度和时间符合规定。

（4）注意温度对消毒效果的影响：当消毒剂的温度低于 16℃时，大部分微生物不会引起剧烈的化学反应，而起不到消毒作用，故在室温低于 20℃的条件下，配制消毒剂时应加适量的温水，以提高消毒溶液的温度，保证消毒的效果。

（六）消毒效果的检查和评价

消毒效果的检查目的是提高消毒工作质量，研究和改进消毒方法。最直接的检查方法是被消毒的物品上无病原微生物存在。但由于某些病原微生物较难分离，所以常用间接方法来代替，如肠道传染病以检验大肠杆菌作为指标，呼吸道传染病以检验溶血性链球菌作为指标。还可用消毒前后菌落数减低的百分率来评价消毒效果。一般认为，消毒后细菌总数减少在80%

以上，效果良好；减少在 70%～80%为较好；减少在 60%～70%为一般；减少在 60%以下为不合格。

二、预防接种

（一）概念

根据疾病预防控制规划，按照国家规定的免疫程序，由合格的技术人员，利用疫苗给适宜的接种对象进行接种。利用接种提高人群免疫水平，以达到预防和控制传染病发生和流行的目的。

（二）预防接种的制剂种类

按照预防接种的生物制剂的性质和用法分为以下几种。

1. 菌苗

菌苗是用细菌菌体制造而成，分为死菌苗及活菌苗两种。

（1）死菌苗：这类菌苗进入人体后不能生长繁殖，对身体刺激时间短，产生免疫力不高。要使人体获得高而持久的免疫力，需要多次和重复注射。

（2）活菌苗：一般选用"无毒"或毒力低但免疫性高的菌种。这类菌苗进入人体后，能生长、繁殖，对身体刺激时间长。和死菌苗相比，活菌苗有以下几个优点：①接种量小；②接种次数少；③免疫效果好；④维持免疫时间较长。

2. 疫苗

疫苗用病毒或立克次体接种于动物、鸡胚或组织培养，经处理制造而成，有灭活疫苗、减毒活疫苗两种。活疫苗的优点与活菌苗相同。

3. 类毒素

类毒素指用细菌所产生的外毒素加入甲醛，变为无毒性而仍有免疫性的制剂，如破伤风、白喉类毒素等。

4. 免疫血清

免疫血清是抗毒、抗菌、抗病毒血清的总称。凡用细菌类毒素或毒素免疫马或其他大型动物所取得的免疫血清，称为抗毒素（抗毒血清），如破伤风、白喉、气性坏疽、肉毒抗毒素等。凡用细菌或病毒免疫马或其他大动物而取得的免疫血清，称为抗菌或抗病毒血清，如炭疽、狂犬病、腺病毒血清等。免疫血清主要用于治疗，如破伤风、白喉抗毒素等，虽然也能作为预防应用，但一般只限于受伤而又未经破伤风类毒素免疫的人，或和白喉患者密切接触又未经白喉类毒素免疫的人，且只能作为一种临时应急的措施。这类制品注入体内后，很快被排泄掉，预防时间只维持1～3周。

（三）疫苗使用的基本原则

为了正确使用疫苗，计划免疫工作人员应充分发挥其防病灭病作用，在疫苗使用中应该掌握以下基本原则。

（1）各级疾病预防控制机构，应该根据上级计划免疫的要求，结合本地防病工作实际情况，科学地选用疫苗品种和剂型。对于计划外疫苗的使用问题，既要考虑防病效果和经济利益，又要考虑当地人民的经济承受能力和可能发生的免疫接种不良反应。

（2）从事计划免疫管理和实施预防接种的人员，必须熟悉疫苗的基本知识，掌握各种疫苗的性质、使用方法和注意事项。预防接种的操作人员应严格按照各种疫苗说明书的要求进行接种。

（3）按照计划免疫的免疫程序规定、人群免疫水平监测结果和上级的部署，确定疫苗的接种对象，既不要漏种，也不要盲目接种。

（4）要根据传染病流行季节和接种疫苗后抗体维持时间的长短确定疫苗的接种时机。

（5）为了保证疫苗的质量，确保免疫接种效果，必须按照各种疫苗要求的温度保存和运输。

（6）疫苗在使用前必须进行外观检查。一旦出现标签不清、发霉变质、安瓿出现裂缝或内有异物或沉淀等情况，疫苗应予废弃。

（四）疫苗的应急接种和联合免疫

1. 疫苗的应急接种

应急接种指某地某种传染病有流行趋势，或正常人接触某种传染病后采取的紧急预防接种措施。应急接种可以变被动为主动，一次成功的应急接种对阻断传染病的传播、控制疾病的流行将起到关键性作用，是控制某些传染病的有效措施。但应注意以下几点。

（1）要在传染病潜伏期内实施应急接种。疫苗接种于人体后免疫产生所需的时间短于该病的潜伏期，并且注射后对潜伏期的患者不产生任何危险，如麻疹疫苗、脊髓灰质炎疫苗和白喉疫苗等。

（2）要选择合适的接种范围和接种对象。接种范围以流行病学调查的疫区范围来确定。一般来说，疫区以患者活动的范围来划定，比如患者所在的村（居委会）、托儿所、幼儿园、学校的年级或班级等划为疫区。接种对象应是疫区内的易感人群，若不能确定易感者，则对无免疫史的密切接触者和易感年龄组的儿童进行应急接种。

（3）接种时间要及时。接种疫苗越早越好，应在疫情尚未蔓延之前接种完毕，否则就达不到预期的效果。通常来说，在首发病例出现后 1～10 日内进行应急接种。

2. 疫苗的联合免疫

联合免疫具有简化免疫程序、减少接种次数、减轻儿童痛苦、节约人力财力、方便群众等特点。联合免疫有以下两种方法。

（1）将几种抗原按适当的比例混合，制成多联多价疫苗，如百白破三联混合疫苗、脊髓灰质炎三价活疫苗、麻腮风三联疫苗等。

（2）将几种不同的疫苗，采用不同的部位或途径同时接种。儿童免疫程序规定：卡介苗、麻疹疫苗、脊髓灰质炎疫苗和百白破混合疫苗可以同时接种，彼此间既不加重接种反应，也不影响各自的免疫效果。据文献报道，上述 4 种疫苗与 A 群流脑多糖疫苗、乙脑疫苗等同时接种，对抗原的反应性和各自的免疫应答也无影响。

应注意的是，在联合免疫时，严禁将两种或两种以上的疫苗混合在同一注射器在同一部位接种，而应分别用不同的注射器在不同部位接种。

三、标准预防

标准预防指针对医院所有患者，医务人员所采取的一系列防护措施，要求医务人员视所有患者的体内物质均可能具有传染性，需进行相应的隔离和防护。倡导医务人员无论身在何地，进行何种诊疗或操作，只要接触患者，均可能存在感染源暴露风险，均应采取相应的防护措施。

（一）概念

1. 标准预防

标准预防指针对医院所有患者和医务人员采取的一组预防感染的措施。具体措施包括手卫生，根据预期可能发生的暴露风险选用手套、防护服、口罩、护目镜、防护面屏、安全注射装置、安全注射，被动和主动免疫及环境清洁等。

2. 个人防护装备

个人防护装备指用于保护医务人员避免接触感染性因子的各种屏障，包括口罩、手套、护目镜、防护面罩、防水围裙、隔离衣、防护服和个人防护装备等。

3. 隔离技术

隔离技术指采用适宜的技术、方法，防止病原体传播给他人的方法，包括空间隔离，屏障隔离，个人防护装备的使用，污染控制技术如清洁、消毒、灭菌、手卫生、环境管理、医疗废物处置等。

4. 屏障隔离

屏障隔离是在易感者与暴露源之间采用物理性屏障的隔离措施（如墙体、隔断、隔帘、薄膜）的统称。

5. 空间隔离

空间隔离指利用距离与空间将易感者与暴露源进行分隔的措施，如隔离房间。

6. 额外预防

额外预防指在标准预防措施的基础上，针对特定情况的暴露风险和传播途径所采取的补充和额外的预防措施，如呼吸道隔离、消化道隔离、血液体液隔离等措施。

7. 安全注射

安全注射指对接受注射者做到无害，使实施注射操作的医务人员不暴露于可避免的危险，注射后的废弃物不对环境和他人造成危害。

8. 安全注射装置

安全注射装置指用于抽取动静脉血液、其他体液或注射药物的无针或有针的装置，通过内在的设计使其在使用后能屏蔽锐器，降低职业暴露感染的风险。

（二）标准预防的原则

（1）既要防止血源性疾病传播，也要防止非血源性疾病传播。

（2）既要保护医务人员，也要保护患者。

（3）根据疾病传播特点采取相应的隔离措施。

（4）所有医疗机构均应普遍遵循标准预防原则，标准预防措施应覆盖诊疗活动的全过程。标准预防的措施不只限于有传染病的患者和传染病医院或感染疾病科的医务人员，因为感染性疾病具有潜伏期、窗口期和隐匿性感染的特点，大多数感染性疾病患者在出现临床症状前就已经具有传染性，因此，不应只在疾病明确诊断后才采取隔离防护措施，而应覆盖诊疗活动的全过程。

（三）标准预防管理要求

1. 防护准备

所有医务人员在从事医疗活动前均应树立标准预防的概念，掌握标准预防的具体措施、应用原则和技术要求。

医疗机构在执业中除了在环境设置和管理中充分考虑到医务人员的职业安全保障外，还应为医务人员提供充足的、符合标准的、能应对各种暴露风险所需要的防护装备（如医用防护口罩、防护镜、防溅屏、防护手套、隔离衣、鞋套、靴套等），具体要求如下：

（1）在医务人员频繁操作的医疗活动场所和出入口均应设置流动水洗手池、非手触式水龙头，配备手消毒剂和干手纸巾等手卫生设施。

（2）在高风险病区、隔离病区或传染病区应设有专门的防护更衣区域。

（3）防护更衣区域除了配备上述防护装备外，还应设置穿衣镜、靠椅（靠凳）、污衣袋、医疗废物桶以及沐浴设施等。

（4）所有防护装备均应符合国家相关标准，按不同型号进行配备，并便于取用。

（5）防护更衣区的出入口张贴防护服的穿、脱流程图。

（6）制订更衣区域的清洁消毒制度与流程，明确岗位职责。

2. 手卫生管理

诊疗活动中医务人员的手是直接或间接接触患者的重要环节之一，所以医务人员的手卫生是标准预防措施中的重中之重。医院应将医务人员手卫生纳入医疗安全管理，并将手卫生规范、知识、技术纳入临床医务人员的三基培训中。所有临床医务人员在诊疗活动中除了应遵循《医务人员手卫生规范》外，还应特别强调"一旦可疑接触了血液、体液、分泌物、排泄物等物质以及被其污染的物品后应当立即洗手或手消毒"。

进行高风险操作或无菌操作时应戴手套，改变操作部位或目的时应及时更换手套，脱去手套后应立即进行手卫生。

尽管不同类型的医院、不同专业、不同岗位的诊疗工作不尽相同，但手卫生的时机还应强调如下环节：

（1）下列情况之时：抵达工作场所。

（2）下列情况之前：直接接触患者，戴手套进行临床操作，药品准备，接触、摆放食物，或协助患者进食、离开工作场所。

（3）下列情况之间：对同一患者进行不同部位的操作。

（4）下列情况之后：取下手套或取下个人防护装备，接触血液、体液、分泌物、排泄物和被其污染的物品，接触已知或可疑被血液、体液或渗出液污染的物品，无论是否戴手套，只要有个人躯体需求时，如使用厕所、擦拭或擤鼻涕等。

（四）标准预防措施的应用

1. 基于暴露后发生感染的不同风险进行防护

通常情况下，将医务人员感染暴露后发生感染的风险分成以下四类：

（1）按传染性或感染性疾病传播的途径分类：①空气传播性疾病，如结核；②以飞沫传播为主的疾病，如新型冠状病毒肺炎、非典型病原体肺炎；③以接触（直接、间接）为主的传播性疾病，如手足口病；④以虫媒为主的传播性疾病，如登革热。

（2）按接触的情景分类：根据医务人员诊疗操作时的具体情景，分为以下三种：①与患者一般接触或暴露于污染环境中，如分诊、触诊、问诊等；②直接接触患者的体液、黏膜或不完整皮肤，如口腔检查、穿刺、口腔护理、手术等；③有分泌物或污染物喷溅至医务人员身上和面部的风险，如口腔诊疗、气管插管等。

（3）按感染的风险强度分类：将感染暴露的风险按强度分为三级：①低风险，与患者的一般性接触，如导诊、问诊等；②中风险，给患者进行侵入性操作，如各种内镜、穿刺、注射等；③高风险，给传染性患者进行侵入性操作，如手术、插管、尸检等。

（4）按自身状态分类：①自身免疫状态（包括人工免疫）；②皮肤黏膜屏障是否完整；③其他，如医务人员自身处于感染状态，根据风险评估适当回避或采取保护性隔离措施。

2. 根据感染风险暴露强度的特点进行防护

在日常诊疗活动中，临床医务人员除了在各种医疗活动存在暴露感染的风险外，与所在地区传染病的流行状态也密切相关。如果在传染病非流行地区，一般医疗活动可能感染的概率相对较小，所以其暴露感染的风险也相对较低，而在某种传染病流行的地区，临床医务人员在一般医疗活动中发生暴露感染的风险明显增加。

3. 按照可疑暴露的风险安全需要进行防护

按需防护的理念是基于标准预防的思想，结合临床医务人员操作中可能暴露的风险强度和情景，从安全需求的角度而提出的一种防护方法。

（1）防护原则：①安全、有效、科学、方便、经济的原则，采取按需配备和分级防护的原则；②所有人员必须遵循公众意识的原则；③面向所有医务人员，所有人员必须参加培训、考核的原则；④防护措施始于诊疗之前而不是诊断明确之后；⑤违规必究的原则。

（2）防护的分级：①一级防护，适用于发热门（急）诊的医务人员。穿戴要求：穿工作服、隔离衣，戴工作帽和医用防护口罩。每次接触患者后立即进行手清洗和消毒，手消毒用0.3%~0.5%碘伏消毒液或快速手消毒剂（氯己定、苯扎溴铵、酒精等）揉搓1~3分钟。②二级防护，适用于进入隔离留观区或专门病区的医务人员，或接触从患者身上采集的标本，处理其分泌物、排泄物、使用过的物品和死亡患者尸体的工作人员，转运患者的医务人员和司机。穿戴要求：进入隔离留观室和专门病区必须戴医用外科口罩，每4小时更换一次或感潮湿时更换；穿工作服、隔离衣、鞋套、戴手套、工作帽。每次接触患者后立即进行清洗和消毒。手消毒用 0.3%～0.5%碘伏消毒液或快速手消毒剂揉搓 1～3 分钟。对患者实验近距离操作时，戴防护眼镜。注意呼吸道及黏膜防护。③三级防护，适用于为患者实施吸痰、气管切开和气管插管的医务人员。穿戴要求：除二级防护外，还应当加戴全面型呼吸防护器。防护服需符合《医用一次性防护服技术要求》，可为联体或分体式结构，穿脱方便，结合部紧密。袖口、脚踝口应为弹性紧缩口，具有良好的防水性、抗静电性、过滤效率和无皮肤刺激性。防护口罩需符合《医用防护口罩技术要求》，口罩可分为长方形和紧密型，应当配有鼻夹，具有良好的表面抗湿性，对皮肤无刺激，气流阻力在空气流量为 85L/min 的情况下，吸气阻力不得超过 $35mmH_2O$，滤料的颗粒过滤效率应当不小于 95%；也可选用符合 N95 或 FFP2 标准的防护口罩.

综上，在实际工作中应结合疾病传播途径、感染风险强度及特点，以及按需防护的原则及方法等综合考虑，采取相应的防护措施。

第五十七章 传染病法规与管理制度

传染病法律法规是为了预防、控制和消除传染病的发生与流行，保障人体健康和公共卫生制定的。目前主要的法律法规包括《中华人民共和国传染病防治法》《国家突发公共卫生事件相关信息报告管理工作规范（试行）》《突发公共卫生事件应急条例》《突发公共卫生事件与传染病疫情监测信息报告管理办法》《传染病信息报告管理规范》《医院感染管理办法》等。其中，《中华人民共和国传染病防治法》作为第一个传染病防治管理大法，共九章80条，对传染病的预防，传染病疫情的报告与公布、传染病的控制和监督管理等均做出了明确的规定。限于篇幅，本书仅节选部分与临床医生密切相关的内容。

传染病管理制度是为了进一步贯彻落实《中华人民共和国传染病防治法》的相关要求，保证疫情报告的及时性、准确性、完整性和传染病的科学管理而制定的，主要包括以下几个方面：传染病预检分诊制度、传染病门诊日志登记制度、传染病诊断及转诊制度、传染病登记报告管理制度、医务人员职业暴露防护制度。

一、传染病法规

以下内容节选自《中华人民共和国传染病防治法》（中华人民共和国主席令[2004]第 17号）。

第一章 总 则

第二条　国家对传染病防治实行预防为主的方针，防治结合、分类管理、依靠科学、依靠群众。

第三条　本法规定的传染病分为甲类、乙类和丙类。

甲类传染病是指：鼠疫、霍乱。

乙类传染病是指：传染性非典型肺炎、艾滋病、病毒性肝炎、脊髓灰质炎、人感染高致病性禽流感、麻疹、流行性出血热、狂犬病、流行性乙型脑炎、登革热、炭疽、细菌性和阿米巴性痢疾、肺结核、伤寒和副伤寒、流行性脑脊髓膜炎、百日咳、白喉、新生儿破伤风、猩红热、布鲁氏菌病、淋病、梅毒、钩端螺旋体病、血吸虫病、疟疾。

丙类传染病是指：流行性感冒、流行性腮腺炎、风疹、急性出血性结膜炎、麻风病、流行性和地方性斑疹伤寒、黑热病、包虫病、丝虫病，除霍乱、细菌性和阿米巴性痢疾、伤寒和副伤寒以外的感染性腹泻病。

上述规定以外的其他传染病，根据其暴发、流行情况和危害程度，需要列入乙类、丙类传染病的，由国务院卫生行政部门决定并予以公布。

第四条　对乙类传染病中传染性非典型肺炎、炭疽中的肺炭疽和人感染高致病性禽流感，采取本法所称甲类传染病的预防、控制措施。其他乙类传染病和突发原因不明的传染病需要采取本法所称甲类传染病的预防、控制措施的，由国务院卫生行政部门及时报经国务院批准后予以公布、实施。

第四章　疫　情　控　制

第三十九条　医疗机构发现甲类传染病时，应当及时采取下列措施：

（一）对病人、病原携带者，予以隔离治疗，隔离期限根据医学检查结果确定。

（二）对疑似病人，确诊前在指定场所单独隔离治疗。

（三）对医疗机构内的病人、病原携带者、疑似病人的密切接触者，在指定场所进行医学观察和采取其他必要的预防措施。

拒绝隔离治疗或者隔离期未满擅自脱离隔离治疗的，可以由公安机关协助医疗机构采取强制隔离治疗措施。

医疗机构发现乙类或者丙类传染病病人，应当根据病情采取必要的治疗和控制传播措施。

医疗机构对本单位内被传染病病原体污染的场所、物品以及医疗废物，必须依照法律、法规的规定实施消毒和无害化处置。

第四十六条　患甲类传染病、炭疽死亡的，应当将尸体立即进行卫生处理，就近火化。患其他传染病死亡的，必要时，应当将尸体进行卫生处理后火化或者按照规定深埋。

为了查找传染病病因，医疗机构在必要时可以按照国务院卫生行政部门的规定，对传染病病人尸体或者疑似传染病病人尸体进行解剖查验，并应当告知死者家属。

第五章　医　疗　救　治

第五十一条　医疗机构的基本标准、建筑设计和服务流程，应当符合预防传染病医院感染的要求。

医疗机构应当按照规定对使用的医疗器械进行消毒；对按照规定一次使用的医疗器具，应当在使用后予以销毁。

医疗机构应当按照国务院卫生行政部门规定的传染病诊断标准和治疗要求，采取相应措施，提高传染病医疗救治能力。

第五十二条　医疗机构应当对传染病病人或者疑似传染病病人提供医疗救护、现场救援和接诊治疗，书写病历记录以及其他有关资料，并妥善保管。

医疗机构应当实行传染病预检、分诊制度；对传染病病人、疑似传染病病人，应当引导至相对隔离的分诊点进行初诊。医疗机构不具备相应救治能力的，应当将患者及其病历记录复印件一并转至具备相应救治能力的医疗机构。具体办法由国务院卫生行政部门规定。

第八章　法　律　责　任

第六十八条　疾病预防控制机构违反本法规定，有下列情形之一的，由县级以上人民政府卫生行政部门责令限期改正，通报批评，给予警告；对负有责任的主管人员和其他直接责任人员，依法给予降级、撤职、开除的处分，并可以依法吊销有关责任人员的执业证书；构成犯罪的，依法追究刑事责任：

（一）未依法履行传染病监测职责的。

（二）未依法履行传染病疫情报告、通报职责，或者隐瞒、谎报、缓报传染病疫情的。

（三）未主动收集传染病疫情信息，或者对传染病疫情信息和疫情报告未及时进行分析、调查、核实的。

（四）发现传染病疫情时，未依据职责及时采取本法规定的措施的。

（五）故意泄露传染病病人、病原携带者、疑似传染病病人、密切接触者涉及个人隐私的有关信息、资料的。

第六十九条　医疗机构违反本法规定，有下列情形之一的，由县级以上人民政府卫生行政部门责令改正，通报批评，给予警告；造成传染病传播、流行或者其他严重后果的，对负有责任的主管人员和其他直接责任人员，依法给予降级、撤职、开除的处分，并可以依法吊销有关责任人员的执业证书；构成犯罪的，依法追究刑事责任：

（一）未按照规定承担本单位的传染病预防、控制工作、医院感染控制任务和责任区域内的传染病预防工作的。

（二）未按照规定报告传染病疫情，或者隐瞒、谎报、缓报传染病疫情的。

（三）发现传染病疫情时，未按照规定对传染病病人、疑似传染病病人提供医疗救护、现场救援、接诊、转诊的，或者拒绝接受转诊的。

（四）未按照规定对本单位内被传染病病原体污染的场所、物品以及医疗废物实施消毒或者无害化处置的。

（五）未按照规定对医疗器械进行消毒，或者对按照规定一次使用的医疗器具未予销毁，再次使用的。

（六）在医疗救治过程中未按照规定保管医学记录资料的。

（七）故意泄露传染病病人、病原携带者、疑似传染病病人、密切接触者涉及个人隐私的有关信息、资料的。

二、传染病管理制度

（一）传染病预检分诊制度

（1）设立传染病预检分诊点，具备消毒隔离条件和必要的防护用品，严格按照规范进行消毒和处理医疗废物。

（2）从事预检、分诊的医务人员应当严格遵守卫生管理法律、法规和有关规定，认真执行临床技术操作规范、常规以及有关工作制度。

（3）各科室的医护人员在接诊过程中，应当按要求对患者进行传染病的预检。预检为传染病患者或者疑似传染病患者的，应当将患者分诊至感染性疾病科或分诊点就诊，同时对接诊处采取必要的消毒措施。

（4）根据传染病的流行季节、周期、流行趋势和上级部门的要求，做好特定传染病的预检、分诊工作。初步排除特定传染病后，再到相应的普通科室就诊。

（5）对呼吸道等特殊传染病患者或者疑似患者，应当依法采取隔离或者控制传播措施，并按照规定对患者的陪同人员和其他密切接触人员采取医学观察及其他必要的预防措施。

（二）传染病门诊日志登记制度

（1）门诊部各科室要建立门诊日志，详细登记接诊患者。

（2）门诊日志要按照日志规定的项目填写详细、齐全，内容要保证真实可靠。

（3）对门诊日志上登记需上报的传染病要做出明显标志，设立传染病登记本。

（4）对疑似传染病病例和确诊的传染病病例，要登记其具体信息（如姓名、性别、年龄、发病日期、诊断日期、工作单位、家庭详细住址等），14岁以下儿童要登记家长姓名及患儿所在学校、班级等内容。

（5）要经常核查所登记的门诊日志，发现问题及时补充、改正。

（三）传染病诊断及转诊制度

（1）按照国务院卫生行政部门规定的传染病诊断标准和治疗要求，采取相应措施；对不能确诊的疑似传染病患者应组织专家会诊确认，按照规定报告传染病疫情。

（2）按照规定对传染病患者、疑似传染病患者提供医疗救护、现场救援、接诊，对不具备传染病诊疗条件的科室，在发现传染病患者或疑似病例时，要认真、详细地做好登记，按照传染病管理相关规定进行报告，非危重患者转到传染科或专科进行治疗，危重患者先就地抢救，待病情稳定后再转诊到传染科或联系专科医院会诊进一步治疗和转运。

（3）对传染病患者或者疑似传染病患者书写病历记录以及其他有关资料，并妥善保管。

（4）不外泄传染病患者、病原携带者、疑似传染病患者、密切接触者涉及个人隐私的有关信息、资料。

（5）对肺结核患者应按相关规定进行指引转诊，同时填写传染病报告卡和结核患者转诊卡。

（四）传染病登记报告管理制度

（1）疫情管理、直报人员必须认真学习《中华人民共和国传染病防治法》和其他相关法律法规以及规范性技术指导文件，严格按要求进行本院的疫情报告管理工作。

（2）报告的方式：本单位的传染病疫情信息实行网络直报。

（3）报告的程序为：传染病病例的报告由首诊医生或其他执行职务的人员负责填写报告卡——疫情管理人员收卡、登记——网络直报。

（4）报告病种和报告时限

1）责任报告人发现甲类传染病和乙类传染病中的肺炭疽、传染性非典型肺炎、脊髓灰质炎的患者及人感染高致病性禽流感的患者、疑似患者或病原携带者时，应于2小时内以最快方式向属地疾控中心报告。发现其他传染病和不明原因疾病暴发时也应及时报告。同时，通过传染病疫情监测信息系统进行报告。

2）对其他乙类、丙类传染病患者、疑似患者和病原携带者在诊断后24小时内通过传染病疫情监测信息系统进行报告。

3）对其他符合突发公共卫生事件报告标准的传染病暴发疫情，按规定要求进行报告。

4）个别病种的确认须由相关单位认可后方能上报：①脊髓灰质炎，要由国家确认实验室进行审核确认；②甲类传染病及按甲类管理的传染病（如传染性非典型肺炎、肺炭疽、人感染高致病性禽流感等），须由省级有确认权限的单位或实验室进行审核确认；③艾滋病，应由省级有确认权限的单位或实验室进行审核确认。

5）定期追踪上月和本月已报告病例卡片的诊断变化和转归情况，如疑似病例改为确诊病例或排除、未分型改为已分型、死亡等，要对原报告卡进行订正报告。

6）在传染病漏报自查、检查和暴发调查中发现的未报告病例，要及时补充录入。

（五）医务人员职业暴露防护制度

职业暴露指医务人员从事诊疗、护理等工作过程中意外被艾滋病病毒、肝炎病毒等感染者或患者的血液、体液（羊水、心包液、胸腔液、腹腔液、脑脊液、阴道分泌物等）污染了皮肤或者黏膜，或者被含有病毒的血液、体液污染了的针头及其他锐器刺破皮肤，有可能被病毒感染的情况。

1. 预防

（1）医务人员预防艾滋病病毒、乙型肝炎病毒感染等血源性疾病的防护措施应当遵照标准预防原则，对所有患者的血液、体液及被血液、体液污染的物品均视为具有传染性的病源物质，医务人员接触这些物质时，必须采取防护措施。

（2）对于进行择期手术、介入治疗、内镜检查、血透及其他侵入性诊疗（包括胸膜腔穿刺、骨髓穿刺等）的患者，手术前要进行输血四项（HIV 抗体、HBsAg、HCV 抗体、梅毒血清学试验）检测，麻醉科医师在术前查房时要注意患者是否检查了输血四项，如为 HIV、HBV、HCV 或梅毒阳性患者要及时告知参与手术的医师和护士；对于急诊手术，主管医师要检测输血三项（快速检验 HIV、HBV、HCV）。检验科对于快速输血三项及输血四项必须在 2 小时及 2 天内主动向临床报告检验结果。

（3）医务人员接触病源物质时，必须采取以下防护措施：①医务人员进行有可能接触患者血液、体液的诊疗和护理操作时必须戴手套，操作完毕，脱去手套后立即洗手，必要时进行手消毒。②在诊疗、护理操作过程中，有可能发生血液、体液飞溅到医务人员的面部时，医务人员必须戴手套、具有防渗透性能的口罩、防护眼镜；有可能发生血液、体液大面积飞溅或者有可能污染医务人员的身体时，还必须穿戴具有防渗透性能的隔离衣或者围裙。③医务人员手部皮肤发生破损，在进行有可能接触患者血液、体液的诊疗、护理操作时必须戴双层手套。④医务人员在进行侵入性诊疗、护理操作过程中，要保证充足的光线，并应特别注意，防止被针头、缝合针、刀片等锐器刺伤或划伤。⑤使用后的锐器直接放入专用锐器盒，也可以使用具有安全性能的注射器、输液器等医用锐器，以防刺伤。禁止将使用后的一次性针头重新套上针头套。禁止用手直接接触使用后的针头、刀片等锐器。

2. 处理措施

（1）医务人员发生职业暴露后，立即实施以下局部处理措施：①用肥皂液和流动水清洗污染的皮肤，用生理盐水冲洗黏膜。②如有伤口，应当在伤口旁端轻轻挤压，尽可能挤出损伤处的血液，再用肥皂液和流动水进行冲洗，禁止进行伤口的局部挤压。③受伤部位的伤口冲洗后，用消毒液，如 75%酒精或者 0.5%碘伏进行消毒，并包扎伤口；被暴露的黏膜，反复用生理盐水冲洗干净。

（2）医务人员发生职业暴露后，医院感染管理科和医务人员所在科室主任对其暴露的级别和暴露源的病毒载量水平进行评估和确定。

3. 艾滋病病毒职业暴露级别

艾滋病病毒职业暴露级别分为以下三级。

（1）发生以下情形时，确定为一级暴露：①暴露源为体液、血液或者含有体液、血液的医疗器械、物品；②暴露类型为暴露源沾染了有损伤的皮肤或者黏膜，暴露量小且暴露时间较短。

（2）发生以下情形时，确定为二级暴露：①暴露源为体液、血液或者含有体液、血液的医疗器械、物品。②暴露类型为暴露源沾染了有损伤的皮肤或者黏膜，暴露量大且暴露时间较长；或者暴露类型为暴露源刺伤或者割伤皮肤，但损伤程度较轻，为表皮擦伤或者针刺伤。

（3）发生以下情形时，确定为三级暴露：①暴露源为体液、血液或者含有体液、血液的医疗器械、物品；②暴露类型为暴露源刺伤或者割伤皮肤，但损伤程度较重，为深部伤口或割伤物有明显可见的血液。

4. 暴露源的病毒载量水平

暴露源的病毒载量水平分为轻度、重度和暴露源不明三种类型

（1）经检验，暴露源为艾滋病病毒阳性，但滴度低、艾滋病病毒感染者无临床症状，CD4

计数正常者，为轻度类型。

（2）经检验，暴露源为艾滋病病毒阳性，但滴度高、艾滋病病毒感染者有临床症状，CD4计数低者，为重度类型。

（3）不能确定暴露源是否为艾滋病病毒阳性者，为暴露源不明型。

5. 对发生职业暴露的医务人员进行预防性用药

（1）如疑为乙肝、丙肝暴露，在24小时内查乙肝、丙肝抗体，并定期监测。乙肝暴露，在24小时内注射乙肝免疫球蛋白和（或）接种乙肝疫苗。

（2）如疑为艾滋病病毒暴露，预防性用药方案分为基本用药程序和强化用药程序。基本用药程序为两种逆转录酶抑制剂，使用常规治疗剂量，连续使用28天。强化用药程序是在基本用药程序的基础上，同时增加一种蛋白酶抑制剂，使用常规治疗剂量，连续使用28天。

（3）预防性用药在发生艾滋病病毒职业暴露后尽早开始，最好在4小时内实施，最迟不得超过24小时，即使超过24小时，也必须实施预防性用药。

（4）发生一级暴露且暴露源的病毒载量水平为轻度时，可以不预防性用药；发生一级暴露且暴露源的病毒载量水平为重度或者发生二级暴露且暴露源的病毒载量水平为轻度时，使用基本用药程序。

（5）发生二级暴露且暴露源的病毒载量水平为重度或者发生三级暴露且暴露源的病毒载量水平为轻度或者重度时，使用强化用药程序。暴露源的病毒载量水平不明时，可以使用基本用药程序。

（6）在发生职业暴露后，在暴露后的当天、第4周、第8周、第12周及第6个月对艾滋病病毒及乙肝、丙肝等抗体进行检测，对服用药物的毒性进行监控和处理，观察和记录感染的早期症状等。

（7）临床各科室必须对职业暴露情况进行登记。每季医院感染管理科将各科室的职业暴露情况进行汇总，上报医院感染管理委员会。